全国高等医药院校医学检验技术专业第四轮规划教材

临床检验基础

第4版

（供医学检验技术专业使用）

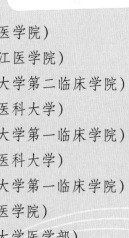

U0196336

主　编　刘成玉　林发全

副主编　王元松　粟　军　郑峻松　梁松鹤

编　者（以姓氏笔画为序）

王元松（青岛大学医学部）　　　　　　朱琳琳（新乡医学院）

刘成玉（青岛大学医学部）　　　　　　闫海润（牡丹江医学院）

江新泉（山东第一医科大学）　　　　　李一荣（武汉大学第二临床学院）

李小龙（温州医科大学）　　　　　　　肖代敏（遵义医科大学）

吴　红（广州医科大学）　　　　　　　张式鸿（中山大学第一临床学院）

张纪云（山东医学高等专科学校）　　　林东红（福建医科大学）

林发全（广西医科大学）　　　　　　　岳保红（郑州大学第一临床学院）

周发为（湖北民族大学医学部）　　　　郑文芝（海南医学院）

郑峻松（陆军军医大学）　　　　　　　姜忠信（青岛大学医学部）

梁小亮（厦门医学院）　　　　　　　　梁松鹤（哈尔滨医科大学）

粟　军（四川大学华西临床医学院）　　傅琼瑶（海南科技职业大学）

秘　书　王元松

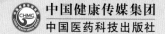

中国健康传媒集团

中国医药科技出版社

内容提要

　　本教材是"全国高等医药院校医学检验技术专业第四轮规划教材"之一。全书共分5篇20章，在阐述基本知识、基本理论和基本技能的基础上，着重介绍检验项目的方法学评价、质量保证和临床应用，为临床诊断疾病、观察病情变化和判断预后提供灵敏度高、特异性强的实验室检查项目，并充分利用大量的图表展示重点和难点，重点培养医学检验技术专业学生的临床检验的基本技能。全书内容新颖、论述严谨、层次分明、文笔精练、图文并茂，且每章均有中英文要点，便于开展双语教学、学生课前预习和课后复习。本教材为书网融合教材。即纸质教材有机融合电子教材、教学配套资源（PPT、微课、视频、图片等）题库系统、数字化教学服务（在线教学、在线作业、在线考试）。

　　本教材供高等医药院校医学检验技术专业及相关本科、专科和成人教育（专升本）各层次专业用，也可作为临床检验人员日常工作、继续教育和职称考试的参考书。

图书在版编目（CIP）数据

临床检验基础/刘成玉，林发全主编. — 4 版. —北京：中国医药科技出版社，2019.12（2024.7重印）

全国高等医药院校医学检验技术专业第四轮规划教材

ISBN 978 – 7 – 5214 – 0026 – 7

Ⅰ. ①临…　　Ⅱ. ①刘…②林…　　Ⅲ. ①临床医学 – 医学检验 – 医学院校 – 教材　　Ⅳ. ①R446.1

中国版本图书馆 CIP 数据核字（2019）第 288696 号

美术编辑　陈君杞
版式设计　友全图文

出版　**中国健康传媒集团** | **中国医药科技出版社**
地址　北京市海淀区文慧园北路甲 22 号
邮编　100082
电话　发行：010 – 62227427　邮购：010 – 62236938
网址　www. cmstp. com
规格　889×1194mm $\frac{1}{16}$
印张　25
字数　541 千字
初版　2004 年 8 月第 1 版
版次　2019 年 12 月第 4 版
印次　2024 年 7 月第 4 次印刷
印刷　三河市万龙印装有限公司
经销　全国各地新华书店
书号　ISBN 978 – 7 – 5214 – 0026 – 7
定价　**88.00 元**

获取新书信息、投稿、为图书纠错，请扫码联系我们。

数字化教材编委会

全国高等医药院校医学检验技术专业规划教材是在教育部、国家药品监督管理局的领导和指导下，在广泛调研和充分论证基础上，由中国医药科技出版社组织江苏大学医学院、温州医科大学、中山大学中山医学院、华中科技大学同济医学院、中南大学湘雅医学院、广东医科大学、上海交通大学医学院、青岛大学医学部、广西医科大学、南方医科大学、中国人民解放军总医院等全国20多所医药院校和部分医疗单位的领导和专家成立教材建设委员会，在出版社与委员会专家共同规划下，由全国相关院校的专家编写出版的一套供全国医学检验技术专业教学使用的本科规划教材。

本套教材坚持"紧扣医学检验专业本科教育培养目标，以临床实际需求为指导，强调培养目标与用人需求相结合"的原则，近20年来历经三轮编写修订，逐渐形成了一套行业特色鲜明、课程门类齐全、学科系统优化、内容衔接合理的高质量精品教材，深受广大师生的欢迎，为医学检验技术专业本科教育做出了积极贡献。

本套教材的第四轮修订，是在我国高等教育教学改革的新形势和医学检验专业更名为医学检验技术专业、学制由5年缩短至4年、学位授予由医学学士变为理学学士的新背景下，为更好地适应新要求，服务于各院校教学改革和新时期培养医学检验专门人才需求，在2015年出版的第三轮规划教材的基础上，由中国医药科技出版社于2019年组织全国40余所本科院校300余名教学经验丰富的专家教师不辞辛劳、精心编撰而成。

本轮修订教材含理论课程教材10门、实验课教材6门，供全国高等医药院校医学检验技术专业教学使用。具有以下特点：

1. 适应学制的转变 第四轮教材修订符合四年制医学检验技术专业教学的学制要求，为目前的教学提供更好的支撑。

2. 坚持"培养目标"与"用人需求"相结合 紧扣医学检验技术专业本科教育培养目标，以医学检验技术专业教育纲要为基础，以国家医学检验技术专业资格准入为指导，将先进的理论与行业实践结合起来，实现教育培养和临床实际需求相结合，做到教师好"教"、学生好"学"、学了好"用"，使学生能够成为临床工作需要的人才。

3. 充实完善内容，打造教材精品 专家们在上一轮教材基础上进一步优化、精炼和充实内容。坚持"三基、五性、三特定"，注重整套教材的系统科学性、学科的衔接性。进一步精炼教材内容，突出重点，强调理论与实际需求相结合，进一步提高教材质量。

4. 书网融合，使教与学更便捷更轻松 全套教材为书网融合教材，即纸质教材与数字教材、配套教学资源、题库系统、数字化教学服务有机融合。通过"一书一码"的强关联，为读者提供全免费增值服务。按教材封底的提示激活教材后，读者可通过PC、手机阅读电子教材和配套课程资源（PPT、微课、视频等），并可在线进行同步练习，实时反馈答案和解析。同时，读者也可以直接扫描书中二维码，阅读与教材内容关联的课程资源，从而丰富学习体验，使学习更便捷。教师可通过PC在线创建课程，与学生互动，开展在线课程内容定制、布置和批改作业、在线组织考试、讨论与答疑等教学活动，学生通过PC、手机均可实现在线作业、在线考试，提升学习效率，使教与学更轻松。此外，平台尚有数据分析、教学诊断等功能，可为教学研究与管理提供技术和数据支撑。

编写出版本套高质量的全国高等医药院校医学检验技术专业规划教材，得到了相关专家的精心指导，以及全国各有关院校领导和编者的大力支持，在此一并表示衷心感谢。希望本套教材的出版，能受到全国高等医药院校医学检验技术专业广大师生的欢迎，对促进我国医学检验技术专业教育教学改革和人才培养做出积极贡献。希望广大师生在教学中积极使用本套教材，并提出宝贵意见，以便修订完善，共同打造精品教材。

中国医药科技出版社

2019年10月

　　《临床检验基础》（第3版）已付梓五载，与医学检验专业广大师生和医学检验工作者相伴，共同见证了医学检验教育水平和临床检验技术的提高。5年来，医学检验学得到了快速发展，为临床检验基础的发展带来了许多新观念、新理论和新技术，使临床检验基础日臻完善。为了进一步适应我国高等医学检验教育的改革与发展，特别是要适应"新医科"时代专业建设和课程建设的要求，努力打造"金专""金课"，培养更多能适应社会、经济和科技发展需要的高级医学检验技术人才，进一步推动我国高等医学检验教育改革进程，提高医学检验技术专业教学质量，根据教育部颁发的《医学检验技术专业教学质量国家标准》，在全国高等医药院校医学检验技术专业规划教材建设委员会的组织和领导下，我们对《临床检验基础》（第3版）进行了修订和完善，以供不同层次的医学检验技术专业学生和临床检验诊断学专业研究生使用，同时可供卫生专业技术资格考试、研究生入学考试和临床工作参考。

　　《临床检验基础》（第4版）共包括5篇20章，其内容为临床最常用、最基本的检验项目与检验技术，并融入新观念、新理论和新技术。在编写过程中，我们以医学检验技术专业人才培养目标为依据，以培养学生实践能力为核心，在阐述基本理论、基本知识、基本技能的基础上，更加突出了医学检验技术的方法学评价、质量控制及临床应用，删除了部分过于基础的理论知识，以便更好地为疾病诊断、病情观察和预后判断提供灵敏度高、特异性强的实验室检查项目。在血细胞分析仪检验部分，增加了血细胞分析仪校准、2014年国际血液学标准化委员会（ICSH）对血细胞分析仪性能评价指标体系。同时，教材还充分利用图表展示知识的重点和难点，以便学生理解和掌握，培养学生的综合分析能力。在本次修订过程中，每章节增加了部分数字资源，实现了"纸数融合"，使教材内容更加生动化、形象化。

　　《临床检验基础》（第4版）在满足不同层次医学检验技术专业培养模式所需要的知识体系基础上，努力做到：①坚持教材的基本格调——"三基、五性"、保持教材的基本风格——图文并茂：紧扣医学检验（技术）专业培养目标和全国临床医学检验专业资格考试要求，注重"三基"的传授，追求文笔凝炼、图文并茂，既为学生提供丰富的知识信息，又能使学生在短时间内迅速地理解和掌握知识精要，也有利于教师应用时发挥自己的教学特色。②突出教材的时代特色，倡导经验源于循证、高度前瞻性，加强检验与临床沟通，注重检验的方法学评价，在保证检验结果准确、成本低的情况下，为临床提供既实用又经济的检验项目。③遵守教材编写的规律性和严肃性，严格按照教材的要求编写，介绍公认的成熟理论，但并不限制编者自己的风格，同时注重学生实践能力的培养。另外，在每章的章后附有中英文要点，以利于开展双语教学。

　　在《临床检验基础》（第4版）的编写过程中，得到了全国高等医药院校医学检验技术专业规划教材建设委员会、中国医药科技出版社和编者所在单位的大力支持，在此表示衷心的感谢！感谢前3版全体编者，他们高深的学术造诣、严谨的治学态度和辛勤的劳动是第4版教材所依托的坚实基础。感谢被引用的各种参考文献的作者，是他们的研究成果为本版教材提供了良好的素材。同时也要感谢各位编者的大力支持与真诚合作。

《临床检验基础》（第 4 版）的编者来自全国 20 所高等学校，是我国医学检验学界的中青年骨干，有着丰富的教学、临床和科研经验，他们辛勤敬业的工作和严谨治学的态度为编好教材打下了良好基础。我们相信读者能从他们活跃的思维、丰富的经验和对本专业知识的把握中获得收获与启迪。由于时间仓促，以及编者的水平和经验有限，纰误疏漏在所难免，欢迎医学检验界的同行、专家、临床医师和广大师生对本教材提出宝贵意见，使之得以不断完善，并致谢意。

编　者
2019 年 9 月

第一篇　血液检验

第二篇　尿液检验

第四篇　体腔液检验

第五篇　脱落细胞学基本检验

绪　论

医学检验学（clinical laboratory medicine）是一门涉及多专业、多学科的边缘性学科，也是临床医学在诊断、治疗、预后判断和预防等方面的实用性学科。医学检验学，又称为实验诊断学或临床检验诊断学（clinical laboratory diagnostics）。而《临床检验基础》是研究临床筛检与诊断疾病最常用、最基本检验技术和方法的一门课程，是医学检验技术专业的主干课程和专业课程之一。

21 世纪以来，《临床检验基础》的教学正向综合反映国内外医学检验学现状的方向努力，一方面是以自动化、信息化为特征的自动化检验方法，另一方面是"金标准"的传统手工检验方法，而传统手工检验方法也是仪器检测、校准和质量控制的重要组成部分。虽然，在日常临床检验工作中，自动化检验替代了部分手工检验，但其只能替代对健康人群标本的筛检，而不能完全替代对异常标本的手工复核。因此，与医学检验技术专业其他专业课程教学相比，如何兼顾手工检验与自动化检验，是目前医学检验技术专业教学正在密切关注的热点，也是《临床检验基础》教学的重要内容之一。

一、医学检验学的发展简史

医学检验学是一门独立的新兴学科。17 世纪末显微镜的发明，揭开了微观世界的奥秘，也为医学检验学的发展奠定了物质基础，使医学检验学从临床医学的重要分支逐步发展成为一个重要的独立学科。

医学检验学的发展史也是一部医学检验技术的发展史。近百年来，医学检验技术取得了长足的进步与发展。尤其是近 10 多年来，医学检验学在检验项目、检验技术方法和质量控制等方面均发生了翻天覆地的变化。目前，国内已批准用于临床的检验项目达 1000 项以上，而国外则超过 3000 项。

（一）医学检验技术与手段

1. 显微镜技术的发展　1674 年荷兰科学家 Leeuwenhoek 利用单透镜显微镜观察并描述细菌，并于 1684 年出版了细菌图谱；19 世纪初期，英国光学家和物理学家 Lister 发明了暗视野显微镜（dark field microscope），1931 年，Ruska 等发明了电子显微镜（electron microscope），1932 年 Zernike 发明了相差显微镜（phase contrast microscope），20 世纪中后期以后，扫描电子显微镜（scanning electron microscope，SEM）、扫描隧道显微镜（scanning tunneling microscope，STM）等相继问世，为医学检验学的发展提供了强有力的工具。但是，时至今日，普通光学显微镜仍然是临床实验室必不可少的检验工具，它能直接观察人体结构、细胞和其他有形成分，与摄像机、偏振光和计算机等联合应用，具有识别有形成分能力强、操作简便和结果精确等特点。

2. 化学和免疫学技术的发展　1901 年，Landsteiner 发现了人类 ABO 血型系统，为开展临床输血和新生儿溶血性疾病的研究奠定了基础；1904 年，Folin 建立了肌酐浓度定量检测方法（Jaffe 法）；1912 年 Lee 和 White 创建了 Lee – White 凝血时间测定方法；1929 年，Gabreus 建立了红细胞沉降率测定法。

20 世纪 30 年代至 40 年代，折射仪（测定尿蛋白）、酸度计和定量检测血清淀粉酶的方法相继应用于临床，为临床诊断疾病和判断病情变化发挥了重要作用。1946 年美国推出负压采血技术，使血液标本采集更加安全、准确，同时，尿液和血液某些成分的干化学检测技术的应用，开启了床边检验的先河。

20 世纪 50 年代至 60 年代，Yalow 等研发了放射免疫分析法（radioimmunoassay，RIA），使免疫学检验技术更加灵敏；Lowry 发明了 Lowry 蛋白质检测法，此方法广泛应用于临床；Blumberg 研发了筛检乙型肝炎表面抗原（HBsAg）的方法，使输血性肝炎（transfusion hepatitis）的发生率明显降低。

3. 自动化检测技术的发展 1953 年，Coulter 发明了世界上第一台电子血细胞计数仪，Coulter 原理已成为现代血细胞分析的一项重要技术。20 世纪 70 年代以后，血小板自动分析仪、全血细胞计数仪、三分群和五分类白细胞计数仪先后成为血细胞计数和分类计数的主要筛检技术，广泛应用于临床。

20 世纪 80 年代，日本发明了世界第一台自动网织红细胞分析仪，美国研发了筛检尿液有形成分的自动尿液沉渣分析仪。

近 20 年来，基于电阻抗、电导和光散射原理的血细胞分析技术得到了进一步创新与发展，与血液自动涂片技术、自动染色技术整合为血细胞分析的流水线，使血细胞分析更加快捷和方便。1995 年，日本开发了基于流式细胞术的全自动尿液沉渣分析仪，2003 年，美国研发了扫描式自动尿液沉渣分析工作站，使尿液有形成分检测更加规范与准确。

（二）医学检验质量管理

最早的医学检验质量管理始于 1918 年美国外科学会的《实验室技术员的需求与培训》，要求医院要有足够的临床实验室人员和设备，并对医学检验实施了质量检查。为了保证临床实验室质量，美国国会于 1967 年通过了专门针对临床实验室质量管理的法律，即临床实验室改进法案（Clinical Laboratory Improvement Act 1967，CLIA 67）。1988 年美国国会又通过了临床实验室改进法案修正案（Clinical Laboratory Improvement Amendment 88，CLIA 88），并于 1992 年正式实施。同时，美国临床实验室标准化研究所（Clinical and Laboratory Standards Institute，CLSI）采用一种共识过程，不断地改进临床实验室对病人的服务，使检测方法更加标准化。

澳大利亚政府于 1947 年成立了国家检测机构协会（National Association of Testing Authorities，NATA），是世界上第一个国家实验室认可组织，此后世界各国相继建立了国家实验室认可机构。为了提高对获认可实验室出具的检测和校准结果的接受程度，以便在促进国际贸易方面建立国际合作，1996 年成立了国际实验室认可合作组织（International Laboratory Accreditation Cooperation，ILAC），其前身是 1977 年的国际实验室认可大会（International Laboratory Accreditation Conference，ILAC）。

2003 年，国际标准化组织（International Organization for Standardization，ISO）发布了医学实验室的管理标准，即 ISO 15189《医学实验室质量和能力的专用要求》。目前，国际上对临床实验室的质量管理主要分为以 CLIA 88 为代表的法律文件和 ISO 发布的推荐标准。CLIA 88 是政府对临床实验室质量的外部监控，是对实验室强制执行的资格要求，而 ISO 15189 主要强调实验室内部质量体系的建立，是实验室质量保证的较高标准。CLIA 88 和 ISO 15189 的良好互补性对制定医学检验质量保证方案提供了可靠的依据。

2006 年，我国成立了中国合格评定国家认可委员会（China National Accreditation Service for Conformity Assessment，CNAS），是我国唯一权威的实验室认可组织。2008 年，CNAS 将 ISO15189：2007 转为 CNAS - CL02：2008《医学实验室质量和能力认可准则》，以及 GB/T22576—2008《医学实验室质量和能力的专用要求》，为我国医学实验室检验质量管理、能力验证和检验人员能力要求提供了统一标准与要求。

总之，医学检验学的发展与自然科学的发展息息相关。随着科学技术的不断发展，医学检验学的内容也逐步拓展与深化，医学检验学也由单一学科发展成为一个拥有临床检验基础、临床血液学检验、临床微生物学检验、临床免疫学检验、临床生物化学检验、分子诊断学和临床实验室管理等众多亚学科的学科。检验技术日新月异，从定性检验到定量检验、从手工操作到自动化分析、从常量标本一次检验 1 个项目到微量标本一次检验多个项目、从有创伤检查到某些无创伤检查等。医学检验学已经成为发展最迅速、应用高精尖技术最集中的学科之一。

二、临床检验基础的基本任务

医学检验学包含了检验技术和检验项目临床应用两方面的内容。其基本任务是运用物理学、化学、生物学、免疫学、自动化检验等技术，对人体的血液、体液、排泄物、分泌物和脱落细胞等标本进行实验室检查，以获得病原学、病理学和脏器功能状态等信息，为疾病诊断、治疗、病情观察、预后判断提供依据，并结合病史、体格检查和其他各种辅助诊断资料，进行综合分析，以达到诊断明确、治疗及时和制定预防措施的目的。

临床检验基础的基本任务是采用先进的检验方法，对离体的血液、尿液、粪便、生殖系统分泌物、羊水、脑脊液、浆膜腔积液、关节腔积液和脱落细胞等标本进行理学、化学、病原生物学和形态学检查等，其检验结果能基本满足临床筛检诊断疾病的需要。

三、现代医学检验学的特点

近年来，我国医学检验学发展突飞猛进，主要表现在：①仪器与技术的进步，大量先进的自动化检验仪器取代了简单比色计等一般仪器；采用的技术涉及许多最新尖端学科，如自动化细菌鉴定及药敏分析系统、流式细胞术、免疫标记技术、生物芯片技术等。②工作任务正在从简单地为临床提供快速、准确的检验结果，转变为在进一步发展检验技术的同时，积极参与临床咨询和临床诊断、治疗和预防等工作。③运用循证检验医学（evidence - based laboratory medicine，EBLM）的理论，在保证检验结果准确、经济消耗少的前提下，为临床提供既能说明问题、又价格合理的检验项目。④检验医师与临床医师共同制定诊断和疗效判断标准等。

近年来，医学检验学的发展已具有以下特点。

1. 检验操作自动化　计算机技术的广泛应用，自动化检验仪器基本取代了手工操作，提高了检验的准确性、精密度，缩短了检验时间（速度快），同时具有操作简单、易质控、参数多、信息丰富等优点，基本形成了全实验室自动化（total laboratory automation，TLA）与网络化管理。

2. 检验方法标准化　现代医学检验学强调医学检验的标准化，以向检验方法标准化、标本微量化方向发展为目标，一批由国内外有关组织推荐的参考方法（reference method）已经用于临床检验中，提高了检验结果的准确性。同时，也使临床实验室之间的检验结果具有一定的可比性，更方便于院际之间的会诊、交流和远程医学诊断。参考方法是指精密度和准确度稍低于决定性方法（definitive method），其轻度干扰因素为已知的分析方法，一般用于评价常规方法（routine method）。常规方法是指有足够的可靠性和实用性，成本低廉、操作简便的方法。决定性方法是指经过充分研究，未发现任何不精密和不正确因素的方法，国际公认的决定性方法极少，并且其技术要求高，设备昂贵、操作复杂。

3. 检验技术现代化　现代科学技术成果已经以最快的速度应用于医学检验学，使医学检验学水平大幅提高，如流式细胞术（flow cytometry）、生物芯片（biochip）、分子杂交（molecular hybridization）和聚合酶链反应（polymerase chain reaction，PCR）技术等。

4. 检验试剂商品化　目前，随着医学对检验方法的自动化、标准化、现代化要求程度越来越高，已有许多优质的商品化试剂应用于医学检验，以提高医学检验质量、减少检验误差。专业公司批量化、专业化、配套化和多样化向临床实验室提供高质量的检验试剂，避免了手工配制的弊端，如血细胞分析仪、尿液分析仪、血凝仪等已有配套化和专业化的试剂。

5. 计量单位国际化和术语规范化　医学检验学已经采用国际法定计量单位，并引入参考区间（reference interval）。参考区间是健康人群或"正常人群"测定值范围的 95% 置信区间。国际临床化学和医学检验学联合会（International Federation of Clinical Chemistry and Laboratory Medicine，IFCC）建议使用参考区间，而不是参考范围（reference range）。因为，参考范围是参考界限（reference limits）上限与下限的差值，而参考区间的建立则依赖于参考界限的上限与下限。

6. 质量管理全程化　获得准确可信的检验结果有赖于健全的医学检验质量保证体系（quality assurance system）。分析前的质量控制、分析中的质量控制和分析后质量控制是医学检验质量保证体系的 3 个重要环节。分析前、分析后的 2 个环节，尤其是分析前的准备和质量控制是由医护人员和检验人员共同完成的，而分析过程中的质量控制则由检验人员实施。医学检验全程质量控制需要医护人员配合检验人员共同完成，而临床实验室的责任更为重大，除了全程参与，更应注重加强管理与控制。在进行实验室内部质量控制（internal quality control，IQC）、实验室之间质量评价（external quality assessment，EQA）及全套规范化实验室管理操作之后，才能确保检验结果准确和可信，并力争临床实验室通过国家实验室认可（laboratory accreditation）。

7. 生物安全制度化　所有病人的标本都具有潜在的危险性。因此，从标本采集、转运、储存、检测到报告，均需严格执行实验室生物安全要求。生物安全对检验人员、对病人、对其他人员和对环境同等重要。因此，检验人员有职责实施生物安全的各项规定，主要依据的标准文件是"实验室生物安全通用要求"（GB—19489）、"临床实验室废物处理原则"（WS/T 249）等。

8. 检验人员合格化　临床实验室要强调检验人员的技术合格性和操作规范性。例如，检验人员进行血细胞分析仪操作前必须接受技术培训，要熟悉检验理论和标准化操作规程，学会如何校准、评价血细胞分析仪等。能进行室内质量控制和室间质量评价，能判断和分析失控的原因，并能进行基本的仪器清洁与维护。同时，医学检验人员应有能力按照复检规则，应用血细胞形态学理论和实践技能进行显微镜复检。另外，要加强检验人员的继续教育工作，并坚持持证上岗制度。

现代临床医学期待着优秀的医学检验人员，能努力参与国家、国际的标准化检验实践活动，精通先进检验操作方法，并能与临床医师进行有效的交流。

四、医学检验学的应用范围

1. 疾病诊断与鉴别诊断 医学检验学是现代医学的基础，其结果对疾病的诊断和鉴别诊断提供了实验室筛检或确诊的客观指标。

2. 疗效观察和预后判断 在疾病的发生或发展过程中，血液、尿液等检验指标随之发生相应的变化，定期检验、及时复检和反复观察检验指标的变化，对分析病情变化和判断预后具有重要意义，并可协助指导制定治疗方案、确定疗效判断标准和预后判断标准等。

3. 流行病学调查与环境监测 医学检验学可为卫生健康和疾病调查提供客观的量化指标。通过调查社会卫生状况、发病规律、健康水平以及各种致病因素，建立社会和环境卫生档案，为制定卫生法规、设置卫生资源提供实验室依据。有目的地进行人群健康普查，了解某些疾病的发病率和高危人群，为制定预防措施提供依据。

4. 健康咨询与疾病预防 随着人类社会的进步、卫生事业的发展和日益增加的健康需求，人们迫切希望提高生活质量。因此，必须进行定期健康检查，及时了解身体状况，并指导人们建立良好的生活习惯，强化防病的主动性，达到减少疾病发生和促进健康的目的。

5. 医学研究 医学检验学是一门实践性很强的学科，除了为疾病诊断和鉴别诊断、病情变化观察和判断预后、预防措施制定提供可靠的依据外，医学检验学的各种技术，还为开展临床医学研究提供了良好、必备的条件。

五、学习临床检验基础的基本要求

1. 技术熟练，操作规范 临床检验基础是技术性很强的应用性学科。因此，除了掌握其基本理论和基本知识外，必须熟练掌握各种检验技术，做到技术熟练、操作规范。

2. 理论联系实际 医学检验学与计算机、物理学、化学、生物学、基础医学和临床医学等具有不可分割的联系，因此，除了要求掌握基础医学知识和临床检验技能外，应对疾病的发生、发展有充分的了解，切实掌握检验结果在诊断与鉴别诊断中的应用，并运用循证检验医学的观点选择检验项目，不断采纳具有最佳临床价值"金标准"的检验项目和检验方法，为临床医师当好参谋，为病人减轻负担，变被动检验为主动检验，为临床提供更为有效的诊断信息。

3. 检验结果必须结合其他临床资料 由于机体反应不尽相同，疾病的病理生理变化又十分复杂。同时，检验方法本身也存在灵敏度和特异性等差异，其结果也有一定的局限性，这样可造成不同疾病出现相同检验结果，或相同疾病出现不同的检验结果的现象，对分析病情和诊断疾病造成一定的困难。因此，分析检验结果时必须结合临床表现和其他资料，只有综合分析才能做出符合临床实际的合理解释。

4. 加强职业道德培养 临床检验基础所涉及的工作是一项细致严肃的工作，无论是在进行临床检验，还是进行科学研究，都必须有良好的职业道德和高涨的工作热情。力求认真细致、一丝不苟、规范行事，积极与病人及其家属沟通，顺利完成临床检验工作，为临床诊断和科学研究提供有效准确的检验结果。决不能因一时的疏忽大意或一念之差，造成病人永久的痛苦或死亡。

作为合格的医学检验工作者，应能自如地面对不断到来的机遇与挑战，不仅要了解和掌握医学检验学的技术和方法，还要掌握其临床应用价值，为临床提供咨询服务，并积极参与临床讨论，与临床医师一起选择检验项目、评价检验价值，共同提高医学检验水平。所以，我们必须积极地投身到我国医学检验的改革和发展中去，认真学习、努力钻研、不断进步，为我国医学检验学的发展和进步而贡献力量。

（刘成玉　林发全）

第一篇

血液检验

血液检验是临床应用最广泛、蕴含信息量最大的基础检验项目，是评价病人及体检者身体状况的最基本内容之一，能准确地反映机体当前的部分状态。各组织器官的生理、病理变化在血液中都有所反映，主要表现在血细胞的数量和质量、各种细胞的比例关系、血液生化成分的变化以及这种变化对血液有形成分的影响。当然，血液系统本身的疾病也可通过一系列血液检验进行诊断和疗效观察。同时，血液系统的疾病对全身各组织和器官的生理功能也会产生影响。因此，血液检验也常作为评价、监测其他组织和器官功能的间接内容。

血液检验包含两方面的内容，一方面是血液基础学知识；另一方面是实践性检验理论和检验技术。主要包括血细胞计数、血细胞形态学和血液相关理化指标测定，以及为实现这些检验项目所涉及的检测原理、质量控制和方法学评价等。检验项目的临床应用是血液检验应用于临床的具体体现。

随着科学技术的发展，大量的自动化检测设备已应用到血液学检验中，使血液检验测定快速、内容扩展、项目细化、参数增多。因此，血液检验是能及时、准确、全面了解身体功能状况的重要手段。

血液检验的主要目的在于：①协助诊断和鉴别诊断疾病。②判断病情进展情况和预后。③监测一些特殊治疗过程中病人的身体功能变化。④评价手术的安全性。⑤可用于流行病、传染病和职业病的调查。⑥健康体检、身体状况的评价。

扫码"学一学"

第一章 血液标本采集与处理

教学目标与要求

1. **掌握** 负压采血法、血液添加剂的选择，不同采血方法的评价及质量控制。
2. **熟悉** 血液标本保存与运送方法、血液标本检验前的预处理。
3. **了解** 皮肤采血法和激光采血法。

血液标本的采集和处理是血液检验中的基础性工作，恰当的血液标本采集方法和正确的标本抗凝、保存与处理是获得准确可靠检验结果的前提。本章要点：

● 血液标本采集方法的选择及不同方法对检验结果的影响。
● 根据不同的检验项目和内容选择不同的血液添加剂。
● 血液标本的预处理和保存方法。

正确采集血液标本是获得准确、可靠检验结果的关键。在自动化检验仪器应用普遍的现代临床实验室中，血液标本的采集和处理是检测前质量保证的主要环节。检测前质量保证包括检验申请、病人准备、样品采集、运送到实验室并在实验室内传递等工作。

第一节 血液标本采集

一、血液标本的分类

根据临床检验目的不同，血液标本可分为全血、血浆、血清标本和分离浓集的血细胞等。

1. 全血 全血（whole blood）是由血细胞和血浆组成，保留了血液全部成分。主要用于临床血液学检验，如血细胞计数、白细胞分类计数和血细胞形态学检验等。

2. 血浆 血浆（plasma）是全血抗凝后经离心除去血细胞的成分，用于化学成分的测定。采用去钙抗凝剂的血浆除无钙离子外，含有其他全部凝血因子，特别适合于血栓与止血的检验。

3. 血清 血清（serum）是血液离体后凝固析出的液体部分，除纤维蛋白原和相关凝血因子（blood coagulation factor）在血液凝固过程中被消耗和变性外，其他成分与血浆基本相同，适用于多数的血液化学和免疫学检验。

4. 分离或浓集血细胞 有些检验项目要求将特定的细胞作为实验或观察对象，如相对浓集的粒细胞、纯化的淋巴细胞、分离的单个核细胞、富集的血小板、浓集的白血病细胞等。

二、血液标本的采集方法

任何一种血液标本采集方法均要求保持血液标本的完整性和代表性。血液标本的采集方法分为静脉采血法、皮肤采血法和动脉采血法。动脉采血法由于其风险性较高，在临床上一般很少使用。

（一）静脉采血法

血液标本采集多采用静脉采血法（venipuncture for blood collection）。静脉血能准确反映全身血液的真实情况，不易受气温和末梢循环的干扰，更具有代表性，已被广泛应用于临床。

1. 普通采血法

（1）器材准备　试管、注射器、消毒用品等。

（2）选择静脉　一般选择肘正中静脉，受检者的手臂伸直置于垫枕上，暴露穿刺部位，选择容易固定、明显可见的静脉。

（3）采血方法　①采用碘酊和乙醇（或碘伏）消毒受检者的静脉穿刺区域。②在穿刺点上端扎压脉带（松紧适宜），并嘱其握紧拳头，使静脉充盈暴露。③左手拇指绷紧皮肤并固定静脉穿刺部位。右手持针沿静脉走向，使针头与皮肤成30°角迅速刺入皮肤，然后放低注射器（针头与皮肤成5°角）向前刺破血管壁进入静脉腔，见到回血后，再将针头沿血管方向前进少许，但不可用力深刺，防止穿透血管壁而造成血肿。④松开压脉带。⑤右手固定注射器，缓缓抽动注射器内芯至所需血量后，嘱受检者放松拳头，用无菌干棉签按压穿刺点，迅速拔出针头后，继续按压穿刺点数分钟。⑥取下针头，将所需血液准确注入准备好的容器中。如有抗凝剂，则需要充分颠倒混匀。

（4）注意事项　①根据检验项目、所需采血量选择注射器。②严格执行无菌操作。③采血时切忌将针栓往回推，以免注射器中的空气进入血循环而形成气栓。④采血时不宜过度用力，以免血液产生泡沫而造成溶血。

2. 负压采血法　又称为真空采血法。其主要原理是将有胶塞头盖的试管抽成不同的负压度，利用带安全装置的针头和软导管组合成全封闭的负压采血系统，以实现定量采血，并且由采血管内的负压大小来控制采血量。其特点是采血管橡胶塞的颜色，代表着采血管的不同用途（表1-1）。如果使用血量较大或检验项目较多时，只要更换负压采血管就可实现连续采血。负压采血法具有计量准确、传送方便、封闭无菌、标识醒目和容易保存等优点。

扫码"看一看"

表1-1　负压采血管的种类和用途

采血管	用途	标本	操作步骤	添加剂	作用机制
红色	生化/血清学检验	血清	采血后不需混匀，静置1小时	无，内壁涂有硅酮	无
橘红色	快速生化检验	血清	采血后立即颠倒混匀8次，静置5分钟	促凝剂	促进血液凝固
绿色	快速生化检验	血浆	采血后立即颠倒混匀8次	抗凝剂：肝素钠、肝素锂	抑制血液凝固
金黄色	快速生化检验	血清	采血后立即颠倒混匀5次，静置30分钟	惰性分离胶，促凝剂	促进血液凝固
浅绿色	快速生化检验	血浆	采血后立即颠倒混匀5次	惰性分离胶，肝素锂	抑制凝血
紫色	血常规检验	全血	采血后立即颠倒混匀8次，使用前混匀标本	$EDTA-K_3$ 或 K_2（液体或干粉喷洒）	螯合钙离子
黄色	微生物培养	血清	不需混匀，静置1小时	无菌，聚茴香脑磺酸钠	抑制补体、吞噬细胞和某些抗生素作用，用以检出细菌

采血管	用途	标本	操作步骤	添加剂	作用机制
灰色	血糖检验	血浆	采血后立即颠倒混匀8次	氟化钠和碘乙酸锂	抑制葡萄糖分解
浅蓝色	凝血检验	血浆	采血后立即颠倒混匀8次，使用前离心取血浆进行试验	枸橼酸钠∶血液 = 1∶9	结合钙离子
黑色	红细胞沉降率	全血	采血后立即颠倒混匀8次，使用前混匀标本	枸橼酸钠∶血液 = 1∶4	结合钙离子

（1）主要器材　负压采血系统由负压采血管（图1-1）、负压采血针（图1-2）构成。

（2）静脉选择和消毒　与普通静脉采血法相同。

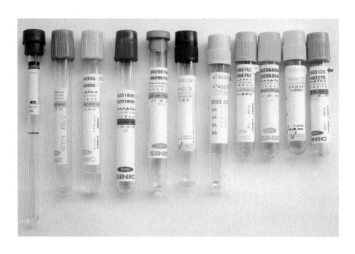

图1-1　负压采血管

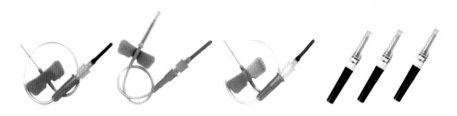

图1-2　负压采血针

（3）采血方法

1）软接式双向采血针的采血方法　①在穿刺点上端扎压脉带（松紧适宜），并嘱受检者握紧拳头，使静脉充盈暴露。②拔除负压采血针的护套，左手拇指绷紧皮肤固定血管，右手拇指和示指持采血针，沿静脉走向使针头与皮肤成30°角刺入皮肤，再向前（针头与皮肤成5°角）刺破静脉壁进入静脉腔。③有回血后，将胶塞穿刺针（双向针的另一端用软橡皮乳胶套着）直接刺入负压采血管的胶塞头盖的中央，血液被自动吸入采血管内，同时松开压脉带。④如需多管血液标本，将胶塞穿刺针拔出后再刺入另一采血管。⑤采血完毕，嘱受检者松开握紧的拳头，并用无菌干棉签按压穿刺点，拔出采血针，继续按压穿刺点数分钟。

2）硬接式双向采血针的采血方法　①静脉穿刺同上。②将负压采血管推入硬接式双向采血针的刺塞针端中，静脉血会自动流入采血管中。③拔下采血管后，再拔出采血针头，用无菌干棉签按压穿刺点止血。

3）混匀标本　加有抗凝剂的采血管需要立即颠倒混匀 8 次，含有分离胶或促凝剂的采血管需要颠倒混匀至少 5~8 次。

4）采血后处理　根据生物安全原则及不同负压采血系统的特点，处理废弃的采血针，以避免误伤或污染环境。

（4）注意事项

1）检查胶塞头盖　使用前切勿松动采血管的胶塞头盖，以免改变采血管的负压，防止采血量不准确。

2）胶塞穿刺针软橡皮乳胶套的作用　包裹、封闭穿刺针针头，当针头刺入采血管后，乳胶套卷起。采血完毕，去除采血管，乳胶套弹性回复，封闭穿刺针针头，防止导管内血液继续流出而污染环境。

（二）皮肤采血法

皮肤采血法（skin puncture for blood collection）主要用于需要微量血液的检验项目。所获得的末梢血不单纯是毛细血管血，而是微动脉、微静脉和毛细血管的混合血，并依采血时挤压的力度不同可含有少量细胞间质和细胞内液等。

1. 采血针采血法

（1）器材准备　一次性无菌采血针、消毒用品和微量吸管等。

（2）部位选择　多选择手指指端，耳垂也曾经被选为采血部位，WHO 推荐的采血部位是左手无名指指端内侧。皮肤采血法不同部位的评价见表 1-2。婴幼儿因手指太小，可选用拇指或足跟部位采血。对严重烧伤病人，则应选择皮肤完整处采血。凡局部有水肿、炎症、发绀或冻疮等均不可作为穿刺部位。由于末梢血与静脉血的成分有差异，因此，有条件时尽可能采集静脉血。

表 1-2　皮肤采血法不同部位的评价

部位	优点	缺点
手指	操作方便，可获相对较多血量，检验结果比较恒定	有时痛感较重，检验结果与静脉血比较仍有差异
耳垂	痛感较轻，操作方便，适用于手指皮肤粗厚者的反复采血	血循环较差，受气温影响较大，结果不稳定。RBC、Hb、Hct 较手指血或静脉血高（特别是冬季）。不推荐使用

（3）采血方法　①轻轻按摩采血部位（左手无名指指端内侧或耳垂），使局部组织自然充血。②消毒皮肤，待其干燥后，紧捏采血部位两侧。③右手持一次性无菌采血针迅速刺入（深度以 2~3mm 为宜），血液自行流出或稍加挤压后流出。第 1 滴血液因混入组织液，一般弃之不用，或根据检验项目要求决定是否使用。④采血结束后，用无菌干棉签压住采血部位以止血。

（4）注意事项　①采血时必须注意严格消毒和生物安全防范，必须严格实行一人一针一管。②取血时可稍加挤压，但切忌用力过大，以免过多的组织液混入血液中。③采血要迅速，防止流出的血液发生凝固。④采用手工法进行多项常规检验时，血液标本采集顺序为血小板计数、红细胞计数、血红蛋白测定、白细胞计数及白细胞分类计数。

2. 激光采血法　激光采血法（laser blood collection）属于非接触式的采血方法，是利用波长 2.94μm 的激光脉冲作用于指端皮肤处，其瞬间温度可达 1000℃ 左右，作用时间极短（<500μs），使得表皮组织溶解、汽化形成穿孔（0.3mm），从而实现采集血液标本的

目的。

(1) 器材准备　激光采血器、一次性激光防护罩、微量采血管、消毒用品等。

(2) 部位选择　左手无名指指端内侧。

(3) 采血方法　按摩采血部位（手指指腹），使局部组织自然充血，消毒皮肤后，将激光手柄垂直置于一次性激光防护罩上方，垂直对准、紧贴采血部位，按下"触发键"，然后将防护罩推出，血液自行流出或稍加挤压后流出，及时采集标本。

(4) 注意事项　①禁止在易燃易爆性气体环境中使用激光采血器，以免发生爆炸事故。②在使用过程中，禁止用肉眼观看激光窗口或将激光窗口对准采血部位以外的身体其他位置；禁止使用反光镜或其他反光器材观察激光窗口，以免损伤视力。③采血时防护罩要紧贴采血部位，不能倾斜或悬空，以免影响血液标本采集效果。④激光采血器的透镜是重要的部件之一，在使用一段时间后会有挥发物附着于表面，一般工作 50 次后需要清洁 1 次。

（三）动脉采血法

动脉采血法（artery puncture for blood collection）主要用于血气分析检验，通常采用桡动脉作为采血部位，也可采用肱动脉或股动脉。

1. 器材准备　2ml 或 5ml 注射器（准备 1000U/ml 无菌肝素生理盐水溶液，以湿润注射器内腔、橡皮塞），或一次性专用动脉采血针、消毒用品等。

2. 动脉选择　多选用桡动脉（最方便）、股动脉、肱动脉。

3. 采血方法　①常规消毒穿刺点及其附近皮肤、检验人员的左手示指和中指。②以左手绷紧皮肤，右手持注射器，用左手示指和中指触摸动脉搏动最明显处，并固定，以 30° ~ 45° 角进针。因动脉血的压力较高，血液会自动注入针筒内，当血液达到 2ml 时拔出针头。③用无菌干棉签按压穿刺点 10 ~ 15 分钟。④立即用软木塞或橡皮塞封闭针头（针头斜面埋入橡皮中即可），以隔绝空气。如果采用专用采血针，直接将注射器插入专用隔离帽即可。⑤搓动注射器，使血液与肝素混匀，并立即送检。

4. 注意事项

(1) 隔绝空气　用于血气分析的标本，采集后立即封闭针头斜面，再混匀标本。

(2) 立即送检　标本采集后应立即送检，否则应将标本置于 2 ~ 6℃保存，但保存时间不应超过 2 小时。

(3) 防止血肿　采血完毕，拔出针头后，用无菌干棉签用力按压采血处止血，以防形成血肿。

三、方法学评价

不同采血方法的评价见表 1 - 3，静脉采血法的方法学评价见表 1 - 4。

表 1 - 3　不同采血方法的评价

方法	优点	缺点
皮肤采血法	价廉、快速、操作简便，采血量少，用于用血量小的项目或预稀释血的血细胞分析仪检验	代表性差，易混入组织液，使血液稀释或凝固，局部炎症可影响检验结果，不可重复或追加检验项目
静脉采血法	代表性好，无组织液混入，可重复或追加检验项目，用于用血量大的项目或全血的血细胞分析仪检验	但添加剂可改变血液性质，影响血细胞形态

表 1 - 4　静脉采血法的方法学评价

方法	评价
普通静脉采血法	①操作环节多，丢弃的注射器和转运血液过程中可能造成环境污染
	②血液和抗凝剂不能立即混合
	③血标本暴露
负压采血法	①在静脉穿刺到血液标本转运的整个过程中，血液标本均不与外界接触
	②有利于标本的采集、转运和保存
	③有利于防止医院内血源性交叉感染和保护环境

四、质量控制

1. 规范采血　采血前，病人应保持平静，住院病人应在早晨固定时间采血。

（1）皮肤采血法　应避开有炎症、化脓、冻伤等皮肤损伤部位。皮肤出汗应先用干棉球擦干，以免稀释血液。采血时不要用力挤压皮肤，应让血液自然流出。

（2）静脉采血法　压脉带压迫时间应小于 1 分钟，若超过 2 分钟，大静脉血流受阻而使毛细血管内压上升，可有血管内液与组织液交流，能使相对分子质量小于 5000 的物质逸入组织液。随着压迫时间的延长，局部组织发生缺氧而引起血液成分的改变。

2. 防止溶血　需要血浆或血清标本时一定要防止溶血。一旦发生溶血，应重新采血，不能勉强使用，因为细胞内、外各种成分和含量有明显差别。因此，在采集、转运、保存和分离血细胞时一定要防止溶血。发生溶血的主要原因有采血不顺利、容器不清洁、接触水或化学溶剂、强力振荡和分离血细胞时操作不慎等。溶血标本不仅红细胞数量和血细胞比容（Hct）降低，而且能使血细胞内、外成分混合，血浆、血清的化学成分产生较大变化，影响钾、镁、转氨酶、胆红素等多项指标的测定，不能反映原始标本的实际情况。

3. 立即送检　血液标本采集后应立即送检，但有的血细胞分析仪要求抗凝的血液标本放置一定时间后（一般是 15 ~ 20 分钟）再上机测定，所以应熟悉不同设备的实验要求。如果必须长时间保存血液标本时，应根据检验项目确定最佳的保存条件。

4. 标本要求　血液标本的正确采集是获得准确、可靠检验结果的关键。有少数检验项目，其血浆和血清的测定结果也有差别，要注意检验方法对标本的要求。在标本采集前，应仔细分析检验的需要，决定采血方法、所需血量及选用合适的添加剂。

5. 分析结果与标本种类相结合　动脉血、静脉血与末梢血之间，无论细胞成分或化学组成都存在不同程度的差异。因此，在判断和比较检验结果时必须予以考虑。动脉血成分在全身几乎相同，而静脉血因组织或器官的不同，其成分也不同，末梢血的差异性更大。另外，在分析检验结果时也应考虑生理性变化的影响。

五、注意事项

血液标本采集的注意事项见表 1 - 5。

表 1 - 5　血液标本采集的注意事项

分类	注意事项
一般性安全事项	所有病人的标本都有潜在的传染性，要特别注意：
	①全程监督血液标本的采集，并防止采血针刺伤

分类	注意事项
	②采集标本需戴一次性手套，必要时还需穿隔离服、戴面罩和护目镜
	③每接触1个病人后，均应更换手套或洗手。用过的一次性手套应放入专门的生物危险品处理箱内
	④用10%的漂白液对任何溢（溅、洒）出物进行清理
针管和手套的处理	①不能将使用过的一次性针头再放回保护性鞘套内
	②将针筒和手套丢弃到指定容器内
	③不能直接用手将针头从注射器上取下，可采用废弃针头收集系统收取针头，或不用取下，直接与针筒（一次性的）一起放入指定的收集容器内
	④采集血培养标本时更换针头是危险且无必要的
	⑤切勿将采血器具放置于病人床上
标本识别	①在采集血液标本前应首先确认病人的身份
	②用病人的姓名或身份号码标记每一个标本容器
采血管	负压采血管已被广泛应用，通过橡胶塞的颜色可区别采血管的类型
	①红色帽采血管无添加剂，用于生化检测
	②淡紫色帽采血管含有EDTA，用于血液学检验（如血细胞计数、分类计数）
	③绿色帽采血管含有肝素，用于需要血浆或抗凝血的检验
	④蓝色帽采血管含有枸橼酸盐，用于凝血试验
	⑤灰色帽采血管含有氟化钠，用于不能立即进行标本分析时（如检测葡萄糖）
操作程序	①采集多个标本时，先注入用于细菌试验的无菌管，然后是无添加剂的试管，再是有添加剂的试管（避免潜在的细菌污染、添加剂的转移等），但必须确保在血液凝固之前注入含有抗凝剂的试管内
	②玻璃采血管的顺序：血培养管、无抗凝剂血清管、枸橼酸钠抗凝管、其他抗凝剂管。塑料采血管的顺序：血培养管（黄色）、枸橼酸钠抗凝管（蓝色）、加或未加促凝剂或分离胶的血清管、加或未加分离胶的肝素管（绿色）、EDTA抗凝管（紫色）、加葡萄糖分解抑制剂管（灰色）
	③血液标本注入试管后，颠倒含有添加剂的试管以彻底混匀
	④如需要（如动脉血），可将标本置于冰块中保存，即刻将标本送检

第二节　血液标本处理

血液标本的处理应特别注意：①要视所有的血液标本都有传染性，对"高危"标本，如乙型肝炎、艾滋病病人血液标本等，要注明标识。②把每一份标本都看作是无法重新获得、唯一的标本，必须小心地采集、保存、运送、检测和报告。③严禁直接用口吸取标本，严禁标本与皮肤接触或污染器皿的外部和实验台。④检验完毕，必须消毒处理标本，对标本容器要进行高压消毒、毁型、焚烧等处理。

一、血液标本添加剂的选择

临床检验中有时要使用全血、血浆（血清）或某种细胞，这时需要使用添加剂处理血液标本，以便得到不同的血液成分。常用的添加剂有抗凝剂、促凝剂和分离胶。常用血液标本添加剂的用途与特点见表1-6。

1. 抗凝剂　用物理或化学方法除去或抑制血液中某些凝血因子的活性，使凝血过程被阻断称为抗凝。能够阻止血液凝固的化学物质称为抗凝剂（anticoagulant）。抗凝剂的种类很多，各自有抗凝特性和适用范围，根据临床检验所测定的项目不同选择相应的抗凝剂，以保证检验结果的准确与可靠。

2. 促凝剂　促凝剂是采用非活性硅石等非生理性促凝成分，经特殊加工制成。常用的促凝剂有凝血酶、蛇毒、硅石粉和硅碳素等。

3. 分离胶　血清分离胶是一种具有化学惰性和稳定性的高分子物质，不溶于水，具有抗氧化、耐高温、抗低温、高稳定性的特性，其比重介于血清与血细胞之间，在 1100 ~ 1500g 离心力作用下液化移动到试管中央，离心后固化形成屏障，使血清和血细胞完全分离。

表 1-6　常用添加剂的用途与特点

添加剂	作用	用途	注意事项
乙二胺四乙酸盐	与血液 Ca^{2+} 结合成螯合物	全血细胞计数，离心法 Hct 测定	抗凝剂用量和血液的比例，采血后须立即混匀
枸橼酸钠	与血液 Ca^{2+} 结合	血沉、凝血试验、血液保养液	抗凝能力相对较弱，抗凝剂浓度、体积和血液的比例非常重要
肝素	加强抗凝血酶灭活丝氨酸蛋白酶，阻止凝血酶形成	血浆的生化、免疫项目，如血气分析；肝素锂适用于红细胞渗透脆性试验、微量离心法 Hct 测定	电极法测血钾与血清结果有差异；不适合血常规检查
草酸盐	草酸盐与血液 Ca^{2+} 形成草酸钙沉淀	草酸钾干粉常用于血浆标本抗凝	容易造成钾离子污染其他检测项目；现应用已减少
促凝剂	促进激活凝血机制，加速血液凝固	缩短血清分离时间，特别适用于急诊生化检验	常用促凝剂有凝血酶、蛇毒、硅石粉、硅碳素等
分离胶	高黏度凝胶在血清和血块间形成隔层，达到分离血细胞和血清目的	能快速分离出血清标本；有利于标本的冷藏保存	分离胶的质量影响分离效果和检验结果；分离胶试管成本高

二、血液标本的保存与运送

（一）标本的保存

当血液标本不能立即测定时，应选择合适的保存方式、保存条件予以保存。根据不同的检验内容，决定血液标本的保存时间和温度，不恰当的保存环境可直接影响检验结果。标本的保存可分为室温保存、冷藏保存、冷冻保存，保存时应注意避光、防污染，尽量隔绝空气。低温冷冻标本在溶解时应注意重新混匀数次，以免被检测成分分布不均。

1. 分离后标本　①不能及时检验或需保留以备复查时，一般应将标本置于 4℃ 冰箱内保存。②需保存 1 个月的标本，放置于 -20℃ 冰箱内保存。③需要保存 3 个月以上的标本，分离后置于 -70℃ 冰箱保存。④标本存放时需要密封，以免水分挥发而使标本浓缩。⑤避免标本反复冻融。

2. 立即送检标本　如血氨（密封送检）、红细胞沉降率、血气分析（密封送检）、酸性磷酸酶、乳酸等标本。

3. 检验后标本　检验后标本不能立即处理时，应根据标本的性质和要求、按照规定时间保存，以备复查。急诊标本、非急诊标本必须妥善保存，在需要重新测定时，确保标本检索快速有效。保存原则是在有效的保存期内确保被检查物质不会发生明显改变。

（二）标本的运送

血液标本的运送可采用人工运送、轨道传送或气压管道运送等。无论何种方式，都应该坚持以下 3 个原则。

1. 唯一标识　血液标本都应具有唯一标识，除编号之外，还要包括病人的基本信息。目前，解决唯一标识的最好方式是应用条形码系统。

2. 生物安全　应使用可以反复消毒的专用容器进行运送。特殊标本应有特殊标识字样（如剧毒、烈性传染病等）的盒子密封运送。必要时，还应使用可降温的运送容器。气压管道运送时必须使用负压采血管，确保试管管盖和橡皮塞牢固。

3. 尽快运送　标本尽快检验，以符合检验质量要求和满足临床诊治的需求。若标本不能及时转运，或欲将标本送到上级检验部门（中心）进行检验时，应将标本装入试管内密封，再装入乙烯塑料袋内，根据保存温度要求可置于冰瓶或冷藏箱内运送。运送过程中应避免剧烈震荡。

（三）标本拒收

在接收标本时，对确认不符合要求的标本，应拒绝接收。标本拒收常见原因有：①溶血、抗凝标本出现凝固。②容器不当。③采血量不足或错误。④转运条件不当。⑤申请和标本标签不一致。⑥标本污染、容器破漏等。标本拒收不但可增加检验费用和浪费时间，还可能影响疾病的诊断与治疗。因此，对所有涉及标本采集的工作人员，都必须在标本采集、转运和处理各个环节进行全面的培训，确保标本采集准确无误。

血液标本可通过检验申请单溯源到特定的个体，实验室不应接收或处理缺少标识的检验申请单和标本。但对标识不明确、标本不稳定和不便重新采集的标本，或属于紧急情况的标本，可先处理标本，但是不发送检验报告，直至申请检验的医生或标本采集人员承担标本鉴别和接收的责任，或提供适当的信息时，再做进一步处理。

三、血液标本检验前的预处理

1. 分离血清或血浆　需要血浆的检验项目，可通过离心抗凝血获得血浆。但在分离血浆时由于血液未凝固，要防止混入血细胞成分。未加抗凝剂的正常血液会在 30~60 分钟内凝固，并析出血清。急诊快速检验急用血清时可采用含促凝剂采血管或分离胶采血管。血液完全凝固后，离心分离血清。

2. 预温血浆或血清　有些检验项目，如凝血功能检验要求检验前对血浆进行 37℃ 预温。在测定冷冻或冷藏的血液标本之前，应将血液标本复温至所要求的温度。如果血浆或血清深低温冷冻后再溶解，测定前应混匀，以防止被检测的成分分布不均。

3. 分离细胞　对于需要特定细胞的项目，应根据要求采用不同的细胞分离液或分离技术分离细胞，同时尽量避免混入其他细胞。

四、血液标本检验后的处理

血源性污染是医源性污染的主要来源之一，如果检验后的血液标本处理不当，其危害极大。应根据《实验室生物安全通用要求》（GB19489—2008）和《医疗废物管理条例》进行处理。检测后废弃的血液标本应采用专用的容器包装，由专人负责送到指定的消毒地点集中处理，一般由专门机构采用焚烧的方法处理检测后的血液标本和废弃物。

本 章 小 结

　　血液标本采集和处理是血液检验中的基础性工作，恰当的血液标本采集方法和正确的标本抗凝、保存与处理是获得准确可靠检验结果的前提。静脉采血法可以分普通采血法和负压采血法，而负压采血法最符合检验前质量控制和实验室生物安全要求；根据检验项目合理选择血液添加剂，商品化的负压采血管已按用途加入了不同的添加剂，可根据采血管的管帽颜色加以区分。血液标本的处理要符合生物安全要求，要视所有的血液标本都有传染性，并把每一份标本都看作是无法重新获得、唯一的标本，必须小心地采集、保存、运送、检测和报告。检验完毕，要妥善处理血液标本和标本容器。

　　Collection and preparation of blood samples are the foundation of blood examination. Proper collection, anticoagulation, storage and preparation of samples are the premise of acquiring accurate reliable results. The main points of this chapter are as follows.

■ Selection of correct method of taking blood samples and effects of different methods on results.

■ Selection of additive according to different test items.

■ Pretreatment and storage of blood samples.

（姜忠信）

扫码"练一练"

第二章 血细胞手工检验

血细胞检验是血液检验中的重要内容之一，可为临床诊断提供最基本、最全面的血液学信息，包含血细胞数量和质量，是临床诊断和分析病情的重要依据。本章要点是：

- 血涂片制备方法和血细胞 Wright – Giemsa 染色原理。
- 正常和异常的血细胞形态及其临床意义。
- 血细胞计数和计数误差、血红蛋白测定原理、质量考核、方法学评价和临床意义。
- 网织红细胞形态、计数方法和临床意义。
- 血细胞比容测定、红细胞平均值的计算方法及其诊断价值。
- 红细胞沉降率测定的影响因素、质量考核与评价及临床意义。

第一节 外周血液血细胞形态学检验

扫码"学一学"

一、血涂片制备与染色

血涂片（blood smear）是通过特定的方法将血液按一定方向在载玻片上涂开而制成的血膜，使血细胞呈单层或近单层平铺在载玻片上。血涂片的显微镜检查是血细胞形态学检查的基本方法，对于造血系统疾病和有血细胞改变的其他系统疾病的诊断和鉴别诊断具有重要价值。血涂片制备是否规范、染色是否良好将直接影响血细胞形态的检验结果。

（一）血涂片制备

1. 载玻片准备

（1）载玻片的处理 ①新载玻片常带有游离碱质，需用 1mol/L 的 HCl 浸泡 24 小时，再用清水彻底冲洗，干燥后备用。②使用过的载玻片要在含洗涤剂的清水中煮沸 20 分钟，洗掉原有血膜，再用清水反复冲洗，干燥后备用。

（2）载玻片的使用 使用载玻片时，不要用手触及载玻片表面，以保持载玻片的清洁、干燥、中性、无尘和无油腻。

2. 血涂片制备 取血液标本 1 滴置于载玻片的一端近 1/3 处，用边缘平滑的推片一端，从血滴前方接触血液，使血液沿推片呈线状散开，推片与载玻片保持30°~45°夹角，平稳地向前推动，血液即在载玻片上形成血膜。除手工涂片之外，自动涂片机或带有涂片功能的血细胞分析仪已经在临床上使用，其制备涂片的方式和动作均模仿手工制备法。

3. 良好血涂片的要求 血膜的厚薄与血滴大小、推片与载玻片之间的角度、推片时的速度及血细胞比容（Hct）有关。血滴大、角度大、速度快则血膜厚；反之则血膜薄。

一张良好的血涂片的特点是：厚薄适宜、头体尾分明、细胞分布均匀、两侧留有空隙、血膜边缘整齐。血涂片制备不佳的类型及可能的原因见表2-1。

表2-1 血涂片制备不佳的类型及可能原因

类型	可能原因
不规则间断和尾部太长	推片速度不均匀、载玻片被污染
空泡	载玻片污染油脂
太长或太短	推片角度和速度不正确
无尾部	血滴太大
太短	血滴太小、推片速度太快
边缘无空隙	推片太宽
细胞退变现象	抗凝血放置时间过长，血膜固定延迟、固定时间太短，固定剂甲醇被污染
太厚	血滴大、血黏度高、推片角度大、推片速度快

（二）血涂片染色

生理状态下的细胞是半透明的，内部结构分辨率很低，不染色直接观察时难以分辨其结构。染色目的是使细胞膜、细胞质、细胞核等主要结构染上特定的颜色，增加其对比度和分辨率，以便在显微镜下观察与识别。

血涂片染色包括固定和染色2个过程。固定是使细胞蛋白质和多糖等成分迅速交联凝固，以保持细胞原有形态结构不发生变化。染色是不同性质的细胞成分和结构对染料的物理吸附、化学亲和而出现色彩的过程。常用的染色方法有Wright染色法、Giemsa染色法和Wright-Giemsa复合染色法等。染色过程有手工操作，近几年也出现了自动染色方式，在自动涂片机制备血涂片之后进行自动染色。

1. Wright染色法

（1）Wright染料 由染料伊红（eosin）和亚甲蓝（methylene blue）组成的复合染料。伊红为钠盐，有色部分为阴离子。亚甲蓝为氯盐，有色部分为阳离子。亚甲蓝和伊红的水溶液混合后产生一种不溶于水的伊红化亚甲蓝（ME）中性沉淀，即Wright染料。Wright染料溶解于甲醇中即成为Wright染液。

Wright染液中甲醇的作用：①使ME解离为M^+和E^-，这两种成分可选择性地与细胞内不同成分结合。②甲醇具有强大的脱水作用，可瞬间将细胞固定，蛋白质沉淀为颗粒状或网状结构，增加表面积。③甲醇可提高对染料的吸附作用，以增强染色效果。

（2）缓冲液 pH 6.4~6.8的磷酸盐缓冲液，其作用是使染色环境维持在弱酸性，达到最佳的染色效果。

（3）pH对细胞染色的影响 由于蛋白质是两性电解质，所带电荷的正负数量随着溶液

pH 而定。对某一蛋白质而言，如果环境的 pH 小于其等电点（isoelectric point，pI），则该蛋白质带正电荷，即在酸性环境中正电荷增多，易与伊红结合，染色偏红；相反，当染色环境的 pH 大于 pI，则该蛋白质带负电荷，即在偏碱性环境中负电荷增多，则易与亚甲蓝结合，染色偏蓝。因此，要使用清洁中性的载玻片、优质的甲醇溶剂和缓冲液（pH 6.4 ~ 6.8）来调节染色时的 pH，以达到满意的染色效果。

（4）细胞着色原理　细胞着色既有化学亲和作用，又有物理吸附作用。不同的细胞由于其所含化学成分不一样，其性质各不相同，在特定 pH 条件下对染料的亲和力也不一样。血细胞着色反应见表 2-2，Wright 染色原理见图 2-1。

表 2-2　血细胞着色反应

成分	染色反应
碱性物质	在 pH 6.4~6.8 条件下细胞内一些物质带正电荷，如红细胞的血红蛋白及嗜酸性粒细胞的颗粒，与带负电荷的染料伊红（E^-）结合染成橙红色、粉红色或橘黄色，该物质在 Wright 染色中称碱性物质，又称为嗜酸性物质
酸性物质	在 pH 6.4~6.8 条件下细胞内一些物质带负电荷，如淋巴细胞胞质、嗜碱性粒细胞的颗粒、DNA、RNA，与带正电荷染料亚甲蓝（M^+）结合而染成蓝紫色，该物质在 Wright 染色中称酸性物质，又称为嗜碱性物质
中性颗粒	在 pH 6.4~6.8 条件下细胞内一些物质呈等电状态，与伊红、亚甲蓝均结合，染成淡紫红色，称为中性物质
细胞核	主要由 DNA 和碱性的组蛋白等组成，前者主要与亚甲蓝（M^+）作用染成蓝色，后者主要与伊红（E^-）结合染成红色，故细胞核被染成紫红色
红细胞	①原始红细胞和早幼红细胞质含有较丰富的 RNA，与亚甲蓝（M^+）亲和力强，故染成较浓厚的蓝色
	②晚幼红细胞和网织红细胞质既含有 RNA，与亚甲蓝（M^+）结合，又含有较多血红蛋白，因此和伊红（E^-）同时结合，故染成蓝色或灰红色（嗜多色）
	③成熟红细胞的 RNA 完全消失，只有血红蛋白与伊红（E^-）结合，则染成橙红色

（5）染色效果分析　正常情况下，肉眼观察 Wright 染色后的血膜呈淡粉红色或琥珀色。在显微镜下，成熟红细胞呈橙红色；白细胞颗粒清楚，并显示出各自特有的色彩，细胞核染紫红色，核染色质结构清楚。染色正常时不同细胞染色效果比较见图 2-2。

1）染色偏酸　红细胞和嗜酸性粒细胞颗粒偏红；白细胞核呈淡紫红色或不着色（图 2-3）。

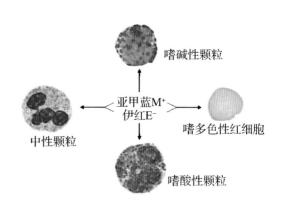

图 2-1　**Wright 染色原理示意图**

2）染色偏碱　红细胞呈灰蓝色；中性粒细胞颗粒深暗、偏粗，染成紫黑色；嗜酸性粒细胞染成暗褐色，甚至紫黑色或蓝色（图 2-4）。

2. Giemsa 染色法　Giemsa 染料是由天青和伊红组成的复合染料，天青是亚甲蓝的氧化形式。染色原理、缓冲液与 Wright 染色法大致相同。

3. Wright - Giemsa 染色法　Wright 染液和 Giemsa 染液对细胞进行染色时有各自的显色特征，前者对细胞质和颗粒着色较好，后者对细胞核结构显示清晰。将 Wright 染料和 Giemsa 染料混合，并溶解于甲醇后组成 Wright – Giemsa 染液，能取长补短，优势互补，其中所使用的缓冲液与 Wright 染色法相同。

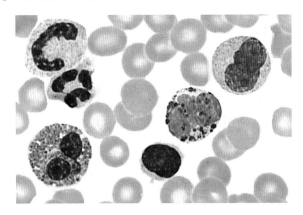

图 2 – 2　染色正常时的染色效果

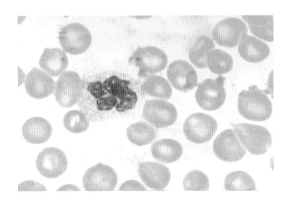

图 2 – 3　染色偏酸时的染色效果

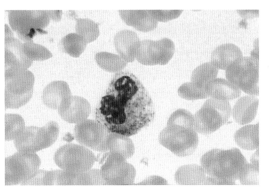

图 2 – 4　染色偏碱时的染色效果

（三）方法学评价

血涂片染色的方法学评价见表 2 – 3。

表 2 – 3　血涂片染色的方法学评价

方法	特点
Wright 染色法	将固定和染色合并在一起进行，方法简便，染色时间短
	对白细胞特异性颗粒和细胞质着色较好，但对细胞核的着色略差
Giemsa 染色法	对细胞核结构和寄生虫着色较好，使细胞核的结构更清晰
	细胞质和颗粒着色略差
Wright – Giemsa 染色法	是临床上广泛使用的染色方法
	细胞核、细胞质和细胞颗粒均着色鲜艳，对比鲜明

（四）血涂片制备及染色的质量控制

1. 对载玻片的要求　载玻片必须洁净、中性、无尘、无油脂。不洁净或非中性载玻片会造成细胞，特别是红细胞形态发生改变，可导致假性的异常形态红细胞出现。非中性的载玻片还会影响染色的 pH，带油脂的载玻片会使细胞分布不均匀。

2. 血液标本的处理

（1）标本来源　皮肤采血法所获血液和静脉抗凝血均可用于制备血涂片，后者使用前一定要充分混匀，以防止细胞沉积。

（2）选择抗凝剂　临床用于外周血液血细胞分析的抗凝剂是 EDTA 盐类。EDTA 既阻止了血液凝固，又可使血小板不能聚集，便于在显微镜下观察血小板形态。EDTA 类抗凝剂可诱发某些标本产生"EDTA 依赖性血小板聚集"和"血小板卫星"现象（血小板黏附在中性粒细胞和单核细胞膜上），在这种情况下，如果仅需要制备血涂片可采集毛细血管血，如果必须用抗凝静脉血可临时更换其他抗凝剂，如枸橼酸盐等。EDTA 抗凝血液放置较长一段时间后，淋巴细胞的胞核可发生花形核变异。因此，EDTA 抗凝血液不应放置过长时间，应尽快检验分析。

（3）处理白细胞较低和需浓缩白细胞的标本　为获得较多白细胞，可适当离心抗凝血，使密度相同的细胞集中并分层，然后取红细胞层上的灰白色层（有核细胞和血小板较集中）进行涂片、染色。该方法适合于白细胞减少病人的白细胞分类计数、狼疮细胞（lupus erythematosus cell，LEC）检查。

3. 血涂片制备的要求

（1）制备良好的血涂片　良好血涂片应由厚到薄逐渐过渡，染色后血膜体尾交界处的红细胞分布均匀，既不重叠但又互相紧靠相连。

（2）Hct 对血涂片制备的影响　Hct 增高时，血液黏度较高，用较小的角度制备血涂片，可获得满意的血涂片。相反，Hct 低于正常时，血液黏度较低，需用较大角度制备血涂片。

（3）血涂片干燥与保温　血涂片必须充分干燥，否则染色过程中可造成血膜脱落。可以在空中挥动已制备好的血涂片，使其尽快干燥。环境温度过低或湿度过大可将其置于 37℃恒温箱（气浴式）中保温干燥，防止细胞变形。

4. 对染液和染色过程的要求

（1）新配制染液处置　新配制的 Wright 染液、Wright - Giemsa 染液偏碱性，染色效果不太理想，需在室温放置一段时间，使其中的亚甲蓝逐渐转变为天青 B。在密封条件下，染料贮存时间愈久，转化的天青 B 愈多，染色效果愈好。

（2）染色时间和染液用量　染色时间与染液浓度、室温、血细胞数量有关。染液浓度低、室温低、血细胞多，则染色时间要长；反之，染色时间要短。但染液用量不可过少，以防染液中的甲醇挥发使染料渣沉着于血膜上，造成冲洗困难。

（3）冲洗程序　以流水冲洗染液，冲洗前不可先将染液倒掉，以免染料渣沉着于血膜上。

（4）保护血膜的尾部和边缘　体积大的异常细胞常集中于血膜的尾部和边缘，做标记和染色时要保护血膜的尾部、边缘，且要使全部血膜充分着色，并防止遗漏和破坏观察视野。

（5）处理染色过深、过浅的血涂片　染色过深、过浅与血涂片中细胞数量、血膜厚度、染色时间、染液浓度、pH 密切相关。为获得理想的染色效果可采用先试染的方法，根据试染的效果调整第 2 次染色条件。

纠正染色过深时，第 2 次染色可缩短染色时间或稀释染液；纠正染色过浅时可延长染色时间。如果血涂片数量有限且出现了染色过深或过浅的情况，可用以下补救方法：①染色过深：可加少量缓冲液覆盖血膜使之褪色，在显微镜下观察褪色情况并及时终止。②染色过浅：可重新加染液和缓冲液复染，在显微镜下观察并及时终止染色，但复染的效果不如一次性染色成功的效果好。

血涂片染色效果不理想的原因与改进措施见表2-4。

表2-4 血涂片染色效果不理想的原因与改进措施

效果	原因	改进措施
偏碱	涂片太厚、冲洗用水 pH 太高、染色时间太长、贮存染液暴露于阳光等	用含1%硼酸的95%乙醇溶液冲洗2次，再用中性水冲洗，待干镜检
偏酸	冲洗用水 pH 太低、贮存染液质量不佳、涂片干燥前加封片	规范操作，新鲜配制中性水，保证染液质量
太淡	染色时间太短、冲洗时间太长	复染。应先加缓冲液，后加染液；或加染液与缓冲液的混合液，不可先加染液
染料沉积	染料沉淀、染液未过滤、涂片太脏	用甲醇冲洗2次，并立即用水冲掉甲醇，待干燥后复染
蓝色背景	固定不当、涂片未固定贮存过久、使用肝素抗凝剂	注意涂片的固定，使用 EDTA 抗凝血

5. 自动涂片和自动染色 自动涂片设备可以根据仪器设定的血象指标筛选规则进行选择性涂片，可以随着 Hct 的变化调整血膜的厚度，制备的血涂片头、体、尾分明，边缘整齐，还能自动编号，大大提高血涂片的质量。自动染色有单个标本染色和多个标本集中浸染方式，浸染的染液在一定时间内是重复使用的，但存在着甲醇挥发和涂片中易出现沉渣染料的问题，要根据情况及时更换染液或过滤沉渣。有时，自动染色易出现背景色、中性粒细胞颗粒减少、嗜碱性粒细胞脱颗粒和红细胞增加蓝色和绿色染色成分等。

二、红细胞形态检查

造血系统疾病可影响到红细胞的质量，特别是贫血病人，不仅其红细胞数量和血红蛋白浓度降低，而且会有相应特异性红细胞形态改变，表现为红细胞大小、形状、染色性质和结构的异常。因此，红细胞形态检查常作为追踪贫血线索的一项重要检查内容，与血红蛋白浓度测定、红细胞计数结果及其他参数相结合可以推断贫血的性质，对贫血的诊断和鉴别诊断有很重要的临床价值。

血涂片经 Wright - Giemsa 染色后，选择细胞分布均匀、染色良好、细胞排列不拥挤（即红细胞单个分散不重叠）的区域（一般在血涂片的体尾交界处），于油镜下观察红细胞的形态。

（一）外周血液正常红细胞形态

正常红细胞呈双凹圆盘形（biconcave disc）或略呈椭圆形，其特点为：①细胞大小均一，平均直径7.5μm。②Wright - Giemsa 染色为橙红色，血红蛋白充盈良好，呈正常色素性。③有过渡平滑的向心性淡染，中心部位为中央苍白区（生理性淡染区），其大小约为细胞直径的1/3。④胞质内无异常结构（图2-5、图2-6）。

除健康人外，正常红细胞可见于急性失血性贫血、部分再生障碍性贫血（aplastic anemia，AA）、部分白血病（leukemia）。

扫码"看一看"

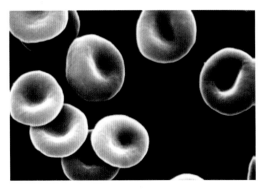 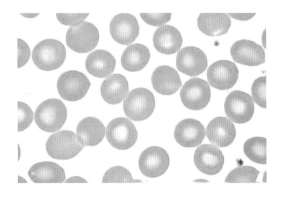

图2-5　正常红细胞（扫描电镜）　　　　图2-6　正常红细胞形态（Wright–Giemsa 染色）

（二）外周血液红细胞形态变化

1. 红细胞大小异常

（1）小红细胞（microcyte）　是指直径小于 7μm（MCV < 80fl）的红细胞（图 2-7），健康人血涂片偶见。病理情况下见于：①缺铁性贫血（iron deficiency anemia，IDA）、珠蛋白生成障碍性贫血，可出现染色过浅、中央苍白区扩大的小红细胞，提示血红蛋白合成障碍。②遗传性球形细胞增多症（hereditary spherocytosis，HS），其红细胞直径偏小、血红蛋白充盈好甚至染色深，中央苍白区消失。③慢性感染、炎症继发的单纯小细胞性贫血，仅有红细胞直径偏小而无中央苍白区增大。④先天性贫血（congenital anemia）和获得性铁粒幼细胞性贫血（acquired sideroblastic anemia）也会有小红细胞。小红细胞应注意与红细胞碎片和裂红细胞区别。

（2）大红细胞（macrocyte）　是指直径大于 8.5μm（MCV > 100fl）的红细胞（图 2-8），但不包括多色性红细胞。常见于叶酸、维生素 B_{12} 缺乏所致的巨幼细胞贫血（megaloblastic anemia，MA）。溶血性贫血（haemolytic anemia，HA）、骨髓增生异常综合征（myelodysplastic syndrome，MDS）、部分再生障碍性贫血、使用羟基脲后、酒精性或慢性肝病也可见大红细胞。

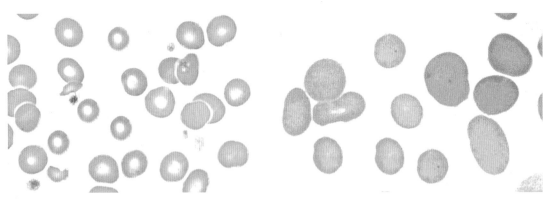

图2-7　小红细胞　　　　　　　　　图2-8　大红细胞、巨红细胞

（3）巨红细胞（megalocyte）　是指直径大于 15μm 的红细胞（图 2-8），见于巨幼细胞贫血，MDS 时的病态造血不仅能见到巨红细胞，甚至还可见到直径大于 20μm 的超巨红细胞（extra megalocyte）。

（4）红细胞大小不均（anisocytosis）　是指同一病人的红细胞之间的直径相差 1 倍以

上（图2-9）。红细胞大小不均可通过红细胞体积分布宽度（red blood cell distribution width，RDW）这一指标反映出来。红细胞大小不均多见于贫血，尤其是巨幼细胞贫血。

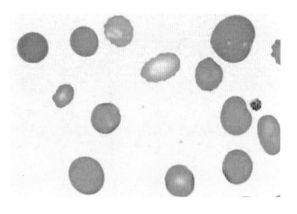

图2-9　红细胞大小不均

2. 红细胞形状异常

（1）球形红细胞（spherocyte）　直径小于6.5μm，染色后细胞着色深，无中央苍白区的红细胞（图2-10），其与正常红细胞的差别在于细胞厚度增大，常超过2.6μm，其直径与厚度之比减少至2.4∶1或更小（正常为3.4∶1）。球形红细胞的形成与红细胞膜蛋白和骨架蛋白结构异常有关。主要见于HS，其球形细胞常超过25%。自身免疫性溶血性贫血（autoimmune haemolytic anemia，AIHA）、新生儿溶血病（haemolytic disease of newborn，HDN）及红细胞酶缺陷所致的溶血性贫血等也可见到少量球形红细胞（常为2%~10%）。

（2）椭圆形红细胞（elliptocyte，oval cell）　是指呈椭圆形（长轴大于短轴2倍以上）或卵圆形（长轴小于短轴2倍）的红细胞。其两端钝圆，长轴增大，短轴缩短（图2-11）。椭圆形红细胞的形成与细胞膜骨架蛋白异常有关，细胞只有成熟后才会呈现椭圆形。椭圆形红细胞置于高渗、等渗、低渗溶液或健康人血清内，其椭圆形保持不变，而其幼红细胞、网织红细胞均不呈椭圆形。

健康人约有1%的椭圆形红细胞，遗传性椭圆形红细胞增多症（hereditary elliptocytosis，HE）时常超过25%，甚至高达75%。椭圆形红细胞也易见于巨幼细胞贫血，偶见于缺铁性贫血、骨髓纤维化（myelofibrosis）和镰状细胞贫血（sickle cell anemia，sicklemia）。

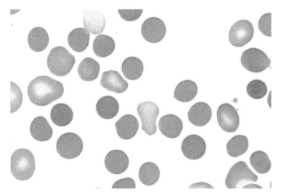

图2-10　球形红细胞

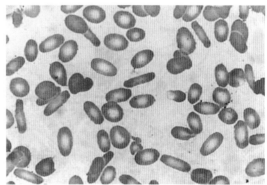

图2-11　椭圆形红细胞

（3）靶形红细胞（target cell）　中央苍白区中心出现染色增强区域的红细胞，形如射击之靶（图2-12，图2-13）。有的红细胞中央苍白区中心染色增强区域与边缘深染区延伸相连成半岛状或柄状，这样的红细胞称为不典型靶形红细胞。

靶形红细胞主要是由于红细胞内某些珠蛋白肽链合成障碍导致血红蛋白肽链组合异常，肽链结构并无异常，其生存时间仅为正常红细胞的一半或更短。常见于：①珠蛋白生成障碍性贫血，其靶形红细胞常超过20%。②胆汁淤积性黄疸、脾切除后、镰状细胞贫血。

③血涂片未及时干燥、固定也可出现靶形红细胞。

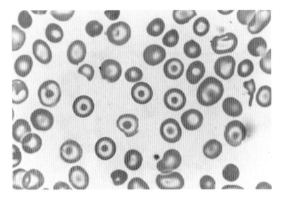 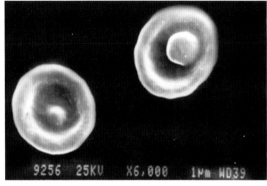

图 2 - 12　靶形红细胞　　　　　　　图 2 - 13　扫描电镜下的靶形红细胞

（4）口形红细胞（stomatocyte）　也称为杯状细胞（cup cell），中央苍白区呈裂口样、单凹或杯形的红细胞（图 2 - 14，图 2 - 15），多因红细胞膜异常，使 Na^+ 通透性增加，细胞膜变硬，变形性差，而脆性增加，使细胞生存时间缩短。健康人偶见（<4%）口形红细胞。遗传性口形红细胞增多症（hereditary stomatocytosis，HST）时口形红细胞常大于 10%，也可见于酒精性肝硬化、铅中毒和球形红细胞增多症。

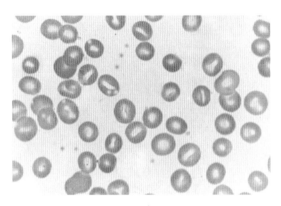 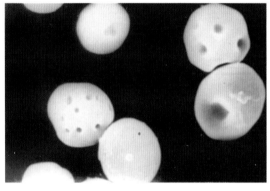

图 2 - 14　口形红细胞　　　　　　　图 2 - 15　扫描电镜下的口形红细胞

（5）镰形细胞（sickle cell）　也称为镰形红细胞（drepanocyte）、冬青叶状红细胞（holly lesf cell）。外形呈镰刀状或新月形，顶端较尖的红细胞。其形成的机制是：在缺氧的情况下，红细胞所含异常血红蛋白 S（HbS）溶解度降低，HbS 分子连接起来形成菱形的结晶体，使细胞发生变形。检查镰形红细胞需将血液制成湿片，然后加入还原剂（如偏亚硫酸钠）后观察。

普通血涂片中的镰形红细胞可能是在脾、骨髓或其他脏器的毛细血管中缺氧而变形的红细胞。镰状细胞贫血病人在缺氧的条件下，血液中可出现大量镰形红细胞，其细胞僵硬，变形性差，在毛细血管内易受机械损伤，同时其血液黏滞性增大极易形成血栓，造成组织缺血性坏死。

（6）棘形红细胞（acanthocyte）　呈高色素性，边缘有 2 ~ 20 个不同形状且有不规则间隔的突起或针状突起的红细胞，其突起的尾端略圆（图 2 - 17）。多见于无 β - 脂蛋白血症，其棘形红细胞可高达 70% ~ 80%；也可见于脾切除后、酒精性肝病、脂质吸收异常、色素性视网膜炎。棘形红细胞应注意与锯齿形红细胞区别。

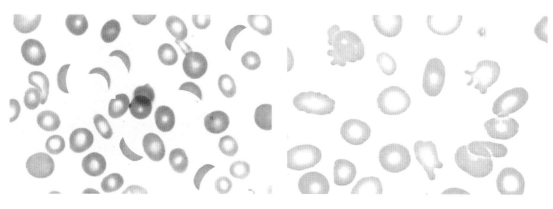

图 2 - 16　镰形细胞　　　　　　　　　图 2 - 17　棘形红细胞

（7）锯齿形红细胞（crenated cell，echinocyte）　边缘有 10～30 个相对规则的短而钝或针尖状突起的红细胞（图 2 - 18）。可由制备血涂片不当、高渗使细胞皱缩等原因引起，也见于尿毒症、肝病、丙酮酸激酶缺乏症（pyruvate kinase deficiency）等。

（8）泪滴形红细胞（teardrop cell，dacrocyte）　也称为梨形红细胞（pear - shaped cell）。形如泪滴形或梨形的红细胞（图 2 - 19）。其形成机制尚不清楚，可能是由于细胞内含有 Heinz 小体或包涵体，或红细胞膜的某一点被粘连而拉长引起，被拉长的红细胞可长可短。健康人偶见，多见于骨髓纤维化，也可见于珠蛋白生成障碍性贫血、骨髓病性贫血等。

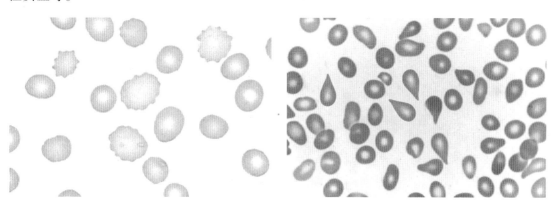

图 2 - 18　锯齿形红细胞　　　　　　　图 2 - 19　泪滴形红细胞

（9）裂红细胞（schistocyte）　为红细胞碎片（cell fragments）或不完整的红细胞，大小不一，外形不规则，呈碎片状（图 2 - 20），可有尖角或直角、盔形、小新月形等。红细胞通过因阻塞造成的管腔狭小的微血管时被挤压，或通过凝血部位的纤维蛋白丝时被切割，均可形成裂片细胞。健康人血涂片中裂红细胞小于 2%，弥散性血管内凝血（disseminated intravascular coagulation，DIC）、微血管病性溶血性贫血时增多，也可见于心脏瓣膜性溶血性贫血、严重烧伤和尿毒症等。

（10）红细胞形态不整（poikilocytosis）　是指红细胞形态发生各种各样的改变，如豆状、梨形、蝌蚪状、麦粒状和棍棒形等（图 2 - 21）。常见于某些感染或严重贫血，以巨幼细胞贫血、MDS 和红白血病（erythroleukemia）最多见。

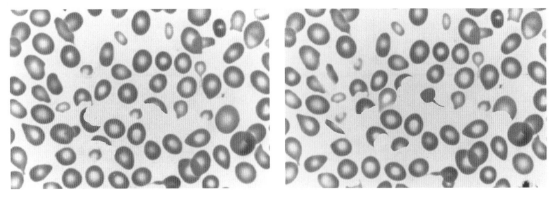

图 2 - 20　裂红细胞　　　　　　　　　　　图 2 - 21　红细胞形态不整

（11）咬痕细胞（bite cell）　也称为角细胞（keratocyte）。边缘有单个或多个弧形缺失（似被咬掉）的红细胞（图 2 - 22）。多因脾脏清除红细胞 Heinz 小体后使细胞边缘呈单个或多个弧形缺失，或边缘假性空泡破裂后红细胞膜融合所致。常见于氧化损伤、G6PD 缺乏症。

（12）水泡细胞（blister cell）　又称为水坑细胞（puddle cell）、偏心细胞（eccentrocyte）。半边致密、半边呈空膜状的红细胞（图 2 - 23）。主要是由于血红蛋白回缩至细胞一侧所致。多见于氧化损伤、G6PD 缺乏症。

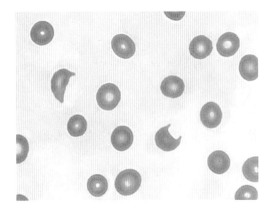
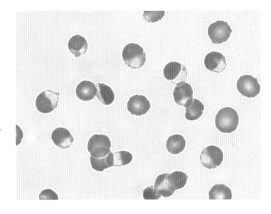

图 2 - 22　咬痕细胞　　　　　　　　　　　图 2 - 23　水泡细胞

（13）不规则收缩红细胞（irregularly contracted cell）　体积较小、密度较高、缺乏中央苍白区的红细胞，形状不如球形红细胞规则。多见于 G6PD 缺乏症、血红蛋白病。

3. 血红蛋白充盈度与着色异常

（1）低色素性红细胞（hypochromic cell）　染色变浅、中央苍白区扩大（大于细胞直径的1/3）的红细胞（图 2 - 24），有的红细胞甚至仅细胞膜周边着色，称为环形红细胞（anulocyte），提示红细胞内血红蛋白含量明显减少。常见于缺铁性贫血、珠蛋白生成障碍性贫血、铁粒幼细胞贫血（sideroblastic anemia，SA）、部分血红蛋白病、慢性感染、炎症性贫血等。

（2）高色素性红细胞（hyperchromic cell）　中央苍白区消失，整个细胞着色较深的红细胞（图 2 - 25），是由于血红蛋白含量增高所致，其平均红细胞血红蛋白含量（MCH）也增高，可见于巨幼细胞贫血。球形红细胞由于其厚度增加，染色后也呈高色素性，但其直径相应变小，MCH 不增高。

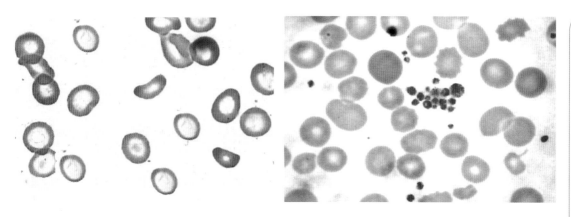

图 2 - 24　低色素性红细胞　　　　　　图 2 - 25　高色素性红细胞

（3）多色素性红细胞（polychromatic cell）　又称为嗜多色性红细胞（polychromatophilic cell）。Wright - Giemsa 染色情况下，细胞呈略带粉红色的灰蓝色，胞体较大的红细胞（图 2 - 26），多色素性红细胞相当于活体染色的网织红细胞。由于胞质内尚有少量 RNA 与血红蛋白并存，因而呈多色素性。正常成人多色素性红细胞为 0.5% ~ 1.5% ，新生儿高于成人。

多色素性红细胞增多提示骨髓红细胞造血功能活跃，尤以溶血性贫血和急性失血性贫血时增多显著。也可见于部分贫血病人治疗有效和恶性肿瘤病人放疗、化疗骨髓抑制后造血恢复期。

（4）着色不一（anisochromia）　也称为双相性红细胞（dimorphism）。同一标本的红细胞出现色素不一致的两种红细胞群，即红细胞之间血红蛋白充盈度偏离较大。最常见的是同时出现小细胞、低色素性红细胞与正常色素性红细胞。

4. 红细胞内异常结构

（1）嗜碱性点彩红细胞（basophilic stippling cell）　在 Wright - Giemsa 染色条件下，胞质内出现细小、中等或较粗的、分布均匀的蓝色颗粒状内含物的成熟红细胞或幼红细胞（图 2 - 27）。其主要原因是核糖体异常聚集，多见于铅中毒、血红蛋白病、珠蛋白生成障碍性贫血等。铅中毒时嗜碱性点彩红细胞明显增多，因此其常作为铅中毒诊断的筛选指标。在其他各类贫血中也可见到嗜碱性点彩红细胞，其增多常表示骨髓造血功能旺盛且有紊乱现象。

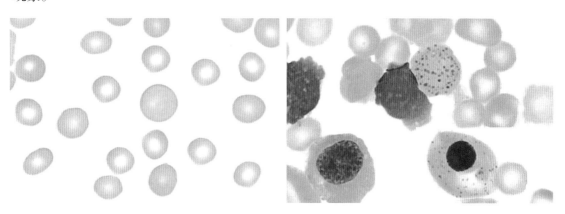

图 2 - 26　多色素性红细胞　　　　　　图 2 - 27　嗜碱性点彩红细胞

（2）豪-焦小体（Howell-Jolly body）红细胞　又称为染色质小体红细胞（图2-28）。成熟红细胞或幼红细胞的胞质内含有1个或多个、致密圆形、直径为1~2μm的嗜碱性包涵体，为核残余物（核碎片）。可见于脾切除术后、脾功能减退、巨幼细胞贫血、溶血性贫血等。

（3）卡波环（Cabot ring）红细胞　红细胞的胞质中出现紫红色细线圈状结构，呈环形或"8"字形（图2-29），其产生的原因可能是有丝分裂时纺锤体的残余物。卡波环可见于严重贫血和异常红系造血，如白血病、骨髓增生异常综合征、巨幼细胞贫血和溶血性贫血等。

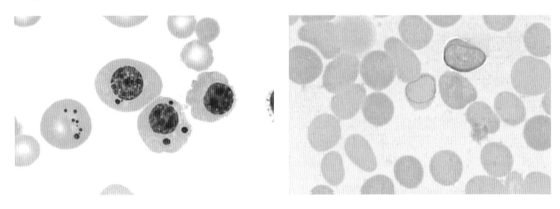

图2-28　豪-焦小体红细胞　　　　　　　图2-29　卡波环红细胞

（4）帕彭海默小体（Pappenheimer body）红细胞　Romanowsky染色下红细胞胞质内出现多个大小、形状、分布不一的嗜碱性包涵体，常位于细胞边缘（图2-30）。其主要原因是铁蛋白聚集（铁染色阳性），常见于铁粒幼细胞贫血、血红蛋白病、脾功能减退等。

（5）有核红细胞（nucleated red blood cell，NRBC）　即幼稚红细胞（图2-31）。正常情况下，出生1周之内的新生儿外周血液的血涂片中可见到少量NRBC，而正常成人血涂片无NRBC，若出现则为病理现象，主要见于：①增生性贫血，如溶血性贫血（最常见）和其他贫血引起的骨髓代偿性释放。②造血系统恶性疾病或骨髓转移性肿瘤造成的骨髓释放紊乱。③骨髓纤维化的髓外造血（extramedullary hemopoiesis）和脾切除后的滤血功能丧失等。④严重缺氧。

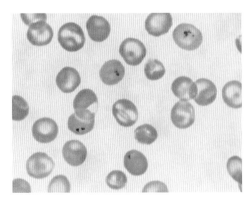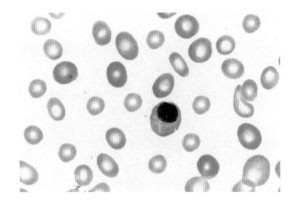

图2-30　帕彭海默小体红细胞　　　　　　图2-31　外周血液的有核红细胞

（6）寄生虫（parasite）　感染疟原虫（malaria）时，红细胞内可见相应的病原体，经Wright-Giemsa染色后，疟原虫的胞质染成蓝色，细胞核染成红色。按生理周期可见到疟原虫的环状体、滋养体、裂殖体和配子体（图2-32）。

（7）疟色素（malarial pigment，hemozoin）　疟原虫感染的红细胞中常见的棕黄色、黄褐色点状或小杆状颗粒物，是疟原虫取食血红蛋白分解后产生的不溶性疟色素，伴随病原体出现在宿主红细胞内（图2-33）。

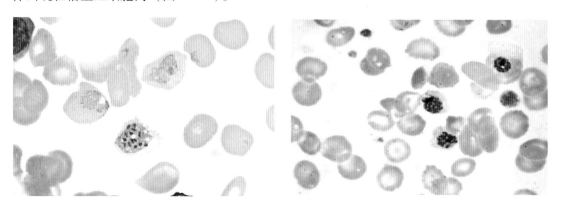

图2-32　红细胞内疟原虫病原体　　　　　　　图2-33　红细胞内疟色素

5. 红细胞排列异常

（1）红细胞缗钱状形成（rouleaux formation）　像堆积在一起的硬币样的红细胞。主要原因是血浆纤维蛋白原和球蛋白含量增高，使红细胞表面负电荷降低，减弱红细胞之间的相互排斥力而堆积在一起形成缗钱状（图2-34）。常见于多发性骨髓瘤（multiple myeloma）、巨球蛋白血症（macroglobulinemia）等，也可见于输入能降低红细胞表面负电荷的低分子药物。

（2）红细胞自凝现象（self-agglutinating）　红细胞出现不规则聚集、凝集成堆或成团（呈葡萄状集簇）的现象（图2-35），多见于冷凝集素综合征和AIHA等。红细胞自凝现象应与血涂片较厚引起的红细胞堆积相区别，红细胞自凝在血涂片较薄处也存在。

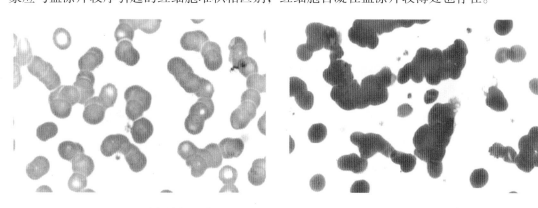

图2-34　红细胞缗钱状形成　　　　　　　图2-35　红细胞自凝现象

三、白细胞形态检查

血涂片经Wright-Giemsa染色后，各种白细胞的形态学特点各不相同。在病理状态下，除了白细胞数量发生变化外，其形态有时也会发生改变。计算各种白细胞比例及观察白细胞形态对判断疾病类型和观察疗效具有重要的意义。

（一）外周血液正常白细胞形态

1. 外周血液正常白细胞形态特征 外周血液正常白细胞形态特征见表2-5、图2-36。

表2-5 外周血液正常白细胞形态特征

细胞	直径（μm）	形态	胞质着色	胞质内颗粒	细胞核形	染色质
杆状核中性粒细胞	10~14	圆形	粉红色	量多、细小、均匀、紫红色	弯曲呈杆状、带状、腊肠样	粗糙，深紫红色
分叶核中性粒细胞	10~14	圆形	粉红色	量多、细小、均匀、紫红色	分2~5叶	粗糙，深紫红色
嗜酸性粒细胞	12~17	圆形	不清	粗大、整齐、均匀充满胞质、橘黄色	多分2叶，眼镜形	粗糙，深紫红色
嗜碱性粒细胞	10~16	圆形	不清	量少、排列凌乱、大小不均、紫黑色，可盖核上	核形不清	粗糙，深紫红色
淋巴细胞	10~12（小）12~16（大）	圆或椭圆	透明、淡蓝色	多无颗粒，大淋巴细胞可有少量粗大、不均匀紫红色颗粒	圆形、椭圆形、肾形	深紫红色，粗紧成块，核外缘光滑
单核细胞	15~22	圆、椭圆或不规则	半透明、灰蓝色或灰红色	细小、尘土样紫红色	不规则形、肾形、山字形、马蹄形、面包形，扭曲折叠	疏松网状、淡紫红色，有膨胀感和立体起伏感

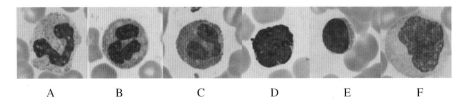

| A | B | C | D | E | F |

A. 中性粒细胞（杆状核）；B. 中性粒细胞（分叶核）；C. 嗜酸性粒细胞；
D. 嗜碱性粒细胞；E. 淋巴细胞；F. 单核细胞

图2-36 正常白细胞形态

2. 杆状核中性粒细胞和分叶核中性粒细胞的核形界定 凡胞核完全分离或核间以一丝相连者为分叶核粒细胞（图2-37）。具体划分的标准是：①细胞核径最窄处小于最宽处1/3者为分叶核粒细胞，大于1/3者为杆状核粒细胞（图2-38）。②若两丝相连则为杆状核粒细胞。③嗜酸性粒细胞、嗜碱性粒细胞的杆状核和分叶核界定同中性粒细胞。

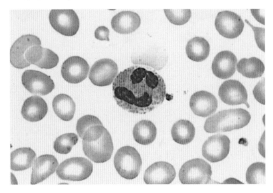

图2-37 中性粒细胞核形变化（分叶核）

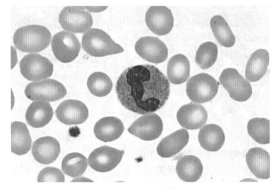

图2-38 中性粒细胞核形变化（杆状核）

3. 中性粒细胞鼓槌体　鼓槌体（drumstick）是分叶核中性粒细胞核上有直径为 1.2 ~ 1.5μm、形如网球拍或鼓槌般的小突起，由一根细丝连接在胞核上（图 2 - 39），为女性的中性粒细胞所特有，是由于 Lyon 现象（正常女性的 2 条染色体中的 1 条，在受精后的早期就随机性地失活的现象）所导致的失活的 X 染色体（X 染色质）浓缩而成。

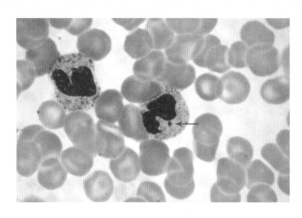

图 2 - 39　中性粒细胞鼓槌体

4. 粒细胞的颗粒　成熟粒细胞的颗粒比较见表 2 - 6。

表 2 - 6　成熟粒细胞的颗粒比较

项目	中性（嗜天青颗粒）	中性（特殊颗粒）	嗜酸性颗粒	嗜碱性颗粒
大小（μm）	0.6 ~ 0.7	0.3 ~ 0.4	0.5 ~ 1.0	大小不等
染色	紫色	淡红色	橘黄色	紫黑色
超微形态	圆形或椭圆形	哑铃形或椭圆形	椭圆形，颗粒状基质，方形晶体	充满细小微粒，均匀状或螺纹状分布
主要成分	酸性磷酸酶、髓过氧化物酶	碱性磷酸酶、吞噬素、溶菌酶	酸性磷酸酶、芳基硫酸酯酶、髓过氧化物酶和组胺酶	肝素、组胺
常见的细胞	中性粒细胞	中性粒细胞	嗜酸性粒细胞	嗜碱性粒细胞

（二）外周血液粒细胞形态变化

1. 中性粒细胞的毒性变化　在严重的化脓性细菌感染、败血症、恶性肿瘤、急性中毒和大面积烧伤等病理情况下，中性粒细胞可发生一系列形态改变，其改变可单独出现，也可同时出现。观察中性粒细胞的毒性变化，对判断预后有一定帮助。中性粒细胞的毒性变化有大小不均（anisocytosis）、毒性颗粒（toxic granulation）、空泡（vacuole）、Döhle 小体（Döhle body）、细胞退行性变（degeneration of cell）和核变性（degeneration of nucleus），其特征见表 2 - 7、图2 - 40 ~ 图 2 - 44。

表 2 - 7　中性粒细胞的毒性变化与特征

毒性变化	特征
大小不均	体积大小相差悬殊，不均一性增大，与内毒素等因素作用于骨髓内早期中性粒细胞，使其发生不规则分裂、增殖有关
毒性颗粒	胞质中出现比正常中性颗粒粗大、大小不均、随机分布的紫黑色或深紫褐色颗粒，与特殊颗粒生成过程受阻或颗粒变性有关。使用粒细胞集落刺激因子（G - CSF）可出现药物性中性颗粒增粗现象
空泡	胞质内出现 1 个或数个空泡，也可在细胞核上出现，是细胞发生脂肪变性的结果

毒性变化	特征
Döhle 小体	胞质因毒性变化而保留的 1 个或多个嗜碱性区域，常靠近细胞外周处，呈圆形、梨形或云雾状，染成淡蓝色或灰蓝色，与正常染色区域界限模糊，是胞质局部不成熟（即核质发育不平衡）的表现
退行性变、核变性	细胞发生胞体肿大、结构模糊、边缘不清晰、核固缩、核肿胀和核溶解（染色质模糊、疏松）等现象，常见于衰老和病变的细胞

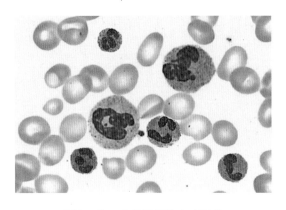

图 2 – 40　中性粒细胞大小不均

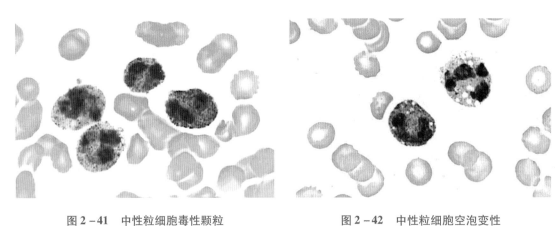

图 2 – 41　中性粒细胞毒性颗粒　　　　　　图 2 – 42　中性粒细胞空泡变性

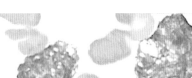

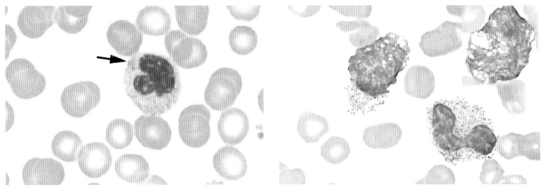

图 2 – 43　中性粒细胞 Döhle 小体　　　　　图 2 – 44　中性粒细胞退化变性

2. 中性粒细胞的核象变化　　中性粒细胞的核象（nuclear shift）反映了它的发育阶段。正常情况下，外周血液的中性粒细胞以分叶核为主，胞核常分为 2 ~ 5 叶，杆状核较少，分叶核与杆状核中性粒细胞的比值为 13∶1。病理情况下，中性粒细胞可出现杆状核细胞增多或核分叶过多的核象变化，分别称为核左移和核右移现象（图2-45）。

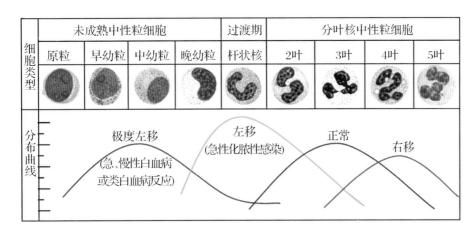

细胞类型	未成熟中性粒细胞				过渡期	分叶核中性粒细胞			
	原粒	早幼粒	中幼粒	晚幼粒	杆状核	2叶	3叶	4叶	5叶

图2-45　中性粒细胞的核象变化

（1）中性粒细胞核左移（shift to the left）　外周血液的杆状核中性粒细胞增多或（和）出现晚幼粒细胞（metamyelocyte）、中幼粒细胞（myelocyte），甚至早幼粒细胞（promyelocyte）的现象称为核左移（图2-46）。核左移是机体的一种反应性改变，常见于化脓性感染、急性溶血等，并伴有毒性颗粒、空泡、核变性等毒性变化。核左移时白细胞总数可增高，也可正常甚至减低，但以增高者多见。

使用粒细胞集落刺激因子（G-CSF）可出现药物反应性核左移。使用糖皮质激素可使外周血液中性粒细胞数量增多，同时有些病人出现少量幼稚粒细胞。

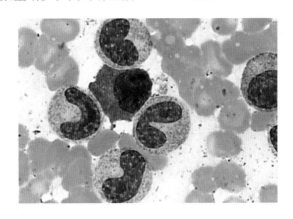

图2-46　中性粒细胞核左移

1）再生性核左移（regenerative shift to the left）　核左移伴白细胞总数增高称为再生性核左移，表示骨髓造血和释放能力旺盛，机体抵抗力强，多见于急性化脓性感染、急性中毒、急性溶血和急性失血。

2）退行性核左移（degenerative shift to the left）　核左移伴白细胞总数正常或减低称为退行性核左移，表示骨髓释放受到抑制，机体抵抗力差，如再生障碍性贫血和粒细胞缺乏症时的核左移。伤寒也可出现退行性核左移。

核左移的程度与感染的严重程度和机体的抵抗力密切相关，根据中性粒细胞杆状核的多少，将核左移分为轻度、中度和重度（表2-8）。

表 2 - 8　核左移的类型及意义

分度	杆状核（%）	细胞类型	临床意义
轻度	>5	仅有中性杆状核粒细胞	感染轻，抵抗力强
中度	>10	杆状核，少量中性晚幼粒、中幼粒细胞	感染严重，抵抗力较强
重度	>25	杆状核、更幼稚的早幼粒细胞，甚至原粒细胞	中性粒细胞型类白血病反应

（2）中性粒细胞核右移（shift to the right）　外周血液分叶核中性粒细胞比例增多，并且 5 叶核以上的中性粒细胞大于 3% 时称为核右移（图 2 - 47）。核右移严重者常伴有白细胞总数的减少，是造血功能衰退的表现，与缺乏造血物质、DNA 合成障碍和骨髓造血功能减退有关。

核右移常见于巨幼细胞贫血及内因子缺乏所致的恶性贫血（pernicious anemia），在治疗肿瘤时使用抗代谢药物也会出现核右移。炎症的恢复期，一过性的核右移是正常现象，但在疾病进行期突然出现核右移是预后不良的征兆。

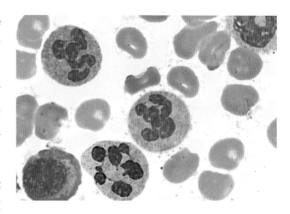

图 2 - 47　中性粒细胞核右移

3. **棒状小体**　急性髓细胞白血病（acute myeloblastic leukemia，AML）的早期粒细胞、早期单核细胞胞质中出现 1 个或数个紫红色细杆状物或针状物，长 1～6μm，称为棒状小体或 Auer 小体（Auer body）（图 2 - 48）。若一个细胞出现数个棒状小体呈束状或柴捆状排列称为柴捆细胞（faggot cell）（图 2 - 49）。对于急性白血病而言，棒状小体仅见于 AML 中，而急性淋巴细胞白血病（acute lymphoblastic leukemia，ALL）无棒状小体，因此棒状小体对鉴别 AML 与 ALL 有意义。

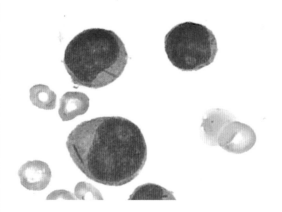

图 2 - 48　棒状小体

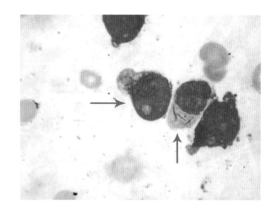

图 2 - 49　柴捆细胞

4. **中性粒细胞核形态的异常**　中性粒细胞核形态异常的特点及临床意义见表 2 - 9，图 2 - 50～图 2 - 52。

表 2 – 9　中性粒细胞核形态异常的特点及临床意义

胞核形态	特点	临床意义
巨多分叶核	成熟中性粒细胞胞体增大，核分叶 5 ~ 9 叶，甚至 10 叶以上，各叶大小差异很大，核染色质疏松	巨幼细胞贫血、用抗代谢药物治疗后及 MDS、白血病
巨杆状核	胞体增大，核染色质略细致，着色变浅，胞核呈肥大杆状或特长带状	巨幼细胞贫血和恶性贫血、MDS、白血病
过分叶核	5 叶核细胞大于 3%，或出现 6 叶（及以上）核的细胞	巨幼细胞贫血和恶性贫血，也可见于 MDS 和白血病
双核	中性粒细胞内出现 2 个细胞核	MDS、粒细胞白血病及巨幼细胞贫血
环形杆状核	杆状核呈封闭环形	MDS、粒细胞白血病及巨幼细胞贫血

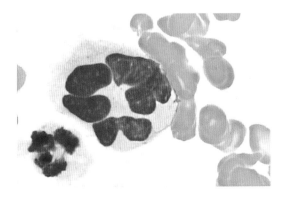

图 2 – 50　巨多分叶核中性粒细胞

图 2 – 51　巨杆状核和过分叶核中性粒细胞

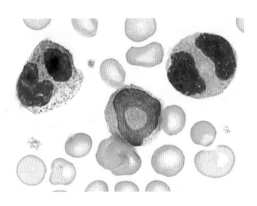

图 2 – 52　双核和环形核中性粒细胞

5. 中性粒细胞颗粒减少或消失　成熟中性粒细胞的颗粒减少或消失多见于 MDS 和粒细胞白血病。

6. 与遗传因素相关的中性粒细胞畸形　与遗传因素相关的中性粒细胞畸形有 Chediak – Higashi 畸形、Alder – Reilly 畸形、May – Hegglin 畸形、Pelger – Hüet 畸形，其形态特点和临床意义见表 2 – 10 和图 2 – 53 ~ 图 2 – 56。

表 2 – 10　与遗传因素相关的中性粒细胞畸形的形态特点和临床意义

畸形	特点	临床意义
Chediak – Higashi 畸形	胞质中含有几个至数十个直径为 2 ~ 5μm 的包涵体，呈异常巨大的紫蓝色或淡灰色块状物	Chediak – Higashi 综合征。可影响粒细胞功能，易出现严重感染

续表

畸形	特点	临床意义
Alder – Reilly 畸形	胞质中含有巨大深染嗜天青颗粒（呈深红或紫色包涵体），但不伴有白细胞增多及核左移、空泡等；有时似 Döhle 小体	为常染色体隐性遗传，但不影响粒细胞功能，常伴有骨或软骨畸形疾病
May – Hegglin 畸形	粒细胞终身含有无定形的淡蓝色包涵体，与严重感染、中毒时出现的 Döhle 小体相同，但大而圆	为常染色体显性遗传，良性畸形
Pelger – Hüet 畸形	成熟中性粒细胞核分叶能力减退，核较小，常呈杆状、肾形、眼镜形、哑铃形或少分叶（两大叶），但染色质致密、深染，聚集成小块或条索状（染色质固缩），其间有空白间隙，核质比小	为常染色体显性遗传性疾病，又称家族性粒细胞异常。继发于严重感染的核分叶能力减退称假性 Pelger – Hüet 畸形

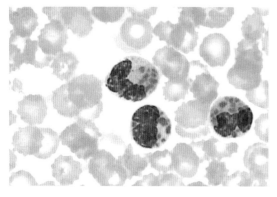

图 2 – 53　Chediak – Higashi 畸形

图 2 – 54　Alder – Reilly 畸形

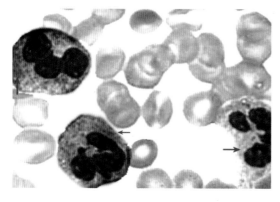

图 2 – 55　May – Hegglin 畸形

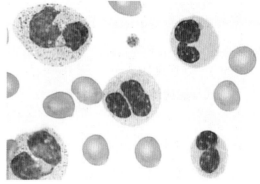

图 2 – 56　Pelger – Hüet 畸形

（三）外周血液淋巴细胞形态变化

1. 异型淋巴细胞　在病毒或过敏源等因素刺激下，淋巴细胞增生并发生形态上的变化，表现为胞体增大、不规则，胞质量增多、可有空泡、嗜碱性增强，胞核不规则或分叶、不成熟（染色质不固缩、核仁可见），称为异型淋巴细胞（atypical lymphocyte）或反应性淋巴细胞（reactive lymphocyte）。外周血液的异型淋巴细胞主要是 T 细胞，少数为 B 细胞。异型淋巴细胞按形态特征分为 3 型。

（1）Ⅰ型（空泡型）　又称泡沫型或浆细胞型，其特点为：①胞体较正常淋巴细胞稍大，多为圆形。②核呈圆形、椭圆形、肾形或不规则形，染色质呈粗网状或不规则聚集呈粗糙的块状。③胞质较丰富，深蓝色，无颗粒，含有大小不等的空泡或呈泡沫状（图 2 – 57）。

（2）Ⅱ型（不规则型）　又称单核细胞型，其特点为：①胞体较Ⅰ型细胞明显增大，外形不规则，似单核细胞。②核圆形或不规则，染色质较Ⅰ型细致。③胞质丰富，淡蓝或蓝色，有透明感，着色不均匀，边缘处蓝色较深，呈裙边样，可有少许嗜天青颗粒，一般无空泡（图 2 – 58）。

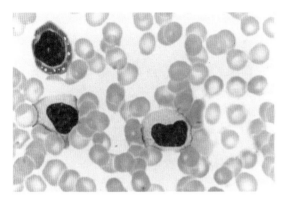

图 2 – 57　异型淋巴细胞Ⅰ型

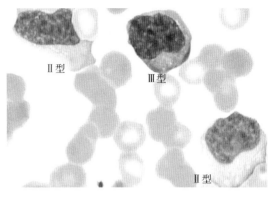

图 2 – 58　异型淋巴细胞Ⅱ、Ⅲ型

（3）Ⅲ型（幼稚型）　又称未成熟细胞型或幼淋巴细胞型。其特点为：①胞体较大。②核大呈圆形或椭圆形，染色质呈细致网状，可有 1～2 个核仁。③胞质量较少，呈深蓝色，多无颗粒，偶有小空泡（图 2 – 58）。

异型淋巴细胞增多主要见于传染性单核细胞增多症（infectious mononucleosis，IM，由 EB 病毒感染引起，也称为"传染性单个核细胞增多症"）、病毒性肝炎、流行性出血热、湿疹等病毒性疾病和过敏性疾病。巨细胞病毒、艾滋病病毒、β – 链球菌、梅毒螺旋体、弓形虫等感染和接种疫苗也可引起外周血液出现异型淋巴细胞。

2. 卫星核淋巴细胞　淋巴细胞的主核旁边有一个游离的小核，称为卫星核淋巴细胞（图2 – 59）。其形成是由于染色体损伤，丧失着丝点的染色单体或其片断，在有丝分裂末期未进入子代细胞遗传物质体系，而成为游离卫星核（satellite nucleus）。常见于接受较大剂量的电离辐射、核辐射之后或其他理化因素、抗癌药物等对细胞造成损伤时，常作为致畸、致突变的指标之一。

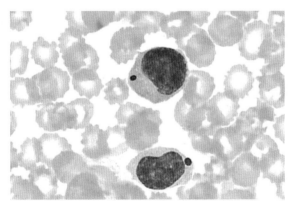

图 2 – 59　卫星核淋巴细胞

（四）外周血液浆细胞

外周血液一般无浆细胞（plasma cell），偶尔出现也是成熟浆细胞（图 2 – 60），但多发性骨髓瘤（multiple myeloma，MM）病人外周血液出现浆细胞机会明显增加，同时伴有红细胞缗钱状形成，这种浆细胞是异常的骨髓瘤细胞，比普通浆细胞直径大、胞质增多和核染色质细致（图2-61）。浆细胞白血病病人外周血液可出现较多的早期浆细胞。

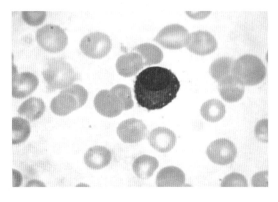
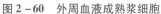

图2-60 外周血液成熟浆细胞

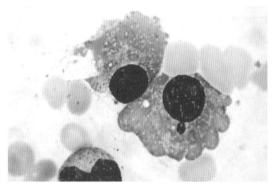

图2-61 外周血液骨髓瘤细胞

四、血小板形态检查

血小板是由骨髓内成熟巨核细胞胞质脱落产生的非细胞结构活性小体。在了解血小板数量的同时，对经 Wright - Giemsa 染色后的血涂片进行血小板形态、聚集状态和分布情况进行观察，对判断、分析血小板，以及出凝血相关疾病具有重要意义。

（一）外周血液正常血小板形态

正常血小板呈两面微凸的圆盘状，直径为 1.5 ~ 3μm，成熟者体积偏小，刚释放至外周血液的新生血小板体积偏大。在血涂片上血小板往往成簇分布，其形态多为圆形、椭圆形或略欠规则形；Wright - Giemsa 染色后其胞质呈淡蓝或淡红色，中心部位有细小、分布均匀的紫红色颗粒（图2-62）。

正常情况下，巨型血小板为 0.7% ~ 2.0%，大型为 8% ~ 16%，中型为 44% ~ 49%，小型为 33% ~ 44%，以中、小型为主。

聚集功能和数量正常的血小板在不抗凝直接涂片条件下有聚集成簇现象，聚集与散在血小板之比为 20：1（图2-63）。

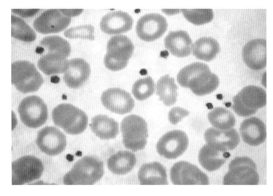

图2-62 正常形态血小板

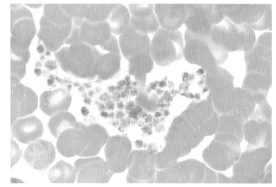

图2-63 血小板的正常聚集、分布状态

（二）外周血液血小板形态变化

1. 大小异常 血小板可出现明显的大小不均，大血小板直径为 3 ~ 7μm，巨血小板直径为 10 ~ 20μm（图 2 - 64），主要见于免疫性血小板减少症（immune thrombocytopenia, ITP）、血小板无力症（thrombocytasthenia）、巨大血小板综合征、巨核细胞白血病、骨髓增生异常综合征（MDS）和脾切除后等。小血小板直径小于 1.5μm，主要见于缺铁性贫血、再生障碍性贫血等。

2. 形态异常 血小板形态异常可有杆状、逗点状、蝌蚪状、蛇形、丝状突起血小板等不规则血小板和畸形血小板（图 2 - 65），健康人偶见（少于 2%）。影响血小板形态的因素很多，各种形态异常又无特异性。因此不规则和畸形的血小板超过 10% 时才有临床意义。

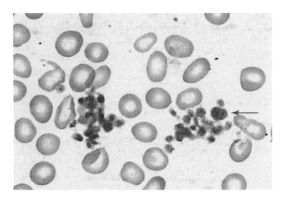
图 2 - 64 大血小板

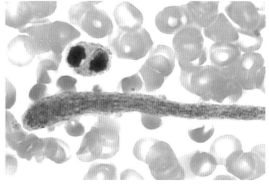
图 2 - 65 蛇形血小板

3. 聚集与分布异常 血小板聚集、分布状态可间接反映其功能，也与其数量有一定关系。

（1）片状聚集 原发性血小板增多症（essential thrombocythemia, ET）和慢性髓系白血病 *BCR - ABL1* 阳性（chronic myelogenous leukemia, CML），由于血小板数量增多，造成血小板大片聚集（图 2 - 66）。

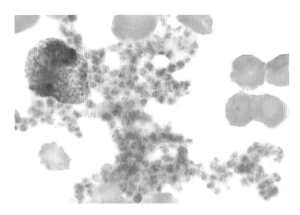
图 2 - 66 血小板增多的大片聚集状态

血小板数量过少的再生障碍性贫血和原发免疫性血小板减少症血涂片中，血小板聚集现象明显减弱。

（2）血小板功能异常 血小板无力症时血小板无聚集功能，呈单个散在分布，无聚集成簇的现象。

（3）血小板卫星现象 血小板围绕着中性粒细胞的现象，偶见于 EDTA 抗凝血标本，与病人血清内存在某种能与 EDTA 反应的因子有关（图 2 - 67）。

（4）使用抗凝剂的血小板 用抗凝血制备的血涂片，血小板不聚集，呈单个散在分布状态。因此，通过血涂片来了解血小板聚集功能时，应用采血后不抗凝即时制备血涂片。

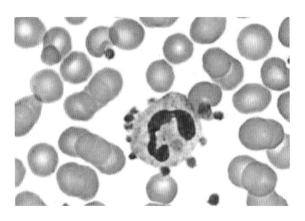

图 2-67　血小板卫星现象

（刘成玉）

第二节　红细胞检验

临床经常开展的红细胞检验项目有红细胞计数、血红蛋白测定、血细胞比容测定、红细胞平均值计算、红细胞形态观察、网织红细胞计数及其相关参数、红细胞沉降率和嗜碱性点彩红细胞计数等。红细胞检验目的有：①贫血的初步诊断与形态学分类。②骨髓造血功能的评价与疗效观察。③动态观察疾病的变化。④治疗监测与安全防护。

一、红细胞计数

红细胞计数（red blood cell count）是评价红细胞系统疾病的基本项目，与血红蛋白、血细胞比容（Hct）结合，可用于检查贫血、红细胞增多和真性红细胞增多症。

【检测原理】采用红细胞稀释液将血液标本等渗稀释一定倍数（200倍）后，在显微镜高倍镜下计数血细胞计数室中一定区域内的红细胞数量，经计算后得到每升血液中红细胞的数量。

【方法学评价】红细胞计数的方法学评价见表2-11。常用红细胞稀释液的组成及作用见表2-12。

表 2-11　红细胞计数方法学评价

方法	优点	缺点	适用范围
显微镜计数法	传统方法，操作简单、不需要昂贵的设备，试剂廉价易得	费时、费力，精密度低，不适用于临床大批量标本的检查	方便于基层使用，用于血细胞分析仪异常检查结果的复核
血细胞分析仪法	操作便捷，检测快速，易于标准化，精密度高	仪器较昂贵，环境条件要求较高	健康人群普查；大批量标本筛检

表 2-12　红细胞稀释液的组成及作用

稀释液	组成	作用	备注
Hayem 液	$NaCl$、Na_2SO_4、$HgCl_2$，由蒸馏水配制而成	调节渗透压、增加红细胞悬浮性和防腐	高球蛋白血症时，易造成蛋白质沉淀而使红细胞凝集
枸橼酸钠甲醛盐水	$NaCl$、枸橼酸钠、甲醛	$NaCl$维持等渗，枸橼酸钠起抗凝作用，甲醛具有固定红细胞和防腐作用	配制简单、稀释数小时后红细胞仍保持双凹圆盘状，应用广泛
生理盐水	$NaCl$		急诊时应用
1%甲醛生理盐水	$NaCl$、甲醛	等渗、固定与防腐	急诊时应用

【血细胞计数板及血盖片】

1. 血细胞计数板 血细胞计数板（hemocytometer）的规格较多，我国多采用改良 Neubaure 血细胞计数板（图 2 - 68）。

（1）血细胞计数板的结构 改良 Neubaure 血细胞计数板由长方形无色厚玻璃制成。正面观察，可见中央刻有 2 个计数室平台，由"H"型沟槽相隔。与计数板长轴垂直的沟槽外侧各有 1 条与之平行的凸出的支持柱，用以承载血盖片，支持柱的外侧仍为与长轴垂直的沟槽。沿计数板长边侧面观察，可见支持柱略高于计数室平台（落差 0.1mm），如将血盖片搭载于支持柱上，血盖片与计数室平台之间形成 0.1mm 的缝隙。此时将液体充入血盖片与计数室之间，则液层厚度（或深度）即为 0.1mm。

（2）计数室的结构 每个计数室平台上均刻有清晰的网格线，由网格线围成的正方形区域为细胞计数区。最大的正方形边长 3mm，分为 9 个大方格，每个大方格边长 1mm，面积 $1mm^2$，若覆以血盖片并充满液体，液体的体积为 $0.1mm^3$（$0.1\mu l$）。四角的 4 个大方格分别以单划线分为 16 个方格，用于计数白细胞。位于中央的大方格，以双线分成 25 个中方格，每个中方格又以单线划分为 16 个小方格，则中央大方格共分为 400 个小方格用于计数红细胞及血小板。划分中央大方格的划线向其四周延伸，则除四角大方格之外的 4 个大方格均为条形格所分隔（图 2 - 69）。各计数区的计数对象、范围和换算方法见表 2 - 13。

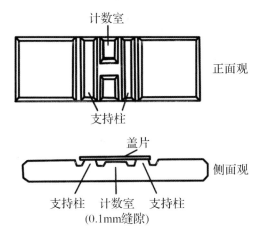

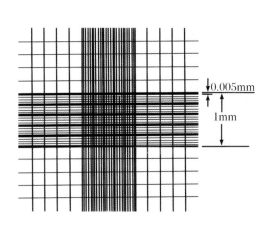

图 2 - 69 改良 Neubaure 血细
胞计数板计数区域的划分

图 2 - 68 改良 Neubaure 血细胞计数板的构造

表 2 - 13 血细胞计数室各计数区的计数对象、范围和单位换算

计数细胞种类	计数区域	换算方法（以细胞数/L 计）
白细胞	四角 4 个大方格	$N/4 \times 10 \times$ 稀释倍数 $\times 10^6$
红细胞、血小板	四角及中央 5 个中方格	$N \times 5 \times 10 \times$ 稀释倍数 $\times 10^6$
嗜酸性粒细胞、体腔液细胞、精子	两侧计数室四角及中央 5 个大方格，共 10 个大方格	$N \times$ 稀释倍数 $\times 10^6$

（3）计数原则 由于血细胞计数板划线部分也占有计数室的总面积，因此对压线细胞也应列入计数，为避免重复计数或漏计，一般遵循数上不数下、数左不数右的原则（图2 - 70）。

2. 血盖片 为血细胞计数板专用、具有特殊规格的血盖片，规格为 24.0mm × 20.0mm ×

0.6mm。使用时，用洁净水稍微沾湿计数室两侧的支持柱，以"推压"法将血盖片覆盖在计数室表面，尽量减少血盖片与支持柱之间的空气。用吸管吸取制备好的血细胞悬液，沿血盖片与计数室之间的缝隙充入计数室。在光线稍暗、一定放大倍数的视野下计数一定区域内的血细胞数量。

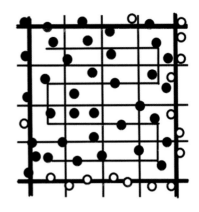

图 2-70　血细胞计数原则

注：● 为被计数的细胞；○ 为不被计数的细胞

【计数误差】血细胞计数的计数误差分为技术误差、仪器误差和计数域误差。

1. 技术误差　由于操作不规范和技术不熟练所造成的误差称为技术误差（technical error）。血细胞计数常见的技术误差与原因见表 2-14。

表 2-14　血细胞计数常见的技术误差与原因

误差来源	原因
采血部位不当	采血局部的冻疮、发绀、水肿、感染等均可影响血液标本，使标本失去代表性
稀释倍数不准确	①稀释液或（和）血液量不准确。②吸血时吸管内有气泡。③未擦去吸管外余血。④血液加入稀释液后，吸管带出部分稀释血液。⑤稀释液放置时间过长，蒸发浓缩
血液凝固	采血动作缓慢、过分挤压采血部位、血液加入到稀释液后未及时混匀等可造成血液凝固
充液不当	细胞悬液未混匀、充液过多或过少、断续充液、计数室内有气泡、充液后血盖片移动、显微镜镜头触碰到血盖片、操作平台不平，造成细胞分布不匀
稀释的血液混合不匀	与充液前振荡不充分有关（但过分振荡产生过多的气泡，也可造成混合不匀）
高白细胞的影响	白细胞数量过高（＞100×10⁹/L）可对红细胞计数结果产生影响
自身凝集素和球蛋白的影响	自身凝集素和球蛋白增高可造成红细胞聚集，影响计数结果

2. 仪器误差　由于仪器不精确所造成的误差。对显微镜法红细胞计数而言，仪器误差来源主要是血细胞计数板、微量吸管的规格不符合要求。

3. 计数域误差　即使是技术熟练者，使用同一稀释血液多次充液计数，其结果也有一定的差异，这种由于血细胞每次在计数室内的分布不可能完全相同所造成的误差，称为计数域误差（field error）或分布误差。

【质量控制】

1. 避免技术误差，纠正仪器误差

（1）器材要求　所用器材均应清洁干燥，血细胞计数板、血盖片、微量吸管及刻度吸管的规格应符合要求，或经过校正方可使用。血细胞计数对器材的要求与质量控制见表 2-15。

表 2-15　血细胞计数对器材的要求与质量控制

器材	要求与质量控制
计数板	①计数室台面光滑、透明，划线清晰，划线面积准确
	②必要时采用严格校正的目镜测微计测量计数室的边长与底面积，用微米千分尺测量计数室的深度
血盖片	①应具有一定的重量，平整、光滑、无裂痕，厚薄均匀一致
	②可使用卡尺多点测量（至少在9个点），不均匀度在 0.002mm 之内
	③必要时采用平面平行仪进行测量与评价，要求呈现密集平行的直线干涉条纹

器材	要求与质量控制
血盖片	④可采用最简单的方法：将洁净的血盖片紧贴于干燥的平面玻璃上，若能吸附一定的时间不脱落，落下时呈弧线形旋转，表示血盖片平整、厚薄均匀
	⑤合格的血盖片放置在计数室表面后，与支持柱紧密接触的部位可见到彩虹
	⑥精选出的血盖片与其他血盖片紧密重合后，在折射光线下观察，如见到完整平行的彩虹条纹表示其他血盖片质量也符合要求
微量吸管	①多采用一次性微量采血管采集毛细血管血
	②应对每一批次的采血管进行抽样检查，可通过水银称重法或有色溶液比色法进行校正，前者误差不应超过 ±1%，后者误差不应超过 ±2%

（2）稀释液　红细胞稀释液应等渗、新鲜、无杂质微粒。

（3）操作环节　严格规范操作，从消毒、采血、稀释、充液到计数都应严格规范，尤其应注意的是血液标本稀释及充液时，既要充分混匀，又要防止剧烈振荡而破坏红细胞。必须一次性完成充液，防止产生气泡、充液过多或过少等，充液量以不超过计数室台面与血盖片之间的矩形边缘为宜。

（4）结果报告　报告法定计量单位。

2. 缩小计数域误差　由于血细胞在计数室内呈随机分布，或称 Poisson 分布（$s = \sqrt{m}$）。缩小计数域误差的有效方法就是尽量扩大血细胞计数范围和数量，将 CV（coefficient of variation）控制在可接受的 5% 以内。根据 Poisson 公式，其标准差 $s = \sqrt{m}$（m 为血细胞多次计数的均值）。

$$CV = \frac{s}{m} \times 100\% = \frac{1}{\sqrt{m}} \times 100\%$$

欲将误差控制在 5% 以内，至少需要计数 400 个红细胞。因此，要求计数 5 个中方格的红细胞。

3. 排除异常标本的干扰

（1）白细胞的干扰　正常情况下，白细胞为红细胞的 1/1000 ~ 2/1000，当其数量正常时，对红细胞计数结果的影响极小。但白细胞数量过高（$> 100 \times 10^9/L$）时，则应对红细胞计数结果进行校正。校正方法是：实际 RBC = 计数的 RBC − WBC。

（2）有核红细胞（NRBC）的干扰　在高倍镜下计数时，注意 NRBC 的干扰。NRBC 体积较成熟红细胞大，中央无凹陷，无草黄色折光，可隐约见到细胞核。

（3）网织红细胞的干扰　当急性严重贫血时网织红细胞可提前大量释放，也给红细胞计数带来一定的干扰。

4. 积极做好室内质量控制（IQC）及室间质量评价（EQA）

（1）依据误差理论的评价方法　以往由于手工法缺乏成熟且公认的评价与考核方法，一直采用根据误差理论设计的几个评价方法。

1）变异百分率评价法　适用于人数较多（如 30 人以上）的技术考核，或市、区集体考核。

$$V = \frac{|\bar{X} - X|}{\bar{X}_m} \times 100$$

式中，V 为变异百分率；X 为被考核者计数值；$\bar{X}_m$ 为靶值，即同一标本由多位技术熟练的专业人员（如30人以上）计数的均值或合格标准物的参考区间。

$$质量得分 = 100 - (2 \times V)$$

式中，2为失分系数，根据 $V = 20$ 为及格分（即质量得分为60分），则失分系数 $= (100 - 60) / 20 = 2$。按表2-16进行质量评价。

表2-16　血细胞计数考核质量得分与评价

V 值界限	质量得分	质量等级	评价
≤5	90 ~ 100	A	优秀
5.1 ~ 10	80 ~ 89	B	良好
10.1 ~ 15	70 ~ 79	C	中等
15.1 ~ 20	60 ~ 69	D	及格
>20	<60	E	不及格

2）两差比值评价法　随机抽取1份标本进行重复计数，该份标本在短时间内2次计数之差与2次计数之和平方根之比，即为两差比值。本法适用于个人技术考核，也可用于复检与评价结果的准确性及治疗效果。

$$r = \frac{|X_1 - X_2|}{\sqrt{X_1 + X_2}}$$

式中，r 为两差比值；X_1、X_2 为分别为前后2次计数的细胞数。

$$质量得分 = 100 - (r \times 20.1)$$

根据统计学理论，两差比值大于1.99，则2次结果有显著性差异，故失分系数为 $(100 - 60) / 1.99 = 20.1$。两差比值的评价方法同变异百分率法。

3）双份计数标准差评价法　采用多个标本，每个标本均作双份计数，用每个标本的双份计数之差计算标准差，然后求得变异系数及质量得分。本法适用于个人技术考核及室间质量评价。

$$\overline{X} = \frac{\sum X_1 + \sum X_2}{2n}$$

$$s = \sqrt{\frac{\sum (X_1 - X_2)^2}{2n}}$$

$$CV\% = \frac{s}{\overline{X}} \times 100\%$$

式中，n 为标本数；X_1、X_2 为分别为同一份标本2次计数的细胞数。

$$质量得分 = 100 - (CV \times 2)$$

评价方法同变异百分率法。

（2）通行的评价方法　为了与国际接轨，我国已开始采用国际上通行的评价方法，该方法参考了美国临床检验能力验证计划的评价模式，即美国 CLIA' 88（Clinical Laboratory Improvement Amendment 1988）能力验证计划的分析质量要求（允许总误差）进行评价，通过计算靶值偏移情况进行血细胞计数的质量评价。

$$质量标准 = 靶值 \pm 允许总误差$$

允许总误差可以是百分数，可以是固定值，也可以是多少倍的组标准差（s）。对红细胞计数而言，合格的标准是计数结果在靶值±6%以内。

【参考区间】红细胞及血红蛋白的参考区间见表2-17。

表2-17　红细胞及血红蛋白的参考区间

人群	RBC（×10^{12}/L）	Hb（g/L）
成年男性	4.0~5.5	120~160
成年女性	3.5~5.0	110~150
新生儿	6.0~7.0	170~200

【临床意义】红细胞计数作为单一参数的诊断价值较小，利用红细胞数量鉴别红细胞减少症和红细胞增多症，必须结合血细胞比容和血红蛋白，以保证其临床价值。

1. 红细胞生理变化　红细胞数量受许多生理因素影响。除了年龄、性别差异外，还受不同的生活环境和习惯、体力活动强度等的影响。红细胞数量日内变化为4.0%，日间变化为5.8%，月间变化为5.0%。此外，不同的采血部位和时间也可影响红细胞数量。影响红细胞生理变化的因素及评价见表2-18。

表2-18　影响红细胞生理变化的因素及评价

因素	评价
年龄	初生儿明显增高，较成人高35%。6个月~2岁婴儿因生长发育过快，造血原料相对不足，红细胞减低。某些老年人造血功能减退，红细胞减低
性别	男性6~7岁时最低，25~30岁达到高峰；女性13~15岁达到高峰，21~35岁时维持在最低水平
精神因素	感情冲动、兴奋、恐惧等均可使肾上腺素水平增高，红细胞暂时性增多
气压降低	因缺氧刺激，使促红细胞生成素（EPO）水平增高，红细胞代偿性增生
妊娠中后期	血浆量明显增多，红细胞被稀释而减低
日间变化	同一天的上午7时的红细胞数量最高
静脉血	静脉血红细胞数量较毛细血管血低10%~15%
药物	毛果芸香碱、肾上腺素、糖皮质激素可使红细胞一过性增高
剧烈运动、重体力活动	EPO增高，骨髓加速红细胞生成和释放，使红细胞增多

2. 红细胞病理性增多

（1）相对性增多　见于呕吐、高热、腹泻、多尿、多汗和大面积烧伤等因素造成的暂时性血液浓缩。原发疾病纠正后，RBC、Hb可恢复正常。

（2）绝对增多

1）原发性增多　见于真性红细胞增多症等。真性红细胞增多症是由于干细胞受累所致的骨髓增生性肿瘤（MPN），RBC可达（7~10）×10^{12}/L；Hb大于180g/L。同时白细胞、血小板计数也高于正常。

2）继发性增多　可由于缺氧（慢性心、肺疾病，异常血红蛋白病，肾上腺皮质功能亢进等）刺激导致EPO大量分泌所致。也可见于某些疾病引起的EPO病理性分泌增加，如肾脏疾病、恶性肿瘤等。

3. 红细胞病理性减少　各种病理因素导致红细胞数量、血细胞比容和血红蛋白低于参考区间的下限，称为贫血（anemia）。其发生机制为红细胞生成障碍、造血原料缺乏和利用障碍、红细胞破坏过多和失血等。贫血的原因及其发生机制见表2-19。另外，某些药物也可引起红细胞减少，导致药物性贫血见表2-20。

表2-19　贫血的原因及其发生机制

原因	机制	临床意义
红细胞生成减少	造血干细胞增殖与分化异常	再生障碍性贫血、MDS、白血病
	红系祖细胞或前体细胞增殖与分化异常	纯红细胞再生障碍性贫血、慢性肾衰竭贫血、内分泌性贫血
	DNA合成障碍	巨幼细胞贫血、先天性或获得性嘌呤代谢障碍
	血红蛋白合成障碍	缺铁性贫血、铁粒幼细胞贫血
	红细胞生成调节异常	低氧亲和性血红蛋白病
	不能分类或多种机制	慢性疾病性贫血、骨髓病性贫血、营养缺乏性贫血
红细胞破坏过多	红细胞内在因素	
	遗传性：①膜缺陷	遗传性球形细胞增多症（HS）、遗传性椭圆形细胞增多症（HE）
	②酶缺陷	葡萄糖-6-磷酸脱氢酶缺陷、丙酮酸激酶缺陷
	③血红蛋白生成异常	镰状细胞贫血、不稳定性血红蛋白病
	获得性	阵发性睡眠性血红蛋白尿症（PNH）
	红细胞外在因素	
	免疫性	AIHA、新生儿溶血病、药物诱发红细胞相关抗体所致溶血
	机械性	DIC、行军性血红蛋白尿
	化学与物理因素	苯中毒、大面积烧伤
	感染与生物因素	疟疾、蛇毒
	单核-吞噬细胞系统功能亢进	脾功能亢进
红细胞丢失过多		急性失血性贫血、慢性失血性贫血

表2-20　药物性贫血的作用机制及常见药物

作用机制	常见药物
骨髓抑制	阿司匹林、保泰松、氯霉素、链霉素、硫唑嘌呤、奎尼丁类、格鲁米特、甲基多巴、甲疏咪唑、甲苯磺丁脲、吲哚美辛、白消安、洋地黄、苯妥英钠等
维生素B_{12}、叶酸吸收障碍	格鲁米特、苯妥英钠、巴比妥钠、甲氨蝶呤、口服避孕药、雌激素、苯乙双胍、新霉素、秋水仙碱、异烟肼等
铁吸收障碍	考米烯胺、皮质类固醇、二硫化碳（妇女、儿童）
溶血	头孢类抗生素、氨基糖苷类抗生素、磺胺类药、抗过敏药、维生素A、维生素K、奎尼丁类、水杨酸类、呋塞米、异烟肼、利福平、巯基丙醇、甲基多巴、白消安
胃肠道出血	吲哚美辛、皮质类固醇

二、血红蛋白测定

血红蛋白（hemoglobin，Hb，Hgb）是由血红素和珠蛋白组成的球形大分子化合物。相对分子质量为64458。珠蛋白具有种属特异性，其合成和氨基酸排列受独立的基因编码控制。人类珠蛋白肽链有两大类，即α类链与非α类链，非α类链包括β、γ、δ、ε、ζ等。不同肽链构成的血红蛋白种类也有差异（表2-21）。

表2-21　不同时期血红蛋白的种类和肽链组合

时期	种类	肽链	比例
胚胎时期	hemoglobin Gower-1（Hb Gower-1）	$\zeta_2\varepsilon_2$	
	hemoglobin Gower-2（Hb Gower-2）	$\alpha_2\varepsilon_2$	
	hemoglobin Portland（Hb Portland）	$\zeta_2\gamma_2$	
胎儿时期	fetal hemoglobin（HbF）	$\alpha_2\gamma_2$	新生儿>70%，1岁后<2%
成人时期	Hemoglobin A（HbA）	$\alpha_2\beta_2$	96%以上
	Hemoglobin A_2（HbA_2）	$\alpha_2\delta_2$	2%~3%

亚铁血红素无种属特异性，由 Fe^{2+} 和原卟啉Ⅸ组成，Fe^{2+} 位于原卟啉的中心，共有 6 个配位键，其中 4 个分别与原卟啉分子的 4 个 N 原子结合，1 个与珠蛋白肽链的 F 肽段第 8 个氨基酸（组氨酸）的咪唑基结合，第 6 配位键可逆性地与 O_2 结合。当某些强氧化剂将血红蛋白的 Fe^{2+} 氧化成 Fe^{3+}，则失去携氧能力。

血红蛋白为一种含有色素辅基的蛋白质，在红细胞中以多种状态存在（表 2 - 22），主要为氧合血红蛋白，其次为还原血红蛋白、碳氧血红蛋白、高铁血红蛋白或其他衍生物，如硫化血红蛋白。

表 2 - 22 血红蛋白的种类

种类	英文名称	特点
氧合血红蛋白	oxyhemoglobin，O_2Hb，HbO_2	第六配位键与氧结合
还原血红蛋白	deoxyhemoglobin；reduced hemoglobin，HHb，Hbred	第六配位键释放氧
碳氧血红蛋白	carboxyhemoglobin，COHb，HbCO	第六配位键被 CO 占据
高铁血红蛋白	methemoglobin，MetHb；hemiglobin，Hi	$Fe^{2+} \rightarrow Fe^{3+}$，第六配位键被 H_2O 占据
硫化血红蛋白	sulfhemoglobin，SHb	第六配位键被 S 占据

【检测原理】

1. 氰化高铁血红蛋白测定法 红细胞在血红蛋白转化液中被溶血剂破坏后，高铁氰化钾可将各种血红蛋白（SHb 除外）氧化为高铁血红蛋白，后者与试剂中的 CN^- 结合，生成棕红色的氰化高铁血红蛋白（hemiglobincyanide，HiCN）。HiCN 最大吸收峰在 540nm，最小吸收波长为 504nm。在特定条件下，毫摩尔消光系数为 44L/（mmol·cm）。根据测得吸光度即可求得待测标本的血红蛋白浓度。

（1）HiCN 转化液 有多种配方，较为经典的转化液为都氏（Drabkin）液和文 - 齐液（Van Kampen - Zijlotra）。血红蛋白转化液的成分与作用见表 2 - 23。WHO 和我国卫生行业标准 WS/T341 - 2011 推荐使用文 - 齐液。

表 2 - 23 血红蛋白转化液的成分与作用

转化液	成分	作用
都氏液	基本成分：$K_3Fe(CN)_6$、KCN	作用于 Hb 形成稳定的 HiCN
	其他成分：$NaHCO_3$	呈碱性，遇到高球蛋白血液标本时，标本不浑浊
文 - 齐液	基本成分：$K_3Fe(CN)_6$、KCN	作用于 Hb 形成稳定的 HiCN
	其他成分：①非离子型表面活性剂	溶解红细胞、游离 Hb，防止标本浑浊
	②KH_2PO_4	维持 pH 在 7.2±0.2，防止高球蛋白致浑浊

（2）Hb 浓度计算 Hb 相对分子质量为 64 458，HiCN 转化液将标本稀释 251 倍，HiCN 的毫摩尔消光系数为 44L/（mmol·cm）。在 540nm 波长下比色得到吸光度值 A。血红蛋白浓度的计算公式为：

$$Hb(g/L) = \frac{A}{44} \times \frac{64458}{1000} \times 251 = A \times 367.7$$

采用该公式计算血红蛋白浓度固然简便，但对仪器的性能要求很严格，如：波长必须准确，灵敏度高、无杂光，比色杯光径恰为 1.0cm，血液稀释严格为 251 倍。普通的分光光度计和光栅光度计难于完全达到上述要求。市售的标准 HiCN 参考液，可用来校正仪器或制作工作曲线，进而计算或查阅 Hb 浓度。

校正的方法是采用标定的 HiCN 参考液，有 50、100、150、200 四个浓度梯度（g/L）。用已校正过波长的分光光度计比色测得 A_{50}、A_{100}、A_{150}、A_{200}，在坐标纸上绘制血红蛋白测定工作曲线，并计算仪器校正值 K。

$$K = \frac{\sum Hb}{\sum A}$$

$$Hb（g/L）= A \times K$$

2. 十二烷基硫酸钠血红蛋白测定法　十二烷基硫酸钠（sodium dodecyl sulfate，SDS 或 sodium lauryl sulfate，SLS）与血红蛋白（SHb 除外）生成棕红色 SDS－Hb（或 SLS－Hb），其最大吸收波峰 538nm，波谷 500nm，可作为 HiCN 法的替代方法。但 SDS 质量难于保证，且由于其毫摩尔消光系数尚未确定，故仍需依赖 HiCN 法定值的溶血液制备工作曲线或校正仪器，间接得到 Hb 浓度。

3. 碱羟血红蛋白（AHD$_{575}$）测定法　非离子表面活性剂 AHD 可将血红素、血红蛋白及其衍生物全部转化为稳定的高铁血红素，该物质在 575nm 处有一特征性吸收峰，以氯化血红素为标准品，可不依赖于 HiCN 法进行校正。

4. 其他　除以上 3 种方法外，还有叠氮高铁血红蛋白（hemiglobin azide，HiN$_3$）测定法、硼化高铁血红蛋白（hemoglobin boride）测定法、二乙基二硫代氨基甲酸钠血红蛋白测定法、溴代十六烷基三甲胺（cetyltrimethylammium bromide，CTAB）血红蛋白测定法和无创伤性的远红外线分析法等。

【方法学评价】　血红蛋白测定方法大致分为 4 类（表 2-24）。常用的比色法有 HiCN 测定法、十二烷基硫酸钠血红蛋白（sodium dodecyl sulfate hemoglobin，SDS－Hb）测定法、碱羟血红蛋白（alkaline haematin detergent，AHD$_{575}$）测定法、叠氮高铁血红蛋白（HiN$_3$）测定法、溴代十六烷基三甲胺（CTAB）血红蛋白测定法等。为统一 Hb 测定方法，1966 年，国际血液学标准化委员会（International Committee for Standardization in Haematology，ICSH）推荐 HiCN 测定法作为 Hb 测定的标准方法。1978 年，国际临床化学联合会（International Federation of Clinical Chemistry，IFCC）和国际病理学会（International Academy of Pathology，IAP）在联合发表的国际性文件中重申了 HiCN 法。

表 2-24　血红蛋白测定方法及基本原理

测定方法	检测原理
全血铁法	Hb 分子组成
比重法、折射仪法	血液物理特性
血气分析法	Hb 与 O$_2$ 可逆性结合的特性
比色法（临床常用）	Hb 衍生物光谱特点

HiCN 测定法是 WHO 和 ICSH 推荐的参考方法，由于 HiCN 转化液含有剧毒的氰化钾，各国均相继研发出不含氰化钾的血红蛋白测定方法，有的测定法已用于血细胞分析仪，但其标准应溯源到 HiCN 量值。血红蛋白测定的方法学评价见表 2-25。

表 2 – 25 血红蛋白测定的方法学评价

方法	优点	缺点
HiCN	操作简便、快速（5分钟），结果稳定可靠，试剂容易保存，便于质控，WHO 和 ICSH 推荐的参考方法	KCN 有剧毒；高白细胞和高球蛋白可致浑浊；COHb 转化慢
SDS – Hb	不用剧毒试剂、无公害，操作简便，呈色稳定，准确度和精密度高	SDS – Hb 消光系数未确定；SDS 质量差异性大；SDS 溶血活力大，可同时破坏白细胞，SDS 溶血液不适于同时进行 WBC 计数的自动化分析
AHD$_{575}$	同 HiCN 法，但不用剧毒试剂	不便于自动检测、氯化血红素纯度达不到标准
HiN$_3$	准确度和精密度高，试剂毒性低	COHb 转化慢
CTAB	溶血活力强，但不破坏白细胞，适合自动化分析	精密度高和准确度低

【质量控制】 以 HiCN 测定法为重点。

1. 控制技术误差 消毒、采血、稀释、混匀等要求与红细胞计数相同。

2. 保证试剂质量并妥善处理废液

（1）文 – 齐液应以蒸馏水（不能用去离子水）配制，外观淡黄色、透明、无沉淀。最好每月配制一次，以保证试剂新鲜。溶液变浑浊、变绿均不能使用。

（2）以蒸馏水调 "0"，此转化液 $A_{10mm}^{\lambda540nm} = 0$

（3）用该试剂处理血液标本，5 分钟时应将 Hb（不包括 SHb 和 COHb）完全转化。

（4）用该试剂转化合格的溶血液后，其图形扫描符合 ICSH 规定，并达到与 HiCN 参考液相同的纯度标准。在校准的仪器上测定转化后的标准血红蛋白溶液，所得结果与定值之差 ≤ ±2%。

（5）试剂保存于棕色硼硅具塞玻璃瓶内，不得使用塑料试剂瓶；可冷藏（4~10℃），但不能冰冻。塑料瓶贮存及试剂结冰均可造成 CN$^-$ 丢失而使血红蛋白转化不完全，将导致 Hb 测定结果偏低。

（6）检测完毕，要妥善处理废液，防止氰化物造成环境污染。先以水 1:1 稀释废液，再向每升稀释后的废液中加入 35ml 次氯酸钠溶液，混匀后敞开容器口放置 15 小时以上，使 CN$^-$ 氧化为 N$_2^\bullet$ 和 CO$_2$，或水解为 CO$_3{}^{2-}$ 和 NH$_4{}^+$，再排入下水道。严禁在废液中加入酸性溶液，以防产生剧毒的氢氰酸气体。

3. 定期校准仪器 除了选用合格的微量采血管和刻度吸管外，分光光度计要符合以下标准。

（1）波长 误差小于 ±1nm；校正材料有镨钕滤光片（校正可见光波长）、氧化钬滤光片（校正紫外光波长）、干涉滤光片和有色溶液（校正可见光波长）等。采用有色溶液法进行校准最为方便，如 HiCN 参考液。校准时以文 – 齐液做空白在 540nm 处调透光率为100%，然后测定 HiCN 参考液的光吸收曲线。若最大吸收波长不在 540nm，应旋转波长校正螺杆进行调节。

（2）杂光 杂光影响仪器的线性、灵敏度和准确性，杂光水平越高，则仪器在最大吸收波长处的吸光度值越低。比较简单的检测方法有 2 种：①镨钕滤光片法：用黑纸包住比色杯堵住光路，在波长 585nm 处调透光度为 0% T，取出比色杯，再调透光度为 100% T。将镨钕滤光片插入光路测透光度，该透光度即为杂光水平。一般控制在 1.5% T 以下。②HiCN 参考品比色法，要求 $A_{\lambda540nm}/A_{\lambda504nm} = 1.590 ~ 1.630$。

（3）稳定性　在电压 200V、波长 650nm 处，将透光度调为 90%T，然后在 190～230V 范围内调节电压，观察仪器透光度的变化。若透光度不超过 88.5%T～91.5%T，则稳定性合格；在稳压电源下观察 3 分钟，透光度漂移不得超过上限值的 0.5%。

（4）线性　检测仪器的线性可用系列浓度的 Evans 蓝溶液（610nm）比色法，也可以用 HiCN 参考液（540nm）比色法。以浓度为纵坐标、吸光度为横坐标作图，其结果应为直线。个别点（≤1 个）可不在直线上，但不得超过允许误差范围（5%）。

（5）准确度　可见光吸光度准确性测定有硫酸铜溶液法，更为简便的是 HiCN 参考液法。以文－齐液为空白，A_{540nm}的标准值见表 2-26。

表 2-26　HiCN 参考液的吸光度标准值

HiCN 浓度（g/L）	A_{540}
50	0.136
100	0.272
150	0.408
200	0.544

（6）比色杯　光径误差≤±0.5%。

（7）制作标准曲线或标定 K 值　每更换 1 次转化液，或仪器使用一段时间后都应重新制作标准曲线或标定 K 值。

4. 确保 COHb 完全转化　COHb 转化为 HiCN 的速度缓慢，有时可长达数小时。可加大试剂中 $K_3Fe(CN)_6$ 的用量（×5），转化时间仍为 5 分钟，可得到满意的结果。

5. 消除其他干扰　白细胞计数大于 $20×10^9/L$、血小板计数大于 $700×10^9/L$、高脂血症和高球蛋白血症标本均可使反应液浑浊导致比色结果偏高。白细胞及血小板偏高者可先将反应液离心后取上清液比色；高球蛋白血症、异常球蛋白血症的标本在测定前，可向试剂中加入固体氯化钠（约 0.25g）或碳酸钾（约 0.1g），混匀后可使之澄清。

6. 购买合格的参考品及溶血液并妥善保管　根据需要可选用以下参考品及溶血液。

（1）部级 HiCN 参考品　也可用作标准品，其应达到规定的标准见表 2-27。

表 2-27　部级 HiCN 参考品的标准

指标	标准
图形扫描	符合 ICSH 规定
$A_{\lambda540nm}/A_{\lambda504nm}$	1.590～1.630
$A_{\lambda750nm}$	<0.002
无菌试验	阴性（普通培养和厌氧培养）
精密度	$CV≤0.5\%$
准确度	以 WHO 和 HiCN 参考品为标准进行测定，测定值与标示值之差≤±0.5%
稳定性	3 年内不变质，测定值不变
保存	棕色瓶分装，每支不少于 10ml。可冷藏，但不能冷冻
有效期	在有效期内使用

（2）HiCN 工作参考液　测定值与标定值之差≤±1%，其他要求与部级参考品相同。

（3）溶血液　合格的溶血液在经符合要求的文－齐液转化完全后，以部级参考品为标准，随机测定 10 支，其精密度（CV）小于 1%；准确度测定值与标示值误差≤±1%；能稳定 1 年以上，包装密封良好，每支不少于 0.5ml。其他指标与 HiCN 工作参考液相同。

7. 做好 IQC 及 EQA

（1）国际通用评价方法　目前，我国通常以美国 CLIA'88（Clinical Laboratory Improvement Amendment 1988）能力验证计划的分析质量要求（允许总误差）评价血红蛋白测定，通过计算靶值偏移情况进行血红蛋白测定的质量评价。血红蛋白测定的质量标准是：靶值 ±7%。

（2）质控物　血红蛋白的质量控制可单独进行，也可与其他血细胞测定指标同时进行。其中：①枸橼酸 – 枸橼酸盐 – 葡萄糖（acid citrate dextrose，ACD）抗凝全血、全血质控物等可用于多项指标的质控。②醛化半固定红细胞适用于红细胞和血红蛋白质控。③溶血液、冻干全血等适用于单项血红蛋白的质控。其中定值溶血液最适用于手工法血红蛋白质控。理想的质控物应具有以下特点。

1）稳定，4℃至少保存 3 个月，以满足 1 个季度内同批次产品供应。

2）定值严格、准确，处于医学决定水平（medical decision level，MDL）。

3）批内、批间分装精密度 CV 小于 1%。

4）密封、便于储运，保存过程中无细菌生长及霉变。

5）质控物名称、靶值、批号和保存条件等标识清楚。

6）逼真、使用方便，这是最重要的特点。

【参考区间】血红蛋白参考区间见表 2 – 17。

【临床意义】血红蛋白浓度、血细胞比容和红细胞计数是贫血、红细胞增多和真性红细胞增多症的诊断和分类的重要指标。血红蛋白测定的临床意义与红细胞计数相同。血红蛋白低于参考区间的下限可确定为贫血，但血红蛋白在参考区间内也不能排除贫血，如急性失血和慢性贫血的进展期血红蛋白不减低。

临床上习惯于利用血红蛋白作为衡量贫血程度的指标，Hb 小于 120g/L（女性 Hb 小于 110g/L、孕妇 Hb 小于 100g/L）为轻度贫血；Hb 小于 90g/L 为中度贫血；Hb 小于 60g/L 为重度贫血；Hb 小于 30g/L 为极重度贫血。当 RBC 小于 $1.5 \times 10^{12}/L$，Hb 小于 45g/L 时，应考虑输血。

三、血细胞比容测定

血细胞比容（hematocrit，Hct）是指在规定条件下单位容积全血中血细胞所占容积的比值。Hct 测定的目的是：①诊断贫血、真性红细胞增多症和红细胞增多。②测定血液稀释和血液浓缩的变化。③计算 MCV 和 MCHC。

【检测原理】

1. 离心法　常用微量法和温氏（Wintrobe）法，其检测原理基本相同，但离心力不同。以不改变红细胞体积及血容量的抗凝剂处理全血标本，然后将其注入标准毛细玻璃管或 Wintrobe 管中，再用一定转速离心一定时间后，读取红细胞层的高度。

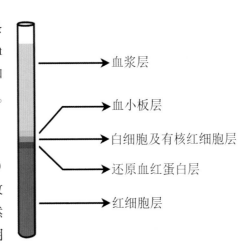

图 2 – 71　血细胞比容结果判断

血浆层
血小板层
白细胞及有核红细胞层
还原血红蛋白层
红细胞层

血液离心后分 5 层，自上而下分别为血浆层、血小板层、白细胞和有核红细胞层、还原血红蛋白层和红细胞层。读取结果以还原红细胞层为准（图 2 - 71）。

2. 血细胞分析仪法 由红细胞计数和红细胞平均体积导出 Hct，Hct = 红细胞计数 × 红细胞平均体积。

【方法学评价】Hct 测定的方法学评价见表 2 - 28。

表 2 - 28 Hct 测定的方法学评价

方法	优点	缺点
温氏法	无须特殊仪器，应用广泛	有残留血浆（可达 2% ~ 3%），单独采血、用血量大，已逐渐被微量法取代
微量法（离心法）	快速（5 分钟）、标本用量小、结果准确、重复性好。WHO 推荐的首选参考方法，CLSI 推荐的参考标准	仍有残留血浆，但较温氏法少
微量法（计算法）	ICSH（2003）推荐的替代参考方法，可常规用于 Hct 测定的校准。Hct = （离心 Hct 值 - 0.0119）/ 0.9736	需用参考方法测定全血 Hb 和压积红细胞 Hb，Hct = 全血 Hb/压积红细胞 Hb
血细胞分析仪法	检查快速，精密度高，无须单独采血	准确度不及微量离心法，需定期校正仪器
放射性核素法	准确度最高，曾被 ICSH 推荐为参考方法	方法繁琐，不适用于临床常规检查

【质量控制】

1. Hct 测定的质量控制 Hct 测定的质量控制项目与评价见表 2 - 29。

表 2 - 29 Hct 测定的质量控制项目与评价

项目	评价
采血	①空腹采血，应顺利，尽量不扎压脉带。器具清洁干燥，防止血液稀释、凝固或溶血
	②用毛细血管血微量法测定，应弃去第 1 滴血
抗凝剂	肝素、EDTA - K_2 或 EDTA - Na_2 用量要准确，并提前加入抗凝小瓶（或试管）中烤干
标本处理	抗凝血在注入离心管前应反复轻微振荡，使 Hb 与氧充分接触，注入离心管时要防止气泡产生。吸入血量在管长 2/3 处为宜，用优质橡皮泥严密封固，不宜用酒精灯加热封固，以防止破坏红细胞
标本保存	应保存在（22 ±4）℃环境中，并在 6 小时内检测
离心管	①Wintrobe 管：长 110mm，内径 3 mm，自下而上有 0 ~ 100mm 刻度（对侧有自上而下 0 ~ 100mm 刻度，用于血沉测定），分度值为 1mm，内面为平底，厚壁，容积约 1ml。内径不均匀性误差 <0.05mm，刻度清晰
	②微量法所用的毛细管两端必须平滑、整齐，符合 CLSI 要求（刻度清晰，长 75mm ± 0.5mm，内径 1.155 ±0.085mm，管壁厚度为 0.18 ~ 0.23mm，平均 0.20mm）
离心速度和时间	ICSH 建议温氏法 RCF 为 2000 ~ 2300g（2 264 g 离心 30 分钟），CLSI 和 WHO 建议微量法离心速度为 10 000 ~ 15 000g，离心 5 分钟。若离心完毕 Hct >0.5，必须再离心 5 分钟，结果不再继续下降时方可报告结果
干扰因素	①红细胞形态异常（如球形、椭圆形或镰形红细胞增多）时，可使细胞间残余血浆量增加（约 6%），可使 Hct 假性增高。WHO 建议对此类标本的离心时间应延长 3 分钟
	②红细胞增多症时，也会使细胞间残余血浆量增加，可使 Hct 假性增高
	③高网织红细胞或高白细胞等也可使 Hct 假性增高
	④体外溶血、自身凝集等可致 Hct 假性降低。如离心后血浆有黄疸或溶血应注明
质量评价标准	靶值 ±6%

2. 结果判读与分析　温氏法的血浆与血细胞的分界面应为平面，读数时读取自还原血红蛋白层以下的红细胞的高度。采用微量法测定，应将微量管底部的红细胞基底层与标准读数板的基线（0刻度线）重合，读取自还原血红蛋白层以下红细胞高度；同一标本2次测定结果相差不得大于0.015。

【参考区间】Hct的参考区间见表2-30。

表2-30　Hct的参考区间

人群	Wintrobe法	微量法
成年男性	0.42～0.49	0.467±0.039
成年女性	0.37～0.48	0.421±0.054
新生儿	0.47～0.67	

【临床意义】Hct与红细胞数量、MCV和血浆量有关。红细胞数量增多、血浆量减少或两者兼有可导致Hct增高；血浆量增多或红细胞减少可导致Hct减低。其增高和减低的原因见表2-31。Hct作为单一参数的临床价值不大，必须结合红细胞计数才具有临床价值。

表2-31　Hct增高和减低的原因

Hct	机制	原因
增加	血浆量减少	液体摄入不足、大量出汗、腹泻与呕吐、多尿
	红细胞增多	真性红细胞增多症、缺氧、肿瘤、EPO增多
减低	血浆量增多	竞技运动员、妊娠、原发性醛固酮增多症、过多补液
	红细胞减少	各种原因的贫血、出血

1. 作为临床补液量的参考　各种原因导致病人脱水时，Hct都会升高，补液时可监测Hct，Hct恢复正常表示血容量得到纠正。

2. 作为真性红细胞增多症的诊断指标　当Hct大于0.7，RBC为（7～10）×10^{12}/L，Hb大于180g/L，可提示诊断。

3. 作为MCV、MCHC计算的基础值　由于不同原因的贫血，其红细胞数量和大小、形态改变有各自的特征。因此，单纯采用RBC、Hb、Hct之中的任意一个指标都难以实现更理想的应用价值。计算MCV、MCHC，并结合MCH，可为诊断贫血提供更多的信息。

4. 作为血液流变学指标　Hct升高表明红细胞数量偏高，可导致全血黏度增加，严重者表现为高黏滞综合征，易引起微循环障碍、组织缺氧。高黏滞综合征还与血栓形成密切相关。Hct与其他血液流变学指标联合应用，可用于监测血栓前状态。

四、红细胞平均值计算

不同原因造成的贫血，其红细胞、血红蛋白下降的程度未必一致。同时，不同数量、大小及形态的红细胞占全血容积的比例也不尽相同。由此可见，RBC、Hb、Hct三个参数之间有着内在的联系。计算三者之间的关系，可加深对红细胞的特征认识，进而为贫血的鉴别诊断提供更多线索。

【检测原理】

1. 平均红细胞体积　平均红细胞体积（mean corpuscular volume，MCV）是指红细胞群体中单个红细胞体积的平均值。单位：fl（1fl＝10^{-15}L）。

$$MCV = \frac{Hct}{RBC} \times 10^{15} \quad (fl)$$

如：$RBC = 4.0 \times 10^{12}/L$；$Hct = 0.36$，则：

$$MCV = \frac{0.36}{4.0 \times 10^{12}} \times 10^{15} = 90 \quad (fl)$$

2. 平均红细胞血红蛋白含量　平均红细胞血红蛋白含量（mean corpuscular hemoglobin, MCH）是指红细胞群体中单个红细胞血红蛋白含量的平均值。单位：pg（$1pg = 10^{-12}g$）。

$$MCH = \frac{Hb \ (g/L)}{RBC \ (/L)} \times 10^{12} \quad (pg)$$

如：$RBC = 4.0 \times 10^{12}/L$；$Hb = 120g/L$，则：

$$MCH = \frac{120}{4.0 \times 10^{12}} \times 10^{12} = 30 \quad (pg)$$

3. 平均红细胞血红蛋白浓度　平均红细胞血红蛋白浓度（mean corpuscular hemoglobin concentration, MCHC）是指测定血细胞比容时被压紧的红细胞血红蛋白浓度，即1L红细胞中血红蛋白浓度。单位：g/L。

$$MCHC = \frac{Hb \ (g/L)}{HCT}$$

如：$Hb = 120g/L$；$Hct = 0.36$，则：

$$MCHC = \frac{120g/L}{0.36} = 333.3g/L$$

【参考区间】MCV、MCH与MCHC参考区间见表2-32。

表2-32　MCV、MCH、MCHC参考区间

人群	MCV（fL）	MCH（pg）	MCHC（g/L）
成年人	82～94	27～31	320～360
1～3岁	79～104	25～32	280～350
新生儿	86～120	27～36	250～370

【临床意义】MCV、MCH、MCHC的主要意义在于贫血的分类和早期检查贫血的原因，其在贫血分类中的意义见表2-33。

表2-33　MCV、MCH、MCHC在贫血分类中的意义

MCV	MCH	MCHC	意义
正常	正常	正常	正细胞正色素性贫血，慢性肾病、慢性炎症、内分泌疾病、消化不良、吸收不良、恶性肿瘤
正常	升高	升高	正细胞高色素性贫血，血管内溶血、体外溶血、高脂血症、溶血性贫血、不稳定血红蛋白病
正常	减低	正常	缺铁性贫血早期
减低	减低	正常	大多数贫血，主要为铁、铜、维生素 B_6 缺乏
减低	减低	减低	小细胞低色素性贫血，缺铁性贫血和铁利用不良性贫血
减低	增加	增加	重型遗传性球形红细胞增多症
升高	减低	减低	增生性贫血，仍有足够补充的铁，但铜或维生素 B_6 缺乏性贫血的前几天
升高	正常	正常/减低	叶酸、维生素 B_{12} 缺乏，肿瘤、乙醇中毒
升高	升高	升高	高浓度冷凝集素，红细胞聚集，红细胞计数很少

五、网织红细胞计数

网织红细胞（reticulocyte，Retic）是介于晚幼红细胞脱核后，到成熟红细胞之间过渡阶段的红细胞，因其胞质中残存的核糖核酸（RNA）经过碱性染料活体染色后呈现点状、线状或网状结构，故名网织红细胞。Retic 计数的目的是：①鉴别贫血的类型（增生性、非增生性、增生增高性）。②评价骨髓的功能。③观察贫血的治疗效果。④评估骨髓移植后、再生障碍性贫血细胞毒药物诱导治疗后或 EPO 治疗后的骨髓造血情况。

Heilmyer 根据网织颗粒的数量及聚集程度将 Retic 分为 5 型：0 型、Ⅰ 型、Ⅱ 型、Ⅲ 型、Ⅳ 型（图 2 - 72、图 2 - 73）。0 型 Retic 为有核红细胞，不应归为 Retic，因此 ICSH 将 Retic 分为 4 型，其分型及特征见表 2 - 34。

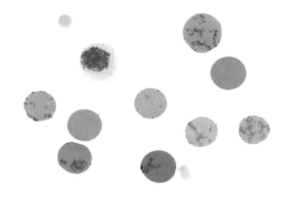

图 2 - 72 网织红细胞（新亚甲蓝染色）

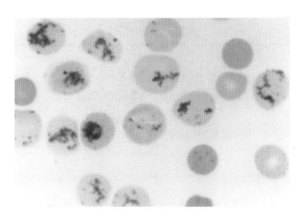

图 2 - 73 网织红细胞（煌焦油蓝染色）

表 2 - 34 网织红细胞分型及特征

分型	形态特点	正常时存在的部位
Ⅰ 型（丝球型）	胞质几乎被网织物充满，聚集程度高	只存在于骨髓中
Ⅱ 型（花冠型或网型）	位于胞质中央的线团样松散结构	主要存在于骨髓中，在外周血液很难见到
Ⅲ 型（破网型）	胞质网状结构少，呈不规则点状排列	仅有少量释放到外周血液
Ⅳ 型（颗粒型）	胞质中嗜碱性物质少，呈分散的细颗粒、短丝状	主要存在于外周血液

【检测原理】用活体染料染色未固定的红细胞，活体染料的碱性着色基团（带正电荷）可与 Retic 的 RNA 磷酸基（带负电荷）结合，使 RNA 胶体间的负电荷减少而发生凝缩，形

成有色的点状、线状，甚至连缀成网状结构，而血红蛋白着色相对较淡。借此可在光镜下与成熟红细胞相区别。在血涂片上至少计数 1 000 个红细胞分布区域内的 Retic，就可得到 Retic 百分率。如同时进行红细胞计数，还可计算 Retic 绝对值。

【方法学评价】Retic 计数除了采用手工法外，还有流式细胞术法、血细胞分析仪法等，其方法学评价见表 2 – 35。

表 2 – 35　网织红细胞计数的方法学评价

方法	优点	缺点
玻片法	简便、成本低、可直观细胞形态	影响因素多，重复性差，水分易蒸发，染色时间短，结果偏低，建议淘汰
试管法	易掌握，重复性较好，易复检，为参考方法	影响因素多
血细胞分析仪法	检测细胞多，精密度高，与手工法相关性好，易标准化	成本高；在出现豪－焦小体、NRBC、巨血小板时结果常出现假性增高
流式细胞术法	灵敏度、精密度高，适合批量检测	成本高，成熟红细胞易被污染而影响准确性

【质量控制】

1. 染料选择与染液配制　手工法 Retic 活体染色的染料有煌焦油蓝（灿烂甲酚蓝，brilliant cresyl blue）、新亚甲蓝（新次甲基蓝，new menhyl blue）、中性红、亚甲蓝、甲苯胺蓝等。

染液的质量直接影响 Retic 计数结果的准确性。若配制煌焦油蓝染液，其最佳浓度为 1%，并于 100ml 染液中加入 0.4g 柠檬酸三钠。棕色试剂瓶贮存，临用前过滤。该配方的染色效果优于 1% 煌焦油蓝生理盐水溶液。WHO 推荐的新亚甲蓝染液浓度为 0.5%，试剂中还含有 1.6% 的草酸钾。Retic 活体染色染料的评价见表 2 – 36。

表 2 – 36　手工法网织红细胞活体染色染料的评价

染料	评价
新亚甲蓝	WHO 推荐使用。对 RNA 着色强、试剂稳定、Hb 几乎不着色，便于识别
煌焦油蓝	长久普遍使用。但溶解度低，染料沉渣易附着于 RBC 表面，影响检查；易受 Heinz 小体、HbH 包涵体干扰
中性红	染液浓度低、背景清晰、网织颗粒与 Hb 对比鲜明；不受变性珠蛋白小体、HbH 包涵体干扰

2. 染色方法　①试管法染色，25℃ 时染色 15 ~ 20 分钟，室温过低时适当延长染色时间。②标本染色后应及时计数，以免染料吸附造成 Retic 计数增高。③染料与血液的比例为 1：1，重度贫血病人可适当增加标本量。

3. 正确识别 Retic　外周血液网织红细胞主要为Ⅳ型。CLSI 和 ICSH 规定，凡含有 2 个或 2 个以上网织颗粒的细胞均应计为 Retic。但要注意与非特异性干扰物的鉴别（表 2 – 37）。

表 2 – 37　活体染色后各种红细胞包涵体的鉴别

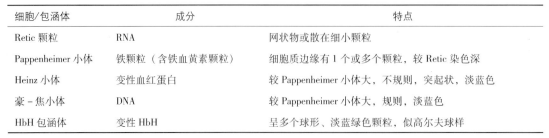

细胞/包涵体	成分	特点
Retic 颗粒	RNA	网状物或散在细小颗粒
Pappenheimer 小体	铁颗粒（含铁血黄素颗粒）	细胞质边缘有 1 个或多个颗粒，较 Retic 染色深
Heinz 小体	变性血红蛋白	较 Pappenheimer 小体大，不规则，突起状，淡蓝色
豪－焦小体	DNA	较 Pappenheimer 小体大，规则，淡蓝色
HbH 包涵体	变性 HbH	呈多个球形、淡蓝绿色颗粒，似高尔夫球样

4. 计数方法　①为了缩小分布误差，降低劳动强度，ICSH 推荐使用 Miller 窥盘（图 2-74）置于目镜内进行计数。Miller 窥盘由圆形优质玻璃制成，其直径为 19mm，B+A 区为 3mm×3mm，A 区为 1mm×1mm。②为将 CV 控制在一定水平，ICSH 建议根据 Retic 的多少决定所应计数的红细胞数量（表 2-38）。③CLSI 建议计数 Retic 时应遵循数上不数下、数左不数右的原则，否则计数结果可增高 30%。

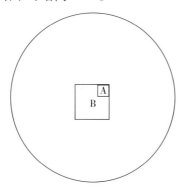

A 为红细胞计数区，B+A 为网织红细胞计数区

图 2-74　**Miller 窥盘结构示意图**

表 2-38　**ICSH 控制 Retic 计数　$CV=10\%$ 需镜检的 RBC 数量**

Retic（%）	计数 Miller 窥盘小方格 RBC 数量	相当于缩小视野法计数 RBC 数量
1~2	1000	9000
3~5	500	4500
6~10	200	1800
11~20	100	900

5. Retic 计数质控物　目前，多采用富含 Retic 的抗凝脐带血制备成质控片，定期进行手工法质量考核，该质控物仅能考核检验人员对 Retic 的辨认能力。CLSI 推荐枸橼酸盐-磷酸盐-葡萄糖（citrate phosphate dextrose，CPD）抗凝全血作为 Retic 自动化检测的质控物。

【**参考区间**】成年人、儿童：0.5%~1.5%，绝对值（24~84）$\times 10^9$/L。新生儿：2.0%~6.0%。

【**临床意义**】外周血液 Retic 数量是反映骨髓造血状态的灵敏指标。

1. 判断贫血类型与评价骨髓增生能力

（1）判断贫血类型　再生障碍性贫血时，如无代偿性造血，Retic 计数可明显降低；Retic 小于 1%、绝对值低于 15×10^9/L 可作为急性再生障碍性贫血的辅助诊断指标。失血性贫血、多数溶血性贫血病人的 Retic 可明显高于正常，有时甚至高达 40%~50% 或更高；营养不良性贫血在治疗前的 Retic 计数可保持正常、轻度升高或降低。

（2）评价骨髓增生能力

1）网织红细胞生成指数（reticulocyte production index，RPI）　是指 Retic 生成相当于健康人的倍数。Ⅳ型 Retic 进入外周血液后 24 小时内其 RNA 消失，而增生性贫血病人在 EPO 作用下，年轻的 Retic 提早进入外周血液，且其 RNA 消失需要 2~3 天（Retic 的成熟时间延长），增加了 Retic 计数结果（任何一天产生的 Retic 均能在释放后的 2 天或更长时间内被计数到）。所以，Retic 计数结果与贫血的严重程度、Hct 水平、Retic 成熟时间有关。当利用 Retic 评价红细胞生成情况时，必须依据 Hct、EPO 对 Retic 的影响计算 RPI，以校正

Retic 计数结果。Retic 成熟时间与 Hct 的关系见表 2 – 39。

$$RPI = \frac{病人\ Hct}{正常\ Hct\ (0.45)} \times \frac{病人\ Ret\% \times 100}{Ret\ 成熟时间\ (d)}$$

Retic 计数结果校正可应用于任何贫血病人和 Retic 明显增高的病人。为了证实高 EPO 水平能够促使 Retic 从骨髓进入外周血液，可以在染色的涂片中寻找嗜多色性红细胞，如无嗜多色性红细胞则不需要进行校正。

表 2 – 39　Retic 成熟时间与红细胞比容之间的关系

血细胞比容	成熟时间（天）
0.45	1.0
0.35	1.5
0.25	2.0
0.15	2.5

2）RPI 的意义　RPI 是衡量有效红细胞生成的很好指标。如果贫血病人 RPI 升高至正常的 3 倍以上，说明病人的肾功能、EPO 反应、骨髓代偿能力是正常的，进一步提示贫血是由于溶血或失血引起的。骨髓代偿反应良好的贫血病人，其 RPI 大于 1。如果 RPI 小于 1，即使 Retic 计数升高，其骨髓的代偿能力也不充分。

3）监测骨髓移植或放、化疗后骨髓造血功能　骨髓移植后第 21 天，若 Retic 数量大于 $15 \times 10^9/L$，常表示无移植并发症。机体接受放、化疗后出现骨髓抑制 Retic 减少，停止放、化疗后，若 Retic 升高提示骨髓造血功能恢复。

2. 评价疗效和作为治疗性试验的观察指标

（1）评价疗效　缺铁性贫血或巨幼细胞贫血治疗前，Retic 计数仅轻度增高，或正常、减少。相应给予铁剂、维生素 B_{12} 或叶酸治疗 2～3 天后，Retic 计数开始上升，7～10 天达到最高（10% 左右）；2 周以后逐渐降至正常水平。此时，红细胞、血红蛋白开始升高，这一现象称为网织红细胞反应（reticulocyte reaction），提示贫血得到纠正。若 Retic 计数持续升高，提示尚未达到治疗效果。

（2）治疗性试验的观察　临床怀疑为缺铁性贫血或巨幼细胞贫血时（诊断未明确），可分别给予铁剂、维生素 B_{12} 或叶酸治疗，如果治疗后出现网织红细胞反应，可作为确诊的依据之一，或作为鉴别诊断指标。

3. 观察病情变化　溶血性贫血和失血性贫血在治疗过程中，连续观察 Retic 计数，可作为判断病情变化的参考指标。如果治疗后 Retic 逐渐减低，表示溶血或出血已得到控制；如果 Retic 持续不降低，甚至更高，表示病情未得到控制，甚至继续加重。

六、嗜碱性点彩红细胞计数

嗜碱性点彩红细胞（basophlic stippling cell）是不完全成熟的红细胞，胞质内残存的核酸发生变性、聚集形成颗粒，经碱性染料（如亚甲蓝）染色后可见到深染的颗粒。若以 Wright 染色，则在粉红色的胞质中出现蓝黑色颗粒，故名嗜碱性点彩红细胞（图 2 –75）。

【检测原理】制备好的血涂片用甲醇固定后，以碱性亚甲蓝染色。嗜碱性点彩颗粒被染色后，呈深蓝色，大小不等，红细胞胞质呈均一的淡蓝色，对比较为鲜明。选择细胞分布均匀的区域，油镜下计数 1 000 个红细胞中嗜碱性点彩红细胞的数量。也可以油镜计数 50

个视野中的嗜碱性点彩红细胞，同时计数 5 个视野中的正常红细胞数量，计算其百分比。

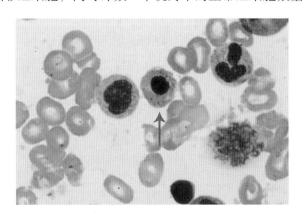

图 2-75 嗜碱性点彩红细胞

$$嗜碱性点彩红细胞 = \frac{50 个视野内的嗜碱性点彩红细胞数}{5 个视野内的红细胞数 \times 10} \times 100\%$$

【参考区间】 $< 3 \times 10^{-4}$（0.03%）。

【临床意义】嗜碱性点彩红细胞形成的机制尚不完全清楚。嗜碱性点彩红细胞计数升高主要见于：

1. 中毒 铅中毒时，嗜碱性点彩红细胞显著增高，可作为铅中毒的筛查指标。

2. 其他 溶血性贫血、巨幼细胞贫血、白血病、恶性肿瘤时也可见嗜碱性点彩红细胞增高。

七、红细胞沉降率测定

红细胞沉降率（erythrocyte sedimentation rate，ESR）简称血沉，是指在一定条件下，离体抗凝血在静置过程中，红细胞在规定的时间内自然下沉的距离。

【检测原理】离体血液静置时，红细胞下沉分为 3 个时期：①红细胞缗钱样聚集期：约需 10 分钟。②红细胞快速沉降期：约 40 分钟。③红细胞堆积期：此期红细胞缓慢下降，紧密堆积于容器底部。血沉测定实际上是测量红细胞下沉后残留血浆段的高度或长度，而并非真正的红细胞下降速度。因此，ESR 这一术语并不恰当，仅仅是因习惯沿用至今。正确的表达应该是 "length of sedimentation reaction in blood，LSRB"。

1. 魏氏（Westergren）法 将枸橼酸钠抗凝血置于特制的刻度血沉管内，在室温下垂直立于血沉架 1 小时后，读取上层血浆的高度，即为红细胞沉降率。

2. 自动血沉仪法 是根据红细胞下沉过程中血浆浊度的改变，而换算出 ESR 结果的测定方法。采用光电比浊、红外线扫描或摄影法动态分析红细胞下沉各个时期血浆的透光度。以计算机记录并打印结果，还可绘出 ESR 不同时期红细胞下沉高度（H）与时间（t）的 H－t 曲线。目前，临床广泛应用的是全自动血沉仪，主要有 2 种类型：以温氏法为基础的血沉仪和以魏氏法为基础的血沉仪。

【方法学评价】魏氏法为传统手工方法，国内规范方法，也是 ICSH 推荐的参考方法。ICSH、美国临床实验室标准化研究所（Clinical and Laboratory Standards Institute，CLSI）以及 WHO 均有血沉检测的标准化文件。ICSH 方法（1993 年）及 CLSI（2000 年）方法均以魏氏法为基础，建立了新的 ESR 检验 "参考方法" 和供常规使用的 "选择方法"，后者简称 "常规工作方法"，分别制定了新的操作规程。新方法对血沉管的规格、抗凝剂的使用、血液标本的制备方法等做了重新规定。突出的优点是可以与血细胞分析仪检验共用一份抗凝静脉血标本，并在分析结果时易于综合白细胞的变化进行判断。由于"参考方法"对Hct进行了校正（Hct≤0.35），可忽略由于红细胞数量变化给血沉带来的影响。如采用常规工作方法，可将 EDTA 抗凝静脉血用生理盐水或 0.109mol/L 枸橼酸钠以 1:4 稀释，然后进行测定。

ESR 测定方法分为手工法和自动血沉仪法两大类。手工法又包括魏氏法、温氏法和潘氏法（毛细管法）。ESR 测定的方法学评价见表 2-40。

表 2-40　ESR 测定的方法学评价

方法	优点	缺点
魏氏法	操作简便，ICSH 推荐的参考方法。采用一次性血沉管，方便、卫生、安全，特别适用于床边检验	只反映血沉终点，且耗时、易造成污染，缺乏特异性。成本较高，且器材质量难以保证
潘氏法	测定毛细血管血，较适用于儿童，结果与魏氏法具有可比性	采血时易混入组织液，临床较少使用
温氏法	按 Hct 测定的方法要求采血，并通过血沉方程 K 值计算，克服了贫血对结果的影响，多用于血液流变学检查	结果较魏氏法偏高
ζ 血沉率	灵敏度高、测试时间短，结果无年龄、性别差异，不受贫血及实验条件的影响。	使用专用的离心机，有配套的平底离心管。但在我国未能得到普及
自动血沉仪	操作简单，可动态检测血沉变化、微量化、自动化、快速化，且重复性较好，不受环境温度变化，适用于急诊病人	不同型号仪器间结果缺乏可比性，有待标准化

【质量控制】　即使是新鲜血液，在离体后不同时间内测定，其 ESR 结果也并非稳定不变。因此，血沉测定是一个既不可重复，又无法校准的项目。只要注意做到标本采集、器材、试剂和操作符合规定要求，ESR 结果就处于在控状态。如果使用质控标本，按照参考方法进行同步测定时，其 95% 可信限应控制在误差小于 ±0.5mm/h。ICSH 规定参考方法的质控标本为 EDTA 盐抗凝静脉血，ESR 测定值在 15~105mm/h 之间，Hct≤0.35，并且CLSI 建议测定前至少颠倒混匀该质控标本 12 次，并按照"常规工作方法"同时进行测定。

魏氏法对病人、抗凝剂和血液标本的要求见表 2-41，对测定器材和物理条件的要求见表 2-42。

表 2-41　魏氏法对病人、抗凝剂和血液标本的要求

项目	要求
病人准备	①检查前控制饮食，避免一过性高脂血
	②使用葡萄糖、聚乙烯吡咯烷酮、白明胶等，2 天内不宜做 ESR 检查
抗凝剂	①枸橼酸钠（AR 级）浓度为 0.109mol/L
	②与血液之比为 1:4
	③新鲜配制，使用不能超过 1 周。不用时于 4℃冷藏保存
血液标本	①负压采血或普通注射器采血
	②静脉采血应在 30 秒内完成
	③不能有凝血、溶血、气泡，不能混入消毒液
	④与抗凝剂必须混匀充分
	⑤血液标本于室温下放置不超过 4 小时，4℃贮存不超过 12 小时。CLSI 建议测定前标本应置室温平衡 15 分钟

表 2 - 42 魏氏法的质量控制中对器材和物理条件的要求

项目	要求
血沉管	①内侧壁呈均匀的圆柱形，且清洁干燥
	②不提倡用清洁液或混合去污剂清洗
	③管长（300.0 ± 1.5）mm，内径（2.55 ± 0.15）mm，管径的不均匀误差 ≤ 0.05mm
	④上下口圆滑、整齐
	⑤血沉管表面自上而下刻有 0 ~ 200mm 刻度，最小分度值 1mm（误差 ≤ 0.02mm）
血沉管的位置	①放置血沉管的位置要平稳
	②血沉管与血沉架要垂直
测定环境	室温应在 18 ~ 25℃，室温过高要进行血沉校正，室温低于 18℃ 应放置 20℃ 恒温箱内测定。避免振动、风吹、阳光直射
结果判读时刻与方法	严格控制在（60 ± 1）分钟时。读取沉淀红细胞界面以上 1mm 处的透明血浆层所对应的刻度

【参考区间】成人 ESR 参考区间见表 2 - 43。

表 2 - 43 成人 ESR 参考区间（mm/h）

性别	魏氏法	潘氏法	温氏法
男性	2 ~ 10	0 ~ 10	0 ~ 15
女性	3 ~ 15	0 ~ 12	0 ~ 20

【临床意义】ESR 是一项灵敏但缺乏特异性的指标，很多疾病均表现为血沉加快，但对无症状人群的筛检率很低（为 4% ~ 8%）。因此，ESR 不能用于疾病的诊断，也不能作为健康人群的筛检指标。临床上，ESR 主要用于观察病情的动态变化、区别功能性与器质性病变、鉴别良性和恶性肿瘤等。

1. 影响 ESR 的内在因素 影响 ESR 的血浆和红细胞因素见表 2 - 44。①影响 ESR 的最主要原因是血浆中带正电荷的物质增多，使红细胞发生缗钱样聚集。促红细胞缗钱状形成作用最强的物质是纤维蛋白原，其次是 γ - 球蛋白和异常克隆性免疫球蛋白，再次是 α - 球蛋白、β - 球蛋白、胆固醇和三酰甘油等。另外，热休克蛋白、铁蛋白、病毒、细菌、药物、代谢产物等物质也使 ESR 加快。②正常情况下，红细胞因素对 ESR 的影响较小，而红细胞的数量、大小、厚度和形态等发生改变，可影响 ESR。

表 2 - 44 影响 ESR 的血浆和红细胞因素

因素	评价
血浆	①球蛋白、纤维蛋白原、CRP 带正电，其增高可导致红细胞缗钱状形成，使 ESR 加快
	②清蛋白、磷脂酰胆碱可抑制红细胞缗钱状形成，不使 ESR 加快
	③三酰甘油、胆固醇也有促红细胞缗钱状形成的作用，使 ESR 加快
红细胞	①数量增多，下降阻力加大，ESR 不加快
	②数量减少，承受的血浆阻力减小，ESR 加快；但红细胞过少，影响缗钱状形成，ESR 减慢
	③大小不均，球形、镰状红细胞增多，表面积减小，不利于缗钱状形成，ESR 不加快
	④直径越大的红细胞，越容易形成缗钱状，使 ESR 加快

2. 生理性变化 影响 ESR 生理性变化的因素与评价见表 2 - 45。

3. 病理性变化 ESR 的变化多继发于急性时相反应蛋白的增多，特别是纤维蛋白原、球蛋白的影响，但变化相对出现较晚，对观察慢性炎症，特别是判断病情变化更有价值。

由于 ESR 的变化大多是由于血浆中蛋白质变化所致，而这种变化一旦发生并不能迅速消除。因此，复检 ESR 的间隔时间不宜太短，至少应间隔 1 周。病理性 ESR 加快意义见表 2 - 46。

表 2 - 45　影响 ESR 生理性变化的因素与评价

因素	评价
年龄与性别	①新生儿因红细胞数量较高而纤维蛋白原含量低，ESR 较慢（≤2mm/h）
	②12 岁以下的儿童因红细胞数量生理性低下使 ESR 较成年人稍快，但无性别差异
	③成年后，随着年龄增长（50 岁后），纤维蛋白原含量逐渐升高，ESR 开始高于青壮年时期，且女性高于男性。男性平均 5 年递增 0.85mm/h，女性增加幅度更大（每 5 年递增 2.8mm/h）
女性月经期	女性月经前期与经期的 ESR 较平时略快，与出血、子宫内膜损伤有关
妊娠与分娩	妊娠期 3 个月直至分娩 3 周后，ESR 也暂时加快，以后逐渐恢复正常，可能因纤维蛋白原增加、胎盘剥离、产伤、贫血等所致

表 2 - 46　病理性 ESR 加快的意义

疾病	意义
各种炎症	血液中急性时相反应蛋白（$\alpha_1 - AT$、$\alpha_2 - M$、CRP、Fg 等）增高，促红细胞缗钱状形成
组织损伤	严重创伤、大手术、组织损伤所产生的蛋白质分解产物增多，致 ESR 加快
恶性肿瘤	与肿瘤时 α_2 - 巨球蛋白、纤维蛋白原增多，肿瘤组织坏死、感染和贫血有关
自身免疫性疾病	与热休克蛋白增多有关，与 CRP、RF 和 ANA 测定具有相似的灵敏度
高球蛋白血症	与免疫球蛋白增多有关，例如多发性骨髓瘤、肝硬化、巨球蛋白血症等
高胆固醇血症	与三酰甘油、胆固醇增多有关，例如动脉粥样硬化、糖尿病、黏液水肿等
贫血	与红细胞减少、血浆阻力减小有关

（林东红）

扫码"学一学"

第三节　白细胞检验

外周血液白细胞检验是临床血液一般检验的重要项目之一，其主要适应证有：①感染、炎症、组织损伤或坏死、中毒、贫血。②结缔组织疾病、骨髓抑制（电离辐射、细胞毒药物、免疫抑制剂、抗甲状腺药物等）。③恶性肿瘤、白血病、骨髓增殖性肿瘤和淋巴组织增殖性疾病等。外周血液的白细胞计数和各种白细胞的形态变化，是诊断疾病，尤其是对造血系统恶性疾病进行初步诊断和评估疗效的基本指标。

外周血液白细胞均起源于骨髓的多能造血干细胞（pluripotential hematopoietic stem cell，PHSC），是造血干细胞在骨髓多种造血生长因子的调控下，最终分化、发育、成熟并释放到外周血液的。白细胞是人体外周血液的有核细胞，包括粒细胞（granulocyte，GRAN）、淋巴细胞（lymphocyte，L）和单核细胞（monocyte，M）三大类。其中粒细胞又包括分叶核中性粒细胞（neutrophilic segmented granulocyte，Nsg）、杆状核中性粒细胞（neutrophilic stab granulocyte，Nst）、嗜酸性粒细胞（eosinophil，E）和嗜碱性粒细胞（basophil，B）。这些形态和功能不同的白细胞，通过不同的方式和机制消除入侵机体的病原体和过敏源，调节机体免疫功能，在机体应激和抵御病原微生物中起重要作用。

一、白细胞计数

白细胞计数（white blood cell count）是指测定单位容积的外周血液中各种白细胞的总数。

【检测原理】用白细胞计数稀释液（2% 冰乙酸 0.38ml）将全血（20μl）稀释 20 倍，同时破坏红细胞和固定白细胞，充入 Neubaure 血细胞计数板计数室，在低倍镜下计数一定体积（四角 4 个大方格）内的白细胞数量，经换算求出每升血液中的白细胞总数。

【方法学评价】白细胞计数方法有显微镜计数法和血细胞分析仪法，其方法学评价见表 2-47。

表 2-47 白细胞计数的方法学评价

方法	要点	评价
显微镜计数法	适用范围	适用于每天标本量甚少的基层医疗单位和分散检测
	优点	设备简单、费用低廉、简便易行。在严格规范条件下，可用于校准血细胞分析仪、血细胞分析仪计数结果异常的复核
	缺点	费时，受微量吸管和计数板的质量、细胞分布状态以及操作者技术水平等因素影响，精密度和准确性相对较低
血细胞分析仪法	适用范围	适用于大规模健康人群普查，是目前临床上常规采用的筛检方法
	优点	标本用量少、操作便捷，计数细胞数量多，易于标准化；经校准后，在严格规范条件下，精密度和准确性高
	缺点	仪器昂贵，某些检验前人为或病理因素可干扰计数，如抗凝不充分、外周血液出现 NRBC、巨大血小板、血小板凝集等

【质量控制】

1. 计数误差

（1）技术误差 可通过规范、熟练的操作，仪器的校准、试剂的标准化和操作人员责任心的增强得以减小或消除。

1）器材要求 均须清洁、干燥，并经过严格的校准，采用合格检测试剂。

2）标本要求 ①选择恰当的采血部位：采血局部的冻疮、发绀、水肿、感染等均可影响结果，使标本失去代表性。②准确稀释血液标本：造成稀释倍数不准的原因有稀释液或（和）血液标本量不准确，吸血时吸管内有气泡，未擦去吸管外余血，血液加入稀释液后，吸管带出部分稀释血液，稀释液放置时间过长，蒸发浓缩等。③防止血液凝固：采血动作缓慢、过分挤压采血部位等可造成血液凝固。④防止稀释的血液混合不匀：这与充液前振荡不充分有关（但过分振荡产生过多的气泡，也可造成混合不匀）。

3）操作要求 操作过程的质量控制与评价见表 2-48。

表 2-48 白细胞计数操作过程的质量控制与评价

项目	评价
加血盖片	加血盖片的方式可影响充液的高度，进而影响计数结果。WHO 推荐采用"推式"法，此法较"盖式"法更能保证充液体积的高度为 0.10mm
充液	①充液前应适当用力、快速振荡 30 秒，以充分混匀白细胞悬液。但应避免产生过多气泡影响充液和准确计数。②充液时应避免充液过多、过少、断续，避免气泡及充液后移动或触碰血盖片。③充液后需静置 2～3 分钟以便细胞下沉；注意保湿，放置时间过长会造成稀释液挥发

续表

项目	评价
细胞分布要均匀	白细胞总数在正常范围内时,各大方格间的细胞数不得相差 8 个以上。2 次重复计数误差不超过 10%,否则应重新计数
计数原则	计数压线细胞时,应遵循"数上不数下、数左不数右"的原则

4)校正 NRBC 的影响 由于白细胞稀释液不能破坏 NRBC,若外周血液出现 NRBC,可使白细胞计数结果偏高。因此,白细胞计数结果必须加以校正(NRBC 数量是指分类 100 个白细胞时所见到的 NRBC 数量)。

$$校正后白细胞数/L = \frac{100}{100 + 有核红细胞数} \times 校正前白细胞数$$

(2)固有误差 主要是指计数域误差(field error)。计数域误差变异系数(CV)可随计数的细胞数量增多而减小($CV = \frac{1}{\sqrt{m}} \times 100\%$)。因此,可通过增大计数范围或增加计数细胞数量来减少计数域误差。

1)当白细胞数量太少时($< 3 \times 10^9/L$),可扩大计数范围(计数 8 个大方格内的白细胞数)或缩小稀释倍数(如采集 40μl 血液)。

2)当白细胞数量太多时($> 15 \times 10^9/L$),可适当减少血液量(如采集 10μl 血液)或增加稀释倍数(如取 0.78ml 稀释液)。

3)固有误差还应包括计数室和吸管的使用次数,即计数室误差(chamber error)和吸管误差(pipet error)。同一标本用多支吸管稀释,在多个计数板计数,较同一稀释液在同一计数板进行同样多次计数所得的结果更接近真值。白细胞计数固有误差总变异系数的计算公式为:

$$CV = \sqrt{\frac{100^2}{n_b} + \frac{4.6^2}{n_c} + \frac{4.7^2}{n_p}}$$

式中, n_b 为计数的白细胞总数; n_c 为计数板使用次数; n_p 为吸管使用次数。

(3)生理状态影响 运动、劳动、冷热水浴、酷热和严寒等常出现一过性白细胞增高;1 天之内白细胞数量最高值与最低值可相差 1 倍,因此,对住院病人,特别是对需要进行动态观察的病人,最好固定检查时间。另外,吸烟者白细胞总数平均较非吸烟者高 30%。

2. 质量考核与评价 目前,显微镜计数法尚无公认或比较完善精确的质量控制与考核方法,关键在于严格遵守操作规程,掌握其误差规律,熟练操作技术。

(1)经验控制(experience control) 将白细胞计数结果与血涂片上白细胞分布的密度相对照,通过观察二者是否相符,以粗略判断计数结果准确性。由于血涂片的制备难以标准化,结果有矛盾时应及时复检。白细胞总数与血涂片上白细胞分布密度的关系见表 2-49。

(2)其他方法 变异百分率评价法、双份计数标准差评价法和两差比值评价法。具体评价见红细胞计数。

表 2 – 49　白细胞总数与血涂片上白细胞分布密度的关系

白细胞总数（×10⁹/L）	每高倍视野平均白细胞数量（个）
4 ~ 7	2 ~ 4
7 ~ 9	4 ~ 6
10 ~ 12	6 ~ 10
13 ~ 18	10 ~ 12

【参考区间】 成人：$(4 \sim 10) \times 10^9/L$；新生儿：$(15 \sim 20) \times 10^9/L$；儿童：$(5 \sim 12) \times 10^9/L$。

【临床意义】 白细胞总数高于 $10 \times 10^9/L$ 称为白细胞增多（leukocytosis）；低于 $4 \times 10^9/L$ 称为白细胞减低（leukopenia），通常将其减低的临界值定为 $(2.5 \sim 4) \times 10^9/L$，低于 $2.5 \times 10^9/L$ 肯定异常。外周血液白细胞数量的变化受不同生理状态和许多病理因素的影响，其变化的临床意义详见白细胞分类计数。

二、白细胞分类计数

扫码"看一看"

白细胞分类计数（differential leukocyte count，DLC）是将血液制成血涂片，经染色后在显微镜下观察白细胞的形态并进行分类计数，求得各种白细胞的比值（百分率）和绝对值。由于不同的白细胞具有不同的生理功能，不同因素可导致不同类型的白细胞发生变化。因此，白细胞形态或数量的改变比白细胞总数更能反映机体的病理或生理状态。白细胞分类计数的目的在于：①观察白细胞增多症、白细胞减少症、感染、中毒、恶性肿瘤、白血病和其他血液系统疾病的白细胞变化情况。②评估红细胞和血小板形态。

【检测原理】 白细胞分类计数的方法有显微镜分类计数法和血细胞分析仪分类计数法。显微镜分类计数法的原理：将血液制成血涂片，经 Wright – Giemsa 染色后，在油镜下，根据白细胞形态特点逐个分类计数（一般计数 100 ~ 200 个白细胞），求得各种白细胞的比值（百分率），并观察白细胞的形态变化。根据白细胞计数的结果，求得每升血液中各种白细胞的绝对值（某种白细胞的绝对值 = 白细胞计数值×该种白细胞分类计数的百分率）。

【方法学评价】 白细胞分类计数的方法学评价见表 2 – 50。

表 2 – 50　白细胞分类计数的方法学评价

方法	优点	缺点
显微镜分类计数法	分类较准确、及时发现各种细胞形态的病理变化。白细胞分类计数的参考方法	费时，受血涂片质量和检验人员经验等的影响，精密度和准确性较差
血细胞分析仪法	检测速度快，分析细胞多，重复性好，易于标准化，报告形式多样，是 DLC 和筛检的首选方法	不能准确识别细胞类别和病理变化，异常标本必须以显微镜法复检

【质量控制】

1. 计数误差

（1）血涂片制备和染色　血涂片制备和染色不佳将影响白细胞分类，甚至导致错误的分析结果。①目前临床上普遍采用传统的楔形法制备血涂片，合格的涂片为楔形，约3cm×2cm，表面光滑，两边留有小于0.3cm的空隙，中间有恰当大小（1.0 ~ 1.5cm）的阅片区，另一端有同样大小的厚片区。CLSI 的 H20 – A2 规定，应制备 25mm × 75mm，厚度 0.8 ~ 1.2mm 的 3 张血涂片，2 张用于检查，1 张备用。若疑为白细胞减少，则需至少制备 6 张。

②染色后的细胞应色彩鲜明，能显示出各种细胞特有的色彩，细胞核结构和细胞质颗粒清晰。

（2）观察全片　首先应采用低倍镜检查血涂片的染色质量及细胞分布情况，注意血涂片边缘及尾部有无巨大的异常细胞及寄生虫等，若发现异常应报告。

（3）镜检部位　由于各种白细胞的体积和密度不同，在血涂片中分布很不均匀。①体积较小、密度较大的淋巴细胞在体部较多。②体积较大、密度较小的单核细胞和粒细胞在尾部和两侧较多。③异常大的细胞则常出现在尾部。

因此，应选择细胞分布均匀、染色效果好的部位（一般在体尾交界处或片头至片尾的3/4区域）进行分类。若采用离心涂片法，可获得细胞分布均匀、形态完好的血涂片，但目前尚未普及。

（4）分类计数规律　分类时要按一定方向有规律地移动视野，一般以"城垛样"进行，避免重复或遗漏、避免主观选择视野。应避免分类血涂片边缘的细胞，因为边缘的大细胞偏多，无代表性。

（5）分类白细胞的数量　白细胞分类计数的精确性与分类计数的白细胞数量有关，被计数的白细胞占总计数白细胞的比例越大，误差就越小。为兼顾临床的工作效率，分类计数的白细胞数量可根据白细胞总数而定。1983年全国临床检验方法学学术讨论会推荐的方案，即白细胞总数与分类白细胞数量的关系见表2-51。

表2-51　白细胞总数与分类白细胞数量的关系

白细胞总数（×10⁹/L）	应分类白细胞数量（个）
3～15	100（1张血涂片）
>15	200（1张血涂片）
<3	50～100（2张血涂片）

（6）计数幼稚血细胞　①分类中若发现异常或幼稚白细胞，应逐个分类计数和报告，并包括在白细胞分类的比值或百分率中。②分类中见到幼稚红细胞，应逐个计数，但不计入100个白细胞内，而以分类100个白细胞的过程中见到幼稚红细胞的数量来报告（x：100），并注明其所属阶段。③CLSI的H20-A2规定，发现异型淋巴细胞应计数和报告；被破坏的细胞如仍能清晰辨认应计数。无法辨认破坏细胞，如涂抹细胞或篮细胞则作为"其他"报告，但应排除因染色后延迟计数导致的涂抹细胞或篮细胞增多。在特殊情况下，如HIV感染可使白细胞碎片增加，通过加入22%清蛋白可消除。

（7）观察其他细胞或成分　应注意观察成熟红细胞和血小板的形态、染色及其分布情况，若发现异常成分应报告。

2. 质量考核与评价　由于手工制备的血涂片细胞分布不均匀，分类计数结果变化大，很难对每份血涂片进行严格的质量控制。目前亦缺乏统一的质量控制方法，关键在于熟练操作技术，严格控制各个操作环节，尽量减少误差。如质控片应包括异型淋巴细胞的7种白细胞，至少1张血涂片含有少量NRBC，1张含有少量未成熟白细胞。CLSI的H20-A要求对每张血涂片分类计数200个白细胞，计算出计数百分率标准误，再计算95%可信区间，结果应在可信区间内。否则，提示标本处理或操作有误，应查找可能的误差来源，并重新计数。

（1）95%可信限法（England细胞分类S_p公式法）　95%可信限为$X \pm 1.96S_p$。

$$S_p = \sqrt{\frac{X(1-X)}{n}}$$

式中，S_p 为标准误；X 为某类细胞分类的结果（比值）；n 为分类的白细胞总数。其中 n 应大于30，X 应为 0.1～0.9。如：分类的白细胞总数为100个，分叶核中性粒细胞的比值为0.6，则：

$$S_P = \sqrt{\frac{0.6(1-0.6)}{100}} = 0.049$$

95% 可信限 $= 0.6 \pm 1.96 \times 0.049$，即为 0.504～0.696。

（2）相对误差（relative error，RE）评价法（Aznar 评价法）

1）RE 比值可靠性试验　取1张血涂片作2次分类计数，各种白细胞2次分类计数结果（比值）的差值与当地各种白细胞最高值与最低值之差的比值即相对误差。

$$\text{质量得分} = 100 - \left(\sum RE \times 24.39 \right)$$

注：24.39 为失分系数，$\sum RE$ 的最大可信限为1.64，$\sum RE$ 在 1.64 以内，即相对误差未超过 $2s$，故失分系数 $= 40$（失分最大值）$/1.64 = 24.39$。白细胞分类质量得分与评价见表2-52。

表 2-52　白细胞分类质量得分与评价

分级界限	质量得分	质量等级	意义
$\sum RE \leq 0.615$	85～100	A	优
$0.615 < \sum RE \leq 1.23$	70～84.9	B	良
$1.23 < \sum RE \leq 1.64$	60～69.9	C	合格
$\sum RE > 1.64$	<60	D	不合格

2）RE 比值准确性试验　随机抽取1份血液标本，由有经验的检验人员将其制成多张血涂片，一部分血涂片由经验丰富的检验人员（可多名）重复分类计数20次，用其均值作为靶值；另一部分血涂片分发给被考核者。将被考核者的分类计数结果与靶值的差值求 $\sum RE$，其计算及质量评价方法同 RE 比值可靠性试验。

【参考区间】成人白细胞分类计数参考区间见表2-53。

表 2-53　成人白细胞分类计数参考区间

白细胞	百分率（%）	绝对值（×10⁹/L）
杆状核中性粒细胞（Nst）	1～5	0.04～0.50
分叶核中性粒细胞（Nsg）	50～70	2.00～7.00
嗜酸性粒细胞（E）	0.5～5.0	0.05～0.50
嗜碱性粒细胞（B）	0～1	0～0.10
淋巴细胞（L）	20～40	0.8～4.00
单核细胞（M）	3～8	0.12～0.80

【临床意义】

1. 粒细胞生成与调控　目前，对粒细胞的生成、分化、成熟和释放的动力学过程了解较明确，从原始粒细胞→早幼粒细胞→中幼粒细胞→晚幼粒细胞→杆状核粒细胞→分叶核粒细胞的整个过程，根据细胞动力学的原理，形象地将其划分为分裂池（mitotic pool）、成熟池（maturation pool）、贮存池（storage pool）、循环池（circulating pool）、边缘池（marginal pool）。贮存池中的杆状核及分叶核粒细胞仅有约 1/20 释放到外周血液中，大部分保存在贮存池内以便不断补充损耗及应激需要。成熟粒细胞进入血液后约半数运行于血循环之中，构成循环池，另一半则附着于血管内壁而形成边缘池。普通方法的白细胞计数结果仅反映了循环池的粒细胞。边缘池及循环池的粒细胞之间保持着动态平衡，某些因素可以打破这种平衡，导致白细胞计数结果呈大幅度波动并影响各种类型白细胞之间的比例。

正常粒细胞经历了骨髓、血液和组织 3 个环境。衰老的中性粒细胞主要在脾、肝、肺等单核 - 吞噬细胞系统破坏；唾液腺、气管、消化道、泌尿生殖系统也可排出一部分。中性粒细胞的平均生成速度为每天 1.6×10^9/kg 体重，在贮存池中的储备量为（2~3）$\times 10^{11}$ 个。血液中每小时大约有 10% 的粒细胞进行更新。粒细胞的动力学见表 2-54。

表 2-54　粒细胞的动力学

分布	细胞池	细胞种类	动力学特点
骨髓	分裂池	原粒~中幼粒	具有分裂能力，1 个原粒细胞可经过 3~5 次分裂，增殖为 16~32 个晚幼粒细胞
骨髓	成熟池	晚幼及杆状核	不具分裂能力，经历 3~5 天，并逐渐发育成熟
骨髓	贮存池	杆状核及分叶核	停留 3~5 天，数量约为外周血液的 5~20 倍。中幼粒到分叶核粒细胞成熟时间为 5~7 天，受刺激时，可缩短为 2 天
血液	循环池	少量杆状核、分叶核	为骨髓贮存池释放到血液中粒细胞的 50%，随血液循环，约停留 10~12 小时，半衰期约 6~7 小时，为外周血液白细胞计数所计得的白细胞
血液	边缘池	分叶核	为释放到外周血液的另外 50% 的粒细胞，黏附到血管壁上，可与循环池的粒细胞随机交换，并保持动态平衡，与循环池合称为总血液粒细胞池
组织或体腔	组织固有池	分叶核	为逸出血管壁进入组织或体腔的粒细胞，生存 1~4 天，执行防御功能，不再返回血液，在组织中破坏清除或排出

粒细胞在骨髓、血液和组织之间，边缘池和循环池之间均保持动态平衡，外周血液的粒细胞数量与以下几个环节的调控有关：①造血干细胞分化为粒系祖细胞的速度。②幼粒细胞分裂的次数和增殖周期的长短。③骨髓贮存池释放粒细胞的速度。④粒细胞在循环池和边缘池之间的分布。⑤粒细胞从血液逸入组织的速度。⑥粒细胞在血液中的周转时间。其数量改变可受年龄、生理活动、情绪、运动等生理因素以及感染、组织损伤、中毒、溶血、恶性肿瘤、药物、放疗和化疗、自身免疫性疾病等病理因素的影响，从而导致外周血液粒细胞发生变化。

中性粒细胞是血液中具有吞噬作用的细胞，可通过多种功能，在病原体感染或急性炎症时杀死病原体和调节炎症反应，是机体主要的防御体系。

2. 白细胞总数与中性粒细胞　白细胞总数与中性粒细胞（neutrophil）数量增多及减少的参考标准见表 2-55。在外周血液中，由于中性粒细胞占白细胞总数的 50%~70%，故其数量的增多或减少可直接影响白细胞总数的变化。因此，临床上白细胞总数变化的意义与中性粒细胞数量变化的意义基本上相一致。但是，淋巴细胞、嗜酸性粒细胞等数量上的改变也会引起白细胞总数的变化。因此，若出现白细胞总数与中性粒细胞的数量关系不相一致的情况，还应具体情况具体分析。

表 2 - 55　白细胞总数与中性粒细胞数量增多及减少的参考标准

疾病	参考标准
白细胞增多（leukocytosis）	外周血液白细胞数 $>10 \times 10^9$/L
白细胞减少（leukopenia）	外周血液白细胞数 $<4.0 \times 10^9$/L
中性粒细胞增多症（neutrocytosis）	外周血液中性粒细胞绝对值 $>7.0 \times 10^9$/L
粒细胞减少症（granulocytopenia）	成人：外周血液中性粒细胞绝对值 $<2.0 \times 10^9$/L，儿童：$<1.5 \times 10^9$/L
粒细胞缺乏症（agranulocytosis）	外周血液白细胞数 $<2.0 \times 10^9$/L，中性粒细胞绝对值 $<0.5 \times 10^9$/L 或消失，起病急骤，发热、感染等症状严重

（1）生理性增多　白细胞或中性粒细胞生理性增多一般多为暂时性的，去除影响因素后则可恢复正常。这种变化与内分泌因素有关，主要是由于边缘池的白细胞进入循环池增多所致。增多的粒细胞大多为成熟的分叶核中性粒细胞，淋巴细胞和单核细胞也增加，通常不伴有白细胞质量的改变。

由于白细胞生理性波动很大，白细胞计数波动在30%以内多无意义，只有通过定时和连续观察才有诊断价值。中性粒细胞生理性增多的意义见表 2 - 56。

表 2 - 56　中性粒细胞生理性增多的意义

状态	意义
年龄	新生儿较高（15×10^9/L），个别可高达 30×10^9/L，在 3～4 天后降至 10×10^9/L，主要为中性粒细胞，至 6～9 天逐渐下降与淋巴细胞大致相等，以后淋巴细胞逐渐增高，至 2～3 岁后又逐渐降低，而中性粒细胞逐渐升高，至 4～5 岁二者又基本相等，后逐渐增高至成人水平
日间变化	安静及放松时较低，活动和进食后较高；早晨较低，下午较高；1 天之间变化可相差 1 倍
运动、疼痛和情绪	脑力和体力劳动、冷热水浴、高温、严寒、日光或紫外线照射可使白细胞轻度增高，剧烈运动、剧痛和情绪激动可使白细胞显著增高，可高达 35×10^9/L。刺激停止后较快恢复到原有水平
妊娠、分娩	经期及排卵期可略增高；妊娠期，尤其是妊娠 5 个月以上可增多达 15×10^9/L；分娩时因产伤、产痛、失血等刺激，可高达 35×10^9/L，产后 2 周内可恢复正常
吸烟	吸烟者平均白细胞总数高于非吸烟者30%，可达 12×10^9/L，重度吸烟者可达 15×10^9/L

（2）病理性增多　中性粒细胞增多（neutrophilia）的原因很多，大致上可归纳为两大类：反应性增多和异常增生性增多。

1）反应性增多　是机体对各种病理因素刺激产生应激反应，动员骨髓贮存池的粒细胞释放及（或）边缘池的粒细胞进入循环池所致。因此，增多的粒细胞大多为成熟的分叶核粒细胞或较为成熟的杆状核粒细胞。

反应性白细胞（中性粒细胞）增多的原因见表 2 - 57。急性感染及炎症是中性粒细胞增多最常见的原因，增多的程度与病原体的种类、感染的部位、范围和严重程度以及机体的反应性有关见表 2 - 58。绝大多数细菌感染的白细胞为（10～30）$\times 10^9$/L，只有深部感染或腹膜炎才超过 30×10^9/L，超过 50×10^9/L 时提示感染严重。某些严重急性感染者，可出现类白血病反应（leukemoid reaction），需与白血病相鉴别见表 2 - 59。

表 2 - 57　白细胞（中性粒细胞）反应性增多的病因

类别	疾病及病因	备注
急性感染	细菌、某些病毒、真菌、螺旋体、立克次体及寄生虫感染等	WBC 增高最常见的原因
炎症	风湿性关节炎、风湿热、支气管炎、肾炎、肾盂肾炎、结肠炎、胰腺炎、甲状腺炎、皮炎等	WBC 增高常见的原因
组织损伤	严重外伤、大手术、大面积烧伤，急性心肌梗死（AMI）	AMI 后 1～2 天，WBC 常增多，并可持续 1 周，借此可与心绞痛鉴别
血细胞破坏	严重的血管内溶血	红细胞破坏产物吸引骨髓释放
急性失血	消化道大出血、脾破裂，宫外孕破裂	由于血管收缩及脾脏释放存血，Hb 及 RBC 尚未下降，故 WBC 计数可作为早期诊断内出血的重要参考指标
恶性肿瘤	非造血系统恶性肿瘤，特别是消化道恶性肿瘤（如肝癌、胃癌）和肺癌等	与肿瘤坏死产物吸引骨髓释放、肿瘤细胞产生促粒细胞生成素以及肿瘤骨髓转移有关
急性中毒	代谢性中毒、化学物质、药物、生物毒素中毒	与趋化因子增高有关

表 2 - 58　感染程度与白细胞变化的关系

严重程度	白细胞	中性粒细胞	备注
局部轻微感染	可正常	略增高	
中等程度感染	增高	增高，伴轻度核左移及毒性改变	机体反应性良好，骨髓细胞释放入血
严重感染	显著增高	增高，伴明显核左移及毒性改变	机体反应性良好，骨髓细胞释放入血
极重感染	减低	减低，明显核左移及毒性改变	WBC 大量聚集于内脏血管及炎症局部，预后差

表 2 - 59　类白血病反应与白血病的鉴别

鉴别点	类白血病反应	白血病
病因	明确，如感染、中毒、创伤等	不明确
临床表现	有较明显的原发病症状	贫血、出血、感染，肝、脾和淋巴结肿大
白细胞	中度增高，多为（50～100）×10⁹/L；感染者见毒性改变；幼稚细胞 <10%～15%；嗜碱性粒细胞不增多	一般增多，可为（100～200）×10⁹/L；细胞常畸形，可有 Auer 小体；原、幼稚细胞很常见，常 >30%；CML 时嗜碱性粒细胞常增多
红细胞	无明显变化	进行性减少，可见幼红细胞
血小板	正常或增加	除 CML 早期外均减少
NAP 活性	显著增加	粒细胞白血病显著减低
Ph 染色体	阴性	90% 以上的 CML 阳性，AML、AMoL 偶见
治疗反应	解除原发病迅速恢复	疗效差

2）异常增生性增多　系造血干细胞克隆性疾病，为造血组织中粒细胞大量异常增生并释放到外周血液所致，增多的粒细胞主要是病理性粒细胞或未成熟粒细胞，常伴其他系细胞改变，如红细胞或血小板增多或减少。

异常增生性增多主要见于：①白血病：系造血系统恶性肿瘤，因造血组织中病理性白细胞大量异常增生并释放到外周血液所致。常见于 AML。②骨髓增殖性肿瘤（myeloproliferative neoplasm，MPN）：为骨髓一系或多系髓系细胞持续增殖为特征的一组克隆性造血干细胞疾病，主要表现之一为外周血液及骨髓幼稚和（或）白血病细胞增多。

（3）中性粒细胞减少　引起中性粒细胞减少（neutropenia）的机制主要有：①中性粒细胞增殖和成熟障碍。②中性粒细胞在血液或组织中消耗或破坏过多。③中性粒细胞分布异常。引起中性粒细胞减少的病因很多，其临床表现亦随着病因及粒细胞减少的严重程度而不同。当粒细胞计数小于 $1.0 \times 10^9/L$ 时，极易发生感染；当粒细胞计数小于 $0.5 \times 10^9/L$（急性粒细胞缺乏症），严重感染和疾病复发的危险性增加。病人出现发热、咽痛、口腔溃疡等感染症状，甚至引起败血症。临床上应根据病史鉴别是粒细胞缺乏引起的感染，还是严重感染所致的粒细胞缺乏。引起中性粒细胞减少的原因及机制见表 2-60。

在理化因素损伤中，药物诱导性中性粒细胞减少最为常见，年发病率为 $(3 \sim 4)/10^6$，儿童及年轻病人约占 10%，老年病人约占 50%。引起中性粒细胞减少的药物见表2-61。

表 2-60　中性粒细胞减少的原因及机制

类别	原因	机制
感染	病毒、革兰阴性杆菌（伤寒）、某些原虫感染等，病毒感染是最常见的原因	病毒及细菌内毒素和异体蛋白使大量的粒细胞转移至边缘池或抑制骨髓释放粒细胞所致，亦与抗感染消耗增多有关
血液病	再生障碍性贫血、PNH、非白血性白血病、骨髓转移癌、巨幼细胞贫血	造血干细胞功能障碍、粒细胞增殖异常或营养缺乏导致骨髓粒细胞生成、成熟障碍或无效生成
理化损伤	放射线、苯、铅、汞以及化学药物等	直接损伤造血干细胞或抑制骨髓粒细胞有丝分裂，直接或通过抗原或抗原抗体复合物破坏白细胞
脾功能亢进	脾淋巴瘤、脾囊肿、脾血管瘤、肝硬化、门静脉或脾静脉栓塞、心力衰竭、类脂质沉积病	粒细胞被脾脏滞留、吞噬；脾脏产生某些体液因子抑制骨髓造血或加速血细胞破坏
自身免疫性疾病	ITP、AIHA、新生儿同种免疫性粒细胞减少症、SLE、类风湿关节炎	与机体可能存在白细胞的自身抗体导致破坏增多有关

表 2-61　引起中性粒细胞减少的药物

类别	药物
镇痛抗感染药	氨基比林、保泰松、对乙酰氨基酚、喷他佐辛、吲哚美辛、复方阿司匹林、非那西丁、金盐
抗生素	氯霉素、头孢菌素、青霉素、链霉素、庆大霉素、异烟肼、利福平、对氨基水杨酸
磺胺药	磺胺、磺胺嘧啶、磺胺甲噁唑、磺胺-6-甲氧嘧啶、磺胺甲氧吡嗪、磺胺噻唑
抗糖尿病药	氯磺丙脲、甲苯磺丁脲
抗甲状腺药	卡比马唑、丙硫氧嘧啶、甲巯咪唑
抗癌药	环磷酰胺、白消安、甲氨蝶呤、氟尿嘧啶、长春新碱、氮芥、别嘌呤醇、秋水仙素
抗疟疾药	奎宁、伯氨喹、扑疟喹啉
抗忧郁药	多虑平、阿米替林、丙米嗪
镇静、催眠药	苯巴比妥、氯氮、戊巴比妥钠、氯氮平
降压利尿药	依他尼林、汞利尿剂、氢氯噻嗪、乙酰唑胺、氨苯喋啶、甲基多巴
心血管药	卡托普利、奎尼丁、普鲁卡因胺、托卡胺、氟卡尼
其他	有机砷、安非他明、青霉胺、苯海拉明、普鲁卡因、维 A 酸、甲硝唑

3. 嗜碱性粒细胞　嗜碱性粒细胞（basophil，B）是由髓系干细胞分化为嗜碱性粒细胞祖细胞后发育而来的，在骨髓及外周血液中含量很少。嗜碱性粒细胞计数常用于 CML 与类白血病反应的鉴别以及观察变态反应。

健康人血涂片中少见嗜碱性粒细胞，仅占白细胞分类的 0~1%。其形态和功能与肥大细胞相似，其突出的生理功能是参与超敏反应。

（1）嗜碱性粒细胞增多　嗜碱性粒细胞增多（basophilia）是指外周血液嗜碱性粒细胞绝对值大于 $0.1 \times 10^9/L$。其临床意义见表 2-62。

表 2 – 62　嗜碱性粒细胞增多的临床意义

类别	临床意义
过敏性和炎症性疾病	食物、药物、吸入性过敏性反应；溃疡性结肠炎、荨麻疹、红皮病、风湿性关节炎等，可伴有白细胞或中性粒细胞增多
嗜碱性粒细胞白血病	为一种少见类型急性白血病。白细胞数可正常或增高，嗜碱性粒细胞可达 30% ~ 80%，伴幼稚型增多
骨髓增殖性疾病	CML、真性红细胞增多症、原发性骨髓纤维化、原发性血小板增多症等。嗜碱性粒细胞轻度增高，可作为骨髓增殖性疾病的一个早期征象。外周血液嗜碱性粒细胞可高达 10% ~ 20% 是 CML 的特征之一，若嗜碱性粒细胞突然增多 >20%，预示病情恶化
内分泌疾病	糖尿病、甲状腺功能减退症、雌激素治疗等
其他	重金属中毒（如铅、汞、铬等）、系统性肥大细胞增多症、放射线照射、反应性感染性疾病（如水痘、结核病）等

（2）嗜碱性粒细胞减少　由于嗜碱性粒细胞数量很少，其减少与否难以察觉，多无临床意义。过敏性休克、促肾上腺皮质激素或糖皮质激素应用过量以及应激反应等，可引起嗜碱性粒细胞减少（basopenia）。

4. 淋巴细胞　由骨髓多能造血干细胞分化为淋巴系干细胞后在不同部位分化成熟而来。成人淋巴细胞（lymphocyte，L）约占白细胞总数的 1/4。淋巴细胞主要分为 T 细胞、B 细胞和自然杀伤细胞（natural killer cell，NK）三大类。由于淋巴细胞是人体主要免疫细胞，观察其数量变化，有助于了解机体的免疫功能状态，采用淋巴细胞直接计数比间接推算更有临床价值。

（1）淋巴细胞增多　淋巴细胞增多（lymphocytosis）是指成人外周血液淋巴细胞大于 4.0×10^9/L、4 岁以上的儿童大于 7.2×10^9/L、4 岁以下的儿童大于 9.0×10^9/L。

淋巴细胞数量受某些生理因素的影响。①如午后和晚上比早晨高。②刚出生婴儿的外周血液白细胞以中性粒细胞为主，以后中性粒细胞逐渐降低，淋巴细胞逐渐升高，在 1 周左右中性粒细胞和淋巴细胞大致相等，2 ~ 3 岁后，淋巴细胞逐渐降低，中性粒细胞逐渐升高，到 4 ~ 5 岁二者又基本相等，形成中性粒细胞和淋巴细胞变化曲线的 2 次交叉点（图 2 – 76）。③整个婴儿期淋巴细胞可达 50% 以上，以后逐渐降至成人水平，此阶段淋巴细胞较成人增多，也属于生理性增多。淋巴细胞病理性增多的原因和意义见表 2 – 63。

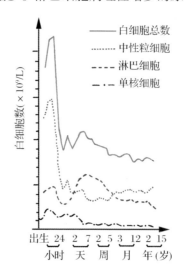

图 2 – 76　白细胞数量的生理性变化

表2-63　淋巴细胞病理性增多的原因和意义

疾病	意义
感染性疾病	典型的急性细菌感染的恢复期，某些病毒所致的急性传染病，某些慢性感染如结核病的恢复期或慢性期等
肿瘤性疾病	①以原始及幼稚淋巴细胞增多为主，见于ALL、CLL急性变。②以成熟淋巴细胞增多为主，见于CLL、淋巴细胞性淋巴肉瘤等
组织移植术后	排斥前期淋巴细胞绝对值即增高，可作为监测组织或器官移植排异反应的指标之一
其他	再生障碍性贫血、粒细胞减少症及粒细胞缺乏症时淋巴细胞相对增高

（2）淋巴细胞减少　淋巴细胞减少（lymphopenia）是指成人外周血液淋巴细胞绝对值小于 $1.0 \times 10^9/L$。引起中性粒细胞显著增高的各种病因，均可导致淋巴细胞相对减少。淋巴细胞减少的原因及意义见表2-64。

表2-64　淋巴细胞减少的原因及意义

原因或疾病	意义
流行性感冒	流行性感冒病毒感染的恢复期，出现典型的淋巴细胞减少
HIV感染	可选择性地破坏 $CD4^+$ 细胞，导致 $CD4^+$ 细胞明显减少，$CD4^+/CD8^+$ 比例倒置
结核病	早期淋巴细胞减少，伴 $CD4^+$ 细胞明显减少。若治疗有效，淋巴细胞可正常
药物治疗	烷化剂（环磷酰胺等）可引起白细胞重度减少，伴淋巴细胞明显减低。治疗停止后，淋巴细胞减少可持续数年
放射治疗	可破坏淋巴细胞，每天低剂量放疗比每周2次大剂量放疗产生的破坏力更强
免疫性疾病	SLE、类风湿关节炎、混合性结缔组织病、多发性肌炎，因机体产生抗淋巴细胞抗体，导致淋巴细胞破坏，数量减少。其减少程度与抗体滴度相关
先天性免疫缺陷症	各种类型的重症联合免疫缺陷症、运动性毛细血管扩张症、营养不良或锌缺乏，可引起不同程度的淋巴细胞减少

5. 单核细胞　由骨髓多能造血干细胞分化为髓系干细胞和粒-单核系祖细胞后分化发育而来。成人单核细胞（monocyte，M）约占白细胞总数的3%~8%。骨髓释放入外周血液的单核细胞为成熟的单核细胞，在血液中停留3~6天，即逸出血管进入组织或体腔内，经5~9天，发育为巨噬细胞，形成单核-吞噬细胞系统（monoeuclear phagocyte system），发挥其强大的防御功能。

正常儿童外周血液单核细胞可较成人稍高，平均为9%；2周内的新生儿可达15%或更多；妊娠中、晚期及分娩亦可增多，均为生理性增多。单核细胞增多（monocytosis）是指成人外周血液单核细胞绝对值大于 $0.8 \times 10^9/L$。单核细胞病理性增多的原因和临床意义见表2-65。单核细胞减少意义不大。

表2-65　单核细胞病理性增多的原因和临床意义

原因	临床意义
感染	急性感染恢复期、慢性感染，如巨细胞病毒、疱疹病毒、结核分枝杆菌、布鲁杆菌等感染、亚急性细菌性心内膜炎，伤寒，严重的浸润性和粟粒性肺结核
结缔组织病	SLE、类风湿关节炎、混合性结缔组织病、多发性肌炎、结节性动脉炎
血液病	急性、慢性单核细胞或粒-单核细胞白血病、淋巴瘤、多发性骨髓瘤、CLL、MDS、恶性组织细胞病、组织细胞增多症、溶血性贫血、粒细胞缺乏症的恢复期、ITP
恶性疾病	胃癌、肺癌、结肠癌、胰腺癌
胃肠道疾病	酒精性肝硬化、局限性回肠炎、溃疡性结肠炎、口炎性腹泻
其他	化疗后骨髓恢复、骨髓移植后、粒细胞-巨噬细胞集落刺激因子（GM-CSF）治疗、药物反应、烷化剂中毒

三、嗜酸性粒细胞计数

嗜酸性粒细胞（eosinophil，E）起源于骨髓多能造血干细胞，为髓系干细胞分化而来的嗜酸性粒细胞祖细胞所产生。嗜酸性粒细胞集落形成因子主要由受抗原刺激的淋巴细胞产生，因此，嗜酸性粒细胞与免疫系统之间有密切关系。嗜酸性粒细胞主要存在于骨髓和组织中，外周血液中很少，仅占全身嗜酸性粒细胞总数的1%左右。

由于嗜酸性粒细胞在外周血液中百分率很低，经间接推算出的绝对值误差较大，临床上要较准确地了解嗜酸性粒细胞的变化，应采用直接计数法。

【检测原理】用嗜酸性粒细胞稀释液将血液标本稀释一定倍数，同时使红细胞和大部分其他白细胞被破坏，并将嗜酸性粒细胞着色，滴入 Neubaure 血细胞计数板，在低倍镜下计数2个计数室共10个大方格内的嗜酸性粒细胞数量，经换算求得每升血液中的嗜酸性粒细胞数。

【方法学评价】

1. 显微镜计数法 所需设备简单，简便易行；求得的嗜酸性粒细胞绝对值较采用白细胞总数和分类计数间接推算出来的准确。但操作费时、重复性差，精确性不如五分类血细胞分析仪法。

嗜酸性粒细胞计数有多种稀释液，其优点和缺点见表2-66。试剂中成分的作用主要有：①保护嗜酸性粒细胞（如丙酮、乙醇）。②促进红细胞和中性粒细胞破坏（如碳酸钾、草酸铵或低渗状态）。③使嗜酸性粒细胞着色（如伊红、溴甲酚紫、固绿）。此外，稀释液中的甘油可防止乙醇挥发，抗凝剂可防止血液凝固。

表2-66 嗜酸性粒细胞稀释液的优点和缺点

稀释液	优点	缺点
伊红-丙酮	试剂简单，简便易行	久置效果差，最好每周配制1次
皂素-甘油	使细胞较为稳定，着色鲜明易于鉴别；含甘油，液体不易挥发，置冰箱可保存半年以上	含甘油，计数前应充分混匀
乙醇-伊红	含碳酸钾，溶解红细胞和其他白细胞作用强，视野背景清晰；嗜酸颗粒鲜明橙色，2小时内不被破坏，含甘油，液体不易挥发，试剂可保存半年以上	含10%甘油，比较黏稠，细胞不易混匀，计数前应充分混匀
溴甲酚紫	为低渗配方，溶解破坏红细胞和其他白细胞，嗜酸性粒细胞被染而呈蓝色	
固绿	含丙酮、乙醇2种保护剂，保护嗜酸性粒细胞膜完整；含碳酸钾、草酸铵，使其他细胞破坏完全；固绿使嗜酸颗粒呈折光较强的蓝绿色颗粒	注意与残存的不着色或着色很浅的中性粒细胞相区别

2. 血细胞分析仪法 五分类血细胞分析仪是目前最有效的嗜酸性粒细胞计数的筛检方法，分析速度快，准确性较高。但仪器昂贵，当仪器提示嗜酸性粒细胞增多伴直方图或散点图异常时，应采用显微镜直接计数法复检。

【质量控制】

1. 采血时间 嗜酸性粒细胞计数最好固定血液标本的采集时间（上午8时或下午3时），以免受日间生理变化的影响。

2. 计数误差 造成白细胞计数误差的影响因素，在嗜酸性粒细胞计数时均应注意。计数时，若见到胞质破损但仍可见到嗜酸性粒细胞的胞核和胞质特点的，必须计数。

3. 保护细胞

（1）嗜酸性粒细胞稀释液中的乙醇、丙酮等为嗜酸性粒细胞的保护剂，若嗜酸性粒细胞被破坏，可适当增加其用量；若中性粒细胞破坏不全，则可适当减少其用量。

（2）因嗜酸性粒细胞易于破碎，混匀不宜太过用力；若使用含甘油的稀释液，因黏稠度大，要适当延长混匀时间。

4. 检测时间 计数应在血液稀释后 1 小时内完成，否则嗜酸性粒细胞会逐渐溶解破坏，造成结果偏低。

5. 鉴别细胞 注意与残留的中性粒细胞区别，以免误认。中性粒细胞一般不着色或着色较浅，胞质颗粒细小或不清。

【参考区间】（0.05～0.50）×10⁹/L。

【临床意义】

1. 生理变化

（1）日间变化 健康人嗜酸性粒细胞早晨较低，夜间较高；上午波动大，下午较恒定，波动可达 40%。白天交感神经兴奋，通过下丘脑刺激垂体前叶产生促肾上腺皮质激素，进而使肾上腺皮质产生肾上腺皮质激素，后者可抑制骨髓释放嗜酸性粒细胞，并促使血液中嗜酸性粒细胞向边缘池和组织转移，从而引起血循环中的嗜酸性粒细胞减少。

（2）运动和刺激 劳动、运动、饥饿、冷热及精神刺激等，引起交感神经兴奋，使血液中的嗜酸性粒细胞减少。

2. 嗜酸性粒细胞增多 指成人外周血液嗜酸性粒细胞绝对值大于 0.5×10⁹/L。按嗜酸性粒细胞增多（eosinophilia）的程度分为 3 度：①轻度增多：（0.5～1.5）×10⁹/L。②中度增多：（1.5～5.0）×10⁹/L。③重度增多：大于 5.0×10⁹/L。常见于过敏性疾病及寄生虫感染，为 T 淋巴细胞介导的反应性嗜酸性粒细胞增多；亦常见于某些恶性肿瘤（癌旁现象）及骨髓增殖性疾病。引起嗜酸性粒细胞增多的原因及可能机制见表 2-67。

表 2-67 嗜酸性粒细胞增多原因及机制

原因	疾病	机制
过敏性疾病	支气管哮喘、荨麻疹、风疹、血管神经性水肿、过敏性脉管炎、花粉病、食物过敏、药物过敏、血清病	肥大细胞和嗜碱性粒细胞致敏，释放嗜酸性粒细胞趋化因子，导致反应性增多
寄生虫病	肠道、肠外组织寄生虫，如钩虫、蛔虫、血吸虫、肺吸虫	嗜酸性粒细胞趋化因子增多；与相应抗体结合激活补体，引起反应性增多
皮肤病	天疱疮、疱疹样皮炎、湿疹、银屑病、多形性红斑	变应性因素导致反应性增高
感染性疾病	猩红热的感染期，急性传染病恢复期	引起反应性增多
血液病	骨髓增殖性疾病、恶性淋巴瘤、多发性骨髓瘤、CML、嗜酸性粒细胞白血病	造血干细胞克隆异常，嗜酸性粒细胞异常增殖、细胞周期及在血中时间延长
恶性肿瘤	肺癌、胃癌、结肠癌	淋巴因子及肿瘤因子所介导
嗜酸性粒细胞增多综合征	过敏性肉芽肿、嗜酸性粒细胞心内膜炎、弥散性嗜酸性粒细胞性胶原病	
其他	脾切除、脑垂体前叶功能减低症、肾上腺皮质功能减低症，应用 IL-2、GM-CSF、磺胺药类、头孢类、青霉素类	嗜酸性粒细胞清除减少、骨髓释放嗜酸性粒细胞增多

3. 嗜酸性粒细胞减少 嗜酸性粒细胞减少（eosinopenia）是指成人外周血液嗜酸性粒细胞绝对值小于 $0.05 \times 10^9/L$。主要见于以下情形。

（1）传染病急性期 一般病原体急性感染期，机体处于应激状态，肾上腺皮质激素分泌增加，嗜酸性粒细胞随之减少，恢复期嗜酸性粒细胞又重新出现并逐渐增多。当症状严重，而嗜酸性粒细胞不减少，说明肾上腺皮质功能衰竭；若嗜酸性粒细胞持续下降，甚至消失，说明病情严重。因此，嗜酸性粒细胞计数可用于观察急性传染病的病情及预后判断。

（2）严重组织损伤 如手术后4小时，嗜酸性粒细胞常显著降低，24~48小时后逐渐增多，增多速度与病情变化基本一致。大面积烧伤病人，数小时后嗜酸性粒细胞完全消失，并持续较长时间。若大手术或大面积烧伤后，嗜酸性粒细胞不减少，表明预后不良。因此可用嗜酸性粒细胞计数作为二者预后观察的指标。

（3）其他 长期应用肾上腺皮质激素、垂体或肾上腺皮质功能亢进时，可使嗜酸性粒细胞减少。因此，可进行垂体或肾上腺皮质刺激试验，通过观察嗜酸性粒细胞数量的变化来判断垂体或肾上腺皮质的功能，但临床少用。

第四节　血小板检验

血小板（platelet，PLT）是由骨髓中成熟的巨核细胞（megakaryocyte）的胞质分割而生成。外周血液中血小板的数量受血小板生成素（thrombopoietin，TPO）的调节。其寿命为7~10天，主要被单核-吞噬细胞系统清除。

血小板计数（platelet count）的适应证为：①不明原因的出血。②排除出血性疾病。③监测病人的化疗和放疗过程。④疑为骨髓疾病（全骨髓萎缩、骨髓增生）。⑤疑为血小板破坏增加、血小板消耗过多或反应性血小板增多。⑥术前检查。

【检测原理】由于血小板体积小，极易黏附、聚集和被破坏，以及检验的干扰因素较多，尽管血小板计数方法较多，其计数结果均不十分理想。目前计数的方法有显微镜直接计数法、血细胞分析仪法和流式细胞仪法等。

1. 显微镜直接计数法

（1）普通显微镜计数法 此法的检测原理与红细胞和白细胞计数相同。由于所采用的稀释液不同而又分为破坏红细胞稀释法（溶血法）和不破坏红细胞稀释法。前者所采用的稀释液为草酸铵、复方尿素和高铁氰化钾溶液，后者采用的是复方碘稀释液。

（2）相差显微镜计数法 利用光线通过物体时产生的相位差而转化为光强差，增强被检测物体立体感的原理，从而识别并计数血小板。此法所采用的稀释液为草酸铵。

2. 血细胞分析仪法 血细胞分析仪计数血细胞（血小板）的原理有电阻抗法、光散射法，参见血细胞分析仪法。

3. 流式细胞仪法 采用特定荧光素标记的血小板特异性单克隆抗体，如CD41（GPⅡb）、CD42（GPⅠb）、CD61（GPⅢa）标记血小板，并由流式细胞仪根据荧光强度和散射光强度等信号检测血小板。

【方法学评价】血小板普通显微镜计数法的方法学评价见表2-68。其他血小板计数法的方法学评价见表2-69。

扫码"学一学"

扫码"看一看"

表 2 - 68　血小板普通显微镜计数法的方法学评价

方法	优点	缺点
草酸铵溶血法	对红细胞破坏力强，血小板形态及视野清楚；稀释倍数小，故计数误差较小，为常规计数方法，草酸铵为首选稀释液	
复方尿素溶血法	稀释后血小板肿大易辨认	尿素易分解，不能完全破坏红细胞
高铁氰化钾溶血法	试剂稳定易于长期保存	不能完全破坏红细胞
复方碘稀释法		不能破坏红细胞，试剂易于细菌生长，干扰计数，已被淘汰

表 2 - 69　其他血小板计数法的方法学评价

方法	优点	缺点
相差显微镜计数法	计数的准确性高，血小板易于识别，并可于照相后核对计数结果，1988 年 WHO 推荐草酸铵 - 相差显微镜计数法为血小板计数的手工参考方法	所用仪器昂贵，临床上较少选用
血细胞分析仪法	计数简便、快速、重复性好，并可同时测定血小板、MPV 及 PDW 等多个指标，是目前常规筛检 PLT 的方法，已广泛用于临床	不能完全区分血小板与其他类似大小的物质（非血小板颗粒），致使计数结果的误差较大。其计数结果有时仍需要显微镜直接计数法、复检血涂片等方法进行校正
流式细胞仪法	目前推荐的参考方法，准确性高，利于血小板减少症的血小板准确计数。2001 年 ICSH 推荐此法，现为我国卫生行业标准	所用仪器昂贵，成本较高

【质量控制】由于血小板计数的误差较大，计数时必须严格遵守操作规程，尽量减少误差。特别是血细胞分析仪法，由于其影响因素多，要密切注意观察直方图的变化。如果直方图出现异常，提示此结果不可信，必须采用显微镜直接计数法或流式细胞仪法重新复检后报告结果。

1. 稀释液必须符合要求　稀释液必须新鲜、洁净，无杂物和细菌污染。定期检查稀释液的质量，检测前应先做稀释液空白计数，计数值为零时方可使用。优质的血小板稀释液必须具备以下条件：①能有效抑制凝血。②迅速固定血小板，防止血小板聚集和形态变化。③溶血性稀释液要能完全破坏红细胞。④组成简单并易于保存，不利于细菌生长。

2. 器材及操作必须标准化和规范化

（1）所用器材必须校准、洁净、干燥，符合要求。

（2）采血、充液、计数均应规范，避免血小板被激活或被破坏。必须采用符合要求的聚丙烯或聚苯乙烯注射器及容器或负压采血系统，使用 EDTA - K_2（浓度为 $1.5 \sim 2.2$ mg/ml）抗凝剂。

（3）充液后必须静置 $15 \sim 20$ 分钟再计数，并在采血后 1 小时内完成计数。时间过短或过长可导致血小板未完全下沉或失去光泽，使计数结果偏低。

（4）显微镜下观察血小板时，应将聚光器下调、光圈缩小、光线调弱，使视野略暗，并注意与细胞碎片、灰尘、微生物等鉴别。

（5）充液前必须轻轻摇动血小板悬液 2 分钟或 200 次以上，但用力不宜过大，以免造成血小板破坏或产生气泡，引起计数误差。

3. 及时核准血小板计数结果 由经验丰富的检验人员及时核准血小板计数结果。常用的方法有如下。

（1）用同 1 份血标本制备良好的血涂片，观察血小板数量、形态和分布情况，进行核准。正常每油镜视野可见 8 ~ 15 个血小板，无大量血小板凝块和大型血小板等。同时注意有无影响血小板计数准确性的干扰物，如红细胞、白细胞碎片等。外周血液涂片血小板数量与血小板计数的对应关系见表 2 - 70。

表 2 - 70 外周血涂片血小板数量与血小板计数的对应关系

平均每个油镜视野血小板数量（个）	估计血小板计数（$\times 10^9$/L）
0 ~ 1	< 15
1 ~ 3	15 ~ 50
4 ~ 7	50 ~ 100
7 ~ 9	100 ~ 140
9 ~ 15	140 ~ 200
15 ~ 25	200 ~ 350
25 ~ 33	350 ~ 450
> 33 ~ 40	> 450 ~ 500

（2）用血小板计数的参考方法核准计数结果。

（3）每份标本最好做 2 次计数，若 2 次计数误差小于 10%，取其均值报告；若计数误差大于 10%，应做第 3 次计数，取 2 次相近结果的均值报告。

4. 排除非技术因素的影响 某些病理情况下出现的异常血液标本和某些干扰因素均可影响计数结果，可出现血小板假性减少或增多。常见的非技术因素如下。

（1）血小板聚集或凝集、异常蛋白血症、巨大血小板、血小板卫星现象、EDTA 依赖性血小板聚集、高脂血症导致血小板假性减少。

（2）HbH 包涵体病人的红细胞碎片、CLL 病人的淋巴细胞核和细胞质碎片、小红细胞等可被误认为血小板，导致血小板假性增多。

（3）输入脂肪乳的病人，血液中可能含有与血小板直径相近的脂肪乳颗粒，可使血小板假性增高，故应在输入脂肪乳 6 小时后进行血小板计数。若情况紧急，可采用血涂片间接计数法报告结果。

（4）病人有明显出血症状，同时接受大量静脉输液或血浆置换时可能导致稀释性血小板减少。

【参考区间】（100 ~ 300）$\times 10^9$/L。

【临床意义】 健康人血小板计数结果可随着时间和生理状态的改变而变化，每天可有 6% ~ 10% 的变化。血小板生理性变化见表 2 - 71。病理情况下和某些药物影响时，血小板数量可出现明显的变化。

表 2 - 71 血小板计数结果的生理性变化

增多	减少
午后	早晨
冬季	春季
高原居民	平原居民

续表

增多	减少
月经后	月经前
妊娠中晚期	分娩后
运动、饱餐后	休息后
静脉血	毛细血管血

1. 病理性变化

（1）血小板减少　血小板低于 $100 \times 10^9/L$ 时为血小板减少（thrombocytopenia），这是引起出血的主要原因之一。血小板减少常见的表现为瘀斑、紫癜、轻至中度黏膜出血、鼻出血，胃肠道、肺部、泌尿生殖道出血。典型的表现为躯干和四肢皮肤瘀斑和紫癜。当血小板低于 $60 \times 10^9/L$ 时，可引起创伤出血或手术后出血；血小板低于 $10 \times 10^9/L$ 时可有自发性出血。

（2）血小板增多　血小板大于 $400 \times 10^9/L$ 时为血小板增多（thrombocytosis），血小板大于 $1\,000 \times 10^9/L$ 常有血栓形成的危险。在原因未明的血小板增多的病人中，约有50%为恶性疾病。

病理性血小板减少和增多的原因见表2-72。临床需对原发性和继发性血小板增多进行鉴别。

表 2-72　病理性血小板减少和增多的原因及意义

状态	原因	临床意义
血小板减少	生成障碍	急性白血病、再生障碍性贫血、恶性肿瘤骨髓转移、放射性损伤、巨幼细胞贫血等
	破坏过多	ITP、脾功能亢进、SLE 等
	消耗过多	DIC、血栓性血小板减少性紫癜
	分布异常	脾肿大（肝硬化、Banti 综合征）、血液被稀释（输入大量库存血和血浆）
	先天性	新生儿血小板减少症、巨大血小板综合征
血小板增多	原发性	CML、原发性血小板增多症、真性红细胞增多症等
	反应性	急性化脓性感染、大出血、急性溶血、肿瘤等
	其他	外科手术、脾切除等

2. 药物及有害物质影响　血小板数量变化除了见于生理性和病理性变化外，某些药物和有害物质也可导致血小板增多或减少。长期接触沥青气体等可引起血小板减少；肾上腺素、糖皮质激素和某些口服避孕药等可引起血小板增多。引起血小板减少的药物较多，其主要是通过引起血小板减少、全血细胞减少、再生障碍性贫血和免疫性血小板减少等原因，导致血小板数量减少见表2-73。

表 2-73　引起血小板减少的药物

血小板减少的原因	药物
全血细胞减少	氯丙嗪、肼苯达嗪、洋地黄、乙酰唑胺、维生素K、链霉素、氯喹、奎尼丁
血小板减少	氯米那、可待因、甲基多巴、氢氯噻嗪、利血平、依他尼酸、肝素、己烯雌酚、甲疏咪唑、氯苯那、呋喃妥因、青霉素、红霉素、林可霉素、土霉素
再生障碍性贫血	苯妥英钠、非那西丁、氨基比林、吲哚美辛、氯磺丙脲、甲苯磺丁脲、氯霉素
免疫性血小板减少	硝酸甘油、螺内酯、利福平、奎宁、硫氧嘧啶

本章小结

一张合格的血涂片应该是厚薄适宜，血膜头、体、尾明显，细胞分布均匀，两侧留有一定的空隙，边缘整齐。Wright – Giemsa 染色法结合了 Wright 染色法和 Giemsa 染色法的优点，使胞质、胞核和胞质内颗粒着色均较好。

血细胞计数的误差来源于技术误差和固有误差，ICSH 推荐氰化高铁血红蛋白测定法作为 Hb 测定参考方法，但试剂含 KCN 有剧毒，处理不当易造成环境公害；Hct 的高低主要与 RBC 数量及大小有关，微量法标本用量少，结果准确、快速、重复性好。Retic 计数普通显微镜法易掌握、成本低，但操作费时，且受主观因素影响，计数精确性较差等；影响 ESR 因素较多，魏氏法是 ICSH 推荐的参考方法。

白细胞计数与分类计数方法有显微镜检查法和血液分析仪法，显微镜检查法是参考方法，但其尚无公认或比较完善的质量保证与考核方法，关键在于严格遵守操作规程，掌握其误差规律，熟练操作技术。

血小板计数方法有显微镜直接计数法、血细胞分析仪法和流式细胞仪法等。血细胞分析仪法是常规筛检血小板的方法，已广泛用于临床；流式细胞仪法是目前推荐的参考方法。

Blood cell examination is one of the major parts of blood examination. It can provide basic and complete information of hematology, including quality and quantity of blood cells, and is an important basis of diagnosis and analysis of diseases. The main points of this chapter are as follows.

■ Correct preparation of the blood smear and principle of Wright – Giemsa stain.

■ Normal and abnormal blood cell morphology and clinical values.

■ Blood cell counting and its errors, principle of hemoglobin measurement, quality control, methodology assessment and clinical values.

■ Reticulocyte morphology, counting method and clinical values.

■ Measurement of hematocrit, calculation and clinical values of MCV, MCH, MCHC.

■ Factors influencing erythrocyte sedimentation rate, assessment and evaluation of quality control and clinical values.

（岳保红）

扫码"练一练"

第三章　血细胞分析仪检验

📖 教学目标与要求

1. **掌握**　血细胞分析仪的检测原理，检验结果报告方式，检验结果复检规则，性能评价及质量控制。
2. **熟悉**　血细胞分析仪检测参数及临床意义。
3. **了解**　血细胞分析仪散点图。

血细胞分析仪是临床实验室不可缺少的检验仪器之一。血细胞自动分析技术具有高度自动化、智能化、高精密度、易质控、多参数、有效筛检健康人群等特点。本章要点为：

● 血细胞分析仪的检验原理。

● 血细胞分析仪检验主要临床参数（特别是 RDW、MPV 和 RMI）、直方图及其临床应用。

● 血细胞分析仪的性能评价指标与全面质量控制。

因操作过程的随机误差、实验器材的系统误差和检测方法的固有误差等因素，使血细胞显微镜计数法的检验结果受到很大影响；在大批量标本检查时，因操作费时，也难于及时发出检验报告。1953 年美国 Coulter 公司成功研制了第一台电阻抗型血细胞计数仪，20 世纪 60 年代已用于检测红细胞、血红蛋白、红细胞平均体积和白细胞计数等项目；20 世纪 70 年代，血细胞计数仪增加了 PLT。20 世纪 70 年代末至 80 年代开发了白细胞三分群、红细胞体积分布宽度及血小板平均体积等新项目；20 世纪 90 年代起，所开发的血细胞计数仪均称为血细胞分析仪（blood cell analyzer，BCA），或血液分析仪（hematology analyzer，HA），增加了白细胞五分类、Retic 计数及分群、幼稚细胞及淋巴细胞亚群分析等指标。目前，大多数血细胞分析仪具有以下性能：①全血细胞计数功能（红细胞、白细胞和 PLT 及其相关的计算参数）。②白细胞分类功能（三分群或五分类）。③血细胞计数和分类的扩展功能，包括：NRBC 计数、Retic 计数及其相关参数；幼稚粒细胞、未成熟粒细胞、造血干细胞计数；未成熟血小板比率；淋巴细胞亚型计数；细胞免疫表型检测等。④有效筛检健康人群，提供异常人群疾病的诊断线索。目前，血细胞分析已形成流水线，即把标本识别器、标本传送通道、血细胞分析仪、网织红细胞分析仪、推片机及染片仪、数字化细胞成像联成一体，用于全血细胞分析。

第一节　血细胞分析仪检验原理

现代血细胞分析仪主要有血细胞计数、白细胞分类及血红蛋白检测等功能。主要应用电阻抗、激光散射或联合多种技术等。

扫码"学一学"

一、血细胞计数原理

（一）电阻抗法

1. 仪器组成 电阻抗法血细胞分析仪的主要组成部分及各部分功能见图 3 − 1。

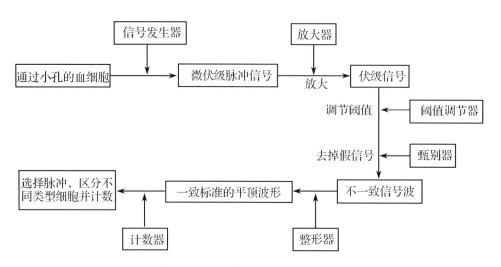

图 3 − 1 电阻抗法血细胞分析仪的主要组成部分及功能

2. 血细胞计数原理 悬浮在电解质溶液中的血细胞具有相对非导电性，通过恒流电场时可引起电阻及电压的变化，产生脉冲信号，脉冲数量反映细胞数量，脉冲幅度反映细胞体积，以此进行血细胞分析。该方法称为电阻抗法（electrical impedance），该原理又称为库尔特原理（coulter principle）。

血细胞计数在小孔管内进行，其侧壁有一红宝石小孔，直径小于 $100\mu m$，厚度约 $75\mu m$。接通电源后，位于小孔管两侧的电极在电解质溶液中产生稳定电流。通过负压吸引，血细胞随稀释液经红宝石小孔进入小孔管，局部电阻瞬间增高而产生脉冲信号。仪器将监测到的脉冲信号进行放大、阈值调节、甄别、整形、计数及自动控制保护系统，最终打印出数据和图形报告（图 3 − 2、图 3 − 3）。

（1）红细胞和血小板分析 需要等渗的稀释液介质环境，除了计数 RBC、PLT 外，根据电阻抗原理和计算机计算系统，还可获得 MCV、MCH、MCHC、Hct 以及红细胞体积分布宽度（red blood cell volume distribution width，RDW）等红细胞参数，以及血小板平均体积（mean platelete volume，MPV）、血小板比容（plateletcrit，PCT）和血小板分布宽度（platelet distribution width，PDW）等血小板参数。早期的血细胞分析仪根据二者体积差异采用同一检测通道进行分析。为避免大血小板和小红细胞彼此之间的干扰，采用浮动界标技术以减少误差（图 3 − 4）。为提高血小板计数的准确性，许多血细胞分析仪还采用了其他特殊装置，如：①扫流装置：在细胞计数小孔旁有一股持续的稀释液流，也叫扫流液体，其流向与计数小孔呈直角，使计数后的液体流走，可防止计数后颗粒重新进入循环而再次计数。②鞘流技术：避免湍流、涡流导致血细胞从小孔的边缘流过，而影响计数结果。③血小板 3 次计数及拟合曲线技术。目前部分血细胞分析仪已采用独立的血小板计数通道进行分析。

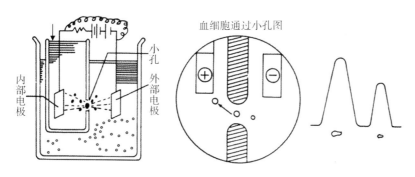

图 3 - 2　电阻抗法细胞计数原理

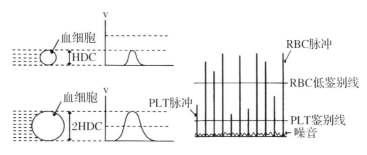

图 3 - 3　血细胞脉冲信号与直方图关系

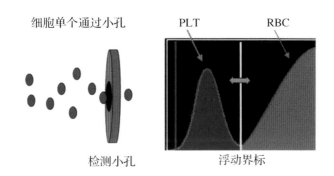

图 3 - 4　电阻抗法红细胞和血小板检测原理

（2）白细胞和血红蛋白分析　介质中需要添加溶血素，破坏红细胞后进行分析。

（3）结果显示　除了显示 3 种血细胞分析结果外，还有细胞平均体积及其差异，并提供血细胞体积分布图形。该图形是将每个细胞的脉冲数据根据其体积大小分类，并储存于相应的体积通道进行汇总而得到的。以血细胞体积（fl）为横坐标，相应体积血细胞所出现的频率（REL No.）为纵坐标，计算并打印反映细胞群体分布情况的拟合曲线，称为血细胞体积分布直方图（histogram）。它可以显示某一特定细胞群的平均细胞体积、细胞分布情况，以及是否存在异常细胞。

（二）流式细胞术与激光散射法

将细胞悬液注入鞘液流中央，单个细胞随悬液和鞘液流两股液流整齐排列，恒速定向通过石英毛细管。激光照射时，产生与细胞特征相应的各种角度的散射光。①低角度散射光（前向散射光）的信息反映细胞的数量和体积大小。②高角度散射光（侧向散射光）的信息反映细胞的内部颗粒、细胞核等复杂性。如果采用荧光染料染色细胞，激光照射时可产生不同波长的散射荧光，其荧光强度与核酸物质含量呈正相关。

1. 白细胞计数原理 血细胞分析仪首先排除红细胞干扰（如溶血或使红细胞成为"影细胞"）后，以低角度散射光信息反映白细胞数量和体积。利用流式细胞术，单个细胞随着流体动力聚集的鞘流液通过激光照射的检测区时，使光束发生折射、衍射和散射，散射光由光检测器接受后产生脉冲，脉冲大小与被照细胞的大小成正比，脉冲的数量代表细胞的数量。

2. 红细胞计数原理 红细胞稀释液使红细胞由双凹圆盘状变为球形，并以戊二醛固定，使单一红细胞无论以何种方位通过测试区时，产生的光散射信号均相同，便于准确检测MCV，又称为球形红细胞平均体积（mean sphered cell volume，MSCV）。670nm激光束以低角度散射光（2°~3°）测量MSCV与RBC总数，高角度散射光（5°~15°）测量单个红细胞血红蛋白含量（corpuscular hemoglobin content，CH），绘出红细胞散射图、RBC体积与红细胞血红蛋白浓度（V/HC）的线性散点图，得出MCV、MCH、MCHC、RDW、红细胞血红蛋白平均浓度（corpuscular hemoglobin concentration mean，CHCM）、血红蛋白量分布宽度（hemoglobin distribution width，HDW）等参数（图3-5）。

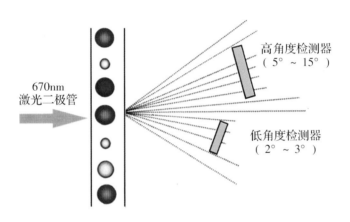

图3-5 激光散射法红细胞检测原理

3. 血小板计数原理

（1）激光散射法 当球形化的血小板单个通过激光照射区时，低角度测量血小板体积；高角度测量折射指数（refractive index，RI）。RI与细胞密度有关，虽然大血小板与小红细胞、红细胞碎片及其他细胞碎片的体积接近，但其内容物不同，RI相差较大。血小板RI为1.35~1.40，红细胞RI为1.35~1.44，可在血小板二维散射图上予以鉴别。测得鞘流电阻抗法血小板计数（platelet concentration - impedance method，PLT - I）、PCT、PDW、MPV、大血小板比率（platelet larger cell ratio，P - LCR）等参数和直方图。

（2）光散射结合核酸荧光染色法 在网织红细胞/血小板检测通道，采用染色剂对未成熟（网织）血小板内核酸（DNA/RNA）染色后，再进行流式细胞术分析。根据成熟血小板和未成熟（网织）血小板核酸染色能力的差异将二者区分开，得到光学法血小板计数（platelet concentration - optical method，PLT - O）、未成熟血小板比率（immature platelet fraction，IPF），并显示PLT - O散点图。

激光散射法除了可计数红细胞、白细胞和血小板以外，还可进行Retic计数，并筛查出异常血细胞。现代血细胞分析仪还联合应用了其他方法，如射频电导法、细胞化学染色、VCS法、多角度偏振光、双鞘流技术等。

二、白细胞分类（群）计数原理

（一）白细胞三分群计数原理

经溶血素处理后，红细胞迅速溶解，白细胞胞质经细胞膜渗出，胞膜紧裹在细胞核和颗粒周围。脱水后的白细胞体积取决于脱水后白细胞内有形物质的多少，与其自然体积无关。血细胞分析仪可将体积为 35 ~ 450 fl 的白细胞分为 256 个通道（channel），每个通道为 1.64 fl，根据白细胞大小分别置于不同的通道中，可初步确认相应的细胞群，并显示出白细胞体积分布直方图（表 3 - 1、图 3 - 6）。根据各群占总体的比例，计算出白细胞各群的百分率。将白细胞各群的百分率与同一标本的白细胞总数相乘，即得到各群细胞的绝对值。

表 3 - 1　电阻抗法白细胞三分群的主要细胞与特点

细胞群	体积（fl）	主要细胞	脱水后特点
小细胞群	35 ~ 90	淋巴细胞	单个核细胞，颗粒少，细胞小
中间细胞群	90 ~ 160	单核细胞、嗜酸性粒细胞、嗜碱性粒细胞、核左移的各阶段幼稚细胞、白血病细胞	单个核细胞或核分叶少，细胞中等大小
大细胞群	>160	中性粒细胞	核分叶多，颗粒多，细胞大

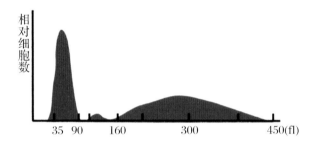

图 3 - 6　三分群血细胞分析仪白细胞分类模式图

电阻抗法血细胞分析仪只是根据细胞体积的大小，将白细胞分成几个群体，在一个群体中可能以某种细胞为主（如小细胞群主要是淋巴细胞），但由于细胞体积间的交叉，可能还存在其他细胞。如中间细胞群（middle cell，MID）包括正常时的单核细胞、嗜酸性粒细胞、嗜碱性粒细胞，病理时的各种原始幼稚细胞、异型淋巴细胞、浆细胞等。因此，中间细胞群计数异常或报警，需特别注意要进行血涂片复检。

（二）白细胞五分类计数原理

通常在电阻抗法基础上，联合应用多种技术进行白细胞五分类计数。

1. 容量、电导、光散射法　容量、电导、光散射（volume, conductivity, scatter, VCS）采用鞘流技术（图 3 - 7），使溶血后的白细胞在几近自然状态下，随液流单个通过检测通道，分别应用电阻抗技术（容量）检测细胞体积；电导（射频）技术检测细胞大小和内部结构（包括细胞化学成分和核体积）；光散射技术检测细胞在 10° ~ 70° 的散射光，反映细胞内的颗粒性、核分叶性和细胞表面结构。

VCS 可显示 3 种细胞散点图（图 3 - 8）：DF1（体积值和散射光值）、DF2（体积值和电导值）、DF3（体积值和电导值，剔除了嗜酸性粒细胞和中性粒细胞信息，只显示嗜碱性粒细胞群）。按散点定位分析细胞类型、计算每一类型细胞数量及百分率，按散点密度检测出细胞亚类。

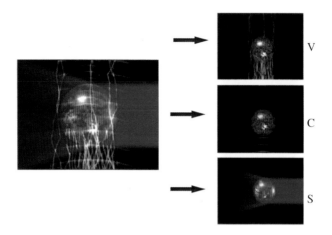

图 3 - 7　VCS 法血细胞分类流程图

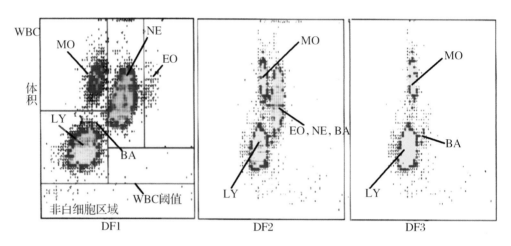

图 3 - 8　VCS 法正常白细胞分类散点图

2. 电阻抗、激光散射、射频、流式细胞术和核酸荧光染色法　共有 3 个检测通道。

（1）4DIFF 通道　利用半导体激光流式细胞术、核酸荧光染色技术，采用专用溶血剂完全溶解红细胞和血小板，而白细胞膜仅轻微受损，聚次甲基（polymethine）荧光核酸染料经过受损的细胞膜进入白细胞内，使其 DNA、RNA 和细胞器着色，其中未成熟粒细胞和异常细胞荧光染色深，成熟白细胞荧光染色浅。从而得到 4DIFF 白细胞散点图（图 3 - 9），包括 4 个细胞群体：中性粒细胞和嗜碱性粒细胞、淋巴细胞、单核细胞、嗜酸性粒细胞（百分率和细胞计数绝对值）和未成熟粒细胞（百分率和细胞计数绝对值）。

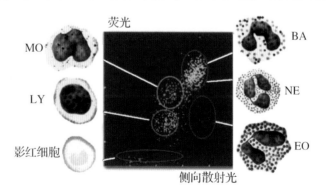

图 3 - 9　白细胞分类 - 4DIFF 散点图

（2）WBC/BASO 通道 在酸性溶血剂作用下，除了嗜碱性粒细胞外的其他所有细胞均被溶解或皱缩（图3-10），经流式细胞术计数嗜碱性粒细胞，可得到 WBC/BASO 百分率和细胞计数绝对值及 WBC/BASO 散点图（图3-11）。

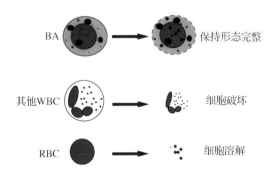

BA — 保持形态完整

其他WBC — 细胞破坏

RBC — 细胞溶解

图3-10 WBC/BASO 通道试剂作用后血细胞变化

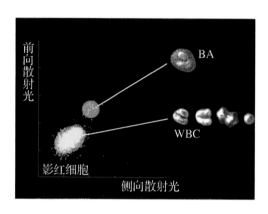

图3-11 白细胞分类-WBC/BASO 散点图

（3）未成熟髓细胞信息（immature myeloid information，IMI）通道 用射频、电阻抗和细胞化学染色法。在细胞悬液中加硫化氨基酸，幼稚细胞与硫化氨基酸结合的量多于较成熟的细胞，且对溶血剂有抵抗作用。加入溶血剂后，即可分析存留的幼稚细胞（包括造血祖细胞、原始细胞、未成熟粒细胞）。IMI 通道可报告各类型幼稚细胞（包括 NRBC）乃至异型/异常淋巴细胞的百分率和绝对值，并提示核左移（图3-12）。

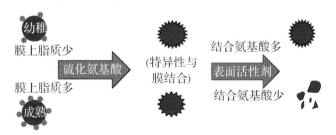

图3-12 幼稚细胞的检测原理

3. 钨光源激光散射与细胞化学法

（1）过氧化物酶染色通道 用表面活性剂溶解红细胞后，采用钨光源激光散射法结合过氧化物酶染色技术进行白细胞分类。根据过氧化物酶活性强度不同（嗜酸性粒细胞>中性粒细胞>单核细胞；淋巴细胞和嗜碱性粒细胞无过氧化物酶活性），测定过氧化物酶平均指数（mean peroxidase index，MPXI），计算出嗜酸性粒细胞、中性粒细胞或单核细胞的相对过氧化物酶活性。得到以过氧化物酶分布强度为 X 轴、以细胞体积为 Y 轴的散点图，进行白细胞计数与分类。

（2）嗜碱性粒细胞/核分叶性（BASO/lobularity）通道　固体激光通道，用含苯二酸（phthalic acid）和强酸性表面活性剂的稀释液溶解红细胞和血小板，除了嗜碱性粒细胞外，其他所有白细胞膜均被破坏，胞质溢出，仅剩裸核（图 3 - 13）。激光照射后形成二维细胞图，完整的嗜碱性粒细胞呈高角度光散射，位于散点图上部；裸核则位于下部（图 3 - 14）。因不同细胞的裸核结构不同（如淋巴细胞、幼稚细胞为圆形，中性粒细胞为分叶核），分叶越多散点越靠坐标横轴右侧；根据多分叶核（polymorphonuclear，PMN）和单个核（mononuclear，MN）的比例，可计算出左移指数（left index，LI）。LI 越强，说明左移程度越明显。结合嗜碱性粒细胞/核分叶性通道结果，可计算出白细胞总数和分类计数结果。

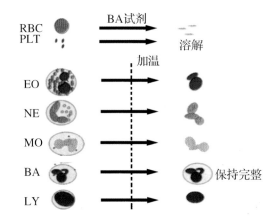

图 3 - 13　嗜碱性粒细胞/核分叶性细胞通道试剂反应示意图

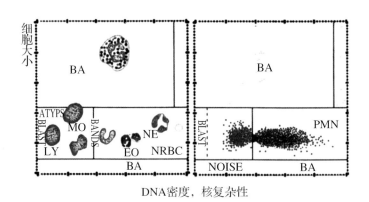

图 3 - 14　嗜碱性粒细胞/核分叶性散点图

（3）未染色大细胞计数（large unstained cell count，LUC）检测　在过氧化物酶通道，可检测到大于正常淋巴细胞体积平均值 2 个标准差的细胞，如异型淋巴细胞、浆细胞、毛细胞、幼稚淋巴细胞和原始细胞。

4. 多角度偏振光散射法　血标本经鞘液稀释后，白细胞内部结构近似自然状态；红细胞内血红蛋白溢出后充满鞘流液。多角度偏振光散射法（multi angle polarized scatter separation，MAPSS）分 4 个角度检测。

（1）0°　前向散射光，反映细胞大小，同时检测细胞数量。

（2）7°　狭角散射光，反映细胞内部结构及核染色质的复杂性。

（3）90°　垂直角度散射光（偏振光），反映细胞内部颗粒及分叶状况。

（4）90°D　垂直角度消偏振散射光（去偏振光），去偏振是指垂直方向激光光波运动随光散射结果而改变。在光散射过程中，嗜酸性粒细胞颗粒大而丰富，可去偏振光，借此与中性粒细胞鉴别。

稀释液中含有 DNA 染料碘化丙啶，可破坏 NRBC 膜和细胞质，使之成为裸核而着色。但该染料很难进入有活性的白细胞，故其细胞核不被染色。血细胞分析仪采用多散点图分析（multi scatterplot analysis，MSA），既可鉴别 NRBC、非活性白细胞和脆性白细胞，计算活性白细胞比率，还使白细胞分类结果免受 NRBC、血小板凝聚、未溶解红细胞和细胞碎片等干扰。

5. 双流体（双鞘流）技术和细胞化学染色法

（1）白细胞分类通道　检测除嗜碱性粒细胞以外的各类白细胞。①双流体（双鞘流）动力连续系统（double hydrodynamic sequential system，DHSS）：采用 2 个鞘流装置，细胞经第 1 束鞘流后通过阻抗小孔测定其真实体积并进行白细胞计数；染色后的细胞随第 2 束鞘流到达激光检测窗，测定细胞的光吸收，分析细胞内部结构。②细胞化学染色：试剂中含有溶血素及氯唑黑 E（chlorazol black E）活体染料，可对白细胞内各类颗粒及单位膜（细胞膜、核膜、颗粒膜等）进行染色，得到中性粒细胞、单核细胞、嗜酸性粒细胞、淋巴细胞、异型淋巴细胞和巨大未成熟细胞（large immature cell，LIC）的散点图。LIC 包括未成熟的粒细胞、单核细胞和淋巴细胞。

（2）嗜碱性粒细胞通道　采用专用染液染色。嗜碱性粒细胞具有抗酸性，染色后保持原有形态与结构，其他细胞则成为裸核。用电阻抗法检测，所得结果与白细胞/血红蛋白通道（采用鞘流阻抗法测定白细胞）的白细胞结果进行比较。

三、血红蛋白检测原理

血细胞分析仪的 Hb 检测原理基本相同，均采用分光光度计法。当稀释的血液中加入溶血剂后，红细胞溶解并释放出 Hb，Hb 与溶血剂中的某些成分结合形成血红蛋白衍生物，进入 Hb 检测系统，在特定的波长（一般为 530~550nm）下进行比色。吸光度的变化与稀释液中 Hb 含量成正比，血细胞分析仪通过计算可显示出 Hb 浓度。

由于溶血剂成分不同，不同类型血细胞分析仪所形成的血红蛋白衍生物也不同，吸收光谱各异，但最大的吸收峰均接近 540nm。ICSH 要求溯源到 HiCN 法，各型号血细胞分析仪必须以 HiCN 值为标准进行校正。由于很多系列血细胞分析仪使用的溶血剂内均含有氰化钾，与 Hb 作用后形成氰化血红蛋白（不是 HiCN），其特点是显色稳定，最大的吸收峰接近 540nm，而吸收光谱与 HiCN 有明显不同，因此，在校正血细胞分析仪时应特别注意。

为了解决含氰的血红蛋白衍生物检测后的污物处理问题和减低溶血剂的毒性作用，部分血细胞分析仪使用非氰化溶血剂（如十二烷基月桂酰硫酸钠，SLS），其检测结果的精确度及准确性可达到含氰化物溶血剂的水平。

四、网织红细胞计数原理

在网织红细胞/血小板检测通道，染色剂对网织红细胞 RNA 进行染色，采用光散射等技术测定 Retic 数量和体积，并根据光散射（或光吸收）强度判断细胞内的 RNA 含量及血红蛋白浓度，进而分析不同成熟阶段的 Retic 参数。Retic 核酸染色法分为荧光染料和非荧光染料染色法。主要染料有：①荧光染料：噁嗪（oxazine）、碱性槐黄 O（auramine O）、聚次甲基、噻唑橙（thiazole orange）、氧氮杂苊 750（oxazine 750）等。②非荧光染料：新亚甲蓝（new methylene blue）等。

1. 荧光染料染色法 该法无须处理成熟红细胞，荧光染料（聚次甲基、噻唑橙等）可直接染色 Retic。根据细胞核酸含量不同，荧光强度依次为：白细胞 > 网织红细胞 > 成熟红细胞，结合细胞大小，可对成熟红细胞、Retic、血小板和白细胞进行区别（图 3 – 15），可得到 Retic 绝对值和百分率、高荧光强度网织红细胞比率（high fluorescence ratio，HFR）、中荧光强度网织红细胞比率（middle fluorescence ratio，MFR）、低荧光强度网织红细胞比率（low fluorescence ratio，LFR）、网织红细胞血红蛋白量（reticulocyte hemoglobin equivalent，Retic – He）、未成熟网织红细胞比率 ［IRF =（MFR + HFR）/（MFR + HFR + LFR）］和 PLT – O 等参数。

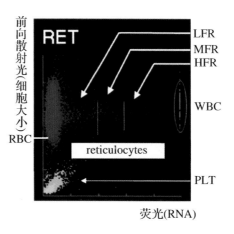

图 3 – 15 网织红细胞计数仪检测原理

2. 非荧光染色法 用新亚甲蓝对网织红细胞 RNA 染色，同时用一种试剂使红细胞内血红蛋白溢出后变为"影细胞"，以减少对 Retic 检测的干扰，采用 VCS 技术测定 Retic。此外，应用柔变轮廓分析技术，以非线性方式区分网织红细胞群和成熟红细胞群。网织红细胞群分 10 个成熟度，RNA 最多的 Retic 位于最强的光散射区（3 ~ 10 区）。可得到网织红细胞参数：Retic 百分率、Retic 绝对值、未成熟网织红细胞（immature reticulocyte fraction，IRF）、网织红细胞平均体积（mean reticulocyte volume，MRV，MCVr）、网织红细胞成熟指数（reticulocyte maturity index，RMI）、高散射光网织红细胞（high Light scatter reticulocyte，HLR）、网织红细胞血红蛋白浓度分布宽度（reticulocyte cellular hemoglobin concentration distribution width，RDWr）等。

五、有核红细胞计数原理

以聚次甲基荧光染色法为例，在 NRBC 通道，表面活性剂可溶解红细胞膜，保留细胞核；白细胞膜不被溶解，胞质完整。核酸物质经聚次甲基荧光染料染色后，在激光束照射下发出散射荧光。以前向散射光（细胞大小）为纵坐标，以荧光强度（核酸含量）为横坐标，分别显示白细胞、NRBC 和影细胞（图 3 – 16、3 – 17）。

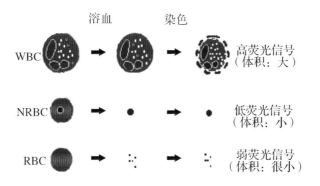

图 3 – 16 核酸染色——NRBC 检测分析过程

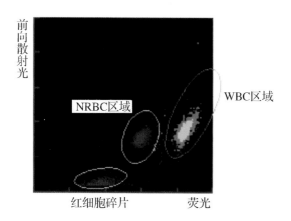

图 3 – 17 NRBC 检测——NRBC 散点图

六、血细胞分析仪工作流程

全自动和半自动血细胞分析仪应用电阻抗法的工作流程基本相似，血细胞分析仪检测流程图见图 3 – 18。

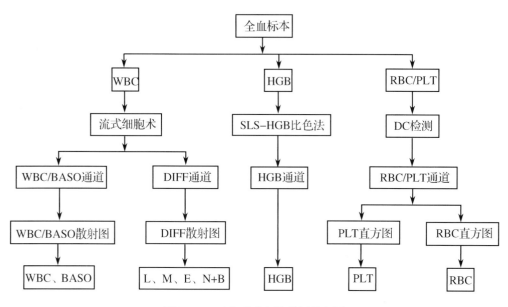

图 3 – 18 血细胞分析仪检测流程图

七、方法学评价

1. 白细胞三分群法

（1）优点　①根据溶血素处理后的白细胞体积，将白细胞分为大细胞群、中间细胞群、小细胞群三群细胞。②可提供红细胞、白细胞、血小板直方图，图示直观易懂。③红细胞及血小板检测参数多于手工法，血细胞计数精密度及检测速度也高于手工法，且费用较五分类仪器低廉。

（2）缺点　①无法准确区分中间细胞群。②受聚集血小板、红细胞碎片等因素干扰，且不能检出有病理意义的异常细胞。③仅适合健康人群的筛检，显微镜复检率高。

2. 白细胞五分类法　白细胞五分类法采用多种技术进行全血细胞分析，除了提供红细胞、白细胞、血小板直方图外，还可提供多种细胞的散点图。不但能较准确地进行白细胞五分类，减少健康人标本的复检率，也能进行 Retic 及网织血小板分析，并提示幼稚或异常细胞，检测参数也多于三分群法。但仍不能完全代替显微镜检查。

3. 自动化程度及血标本类型　根据血细胞分析仪自动化程度可分为全自动与半自动，全自动血细胞分析仪可直接使用抗凝血；半自动血细胞分析仪须预先稀释血标本。

4. 发展方向　血细胞分析仪已由单项检测原理、少量检测项目、半自动化操作向多项检测原理、多种检测项目和全自动化方向发展，并与检验前标本处理自动化、检验中选择性血涂片染色自动化、自动化数字式细胞图像分析、检验后远程质量控制系统等相连，进而与整个实验室自动化整合，使血细胞分析仪的分析功能、检测精密度和临床判断准确性得到较大提高。

第二节　血细胞分析仪检验参数及临床应用

一、检验参数

血细胞分析仪的检验参数主要包括血细胞的三大系列：红细胞系列参数、白细胞系列参数和血小板系列参数。有些血细胞分析仪还可报告 Retic 参数见表 3-2、表 3-3、表 3-4 及 NRBC 信息。

扫码"学一学"

表 3-2　血细胞分析仪红细胞系列检验参数及含义

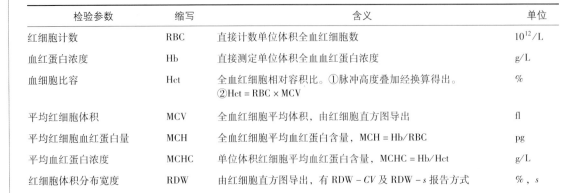

检验参数	缩写	含义	单位
红细胞计数	RBC	直接计数单位体积全血红细胞数	$10^{12}/L$
血红蛋白浓度	Hb	直接测定单位体积全血血红蛋白浓度	g/L
血细胞比容	Hct	全血红细胞相对容积比。①脉冲高度叠加经换算得出。②Hct = RBC × MCV	%
平均红细胞体积	MCV	全血红细胞平均体积，由红细胞直方图导出	fl
平均红细胞血红蛋白量	MCH	全血红细胞平均血红蛋白含量，MCH = Hb/RBC	pg
平均血红蛋白浓度	MCHC	单位体积红细胞平均血红蛋白含量，MCHC = Hb/Hct	g/L
红细胞体积分布宽度	RDW	由红细胞直方图导出，有 RDW-CV 及 RDW-s 报告方式	%，s
单个红细胞平均血红蛋白量	CH	同电阻抗法 MCH	pg

续表

检验参数	缩写	含义	单位
红细胞平均血红蛋白浓度	CHCM	为仪器质控设置，是 RBC 体积与红细胞内血红蛋白浓度（V/HC）线性散点图中血红蛋白浓度分布的平均值	g/L
红细胞血红蛋白量分布宽度	HDW	红细胞内血红蛋白浓度分布的标准差	g/L
球形细胞平均体积	MSCV	全血球形细胞平均体积	fl
有核红细胞百分率	NRBC%	计数 100 个白细胞时有核红细胞数	%
有核红细胞计数	NRBC#	计数单位体积有核红细胞数	10^9/L
感染红细胞千分比	InR‰	1000 个红细胞中感染红细胞数	‰
感染红细胞计数	InR#	计数单位体积感染红细胞数	10^9/L
小红细胞贫血因子	MAF	由红细胞大小和血红蛋白含量计算	fl
红细胞体积因子	RSF	提供红系有效铁供给的数据	%
低血红蛋白浓度	LHD	血红蛋白着色不足的指标	%

表 3 – 3　血细胞分析仪白细胞和血小板检验参数及含义

检验参数	缩写	含义或意义	单位
白细胞计数	WBC	直接计数单位体积全血白细胞数	10^9/L
中性粒细胞百分率	NE	中性粒细胞占全部白细胞数百分比	%
中性粒细胞绝对数	NE#	NE# = NE% × WBC	10^9/L
淋巴细胞百分率	LYM	淋巴细胞占全部白细胞数百分比	%
淋巴细胞绝对数	LYM#	LYM# = LYM% × WBC	10^9/L
单核细胞百分率	MO	单核细胞占全部白细胞数百分比	%
单核细胞绝对数	MO#	MO# = MO% × WBC	10^9/L
嗜酸性粒细胞百分率	EO	嗜酸性粒细胞占全部白细胞数百分比	%
嗜酸性粒细胞绝对数	EO#	EO# = EO% × WBC	10^9/L
嗜碱性粒细胞百分率	BA	嗜碱性粒细胞占全部白细胞数百分比	%
嗜碱性粒细胞绝对数	BA#	BA# = BA% × WBC	10^9/L
过氧化物酶平均指数	MPXI	嗜酸性粒细胞 > 中性粒细胞 > 单核细胞	
未成熟粒细胞百分率	IG，IMG	包括原始粒细胞和幼稚粒细胞	%
未成熟粒细胞绝对数	IG#，IMG#	由 IG、IMG 计算而来	10^9/L
未染色大细胞计数	LUC#	体积大于正常淋巴体积 2 个标准差的细胞，不含有过氧化物酶活性的异常细胞	10^9/L
未染色大细胞百分率	LUC%	未染色大细胞占全部白细胞数百分比	%
造血祖细胞计数	HPC#	从 WBC 通道计算的相当于造血祖细胞的细胞计数	10^9/L
造血祖细胞百分率	HPC%	造血祖细胞占全部白细胞数百分比	%
鞘流电阻抗法血小板计数	PLT – I	直接计数单位体积全血血小板数量	10^9/L
光学法血小板计数	PLT – O	光学法计数单位体积全血血小板数量	10^9/L
荧光法血小板计数	PLT – F	荧光法计数单位体积全血血小板数量	10^9/L
血小板平均体积	MPV	全血血小板平均体积，由血小板直方图导出	fl
血小板比容	PCT	全血血小板相对容积比，PCT = PLT × MPV	%
血小板分布宽度	PDW	血小板群体积分布范围，由血小板直方图导出，以 CV 表示	%
大血小板数	P – LCC	单位体积≥12fl 的血小板数	10^9/L
大血小板比率	P – LCR	体积≥12fl 的血小板比率	%
幼稚血小板比率	IPF	由光学血小板散点图得到，幼稚血小板粒子数占所有血小板粒子总数的百分比	%

表3-4　血细胞分析仪网织红细胞等检验参数

检验参数	英文全称	缩写（计算）
网织红细胞百分率	reticulocyte	Retic
网织红细胞绝对数	reticulocyte#	Retic#
网织红细胞平均体积	mean reticulocyte volume	MRV 或 MCVr
网织红细胞分布宽度（VCS，非荧光染色法）	reticulocyte distribution width	RDWr
网织红细胞血红蛋白含量（荧光染色法）	reticulocyte hemoglobin equivalent	Retic - He
网织红细胞血红蛋白浓度（荧光染色法）	reticulocyte hemoglobin concentration	HCR
网织红细胞平均血红蛋白浓度（荧光染色法）	reticulocyte mean corpuscular hemoglobin concentration	MCHCr
网织红细胞血红蛋白分布宽度（荧光染色法）	reticulocytecellular hemoglobin concentration distribution width	HDWr
网织红细胞分群		
①荧光染色法：		
低荧光强度网织红细胞比率	low fluorescent ratio	LFR
中荧光强度网织红细胞比率	middle fluorescent ratio	MFR
高荧光强度网织红细胞比率	high fluorescent ratio	HFR
②非荧光染色法：		
高散射光网织红细胞	high Light scatter reticulocyte	HLR
中散射光网织红细胞	middle Light scatter reticulocyte	MLR
低散射光网织红细胞	low Light scatter reticulocyte	LLR
网织红细胞成熟指数	reticulocyte maturation index	RMI =（MFR + HFR）/ LFR
未成熟网织红细胞比率	immature reticulocyte fraction	IRF =（MFR + HFR）/（MFR + HFR + LFR）
有核红细胞百分率	nucleated red blood cell	NRBC
有核红细胞绝对数	nucleated red blood cell #	NRBC#

二、临床应用

（一）红细胞参数

红细胞计数、血红蛋白测定、血细胞比容、红细胞平均指数的临床应用参见第二章。

1. 红细胞体积分布宽度（RDW）　RDW 是反映外周血液红细胞体积异质性（即大小不等程度）的指标，是由血细胞分析仪测量细胞体积后获得的，由于 RDW 是来自 10 余秒内对近万个红细胞的检测数据，不但能克服人工红细胞直径测量时的主观因素影响，而且较 Price - Jones 曲线更能直接反映红细胞大小不等的程度。

（1）RDW 报告形式　RDW 多采用 RDW - CV 和 RDW - s 表示。①RDW - CV：是红细胞体积差异为 1s 的数值与 MCV 的比值（ $CV = \dfrac{s}{\bar{X}}$ ，参考区间 13% ±1%）。②RDW - s：是相对于红细胞频数峰值的 100%，所统计的 20% 界限的红细胞体积数值范围，参考区间为（42 ±5）fl。

其中 RDW - CV 对 MCV 的降低更为敏感。小红细胞增多时 MCV 明显减小，RDW - CV 将明显加大；大红细胞贫血时 RDW - CV 变化则不明显；球形红细胞无论以何种角度通过，所产生的脉冲信号大小都是相同的，MCV 并不一定降低，故 RDW - CV 对球形红细胞增多症所致的红细胞体积异常也不敏感。而 RDW $-s$ 所计算的是红细胞体积分布曲线的较低部分，故对少量大细胞或小细胞的存在均较敏感（图 3 – 19），更能真实反映红细胞的大小及离散情况。Retic 的 MCV 较成熟红细胞大，数量增多会使直方图基底增宽，RDW 也随之增大。

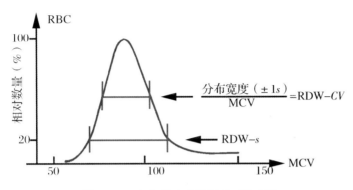

图 3 – 19　红细胞直方图及 RDW 范围

（2）RDW 主要临床价值为

1）鉴别缺铁性贫血（IDA）和轻型 β – 珠蛋白生成障碍性贫血　二者红细胞形态均呈小细胞低色素性改变，但 IDA 病人 RDW 增高，而轻型 β – 珠蛋白生成障碍性贫血 RDW 正常。两者诊断的符合率分别是 100% 和 88%。以 RDW（大于 14%）判断红细胞体积变化，灵敏度为 100%，高于血涂片观察（71%）。另外铁粒幼细胞贫血 RDW 也增高。

2）IDA 的早期诊断和疗效观察　绝大多数（96%）IDA 时 RDW 均增高。特别是贫血早期 MCV 尚无异常改变时，RDW 已增高；当缺铁加重 MCV 减低时，RDW 增高更明显。在缺铁状态高发生率、珠蛋白生成障碍性贫血低发生率的国家，RDW 可作为隐性缺铁的筛选指标。给予铁剂治疗有效时，RDW 先增高，随着正常红细胞的增多和小红细胞的减少，RDW 逐渐降至正常。

3）轻型 β – 珠蛋白生成障碍性贫血的筛查　轻型 β – 珠蛋白生成障碍性贫血病人，血涂片中表现的红细胞大小不均，可能因异形红细胞增多（poikilocytosis）所致。因此，小细胞低色素贫血显微镜检查红细胞大小不均，而血细胞分析仪检查 RDW 正常者，应进行 β – 珠蛋白生成障碍性贫血的检查，以明确诊断。

4）贫血的形态学分类　采用 MCV、MCH、MCHC 对贫血进行分类，忽视了由于红细胞体积异质性对 MCV 准确度的影响，不能全面反映红细胞的病理变化。1983 年 Bessman 提出了贫血的 RDW 和 MCV 分类法（表 3 – 5）。

表 3 – 5　Bessman 的贫血 RDW/MCV 分类法

RDW	MCV	分类	意义
正常	减低	小细胞均一性	轻型 β – 珠蛋白生成障碍性贫血等
升高	减低	小细胞不均一性	缺铁性贫血、铁粒幼细胞贫血等
正常	正常	正常细胞均一性	慢性病性贫血、再生障碍性贫血、白血病等
升高	正常	正常细胞不均一性	骨髓纤维化等
正常	升高	大细胞均一性	MDS、再生障碍性贫血等
升高	升高	大细胞不均一性	巨幼细胞贫血、恶性贫血等

2. 血红蛋白分布宽度 血红蛋白分布宽度（HDW）是反映红细胞 Hb 浓度异质性的参数，用红细胞 Hb 浓度的标准差表示，参考区间为 24～34g/L。HDW 的临床意义见表 3-6。

表 3-6 HDW 的临床意义

HDW	RDW	MCV	临床意义
增高	增高	减低	缺铁性贫血等
增高	正常	减低	轻型 β-珠蛋白生成障碍性贫血等
增高	增高	增高	溶血性贫血等
明显增高	明显增高	减低	遗传性球形红细胞增多症等

3. 球形细胞平均体积 健康人的球形红细胞平均体积（MSCV）比 MCV 大，但有些病人则相反。如当 MSCV 小于 MCV 时，诊断遗传性球形细胞增多症的灵敏度为 100%，特异性 93.3%。

4. 红细胞平均血红蛋白浓度（CHCM） CHCM 是 RBC 体积与红细胞血红蛋白浓度（V/HC）线性散点图中血红蛋白浓度分布的平均值，参考区间 280～410g/L。低于 280g/L 提示低色素红细胞，高于 410g/L 为高色素红细胞。

5. 有核红细胞（NRBC） 除了新生儿、胎儿外，健康成人外周血无 NRBC，NRBC 提示增生性贫血、红白血病和恶性贫血等。

（二）血小板参数

1. 血小板计数 参见第二章第四节。

2. 血小板平均体积 血小板平均体积（MPV）反映血小板的平均体积大小，与血小板数量呈非线性负相关；与血小板功能呈正相关，参考区间 7～11 fl。MPV 与 PLT，MPV 和 PDW 等指标联合应用意义更大（表 3-7）。

表 3-7 PDW、MPV 与 PLT 综合分析的临床意义

MPV	PDW	PLT	骨髓造血功能	PLT 止血功能	PLT 减少的原因及预后
正常	正常	减低	无影响	正常	一过性，如局部炎症，预后好
增高	正常	减低	恢复或有代偿能力，有新生血小板	旺盛	外周血液 PLT 破坏过多，如 ITP，预后好
减低	增高	减低	受抑制，如败血症，若持续下降则提示骨髓造血衰竭	因数量严重减少而下降	骨髓病变、ITP 再生障碍型，预后差

3. 血小板体积分布宽度（PDW） PDW 是血细胞分析仪运算的结果，参考区间为 14.8%～17.2%。单独使用临床价值不大，结合 MPV 与 PLT 的变化，对评估骨髓造血功能和血小板减少症的预后判断具有一定意义（表 3-7）。

4. 未成熟血小板比率（IPF） 未成熟血小板是胞质中残留 RNA 的血小板，为骨髓新近释放入外周血液，因此也被称为网织血小板。IPF 反映骨髓增生状态、血小板更新速度和细胞动力学变化，在血小板减少症的鉴别诊断中具有重要意义。外周血液血小板破坏增多时，若骨髓造血功能良好，则 IPF 增高；反之，血小板增生不良，IPF 减低，提示骨髓造血功能受到抑制。

（三）白细胞参数

白细胞计数、白细胞分类计数临床意义见第二章第三节。

(四) 网织红细胞参数

1. Retic 计数 Retic 绝对值、百分率和网织红细胞生成指数（RPI）测定是反映骨髓红细胞造血功能的重要指标。其临床意义见第二章第二节。

Retic 计数对诊断正细胞贫血，或仅铁蛋白、转铁蛋白饱和度结果可疑的小细胞贫血尤为重要。大细胞贫血伴网织红细胞增多症，常提示用叶酸或维生素 B_{12} 治疗。Retic 计数可鉴别正细胞、小细胞和大细胞性贫血（图 3-20、图 3-21、图 3-22）。

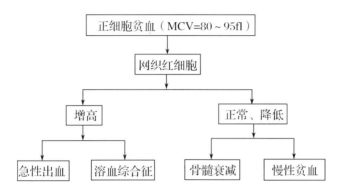

图 3-20 网织红细胞计数鉴别正细胞贫血

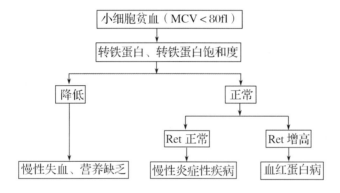

图 3-21 网织红细胞计数鉴别小细胞贫血

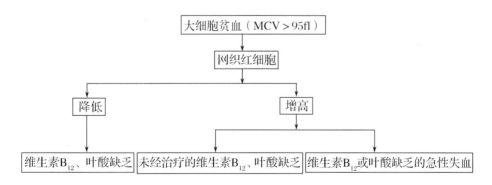

图 3-22 网织红细胞计数鉴别大细胞贫血

2. 网织红细胞成熟指数（RMI） RMI 是光散射法血细胞分析仪根据网织红细胞内 RNA 含量不同，引起荧光染色强度的差异而得出的参数，参考区间为 10.3% ～ 34.0%。RMI 可反映贫血程度、骨髓造血功能和铁贮存状况。对评价骨髓移植后造血功能恢复情况和 EPO 疗效，以及监测放疗、化疗对骨髓的抑制作用具有较高灵敏度。

（1）RMI 增高　RMI 增高常与骨髓移植、慢性溶血、近期出血或化学治疗反应相关，可见于溶血性贫血、ITP、CLL 和某些急性白血病等。

（2）RMI 减低　RMI 减低提示骨髓衰竭和造血无效；RMI 太低与 Retic 计数有关，见于 Retic 成熟延迟，如珠蛋白生成障碍性贫血、慢性肾衰竭、恶性贫血和 MDS。RMI 和 Retic 计数是相对独立的参数，作为骨髓红细胞造血功能的标志，可用于进一步分类贫血。

（3）RMI 与 Retic 比较　①骨髓移植、EPO 治疗后，若骨髓开始恢复造血功能，首先表现为 HFR 和 MFR 的上升，其次为 Retic 计数值上升，因此 RMI 的改变更为灵敏。②接受放疗、化疗后，如出现骨髓抑制，早期 HFR 和 MFR 降低，然后才出现 Retic 的降低。而停止放疗、化疗，骨髓功能恢复后，又可见 HFR 和 MFR 依次升高，可根据 HFR 和 MFR 适时调整治疗方案，避免造成严重的骨髓抑制。

3. 未成熟网织红细胞比率（IRF）　IRF 检测原理与 RMI 相同，仅计算方法略有差异，临床应用价值也同 RMI。在较严重的急性失血，未成熟网织红细胞在 5～8 小时后增高，而 Retic 计数在 2 天内不会明显增高。

（1）评价骨髓功能　在骨髓功能抑制时，HFR 和 MFR 减低早于中性粒细胞和 PLT。在骨髓功能恢复时，多数病人 HFR 或 MFR 迅速增高，HFR、MFR 与 WBC、PLT 同时增高者较少见。

（2）监测治疗过程　在放疗或化疗时，Retic 参数可反映骨髓增生（特别是红系增生）及放疗、化疗的细胞毒性作用。如长期化疗，网织红细胞亚群发生变化，HFR 和 MFR 减低早于 LFR；而 HFR 和 MFR 的迅速增高是骨髓恢复的征象。

（3）评价疗效与调整用药　外周血液造血干细胞移植后病人的 IRF% 增高提示骨髓的造血功能已开始恢复，移植后 IRF 在一定时间内出现并增高，则病人的死亡率极低。在评价贫血药物疗效时，IRF 可反映药物（如红细胞生成素）的灵敏度、有助于调整药物剂量。

4. 网织红细胞血红蛋白量（Retic – He）　Retic – He 可反映网织红细胞的质量变化，在缺铁性贫血的治疗过程中有重要意义，Retic – He 为 30.5pg 是病人补充铁剂的最佳临界值。

5. 网织红细胞平均血红蛋白量（CHr）　CHr 可用于评价骨髓红系的功能状态，在缺铁性贫血治疗中，CHr 最早出现升高。如以 CHr 26pg 为临界值，可及时发现儿童、妊娠妇女、肾透析病人的缺铁状态。

第三节　血细胞分析仪检验图形及临床应用

血细胞分析仪在检测血细胞的同时还可获得相应的细胞分布图形，分析其图形变化，不仅可评估血细胞分析仪的工作状态或是否受非检测成分（如冷球蛋白、聚集血小板及细胞碎片等）的干扰，而且还可提示各类细胞比例（如白细胞分类、网织红细胞分群）的变化或血液中出现非正常血细胞（如白血病细胞）等。

一、血细胞直方图及临床应用

血细胞直方图是用于表示细胞群体分布情况的曲线图形，横坐标为血细胞体积，纵坐标为不同体积血细胞的相对频率。血细胞直方图不仅可提供直观的检验结果，也有利于监

扫码"学一学"

控血细胞分析仪工作状态。但是，由于不同类型血细胞分析仪设置的参数和应用的试剂不同，即使是同一份标本，其血细胞直方图也有差异。

（一）白细胞直方图

1. 正常白细胞直方图 电阻抗型血细胞分析仪，在 35 ~ 450 fl 范围内将白细胞分为 3 群（图 3 - 6），分别为淋巴细胞区（小细胞群）、单个核细胞区（中间细胞群）、中性粒细胞区（大细胞群）。出现异常直方图时，常伴随相应部位的报警信号，如 "H（high，高）" 或 "L（low，低）" 等，分别提示检测结果高于或低于参考区间。

2. 白细胞直方图变化的意义

（1）图形变化决定进一步检查的内容 根据图形变化，决定是否需要显微镜检查，提示在显微镜分类时应注意的异常细胞。

（2）白细胞直方图变化无特异性 如中间细胞群可包括大淋巴细胞、原始细胞、幼稚细胞、嗜酸性粒细胞、嗜碱性粒细胞，其中任何一种细胞增多，均可使直方图产生相似的变化。因此，异常的直方图只是粗略判断细胞比例变化或有无异常细胞，进而在显微镜检查中要注意这些变化，或在健康人体检中筛选是否需要进行血涂片检查。白细胞直方图的临床应用见表 3 - 8。

表 3 - 8 白细胞直方图变化的临床意义

因素	直方图	临床意义
NE 增高	NE 峰明显增大，NE 右侧区域异常	各种原因引起的 NE 增多、LY 减少症等
NE 减低	LY 峰明显增大，NE 峰明显缩小	婴幼儿、再生障碍性贫血、NE 缺乏症、LY 增多症、传染性单核细胞增多症、CLL 等
EO/MO 增高	中间细胞区的细胞峰明显增高，并出现报警	可能存在异型淋巴细胞、浆细胞、原始细胞、EO 增高、BA 增高等
ALL	在某一区域出高大细胞峰，同时有报警。白细胞总数明显增高，原始和幼稚细胞增高	不同类型白血病可出现相似的直方图，同一标本在不同仪器分析，其直方图也有所差异
CML	单个核细胞区和中性粒细胞区左侧范围有一高大的细胞峰，图形呈平台状	如疗效佳，白细胞总数减低，直方图可恢复正常；若发生急变，直方图又可异常

NE：中性粒细胞，LY：淋巴细胞，EO：嗜酸性粒细胞，MO：单核细胞，BA：嗜碱性粒细胞，ALL：急性淋巴细胞白血病，CLL：慢性淋巴细胞白血病，CML：慢性粒细胞白血病。

（3）反映某些人为或病理因素干扰白细胞计数和分类计数 外周血液出现 NRBC 或巨大血小板，采血时由于技术原因造成血小板聚集，某些病理因素使红细胞膜对溶血剂有抵抗作用，致红细胞溶血不完全，标本中有大量红细胞膜碎片等，都可使白细胞直方图在 50 fl 以下区域出现一个或大或小的峰。因此当检验结果出现这种图形时，提示白细胞计数和分类计数均不准确，需要采取相应的手段进一步检测。几种白细胞直方图变化见图 3 - 23、图 3 - 24、图 3 - 25、图 3 - 26。

3. 分析白细胞直方图应注意的问题

（1）溶血剂处理后的白细胞体积变化 经溶血剂处理后的中性粒细胞体积大于其他正常白细胞；白血病细胞、异型淋巴细胞、浆细胞等可出现在单个核细胞区，少数也可出现于淋巴细胞或粒细胞区。所以，电阻抗法白细胞直方图异常改变缺乏特定的诊断意义，但可用于判断白细胞各群的分布情况，作为血涂片显微镜检查前的初步筛选，对病理标本必须经过显微镜检查确认。

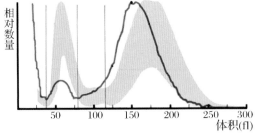

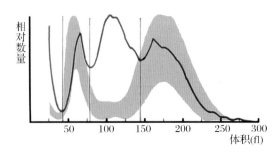

图 3－23　中性粒细胞增多　　　　　　图 3－24　嗜酸性粒细胞增多

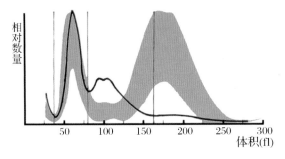

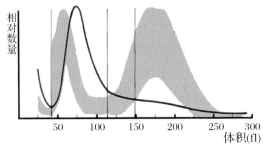

图 3－25　单核细胞增高、中性粒细胞减少　　图 3－26　淋巴细胞增多、中性粒细胞减少

（2）血细胞分析仪必须使用配套试剂　由于不同血细胞分析仪所采用的稀释液及溶血剂成分不完全相同，对白细胞膜的作用程度不同，同一份血液标本在不同血细胞分析仪的直方图形状有所不同，所以各型号血细胞分析仪确定白细胞"分群"的区分界限设置点也有所不同。因此，必须使用配套试剂。

（3）必须与原有的正常直方图作对照　不同厂家、不同型号血细胞分析仪的白细胞直方图是不完全相同的，但各类血细胞分析仪电阻抗法白细胞直方图的病理变化趋势是一致的。因此，在分析各种病理变化的图形之前，必须先掌握所拥有的血细胞分析仪的正常白细胞直方图，作为对照。

（二）红细胞直方图

1. 正常红细胞直方图　血细胞分析仪在 36～360 fl 范围内分析红细胞，横坐标表示红细胞体积，纵坐标表示不同体积红细胞出现的相对频率。正常红细胞主要分布在 50～200 fl 范围内，在直方图上可见 2 个细胞群体，在 50～125 fl 区域有一个几乎两侧对称、较狭窄的正态分布曲线，主峰右侧约分布在 125～200 fl 区域的细胞，为大红细胞和 Retic（图 3－19）。红细胞体积发生变化，直方图的峰可左移或右移，或出现双峰。

2. 红细胞直方图变化的意义　不同类型贫血时，红细胞体积变化使红细胞体积分布图形发生变化，结合其他参数对鉴别诊断颇有价值（表 3－9、图 3－27、图 3－28、图 3－29、图 3－30、图 3－31、图 3－32）。

表 3－9　血细胞分析仪红细胞直方图的临床应用

贫血类型	波峰	峰底	RDW	血涂片	可能原因
小细胞均一性	左移	基本不变	正常	小细胞为主，大小较一致	珠蛋白生成障碍性贫血等
小细胞不均一性	左移	变宽	增大	小细胞为主，大小不一	缺铁性贫血等

贫血类型	波峰	峰底	RDW	血涂片	可能原因
	左移	变宽，可有双峰	明显增大	小细胞为主，大小明显不一	铁粒幼细胞贫血、缺铁性贫血经治疗有效时
大细胞均一性	右移	基本不变	正常	大细胞为主，大小较一致	溶血性贫血、白血病前期、再生障碍性贫血等
大细胞不均一性	右移	变宽	增大	大细胞为主，大小不一	巨幼细胞贫血、叶酸、维生素B$_{12}$治疗初期等
	右移	变宽，可有双峰	明显增大	以大细胞为主，大小明显不一	巨幼细胞贫血、叶酸、维生素B$_{12}$治疗有效时
正细胞均一性	不变	基本不变	正常	细胞形态正常，大小一致	慢性病、急性失血、再生障碍性贫血、骨髓发育不良等
正细胞不均一性	不变	变宽	增大	细胞形态正常，大小不一	血红蛋白异常、再生障碍性贫血等
	不变	明显变宽	明显增大	细胞形态正常，大小明显不一	早期或混合性营养不良等

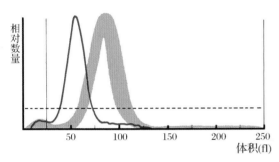

图 3-27　轻型 β-珠蛋白生成障碍性贫血

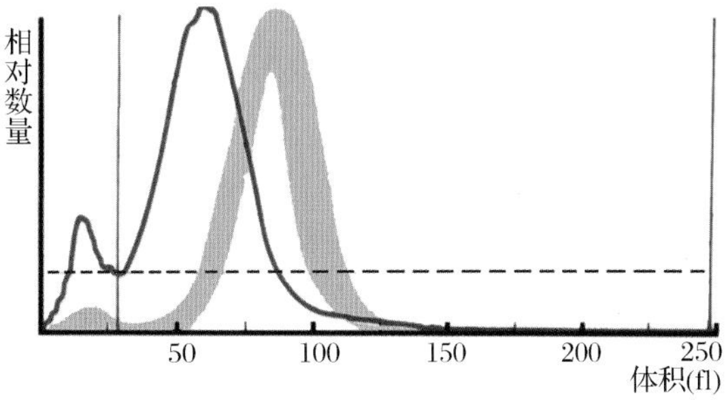

图 3-28　缺铁性贫血治疗前

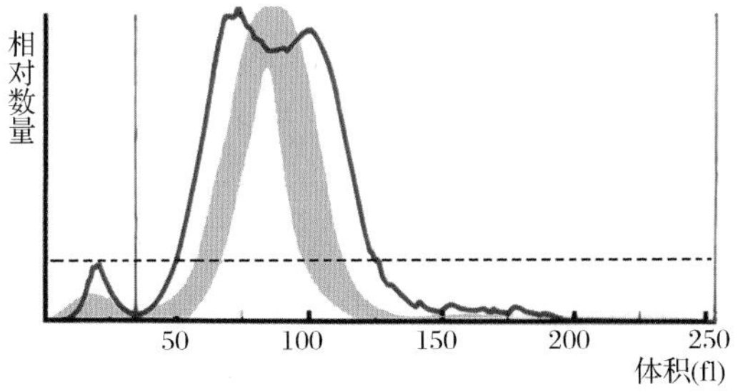

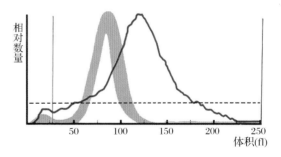

图 3-29　缺铁性贫血治疗后

图 3-30　巨幼细胞贫血

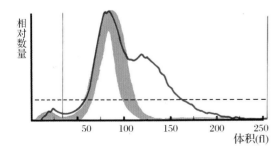

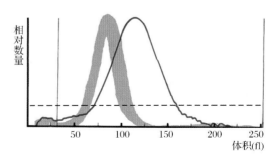

图 3-31　巨幼细胞贫血治疗后

图 3-32　溶血性贫血

（三）血小板直方图

1. 正常血小板直方图　在 2～30 fl 范围内分析血小板。正常血小板直方图呈左偏态分布，主要集中在 2~15 fl（图 3-33）。

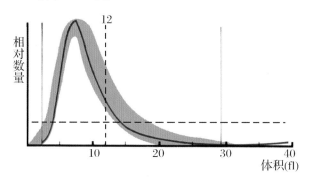

图 3-33　电阻抗法血小板直方图

2. 血小板直方图变化的意义　由于红细胞与血小板的检测在同一通道，小红细胞、细胞碎片及血小板自身的聚集等对 PLT 及平均血小板体积的影响较大，血小板直方图能反映这些变化。

二、血细胞散点图及临床应用

（一）白细胞散点图

由电阻抗法发展起来的多项技术（激光、射频及染色等）联合检测白细胞，由于不同白细胞大小及内部结构（如胞核的大小、胞质颗粒的多少及酶的数量）不同，综合分析后的检验数据也不同，从而得出不同的白细胞散点图（scattergram）及较为准确的白细胞五分类结果。从图形的变化可以估计被测血液中某类细胞的变化（图 3-34）。

白细胞散点图的意义与直方图基本相同。尽管散点图的图形变化比直方图更能反映某类细胞的变化，但特异性不强。因此异常散点图与异常直方图相比，只是较为明确地提示检验人员判断某类细胞的比例变化或有无异常细胞，进而在显微镜检查中注意这些变化，或在健康人体检中筛选是否需要进一步血涂片检查。

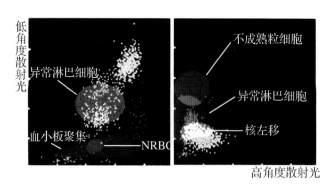

图 3-34　双角度激光异常散点图

（二）红细胞散点图

红细胞散点图显示了光散射与细胞体积、血红蛋白浓度的关系，可反映体积为 30~180fl、血红蛋白浓度为 190~490g/L 的红细胞群体分布情况。对一个正常血液标本，大部分红细胞出现在散点图的中央。红细胞散点图是非线性的，因此直观判断可能比较困难，但它提供了红细胞原始的测定数据，红细胞计数的结果也来源于此图。

红细胞体积/红细胞血红蛋白浓度线性散点图（V/HC）是红细胞散点图的直观体现（图3-35）。在该图中，X轴代表红细胞血红蛋白浓度，Y轴代表红细胞体积分布。在X轴，正常红细胞集中分布在血红蛋白浓度280~410g/L范围内，即CHCM。低于280g/L的区域提示存在低色素红细胞，高于410g/L的区域提示存在高色素红细胞。在Y轴，红细胞分布在体积为60~120 fl的区域，小于60 fl的区域是小红细胞，大于120 fl的区域提示存在大红细胞。上述标志线把红细胞V/HC散点图划分为9个区。

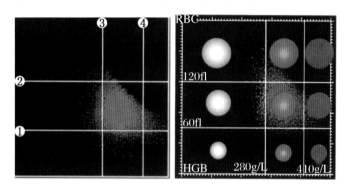

图3-35 红细胞体积和血红蛋白浓度图

第四节 血细胞分析仪校准、性能评价与质量控制

一、血细胞分析仪校准

扫码"学一学"

校准（calibration）是指在规定的条件下，为确定血细胞分析仪所指示的量值，与对应的由标准所复现的量值之间关系的一组操作。校准是保证检验结果准确的关键步骤。根据WS/T347—2011血细胞分析仪校准指南，为保证血细胞分析仪检测结果的准确性，应定期对血细胞分析仪进行校准。

1. 校准条件

（1）每半年至少校准血细胞分析仪1次；同一台仪器使用不同吸样模式时应分别进行校准。

（2）血细胞分析仪校准的其他条件 ①血细胞分析仪投入使用前（新安装或旧仪器重新启用）。②更换部件进行维修后，可能影响其检测结果的准确性时。③搬动仪器后，需要确认检测结果的可靠性时。④室内质量控制显示系统的检测结果有漂移时（排除仪器故障和试剂的影响因素后）。⑤比对结果超出允许范围。⑥实验室认为需进行校准的其他情况。

2. 校准程序 建立适合本实验室的血细胞分析校准程序并写成文件。具体内容如下。

（1）所用校准物的来源、名称、溯源性及其保存方法。

（2）校准物的选择。①最好使用新鲜血液作为校准物。②推荐采用直接或间接溯源到国际标准的定值方法，一是在二级标准检测系统（即参考实验室）定值；二是在规范操作的检测系统定值（即采用原厂规定的检测系统，使用配套试剂、用配套校准物定期进行校准）。③使用配套检测系统，可使用制造商推荐的校准物，或使用新鲜血液作为校准物。④使用非配套检测系统只能使用新鲜血液作为校准物。

（3）校准的具体方法和步骤，何时进行校准、由何人负责实施等。

（4）校准项目包括 WBC、RBC、Hb、PLT、Hct/MCV。

（5）校准方法。可按其说明书规定的程序进行校准，如其说明书规定的程序不完善时，也可按 WS/T347—2011 血细胞分析仪校准指南进行校准。

二、ICSH 血细胞分析仪性能评价方法

1994 年，ICSH 公布了白细胞分类、Retic 计数和血小板检测的血细胞分析仪评价指南，2010 年 CLSI 又对血细胞分析仪的性能评价指标进行了修订，2014 年 ICSH 对 1994 年的血细胞分析仪评价指南也进行更新，修订了白细胞分类计数和 Retic 计数仪的评价方法，并增加了许多细胞分析的新方法，如流式细胞术、血细胞数字成像分析技术等。

2014 年 ICSH 血细胞分析仪评价指南建议，临床实验室新安装血细胞分析仪后，须由独立于制造商的机构或认可实验室实施评价，并与制造商确认的性能进行比较，并对进样模式、批内精密度、批间精密度、携带污染、线性、标本稳定性、参考区间、准确性和可比性等方面提出了具体确认、评价的方法和要求。

1. 进样模式 评价不同进样模式（sample mode）（自动、手动和预稀释模式）的精密度、携带污染和线性，以及至少 30 份标本的不同进样模式间的可比性。

2. 精密度 精密度（precision）是指一份标本重复多次测定所得检测结果之间的一致性，包括批内精密度（within – batch precision）、批间精密度（between – batch precision）和总精密度（overall precision）。

批内精密度是对同一批标本重复测定结果的评价，通常由同一份标本在一个批次内重复测定 10 次得到，计算公式是标准差（s）与均值的百分数。批内精密度应包括所有分析报告的参数。批间精密度是对 2 批或 2 批以上标本重复测定结果的评价，同一份标本每天测定 1 次，重复测定 20~30 天，得到所有分析参数的天间（批间）总精密度。

3. 携带污染 携带污染（carry – over）是指不同浓度样本间连续测定的相互影响，主要是高浓度样本对低浓度样本的污染。在这一指标正式评价前，先测定足够多的样本，以使血液分析仪处于稳定状态。连续测定 1 份高值样本 3 次，记录为 i_1、i_2、i_3；随后立即连续测定 1 份低值样本 3 次，记录为 j_1、j_2、j_3。携带污染率越低，仪器此项性能越好。

$$携带污染率 = \frac{j_1 - j_3}{i_3 - j_3} \times 100\%$$

4. 线性 线性（linearity）即稀释效应（effect of dilution），是评价血液分析仪的测定值与稀释倍数是否成比例关系，是指血细胞分析仪直接提供与细胞浓度呈正比结果的能力。不同稀释度测定结果的线性范围应越宽越好。采用同源乏血小板的血浆稀释压积细胞，得到覆盖生理和病理范围的稀释度。将每个稀释度当作一个标本，检测 RBC、WBC、Hb 和 PLT，观察血细胞分析仪在覆盖浓度范围内检验结果的一致性，以得到其最佳检测范围，该范围越宽越好。血细胞分析仪的精密度影响其线性结果，其精密度评价最好先于线性评价。

线性评价还应绘制线性回归图，其 X 轴为标本浓度、Y 轴为细胞的计数或浓度。回归线应通过原点，相关系数（r）应尽可能接近 1.0。

5. 标本稳定性 标本稳定性（sample stability）是指在规定的时间段、特定的限值内和规定的条件下，保存的标本维持检测结果一致性的能力，也就是观察随着静脉标本采集后时间的增加，测定结果的变化。检测全血细胞计数或分类指标的变化，必须采用 5 份健康人标本和 5 份非相同细胞系列的病人血液标本，在采集的零时间点（或尽可能接近零时间

点）即进行检测，然后将血液标本分成 2 套，分别贮存在室温和 4℃ 条件下，在 4 小时、8 小时、12 小时、24 小时、48 小时和 72 小时后分别检测（贮存在 4℃ 的标本恢复到室温后再检测）。计算不同贮存条件下各时间点的检测结果与零时间点的检测结果差值，以评估贮存时间和温度对结果的影响。

6. 参考区间　血细胞分析仪检验指标参考区间（reference interval，RI）的制定，不同于化学和免疫学等具有方法依赖性的指标，必须评价其在不同年龄（特别是新生儿）、性别、种族等人群中的适用性，并考虑个体内及个体间的差异。在理想情况下，应在静脉采血后 4 小时内完成至少 120 份（男性、女性各 60 份）健康人标本的全血细胞计数和分类指标的检测。必要时应建立新生儿以及不同年龄儿童的参考区间。

7. 准确性　准确性（accuracy）是指测定结果与真值的一致性，真值必须是采用决定方法或参考方法测定所得到的。根据 ICSH 或 CLSI 规定，血细胞相关参数测定的参考方法见表 3 – 10。

表 3 – 10　血细胞相关检测参数的参考方法

检测参数	参考方法
红细胞计数	ICSH 参考方法：计量固定标本的计数仪
血红蛋白浓度	ICSH 参考方法：HiCN 法
血细胞比容	ICSH 参考方法：微量法
网织红细胞计数	ICSH/CLSI 选择性方法：流式细胞术网织红细胞计数
白细胞计数	ICSH 参考方法：计量固定标本的计数仪
白细胞分类计数	CLSI：显微镜分类计数法（手工分类 400 个细胞）
血小板计数	ICSH 选择性方法：相差显微镜计数法（血细胞计数板）

8. 可比性　可比性（comparability）是指血细胞分析仪与常规应用方法所测结果的一致性。评价时应尽可能使用大量健康人和异常标本（表 3 – 11），包括含干扰物质的标本，其中健康人标本应占总数的 1/2 ~ 1/3。完整验证需要的总标本量至少为 250 ~ 300 份。用于评价血细胞分析仪的标本应是乙二胺四乙酸钾盐（EDTA – K_2 或 EDTA – K_3）抗凝的新鲜人全血，并记录抗凝剂的浓度。采用回归分析、相关分析和特定的 Bland – Altman 散点图进行一致性评估。如果比较后无差别，即认为血细胞分析法与常规法有可比性，反之则无。

表 3 – 11　血细胞分析仪评价中应包含的异常标本和潜在干扰物

细胞	异常标本和潜在干扰物
白细胞	极度白细胞增多、极度白细胞减少、中性粒细胞增多、淋巴细胞增多、单核细胞增多、单核细胞增多、嗜酸性粒细胞增多、嗜碱性粒细胞增多、原始细胞、非典型淋巴细胞、涂抹细胞、未成熟粒细胞、左移/杆状核中性粒细胞、CD3/CD4/CD8 淋巴细胞
红细胞	镰状红细胞、靶形红细胞、红细胞碎片、小红细胞、巨大红细胞、球形红细胞、极度红细胞增多、极度贫血、有核红细胞、网织红细胞增多、未成熟网织红细胞分数（IRF）、豪 – 焦小体红细胞、Heinz 小体、帕彭海默小体红细胞、疟原虫
血小板	巨大血小板、血小板聚集、未成熟血小板、CD61 标记血小板
干扰物质	溶血、冷球蛋白、异常蛋白、高胆红素、脂血、脂血

9. 白细胞分类参考方法　推荐采用 2 × 200 个白细胞分类的参考方法，包括 NRBC 和未成熟粒细胞（immature granulocytes，IG）计数。一般由两位有经验的检验人员对所有标本进行检查，若两位检验人员的结果不一致，由第 3 位检验人员复查。流式细胞术可能被用

于白细胞分类，而数字成像血液系统（digital – image – based haematology systems）分析白细胞可能会替代显微镜检查方法。

10. 异常细胞报警（abnormal cell flags） 当白细胞、红细胞和血小板形态异常时，大多数血细胞分析仪会报警。在其他情况下，报警则提示仪器结果不可靠或错误。理想的结果是血细胞分析仪能识别异常细胞。要对血细胞形态学分类的有效性进行评估，如计算单个报警的灵敏度、特异度、阳性预期值、阴性预期值和总有效性，且所有标本都需做血涂片检查。

11. 其他 如数字成像血液系统、流式细胞术免疫表型计数法、质量保证、血细胞分析仪地区性确认/转移（local validation/transference of a blood cell analyser）、效率、POCT 分析仪评价等。

三、CLSI 血细胞分析仪性能评价方法

（一）性能评价

CLSI 文件对血细胞分析仪的性能评价包括厂商确认和用户验证。2010 年 CLSI 规定的用户验证指标共 10 项，与 ICSH 文件相同的有"精密度、携带污染、可比性、不同检测模式的比较及参考区间"5 项指标，但评价方法略有差异。其余 5 项指标有：空白检测限、检测下限与定量检测下限、分析测量区间、对异常标本和干扰物的灵敏度、临床可报告区间。另外还规定了白细胞分类计数性能评价方法。

1. 空白检测限 空白检测限（limit of blank，LoB）又称为本底，是指空白试剂和电子噪音的作用，是导致血细胞分析仪检测结果假性增高的原因。LoB 与准确的定量检测下限是不同的。

2. 携带污染 评价方法同 ICSH 文件。CLSI 规定，用于评价携带污染的高值、低值标本通常取自临床，具体标本浓度分布范围见表 3 – 12。分别测定高靶值（high target value，HTV）标本的 HTV_1、HTV_2 和 HTV_3，以及低靶值（low target value，LTV）标本的 LTV_1、LTV_2 和 LTV_3。其中低值标本中应该含有 RBC、WBC、Hb 和 PLT。不能用低值商品质控品、空白稀释液或吸入空气的方法代替低值标本，但可以使用以同质血浆稀释后的健康人标本，以提供合适的基质效应。

$$携带污染率（\%）=\frac{LTV_1 - LTV_3}{HTV_3 - LTV_3}\times100\%$$

表 3 – 12　用于评价携带污染的高值、低值标本相关成分的浓度值

指标	高值	低值
WBC（$\times10^9$/L）	>90	>0 且 <3
RBC（$\times10^{12}$/L）	>6.20	>0 且 <1.5
Hb（g/L）	>220	>0 且 <50
PLT（$\times10^9$/L）	>900	>0 且 <30

3. 精密度（重复性） 评价方法与 ICSH 相同。但评价时间限定由标本老化所需时间决定。

4. 检测下限与定量检测下限

（1）检测下限（lower limit of detection，LLoD） 是指一定概率下标本可被检出的最低

浓度。在血细胞分析仪上，是指可与本底区分开的最低血细胞浓度值。CLSI EP17 文件规定：LLoD = LoB 的均值 + LoB 标准差（s）的 1 个常数倍数，正态资料常数 = 1.645。

$$非正态资料常数 = 1.645/\{1 - 1/[4(n-k)]\}$$

式中，n 为总的重复检测次数，k 为标本个数。

不同浓度的标本至少测定 60 次，也可选用 6 个不同浓度的标本，每个标本测定 10 次，以发现标本之间的变异。

（2）定量检测下限（lower limit of quantitation，LLoQ）　是指标本中能被准确定量的最低浓度值，且定量结果在可接受的精密度和准确度范围内。

准确检测低浓度的 WBC 和 PLT 非常重要。如 WBC 可帮助临床决定是否化疗、获取骨髓抑制或恢复的信息。PLT 可预测出血、决定干预性血小板输注。测定并计算每个低值 WBC 和低值 PLT 标本的 CV 和 s，当 CV 小于每个测定值所规定不精密度时，WBC 和 PLT 测定值即为 LLoQ。规定不精密度来源于 CLIA'88 的允许误差范围（WBC 为 15%；PLT 为 25%），或采用医学允许误差范围（WBC 为 12.7%；PLT 为 17.7%）。通常，RBC、Hb 和 Hct 不需要验证检测限。

5. 分析测量区间　分析测量区间（analytical measuring interval，AMI）也可用分析测量范围（analytical measuring range，AMR）表示。采用同源乏血小板血浆稀释压积细胞，得到覆盖生理和病理范围的稀释度。将每个稀释度当作一个标本，检测 RBC、WBC、Hb 和 PLT，经统计学运算，观察血细胞分析仪在覆盖浓度范围内检测结果的一致性，以得到其最佳检测范围，该范围越宽越好。AMI 是厂商遵照 FDA 要求检测并载入仪器手册的一项技术指标，用户无须调整，CLIA'88 对此也不做要求。但用户可根据 AMI 得到临床可报告区间（clinically reportable interval，CRI）。

6. 可比性　评价目的与 ICSH 文件相同，但所用仪器分为待测（新系统）血细胞分析仪（testing automated hematology analyzer，TAA）和比对（原系统）血细胞分析仪（comparing automated hematology analyzer，CAA）。先用可溯源的校准品校准 CAA，再用 CAA 和正常新鲜全血校准 TAA。将取自病人（RBC、Hb、WBC 及 PLT 异常）和健康人的新鲜全血，在两类血细胞分析仪上检测，对结果进行比较，确保新鲜血液标本交互核查（cross check）结果的可比性。也可用于评价血细胞分析仪的准确度。用于评价可比性和准确性的相关参数及参考方法见表 3－10。

一般情况下，TAA 与 CAA 比对、TAA 与参考（最佳）方法比对，其检测结果的差值应控制在见表 3－13 的范围。

表 3－13　交互核查结果的最大允许偏差值

比对指标	最大偏差值
WBC（$\times 10^9$/L）	±0.3
RBC（$\times 10^{12}$/L）	±0.15
Hb（g/L）	±2
Hct	±0.013
PLT（$\times 10^9$/L）	±15

当白细胞分类计数结果出现表 3－14 的变化时，则需要以显微镜法与 TAA 检测结果进行比对。

表 3 – 14　需要显微镜法进行白细胞分类结果比对的标准

类型	细胞类型	增加标准
五分类血细胞分析仪	Baso	>5%
	Eos	>12%
	Mono	>35%
	NRBC	任何阶段
	幼稚细胞	任何类型
三分群血细胞分析仪	淋巴细胞	>80%
	MID	>12%
	粒细胞	<10%或>85%

7. 不同检测模式的比较　对血细胞分析仪的 2 种模式（全血模式和稀释血模式）进行评估。原则上，应使用静脉血检测，每管采血量大于 1ml，8 小时内完成检测（EP09）。如临时采用了其他模式，应将检验结果与静脉全血模式进行比对，以评估其可靠性。主要指标有 LoB、携带污染（特别是 WBC、PLT）、精密度（特别是贫血、白血病、血小板减少症的医学决定水平）、LLoD 和 LLoQ、AMI 和可比性。

8. 对异常标本和干扰物的评价　尽可能多检测能代表所有临床检验的预期范围的标本。可对异常标本或已知干扰物质的标本用血细胞分析仪进行专门研究（表 3 – 15）。

表 3 – 15　标本异常干扰引起的报警

参数	干扰因素
WBC#，DLC	血小板凝聚、大血小板、NRBC、红细胞不溶解、WBC 碎片或其他碎片、白细胞凝集、冷凝集、冷球蛋白、冷纤维蛋白原、严重的高胆红素血症
RBC#	小红细胞增多、冷凝集、自凝集、红细胞碎片或其他碎片、大量巨血小板、WBC $> 100 \times 10^9$/L、纤维蛋白
Hb	脂血症（$>7g$/L）、异常血浆蛋白、WBC $> 100 \times 10^9$/L、胆红素 $>330mg$/L、红细胞不溶解、
Hct	WBC $> 100 \times 10^9$/L、冷凝集、球形红细胞增多
MCV	大红细胞、巨大血小板、血小板卫星现象、小红细胞、镰形红细胞、白细胞碎片、高血糖、冷凝集、自凝集、冷球蛋白、异常血浆蛋白
PLT#	EDTA 依赖性假性血小板减少症、血小板聚集、巨血小板、血小板卫星现象、血小板碎片、小红细胞、白细胞碎片、冷球蛋白、自凝集
NRBC#	小淋巴细胞、红细胞内包涵体（豪 – 焦小体）
Retic#，Retic%	冷凝集、荧光药物、疟疾、豪 – 焦小体

9. 临床可报告区间　临床可报告区间（clinically reportable interval，CRI）是为直接获取某种方法的分析测量区间，通过采用稀释、浓缩等方法处理标本后，检测到的可作为结果向临床报告的量值范围。如检测结果大于 AMI 上限，则需要稀释标本，直到测得 AMI 范围内的结果，经过计算后向临床报告；如检测结果小于 AMI 下限，则报告 AMI 下限值；但 AMI 下限值不能小于 LoB。

10. 参考区间　血细胞分析仪检验指标参考区间（reference interval，RI）的制定，不同于化学和免疫学等具有方法依赖性的指标，制造商可提供相应信息，但用户必须对其在受检者人群中的适用性进行评价，包括年龄（特别是新生儿）、性别、种族等因素对血细胞分析仪检测结果的影响，并考虑个体内及个体间的差异。中国成年人血细胞分析仪检验参数参考区间见表3-16。

表 3-16　中国成年人血细胞分析仪检验参数参考区间

参数	参考区间
白细胞计数（WBC，$\times 10^9/L$）	男/女：3.5～9.5
中性粒细胞绝对值（Neut，$\times 10^9/L$）	男/女：1.8～6.3
淋巴细胞绝对值（Lymph，$\times 10^9/L$）	男/女：1.1～3.2
嗜酸性粒细胞绝对值（Eos，$\times 10^9/L$）	男/女：0.02～0.52
嗜碱性粒细胞绝对值（Baso，$\times 10^9/L$）	男/女：0～0.06
单核细胞绝对值（Mono，$\times 10^9/L$）	男/女：0.1～0.6
中性粒细胞百分数（Neut,%）	男/女：40～75
淋巴细胞百分数（Lymph,%）	男/女：20～50
嗜酸性粒细胞百分数（Eos,%）	男/女：0.4～8.0
嗜碱性粒细胞百分数（Baso,%）	男/女：0～1
单核细胞百分数（Mono,%）	男/女：3～10
红细胞计数（RBC，$\times 10^{12}/L$）	男：4.3～5.8，女：3.8～5.1
血红蛋白（Hb，Hgb，g/L）	男：130～175，女：115～150
血细胞比容（Hct，L/L）	男：0.40～0.50，女：0.35～0.45
平均红细胞容积（MCV，fl）	男/女：82～100
平均红细胞血红蛋白含量（MCH，pg）	男/女：27～34
平均红细胞血红蛋白浓度（MCHC，g/L）	男/女：316～354
血小板计数（PLT，$\times 10^9/L$）	男/女：125～350

（二）白细胞分类计数性能评价

1992 年，CLSI 发布 CLSI—H20 文件"白细胞分类计数（百分率）参考方法和仪器方法评价"，建议用已知精密度和偏倚的白细胞分类计数参考方法，评价血细胞分析仪的白细胞分类计数性能（灵敏度和特异性）。文件对标本来源、血细胞分析仪白细胞分类计数特点、合格检验人员及常规检验人员的定义、参考方法特点和具体步骤（包括标本抗凝、血涂片制备染色要求、血涂片检查步骤、分类计数）等均作了具体描述。2010 年又进行了修订，评价内容见表3-17。CLSI—H20 文件也是我国 2005 年标准文件 WS/T 246-白细胞分类计数参考方法的主要依据。

表 3-17　白细胞分类计数评价内容

项目	内容
细胞种类	外周血液有核细胞：中性粒细胞（分叶核、杆状核）、淋巴细胞（正常、异常形态）、单核细胞、嗜酸性粒细胞、嗜碱性粒细胞、少见的其他有核细胞（破碎细胞、篮细胞和不能明确定义形态的细胞）
计数方法	每张血涂片应计数 200 个白细胞，如白细胞减少，应同时增加血涂片数量
血涂片检查限定量	检验人员每天按每张血涂片分类计数 200 个细胞计，不超过 15～25 张
考核用血涂片标本	①标本 1：含分叶核中性粒细胞、杆状核中性粒细胞、正常淋巴细胞、异型淋巴细胞、单核细胞、嗜酸性粒细胞、嗜碱性粒细胞 ②标本 2：含少量 NRBC ③标本 3：含少量未成熟白细胞
评价方案	标本制备、比较分类计数不准确度和不精密度、临床灵敏度、统计学方法

四、质量控制

血细胞分析仪以大批量多参数检测临床标本，按事先设定的程序自动进行检测，因此要求必须具有高素质的技术人员和严格的室内质量控制制度，以保证实验结果的准确性和精密度。

（一）检验前质量控制

1. 检验人员要求 ①上岗前接受规范的培训，认真阅读仪器手册，熟悉检测原理、操作程序，检测结果的数据、图形、报警等显示的含义，检测的干扰因素，仪器的基本调试、保养和维护。②掌握采用参考方法校正仪器检测参数的原则。③参加能力测试。

2. 检测安装环境 血细胞分析仪系精密电子仪器，为确保其正常工作，安装时应注意：①血细胞分析仪安放在远离电磁干扰源、热源的位置。②放置血细胞分析仪的实验台要稳固，工作环境要清洁。③防潮、防阳光直射、通风条件好，室内温度应为 15～25℃，相对湿度应小于80%。④为了血细胞分析仪安全和抗干扰，应用电子稳压器并连接符合标准的专用地线。

3. 验收 新安装或每次维修血细胞分析仪后，应按照 CLSI 的评价方案，对其技术性能进行测试、评价或校准，并做好相应记录和管理工作。

4. 校准 血细胞分析仪验收合格后、检修更换零件后、室内质量控制结果异常及临床使用半年后，必须进行校准。校准是保证检测结果准确的关键步骤，校准时最好使用新鲜血作为校准物。推荐采用间接溯源到国际标准的定值方法，一是在二级标准检测系统（即参考实验室）定值；二是在规范操作的检测系统定值（即采用原厂规定的检测系统，使用配套试剂、用配套校准物定期进行校准、规范地开展室内质量控制、参加室间质量评价成绩优良、由经过培训且工作负责的人员操作和保养等），再按推荐的校准方法逐步地校准仪器。

5. 比对 由于不同血细胞分析仪的检测原理和方法不尽相同，其检测结果及参考区间有所差异。同时，同一实验室拥有不同品牌、不同型号的血细胞分析仪，致使在同一实验室内同一标本在不同血细胞分析仪上分析，可能出现测定值的偏差，给评估和解释结果及临床动态监测带来困难。为保证不同血细胞分析仪测定结果的准确性及可靠性，应对同一实验室的不同血细胞分析仪测定结果进行比对，相关性良好后，可定期校准一台性能较好的血细胞分析仪，将它作为参比血细胞分析仪。

6. 配套试剂 使用与血细胞分析仪配套的、在有效期内和批号一致的稀释液、溶血剂、染液、质控品、校准品；避免使用未经科学鉴定和认可的替代试剂。否则，检测结果将失去准确性和可靠性。

7. 标本的要求 合格检测标本的要求见表3-18。

表 3-18 合格检测标本的要求

项目	要求
标本类型	①新鲜静脉血标本，血液与抗凝剂应立即充分混匀。②标本中不得有肉眼可见的溶血或小凝块。③保证血液质量和充足用量（包括复检用量）。④无明显的溶血、凝集及标本老化
采血容器	①必须采用符合要求的塑料注射器或真空采血系统。②盛有标本的试管应有足够的剩余空间，以便血标本混匀

续表

项目	要求
抗凝剂	使用 ICSH 推荐的 EDTA - K_2（1.5~2.2mg/ml 血）
采血速度	采血速度要快（以免血液凝固）
稀释与混匀	稀释液应为无菌、无毒、适用于检测系统的缓冲盐溶液，应过滤（以免杂质、微粒干扰）后使用，标本量和稀释倍数要准确
检测条件	①标本置于 18~22℃ 温度下直接检测。WHO 规定，若为冷藏标本，检测前必须平衡至室温，并至少手工颠倒混匀 20 次
	②从标本采集到检测的时间间隔应不超过 4 小时。应在血液稀释后 1 小时内完成计数，以免液体挥发浓缩和血细胞破坏影响计数结果
血液储存	①18~22℃：WBC、RBC、PLT 可稳定 24 小时，白细胞分类可稳定 6~8 小时，Hb 可稳定数天，但 2 小时后粒细胞形态即有变化。故需作镜检下分类者，应及早制备血涂片
	②4℃：可延长血液贮存期，WBC、RBC、PLT 稳定 48 小时，白细胞分类可稳定 8~10 小时。当血标本不能及时转运和检验时，应在较低温度下保存，但不利于血小板的保存

8. 校准物和质控物 完成一个检测项目的测定所涉及的仪器、试剂、校准品、质控品、消耗品、操作程序、质量控制程序和维护保养程序等的组合，称为检测系统，它是保证检测检验质量和解决结果溯源问题的关键。血细胞分析仪的校准物所标示的值只能在仪器的标准检测系统上使用，不能用不配套的试剂，更不能在不同厂家的仪器上使用。质控物是一种在保存期内较为稳定的人血，用它与病人标本一起分析，以控制外来误差，并了解血细胞分析仪检测是否处于最佳状态。质控物所标记范围仅作参考，不能作为定值用。

9. 参考区间的设置 目前，国内对于参考区间的设置不协调，其来源也不一致。原则上各单位要根据自身的条件、仪器的型号，建立不同人群的参考区间，而且参考区间经过若干年后应根据条件重新修订。

（二）检验中质量控制

血细胞分析仪在对血液标本进行分析时，要始终对其进行监控，确保其处于良好的工作状态，以保证检验结果的可靠性。

1. 每天开机时的检查 开机后要检查血细胞分析仪的电压、气压等各种指标，在其自检后是否在规定范围内，试剂量是否充足，本底测试是否通过等。

2. 试剂及物理条件 血细胞分析仪的试剂一般分为稀释液、溶血剂和清洗剂，良好的试剂对保证其正常运行和日常维护及获得准确的测试结果至关重要。血细胞分析仪所用试剂与物理条件要求见表 3-19。

表 3-19 血细胞分析仪所用试剂与物理条件要求

项目	要求
试剂	①最好使用仪器的原装配套试剂，如用经国家鉴定合格的替代试剂，应做比对试验，并记录备查
	②半自动血细胞分析仪应严格掌握溶血剂用量及溶血时间，不同仪器溶血剂的用量及溶血时间有差异。溶血剂量不足或溶血时间过短，细胞溶解不全；时间太长可使白细胞明显变形，发生计数误差
	③稀释液的渗透压、离子强度、电导率、pH 等指标应作为每批试剂验收的标准
物理条件	最适工作环境温度为 18~22℃，<15℃ 或 >30℃ 均对结果有影响

3. 标本检测 血液标本无凝血，吸样前充分混匀。半自动血细胞分析仪自动稀释器要定期校正。

4. 严格执行标准化操作程序 标准化操作程序（standard operating procedure，SOP）是临床实验室的法规，必须人人遵守，任何人不得擅自更改。认真做好血细胞分析仪日常保养工作，并做好记录。

5. 重视室内质量控制 ①每天坚持做质控，确保当日质控物各参数在规定范围内，才允许检测病人标本。或以病人红细胞的浮动均值作为室内质量控制内容之一。显微镜法分类时观察 RBC、WBC 及 PLT 形态和数量，也可用于核对各参数是否可靠。②加强质控小组的责任，发出检验结果报告之前，应由高年资医（技）师或质控员审核报告单。查看各项参数是否与临床诊断相符、数据间是否有矛盾、仔细观察直方图的变化，以确定检验结果可否签发、是否需复检或重新采集标本。

6. 报警

（1）报警形式　主要有图形、符号或文字 3 种。在检测过程中，超出血细胞分析仪设定或人工设定的参数阈值的结果、标本有异常细胞及非典型细胞时，血细胞分析仪对可疑的阳性检测结果用文字或图示的形式做出解释性、易于理解的报警信息。如 Flags、星号（＊）或用红色显示阳性（反之，绿色显示阴性）等，以提醒对异常检测结果的复检（表 3-20、表 3-21、表 3-22，表 3-23，表 3-24）。

表 3-20　血细胞分析仪常见的报警符号及可能的原因

符号	可能原因
＋，－；H，L	提示结果超出正常参考范围
D 旗标	显示结果已触及实验室设定的 Delta Check 规则，根据实验室规则复查
－ － － －	因为分析错误没有结果显示
＋＋＋＋	数据超出仪器检测范围
：：：：：：	仪器怀疑流式通道堵塞
……	CBC 结果不完全计算，没有衍生参数结果
＊	提示数据不可靠

表 3-21　白细胞直方图报警信号及其可能原因

报警信号	直方图异常区域	可能原因
R_0 或 R_1	淋巴细胞峰左侧	血小板聚集、巨大血小板、NRBC、未溶解红细胞、蛋白质或脂类颗粒
R_2	淋巴细胞峰与单个核细胞区之间	异型淋巴细胞、浆细胞、非典型细胞、原始细胞、嗜酸性粒细胞增多、嗜碱性粒细胞增多
R_3	单个核细胞区与中性粒细胞峰之间	未成熟中性粒细胞、异常细胞亚群、嗜酸性粒细胞增多
R_4	中性粒细胞峰右侧	中性粒细胞绝对值增多
RM	出现多部位报警	2 种或 2 种以上的异常

表 3-22　白细胞、红细胞分析警报系统—异常信息

WBC – ABNORMAL	白细胞异常信息	RBC – ABNORMAL	红细胞异常信息
WBC Abn Scattergram	白细胞异常散点图	RBC Abn Distribution	红细胞异常分布
RBC Lyse Resistance	红细胞溶解不全	Dimorphic Population	红细胞双峰
Neutropenia	中性粒细胞减低	Anisocytosis	红细胞大小不等
Neutrophilia	中性粒细胞增多	Microcytosis	小红细胞
Lymphopenia	淋巴细胞减低	Macrocytosis	大红细胞
Lymphocytosis	淋巴细胞增多	Hypochromia	低血色素

续表

WBC – ABNORMAL	白细胞异常信息	RBC – ABNORMAL	红细胞异常信息
Monocytosis	单核细胞增多	Anemia	贫血
Eosinophilia	嗜酸性粒细胞增多	Erythrocytosis	红细胞增多
Basophilia	嗜碱性粒细胞增多	NRBC Abn Scattergram	NRBC 散点图异常
Leukocytopenia	白细胞减低	NRBC present	有核红细胞增加
Leukocytosis	白细胞增多		

表 3 – 23　白细胞、红细胞分析警报系统—可疑信息

WBC – SUSPECT	白细胞可疑信息	RBC – SUSPECT	红细胞可疑信息
Blasts?	原始细胞?	RBC Agglutination?	红细胞聚集?
Immature Gran?	不成熟粒细胞?	Turbidity/HGB interf. ?	浑浊/血红蛋白干扰?
Left Shift?	核左移?	Iron Deficiency?	铁缺陷?
Aty/Abn Lympho?	非典型/异常淋巴细胞?	HGB Defect?	血红蛋白缺陷?
NRBC?	有核红细胞?	Fragments?	细胞碎片?
NRBC/PLT Clumps?	有核红细胞/血小板聚集?	RBC Lyse Resistance	红细胞溶解不全

表 3 – 24　血小板分析警报系统—可疑信息、异常信息

PLT – ABNORMAL	血小板异常信息	PLT – SUSPECT	血小板可疑信息
PLT Abn Distribution	血小板异常分布	PLT clump?	血小板聚集?
Thrombocytopenia	血小板减低	PLT Abn scattergram	血小板散点图异常
Thrombocytosis	血小板增多	PLT Abn Distribution	血小板直方图异常

（2）报警处理　出现报警提示，可能确实是标本出现异常，必须根据实验室的规则，进一步仔细检查，要特别注意出现 WBC、DLC、RBC、PLT、NRBC、Retic 及其相关参数的数量和形态异常的报警。检测结果出现报警，意味着血细胞分析仪的检测结果直接向临床报告的可靠性已经明显降低。因此，对出现任何检测结果的报警，在没有复检确认或有效解释之前，不能直接向临床发出检测结果报告。

7. 标本因素对血细胞分析仪的影响　对于标本因素所造成影响可通过显微镜检查而排除（表 3 – 25，表 3 – 26，表 3 – 27）。

表 3 – 25　标本因素对血细胞分析仪测定红细胞和血红蛋白的干扰

指标	干扰因素	可能的原因	干扰结果
RBC	冷凝集素，冷球蛋白	高滴度冷凝集素会形成大的颗粒，并使红细胞聚集	RBC 假性减低，MCV 明显增高，Hct 明显减低，MCH 和 MCHC 明显增高
	白细胞增高	将白细胞计数为红细胞	RBC 假性增高
	血小板聚集，大血小板	将聚集的血小板及大血小板计数为红细胞	RBC 假性增高
Hb	脂血，胆红素血症	血清浊度增高	Hb 假性增高
	白细胞增高	WBC $>20 \times 10^9$/L，血清浊度增高	Hb 假性增高
	血小板增高	$>700 \times 10^9$/L，血清浊度增高	Hb 假性增高

表 3 – 26　标本因素对血细胞分析仪测定 Hct 和网织红细胞的干扰

指标	干扰因素	干扰结果
Hct	异常红细胞，如镰状红细胞、珠蛋白生成障碍性贫血、铁缺乏、球形红细胞和大红细胞症等	Hct 结果差异大
	体外溶血，自身凝集和小红细胞增多症	Hct 假性减低
	Retic 或 WBC 计数增高	Hct 增高
Retic	豪 – 焦小体、NRBC、镰状红细胞、巨大血小板、冷凝集素、寄生虫和血小板堆集	Retic 假性增高

表 3 – 27　标本因素对血细胞分析仪测定白细胞和血小板的干扰

指标	干扰因素	可能的原因	干扰结果
PLT	小红细胞	落入 PLT 范围，PLT 直方图异常	PLT 假性增高
	PLT 聚集或凝集	EDTA 诱导 PLT 膜糖蛋白暴露。糖蛋白与嗜异性抗体反应，形成凝集	PLT 假性减低
	巨大血小板	遗传性或获得性，PLT 直方图异常。巨大血小板可能进入红细胞计数范围	PLT 假性减低
	卫星现象	EDTA 抗凝血中血小板黏附于分叶核粒细胞表面	PLT 假性减低
	冷凝集	EDTA 抗凝血中的血小板聚集	PLT 假性减低
WBC	溶血时间太短或红细胞的抵抗溶解	未溶解的红细胞计入白细胞	WBC 假性增高
	溶血时间太长/白细胞已部分破损	细胞体积缩小，白细胞漏计	WBC 假性减低
	白细胞聚集	与采血、自身抗体有关	WBC 假性减低

8. 血细胞分析仪检测结果的复检规则　血细胞分析仪在计数血细胞和分类白细胞方面具有较大的优势，而显微镜检查对未成熟细胞的分类具有优势。因此，血涂片显微镜复检是血液常规检查中最主要的检查方法，可作为血细胞分析仪检查的核对与补充，以便为临床提供准确的血细胞分析报告。当血细胞分析仪提示检查结果异常时，显微镜检查血涂片复检真阳性判断标准见表 3 – 28。

表 3 – 28　血细胞分析仪检测结果以手工涂片复检真阳性判断标准

异常形态细胞	涂片镜检阳性标准
红细胞形态异常	2 +/中等量或更多；或发现疟原虫
血小板形态异常（巨大血小板）	2 +/中等量或更多
血小板凝块	偶见或时而可见
Döhle 小体	2 +/中等量或更多
中毒颗粒	2 +/中等量或更多
空泡	2 +/中等量或更多
原始细胞	≥1%
晚幼粒细胞	>2%
中幼粒/早幼粒细胞	≥1%
非典型淋巴细胞	>5%
NRBC	≥1%
浆细胞	≥1%

近年来，国际血液学共识工作组（International Hematology Consensus Group，IHCG）与众多血液学专家研究，提出了血细胞分析仪检验结果复检的41条建议性规则见表3-29、表3-30、表3-31，简称"41条复检规则"。每个临床实验室可参考"41条复检规则"，建立本单位的复检标准，在日常工作中严格执行，以免误诊或漏诊。同时，要最大限度地减少不必要的复检，以缩短报告周转时间。

表3-29 血细胞分析仪检测结果显微镜复检规则（全血细胞计数）

编号	参数	复检条件次序：①→②→③	采取措施次序：①→②→③
1	新生儿	首次标本	血涂片复检
2	WBC、RBC、Hb、PLT、Retic	高于仪器线性范围	稀释标本上机再测
3	WBC、PLT	低于仪器线性范围	按标准操作程序进行复检
4	WBC、RBC、Hb、PLT	仪器无法检测结果	①检查标本有无凝块。②再上机检测。③仍异常，换替代计数方法
5	WBC（×10⁹/L）	①<4.0或>30.0和②首次检测	血涂片复检
6	WBC（×10⁹/L）	①<4.0或>30.0和②测定差值超出预设值和③3天内	血涂片复检
7	PLT（×10⁹/L）	①<100或>1000和②首次检测	血涂片复检
8	PLT（×10⁹/L）	①任何测定值和②与前次比，PLT数差值超出限值	血涂片复检
9	Hb（g/L）	①<70g/L或>年龄性别参考区间上限20g/L和②首次检测	①血涂片复检。②如有提示，确认标本完整性
10	MCV（fl）	①<75fl或>105fl和②首次检测和③<24小时标本	血涂片复检
11	MCV（fl）	①>105fl和②成人和③>24小时标本	①血涂片复检大红细胞相关变化。②如未见大红细胞相关变化，取新鲜血再检查。③如无新鲜标本，则在报告中注明
12	MCV（fl）	①任何测值和②与前次比，差值超出限值和③<24小时标本	验证标本完整性/标本身份
13	MCHC（g/L）	≥参考区间上限20 g/L	检查有无脂血、溶血、红细胞聚集、球形红细胞
14	MCHC（g/L）	①<300和②MCV正常或增高	检查可能静脉输液污染或其他特殊原因
15	RDW-CV（%）	①>22和②首次检测	血涂片复检

表3-30 血细胞分析仪检测结果显微镜复检规则（白细胞分类和网织红细胞）

编号	参数	第1个复检条件	和（或）	第2个复检条件	采取措施
16	未分类或分类不完全				血涂片分类、检查
17	N（×10⁹/L）	<1.0或>20.0	和	首次检测	血涂片复检
18	L（×10⁹/L）	>5.0（成人）>7.0（<12岁）	和	首次检测	血涂片复检
19	M（×10⁹/L）	>1.5（成人）>3.0（<12岁）	和	首次检测	血涂片复检
20	E（×10⁹/L）	>2.0	和	首次检测	血涂片复检
21	B（×10⁹/L）	>0.5	和	首次检测	血涂片复检
22	NRBC（×10⁹/L）	任何值	和	首次检测	血涂片复检
23	Retic绝对值（×10⁹/L）	>0.100	和	首次检测	血涂片复检

表 3-31　血细胞分析仪检测结果的显微镜复检规则（可疑报警）

编号	参数	复检条件次序：①→②→③→④	采取措施次序：①→②→③
24	可疑报警（除 IG/杆状核细胞外）	①阳性报警和②首次检测和③成人	血涂片复检
25	可疑报警	①阳性报警和②首次检查和③儿童	血涂片复检
26	WBC 不可信报警	阳性报警（任何报警）	①验证标本完整性再上机检测。②如仍出现同样报警，检查仪器输出。③如有提示手工分类血涂片复检
27	RBC 碎片	阳性报警（任何报警）	血涂片复检
28	双形型红细胞	①阳性报警和②首次检测	血涂片复检
29	不溶性红细胞	阳性报警（任何报警）	①复检 WBC 直方图和散点图。②按标准操作程序验证（是否有 Retic）。③血涂片复检有无异常红细胞形态
30	PLT 凝集报警	任何计数值	①检查标本有无凝块。②血涂片复检估计血小板数。③如见血小板凝集，则按标准操作程序复检
31	PLT 报警	PLT 和 MPV 报警（除 PLT 凝块外）	血涂片复检
32	未成熟粒细胞报警	①阳性报警和②首次检测	血涂片复检
33	未成熟粒细胞报警	①阳性报警和②既往结果明确和③与前次比，白细胞数增高值高于限值	血涂片复检
34	左移报警	阳性报警	按标准操作程序复检
35	非典型/变异淋巴细胞	①阳性报警和②首次检测	血涂片复检
36	非典型/异型淋巴细胞	①阳性报警和②既往明确结果和③与前次比，白细胞数增高值高于限值	血涂片复检
37	原始细胞报警	①阳性报警和②首次检测	血涂片复检
38	原始细胞报警	①阳性报警和②既往结果明确和③与前次比，白细胞数减低值未超出限值或低于上次和④3~7 天之内	按标准操作程序复检
39	原始细胞报警	①阳性报警和②既往结果明确和③与前次比，白细胞数增高值高于限值	血涂片复检
40	NRBC 报警	阳性报警	①血涂片复检。②如有 NRBC，需计数 NRBC，校准 WBC
41	网织红细胞	仪器检测结果出现异常类型	①检查仪器输出。②如为吸样问题，则重复测定。③如结果继续异常，则血涂片复检

（三）检验后质量控制

1. 保留标本备查　血液标本检测完毕，应保留标本备查，以备临床对检验结果有怀疑时的复检、核对，有利于寻找检验结果异常的原因。

2. 实验室内结果分析　按 ICSH 的复检标准，并根据本实验室设定的规则，复检检测结果。一般对血细胞分析仪设定以外的异常检测结果，无论是出现数据、图形异常还是报警，都不能直接发出报告，必须进行血细胞分析仪复检和（或）人工复检。

（1）分析有密切关联的参数之间的关系 如在 RBC、Hct 与 Hb 之间掌握"3 规则"，即：$3 \times RBC = Hb$；$3 \times Hb = Hct$。临床允许误差为 $\pm 3\%$。还要分析 WBC 与白细胞分类计数之间的关系，RDW 与红细胞形态一致性的关系等，以判断血细胞分析仪运转是否正常。如 Hb 值过高或过低，是否可用输血、大量失水或出血、溶血来解释；白细胞与血小板结果是否与血涂片上白细胞、血小板分布情况相一致等相互参照，对保证质量有重要意义。

（2）确定是否需要显微镜复检 血涂片复检的重点，一是检查血细胞形态，并注意可能存在的异常细胞和血液寄生虫。二是分类计数白细胞，并估算油镜下细胞分布良好区域的白细胞和血小板的数量，以验证血细胞计数的准确性。

3. 结合临床情况作相关分析 检测结果出现异常，如已排除检测中因素的可能性，则可结合病人临床资料予以合理解释。记录和比较治疗前后的检测结果（特别是血液病或化疗病人），有助于发现检测结果异常的原因。注意避免由于生理状态引起各参数变化造成的偏差，如每天不同时间（早、中、晚）白细胞总数有一定差别、妊娠 5 个月以上和新生儿白细胞总数明显增高、运动后 PLT 升高及某些药物的干扰等。因此，对非急诊病人应固定检查时间。

4. 定期征求临床对检验结果的评价 遵循循证医学原则，定期征求临床医生意见，不断地用临床最终的诊断结果来验证检验结果，及时纠正血细胞分析仪检测中系列性偏倚，以确保检验质量。

5. 记录和报告难以解释的检测结果 对难以解释的检测结果，必须记录并报告临床，有助于积累实践经验，发现新的临床意义。

6. 积极参加室间质量评价 通过参加室间质量评价可将本室的血细胞分析仪的准确度和精密度与同类血细胞分析仪进行比较，及时发现问题，有利于保证检验质量。

本 章 小 结

血细胞分析仪主要有血细胞计数和白细胞分类及血红蛋白检测等功能，主要应用电阻抗、激光散射或联合多种技术等。近年来，IHCG 与众多血液学专家研究，提出了血细胞分析仪检验结果复检的 41 条建议性规则，每个临床实验室可参考"41 条复检规则"，建立本单位的复检标准，在日常工作中严格执行，以免误诊或漏诊。同时，要最大限度地减少不必要的复检，以缩短报告周转时间。

1994 年，ICSH 公布了白细胞分类、Retic 计数和血小板检测的血细胞分析仪评价指南，2010 年 CLSI 对血细胞分析仪的性能评价指标进行了修订。2014 年，ICSH 对 1994 年的血细胞分析仪评价指南进行了更新，修订了白细胞计数及 Refic 计数的评价方法，并增加了一些细胞分析的新方法。血液分析仪质量保证、仪器校准和性能评价有一系列国际公认的标准文件，从检测前、中、后各环节把关。评价血液分析仪白细胞分类计数性能采用标准化的手工白细胞分类计数方法，所有检测参数的临床应用应遵循循证医学原则。

Blood cell analyzer（BCA）has become essential to modern clinical laboratory. The auto – analysis technique has several advantages, including multi – parameters, easy operation, high automation, high precision, high speed, better quality control, intelligentification, effective screen-

扫码"练一练"

ing of normal people. The main points of this chapter are as follows.

■ Principles of blood cell analyzer.

■ Parameters（especially RDW，MPV and RMI）of blood cell analyzer and clinical values.

■ Clinical values of blood cells histogram.

■ Function assessment and overall quality control of blood cell analyzer.

（李一荣）

第四章 血型一般检验

教学目标与要求

1. **掌握** ABO 和 Rh 血型鉴定常用方法、方法学评价及质量控制。交叉配血试验常用方法、方法学评价及质量控制。
2. **熟悉** 不规则抗体筛检和鉴定的常用方法及临床意义。
3. **了解** ABO 血型系统天然抗体与免疫性抗体的特点。

血型一般检验是保证输血安全、防止发生输血后溶血反应的关键措施，同时对器官移植前组织配型、新生儿溶血病的早期诊断、亲子鉴定、法医鉴定以及某些疾病相关的调查等有重要价值。本章要点是：

- ABO 血型系统天然抗体与免疫性抗体的特点。
- ABO 和 Rh 血型鉴定常用方法、方法学评价及质量控制。
- 不规则抗体筛检和鉴定的常用方法及临床意义。
- 交叉配血试验常用方法、方法学评价及质量控制。

血型（blood type）是人类血液的主要特征之一，是各种血液成分的遗传多态性标记。根据人体各种细胞和各种体液成分的抗原性不同可分为不同的血型系统，如红细胞血型、白细胞血型、血小板血型系统及血清型。

20 世纪 80 年代，国际输血协会（the International Society of Blood Transfusion，ISBT）红细胞表面抗原命名专业组对人红细胞血型分类、命名进行了统一和规范，将红细胞血型分为血型系统、血型集合、高频抗原组和低频抗原组。到 2019 年 1 月，已检出的红细胞血型系统有 ABO、MNS、P、Rh 等 36 个，表达 300 多个抗原（表 4-1）。随着新抗原的发现及对已存在抗原的进一步认识，血型抗原的数量、分类都可能发生变化。

表 4-1 红细胞血型系统

传统名称	ISBT 名称	ISBT 数字	抗原数	基因名称	染色体位置	CD
ABO	ABO	001	4	*ABO*	9q34.2	
MNS	MNS	002	46	*GYPA，GYPB，GYPE*	4q31.21	CD235
P1PK	P1PK	003	1	*A4GALT*	22q13.2	
Rh	RH	004	50	*RHD，RHCE*	1p36.11	CD240
Lutheran	LU	005	18	*LU*	19q13.32	CD239
Kell	KEL	006	31	*KEL*	7q34	CD238
Lewis	LE	007	6	*FUT3*	19p13.3	
Duffy	FY	008	6	*DARC*	1q23.2	CD234
Kidd	JK	009	3	*SLC14A1*	18q12.3	
Diego	DI	010	21	*SLC4A1*	17q21.31	CD233

传统名称	ISBT 名称	ISBT 数字	抗原数	基因名称	染色体位置	CD
Yt	YT	011	2	ACHE	7q22. 1	
Xg	XG	012	2	XG，MIC2	Xp22. 33	CD99
Scianna	SC	013	7	ERMAP	1p34. 2	
Dombrock	DO	014	6	ART4	12p12. 3	CD297
Colton	CO	015	3	AQP1	7p14. 3	
Landsteiner – Wiener	LW	016	3	ICAM4	19p13. 2	CD242
Chido/Rodgers	CH/RG	017	9	C4A，C4B	6p21. 3	
H	H	018	1	FUT1	19q13. 33	CD173
Kx	XK	019	1	XK	Xp21. 1	
Gerbich	GE	020	8	GYPC	2q14. 3	CD236
Cromer	CROM	021	15	CD55	1q32. 2	CD55
Knops	KN	022	9	CR1	1q32. 2	CD35
Indian	IN	023	4	CD44	11p13	CD44
Ok	OK	024	1	BSG	19p13. 3	CD147
Raph	RAPH	025	1	CD151	11p15. 5	CD151
John Milton Hagen	JMH	026	5	SEMA7A	15p24. 1	CD108
I	I	027	1	GCNT2	6p24. 2	
Globoside	GLOB	028	1	B3GALT3	3q26. 1	
Gill	GIL	029	1	AQP3	9p13. 3	
Rh – associated glycoprotein	RHAG	030	3	RHAG	6p21 – qter	CD241
Globoside	GLOB	028	1	B3GALT3	3q26. 1	

红细胞血型及抗原命名和表述分为 2 种方式。6 位数字表达方式适于计算机语言，字母/数字表达方式更适于一般阅读、书写和印刷。ISBT 还规定，已有的命名不改变，新发现的抗原必须按"字母 + 数字"符号系统标记。

1. 6 位数字表达方式　6 位数字的前 3 位数字表示某一血型系统（001 ~ 030）、血型集合（205 ~ 212）或血型系列（700 低频率抗原，901 高频率抗原），后 3 位数字表示抗原的特异性，如 001001、001002、001003、分别表示为 ABO 血型 A、B 及 AB 抗原。

2. 字母/数字表达方式　血型系统符号用 2 ~ 4 个大写字母表示，血型抗原用字母加数字表示，但抗原 3 位数字较长，使用不方便，去掉抗原编码的"零"。如 RH 表示传统命名 Rh 血型系统，RH1 表示传统命名 Rh 血型系统 D 抗原。

白细胞血型抗原分为 3 类：①红细胞血型抗原，如 ABH、Le^a、K 等血型系统抗原。②白细胞本身所特有的血型抗原，如中性粒细胞特异性抗原 HNA – 1a、HNA – 1b、HNA – 1c 等和淋巴细胞上的 Gr 系统抗原等。③与其他组织共有的血型抗原，即人类白细胞抗原（human leukocyte antigen，HLA），也是最重要的白细胞血型抗原。

血小板血型系统抗原通常分 2 类：①血小板相关抗原：主要与红细胞 ABO 血型系统以及人类白细胞抗原有关，即 ABO 血型系统抗原和 HLA 血型抗原。②血小板特异性抗原：由血小板特有的抗原决定簇组成。常见的血小板特异性抗原系统主要有 HPA – 1、HPA – 2、HPA – 3、HPA – 4、HPA – 5 和 HPA – 15。

扫码"学一学"

第一节　红细胞血型系统

一、ABO 血型系统

（一）ABO 血型系统分型

ABO 血型由红细胞抗原和血清抗体共同决定，根据红细胞上是否存在 A、B 抗原，血清中是否存在抗 A、抗 B 抗体，ABO 血型系统可分为 A、B、O 及 AB 四种血型见表 4-2。

表 4-2　ABO 血型分型

血型（表现型）	红细胞表面抗原	血清中抗体	基因型
A	A	抗 B	*AA*，*AO*
B	B	抗 A	*BB*，*BO*
AB	A、B	—	*AB*
O	—	抗 A、抗 B 和（或）抗 AB	*OO*

（二）ABO 血型系统遗传

1924 年，Bernstein 提出 ABO 血型遗传的基因座上有 *A*、*B*、*O* 三个等位基因，*A* 和 *B* 基因对于 *O* 基因而言为显性基因，*O* 基因为隐性基因。ABO 血型系统有 4 种表现型和 6 种基因型见表 4-2。由于血型具有遗传特性，故以父母的血型可以推测子代的血型，有助于亲子鉴定。

（三）ABO 血型系统抗原

1. ABO 血型系统抗原产生及存在部位　37 天的胎儿就可以产生 A、B 及 H 抗原，5~6 周胎儿红细胞已可测出抗原的存在，出生时红细胞所带的抗原数量为成人的 25%~50%，以后不断增多，到 20 岁左右达高峰，大多数个体的每个红细胞有 200 多万个抗原。A、B 和 H 抗原的表达比较稳定，但老年人的抗原表达可能减弱。

人体中 A、B、H 抗原广泛存在于多种细胞的膜上以及体液和分泌物中，在体液和分泌物中出现的这些物质多为半抗原，称为血型物质。血型物质以唾液中含量最丰富，其次是血清、尿液、精液、胃液、羊水、汗液、泪液、胆汁、乳汁和腹膜腔液等。凡体液中含有 A、B、H 血型物质者称为分泌型个体，不含血型物质者为非分泌型个体。汉族人分泌型占 80%，非分泌型占 20%。血型物质也具有与相应抗体反应的性质。

2. ABO 血型系统抗原结构　ABO 血型抗原属完全抗原，是由多肽和糖类组成的糖蛋白，多肽部分决定血型的抗原性，糖链决定血型特异性，其抗原主要有 A、B 和 H，分别受 *A*、*B* 和 *H* 基因间接控制。H 抗原是形成 A、B 抗原的结构基础，H 抗原存在于 ABO 各型红细胞上，称为 H 物质，其中以 O 型红细胞最多。

（四）ABO 血型系统抗体

1. ABO 血型抗体的产生　婴儿出生时，通常无抗 A 和抗 B 抗体，出生后自然界的一些抗原刺激物（如细菌表面上具有的类似于 A、B 和 H 结构的抗原）不断地免疫人体，开始逐渐产生针对自己所缺乏抗原的抗体，一般在婴儿出生 3~6 个月后才开始出现抗体，5~10 岁时具有较高效价的抗体，一直持续到成年，老年人抗体水平一般低于年轻人。由于自然环境中 A 型物质较多，B 型人血清中抗 A 的效价往往高于 A 型人血清中抗 B 的效价。

2. 天然抗体与免疫抗体 ABO 血型系统抗体为免疫球蛋白，按其产生原因可分为天然抗体和免疫性抗体。①天然抗体：主要是由自然界中与 A、B 抗原类似的物质刺激产生，以 IgM 为主，为完全抗体。②免疫性抗体：主要由母婴血型不合的妊娠及血型不合的输血后产生，以 IgG 为主，为不完全抗体。2 种抗体的主要特点见表 4-3。

表 4-3 天然抗体（IgM）和免疫性抗体（IgG）特点

特点	IgM	IgG
存在的主要血型系统	主要存在于 ABO、MNS、P 等	主要存在于 Rh、Kell、Kidd 等
可察觉的抗原刺激	无	有（妊娠、输血等）
相对分子质量（kD）	1000	160
通过胎盘	不能	能
耐热性（70℃）	不耐热	耐热
被血型物质中和	能	不能
被 2-ME 或 DDT 破坏	能	不能
与 RBC 反应最佳温度（℃）	4~25	37
在盐水介质中与红细胞反应情况	出现可见的红细胞凝集	不出现可见的红细胞凝集

正常情况下，ABO 血型抗体为天然抗体，以 IgM 为主，为完全抗体，但血液中也有少量的 IgG 和 IgA 类抗体。O 型人血液中含抗 A、抗 B 和（或）抗 AB 抗体，其中抗 AB 不是抗 A 和抗 B 的混合物，抗 AB 识别的是 A 和 B 抗原上共同的结构部位。O 型人血清中的抗体以 IgG 为主，效价较高，可以通过胎盘。因此，当 O 型的母亲孕育 A 型、B 型胎儿时，第一胎极易发生新生儿溶血病。利用 O 型血中的抗 AB 可检出较弱的 A、B 抗原，用于 ABO 亚型鉴定。

3. 不规则抗体 也称为意外抗体，是指血清中抗 A、抗 B 以外的其他血型抗体。

（五）ABO 血型系统亚型

亚型是指虽属同一血型抗原，但抗原结构、性能或抗原表位数有一定差异的血型。常见的 A 亚型有 A_1、A_2、A_3、A_x、A_m 和 A_y 等。而 B 亚型一般比较少见，包括 B_3、B_x、B_m 和 B_{el} 等。AB 亚型常见的有 A_1B、A_2B、A_3B、A_xB、AB_2、AB_3 和 cisAB 等。

A_1、A_2 亚型占全部 A 型血的 99.9%，白种人 A_2 亚型约占 20%，亚洲人主要是 A_1 亚型，A_2 亚型少见（或罕见）。A_1 亚型人红细胞表面含有 A、A_1、H 抗原，血清含有抗 B 抗体，A_2 亚型人红细胞表面含有 A、H 抗原，血清含有抗 B、抗 A_1 抗体（1%~8%）。

二、Rh 血型系统

1940 年，Landsteiner 和 Wiener 发现了红细胞 Rh 血型，Rh 血型系统 ISBT 命名字母符号是 RH，数字序号是 004。

1. Rh 命名 Rh 血型系统的命名较为复杂，主要有 Fisher-Race 命名法、Winer 命名法和数字命名法，Fisher-Race 命名法简单明了，易于解释，临床上最为常用。

Fisher-Race 命名法又称 CDE 命名法，他们认为 *Rh* 基因是 3 种基因的复合物，每条染色体上有 3 个基因位点，相互连锁，每种基因决定 1 个抗原。这 3 个基因是以 1 个复合体形式遗传，如 CDe/cDe 只能以 CDe 或 cDe 遗传给子代。3 个连锁基因有 8 种基因组合，2 个染色体上的基因可形成 36 种遗传型。

Rh 抗原命名为 C、D、E、c、d、e，但从未发现过 d 抗原，从而认为 d 抗原实际是不存在的，但仍保留"d"符号，以相对于 D。

2. Rh 基因 *Rh* 基因位于第 1 号染色体，由 2 个紧密连锁的双结构基因构成，即 *RHD* 及 *RHCE* 基因，*RHD* 基因编码 D 抗原，*RHCE* 基因编码 C 和（或）c 及 E 和（或）e 抗原。

3. Rh 血型抗原 Rh 血型抗原在人出生时已发育成熟，Rh 血型抗原系统非常复杂，目前已经发现 50 个 Rh 抗原，其中 D、C、c、E、e 是 Rh 系统最常见的抗原。免疫原性最强的是 D 抗原，其后依次为 E、C、c、e。

D 抗原为多肽类抗原，只存在于人类的红细胞膜上，体液和分泌液中无游离的 D 抗原。D 抗原的表达包括量和质的变化，抗原数量越多，抗原性越强。D 抗原质的变化主要指 D 抗原的表位数量减少（完整的 D 抗原有 30 多个抗原决定簇）。根据 D 抗原的量和质的不同，将 D 抗原分为以下几种。

（1）D 正常 D 抗原，红细胞表面 D 抗原数量一般为 10000～30000，抗原表位数量正常。

（2）弱 D（weak D） 抗原表位正常，D 抗原数量减少。红细胞可能不被 IgM 类抗 D 所凝集，但与 IgG 类抗 D 反应，通过抗球蛋白试验可以出现凝集，故称为弱 D。弱 D 个体红细胞上 D 抗原数量为 200～10000。弱 D 献血者的红细胞应视为 Rh 阳性，弱 D 作为受血者时应视为 Rh 阴性。

（3）部分 D（partial D） D 抗原数量基本正常或增多，但是缺失正常 D 抗原上部分抗原表位，血清中可因免疫产生抗 D 抗体者称为部分 D。

（4）放散 D（Del） D 抗原在红细胞上表达极弱，即 Del 表型，用常规的血清学方法容易鉴定成为 Rh 阴性。但通过吸收放散试验可证明红细胞存在极少量的 D 抗原。

（5）D 抗原阴性 红细胞表面有 D 抗原称为 Rh 阳性，表面不含 D 抗原称为 Rh 阴性。中国人约为 0.3% 的为 Rh 阴性，某些少数民族 Rh 阴性率稍高，可达 15.78%。

4. Rh 血型抗体

（1）抗体性质 Rh 抗体一般无天然抗体，主要是后天通过输血、妊娠等免疫而产生。绝大多数抗体是 IgG，极少见 IgM。

（2）抗体种类 Rh 血型比较常见的抗体是抗 D、抗 E、抗 C、抗 c 和抗 e 等 5 种。复合抗原的存在可刺激机体产生相应的抗体。大多数的抗 c 血清和抗 e 血清中，也含有抗 f（ce）。抗 C 常与抗 Ce 一起产生。抗 CE 有时与抗 D 同时形成。

第二节 血型鉴定

一、ABO 血型鉴定

【检测原理】ABO 血型鉴定主要是利用抗原抗体之间的反应来完成的，包括正向定型（direct typing）与反向定型（indirect typing）。前者是用已知的特异性抗体（标准血清）检查红细胞的未知抗原，后者是利用已知血型的标准红细胞检查血清中的未知抗体。

扫码"学一学"

1. 盐水介质法 ABO 血型抗体一般是 IgM，属完全抗体。IgM 抗体分子链较长，能克服红细胞表面排斥力，同时其相对分子质量较大，它能在生理盐水中与相应抗原特异性结合发生肉眼可见的凝集现象。根据反应载体不同，可分为试管法和玻片法等。

2. 微柱凝胶介质血型卡法 在微柱中，红细胞抗原与相应抗体结合，利用凝胶颗粒的空间排阻作用，经低速离心，凝集的红细胞悬浮在凝胶上层，而未与抗体结合的红细胞则沉于凝胶底部（微柱底尖部）。微柱凝胶介质血型卡的种类、成分及用途见表 4 - 4。

表 4 - 4　微柱凝胶介质血型卡分类、成分及用途

血型卡	成分	用途
中性凝胶介质血型卡	不含特异性抗体及抗球蛋白试剂	检测 IgM 抗体与红细胞反应，如 ABO 血型正反定型、交叉配血
特异性凝胶介质血型卡	含有特异抗体	红细胞抗原检测
抗球蛋白凝胶介质血型卡	含有抗球蛋白试剂	检测 IgM、IgG 不完全抗体和相应抗原反应，如交叉配血、不规则抗体筛检和鉴定等

注：①微柱中一般含促凝剂（如低离子强度溶液）和防腐剂。②可以用玻璃珠代替凝胶颗粒。

【方法学评价】

1. 盐水介质法 此法简便，不需要特殊仪器。①玻片法：操作简单，不需要离心，适于大规模血型普查，但反应时间长，灵敏度低，有时容易忽略较弱的凝集而导致定型错误。本法不适于反向定型，因为当受检查血清抗体效价较低时不易使红细胞产生凝集。②试管法：通过离心加速抗原抗体反应，所需时间短，适用于急诊定型。离心能增强凝集，有助于发现亚型或较弱抗原抗体反应，结果判断可靠，为常规检查方法。

2. 微柱凝胶介质血型卡法 ①项目齐全、应用范围广，可用于血型正反定型、稀有血型鉴定、Rh 分型。②操作简单。③重复性好，易于标准化，减少了操作人员的随意性。④灵敏度高，能检测到弱的抗原抗体反应。⑤结果客观、易于判定。⑥结果稳定易保存，直接将血型卡放 4℃可保存 1 ~ 2 个月，扫描后可长期保存。该法不足之处是成本较高。

【结果判断】 正、反向血型鉴定及结果判断见表 4 - 5。

表 4 - 5　ABO 血型正向、反向定型鉴定及结果判断

正向定型（标准血清 + 被检者红细胞）			反向定型（标准红细胞 + 被检者血清）			结果判断
抗 A	抗 B	抗 AB（O 型血清）	A 型红细胞	B 型红细胞	O 型红细胞	
+	-	+	-	+	-	A 型
-	+	+	+	-	-	B 型
+	+	+	-	-	-	AB 型
-	-	-	+	+	+	O 型

【质量控制】

1. 鉴定前质量控制

（1）选择方法　反向定型不宜采用玻片法，因为被检查者血清抗体效价较低时不易与红细胞凝集，而借助于离心力可以使红细胞接触紧密，促进凝集的发生。中性凝胶介质血型卡可用于正向、反向定型，特异性凝胶介质血型卡只能用于正向定型。

（2）标准血清　标准血清质量应符合要求，标准血清效价、亲和力及凝集力要达到要

求，并在有效期内使用。严防细菌污染，试验结束后应放冰箱保存。目前用于 ABO 血型鉴定的抗 A、抗 B 标准血清来源有 2 种途径，一是从青壮年人血清获得，二是研制获得的单克隆抗体。不同来源的标准血清质量要求见表 4 - 6。

表 4 - 6 不同来源的标准血清质量要求

标准血清	要求
人血清 ABO 血型抗体	①特异性：高度特异
	②效价：抗 A 不低于 1：128，抗 B 不低于 1：64
	③亲和力：15 秒内即出现凝集，3 分钟时凝块 >1mm^2
	④无冷凝集素、无菌、已灭活补体
人 ABO 血型单克隆抗体	①特异性：抗 A 抗体只凝集含 A 抗原红细胞，包括 A_1、A_2、A_1B、A_2B；抗 B 抗体只凝集含 B 抗原红细胞，包括 B 和 AB
	②亲和性：我国的标准是抗 A 对 A_1、A_2、A_2B 开始出现凝集时间分别是 15、30 和 45 秒；抗 B 对 B 型红细胞开始出现凝集的时间为 15 秒
	③效价：我国标准抗 A，抗 B 均为 ≥1：128
	④稳定性：单克隆抗体一般没有人血清抗体稳定，故应认真筛选单抗和选择合适的稳定剂
	⑤无菌、已灭活补体

（3）试剂红细胞 将 3 个健康人同型新鲜红细胞混合，用生理盐水洗涤 3 次，除去存在于血清中的抗体及可溶性抗原。红细胞悬液的浓度为 3%～5%，浓度不能过高或过低，否则其抗原抗体比例不适当，使反应不明显，误判为阴性。

（4）器材 试管、玻片和滴管必须清洁干燥，以防溶血。为了防止交叉污染，试管、滴管均应一次性使用。微柱凝胶血型卡产品质量符合要求，注意保存温度，在有效期内使用，要使用微柱凝胶介质血型卡专用水平离心机。

（5）标本 标本新鲜，符合要求，防止污染，不能溶血。

1）正向定型时被检者红细胞 红细胞浓度按要求配制，红细胞与抗体比例要 3%～5%；血浆成分可能影响鉴定结果，要使用生理盐水洗涤 3 次的红细胞。

2）反向定型时被检者血清 ①婴儿及老年人血清 ABO 抗体效价较低，反向定型时可出现不凝集或弱凝集。②血清中存在冷凝集素可使红细胞凝集，干扰血型鉴定。③丙种球蛋白缺乏症病人，血清中缺乏应有的抗 A、抗 B 而不出现凝集或弱凝集。某些肝病和多发性骨髓瘤病人，血清球蛋白增高可引起假凝集。

2. 鉴定中质量控制 按要求建立 SOP 文件，严格按操作程序操作。

（1）准确标记 标记要准确、清楚。

（2）加标本和试剂 标本和试剂比例要适当，一般应先加血清，后加红细胞悬液，以便核实是否漏加血清，并要设立对照。微柱凝胶介质血型卡分为反应腔和凝胶分离柱 2 部分。操作时，要先向反应腔内加血清或抗体，后加红细胞。血型试剂从冰箱取出应待其平衡至室温后再使用，用后应尽快放回冰箱保存。

（3）反应温度与时间 IgM 抗 A 和抗 B 与相应红细胞反应的最适温度为 4℃，但为了防止冷凝集的干扰，一般在室温（20～24℃）下进行试验，37℃可使反应减弱。玻片法反应时间要按要求，同时注意防止悬液干枯。

（4）离心 离心时间、速度按要求，严格控制。

（5）观察结果 要认真仔细观察结果，观察时应注意红细胞呈特异性凝集、继发性凝固以及缗钱状排列的区别，弱凝集要用显微镜证实。玻片法观察凝集结果时，应以白色为背景。试管法观察凝集时，从离心机拿出试管开始到观察结果前不要摇动或震动试管，观察结果时要以白色光为背景，先观察上层液有无溶血（溶血与凝集意义等同），再边观察边轻侧试管，仔细观察有无凝块。

3. 鉴定后质量控制

（1）结果登记　准确无误登记鉴定结果，并仔细核对鉴定结果。

（2）结果报告　准确无误报告鉴定结果，并仔细核对报告结果。正向、反向定型结果可相互验证，正反定型结果一致才可报告，如不一致须查找原因。

【临床意义】

1. 输血　血型鉴定是实施输血治疗的首要步骤，输血前必须准确鉴定并严格核对供血者与受血者的血型，选择同型的血液，交叉配血相符时才能输血。

2. 器官移植　ABO抗原是一种强移植抗原，受者与供者ABO血型尽量相合，血型不合极易引起急性排斥反应，导致移植失败。

3. 新生儿溶血病　母子ABO血型不合可引起新生儿溶血病，主要通过血型血清学检查来诊断。

4. 其他　ABO血型检查还可用于法医学鉴定以及某些疾病相关的调查等。

二、Rh血型鉴定

虽然Rh血型系统中有50多种抗原，但临床上通常只检测D抗原，当有特殊需要（如家系调查、亲子鉴定、配血不合等情况）才采用抗C、抗c、抗E、抗e等标准血清进行表型测定。

【检测原理】

1. 盐水介质法　单克隆IgM类抗D抗体与红细胞上特异性抗原结合，在室温下的盐水介质中出现肉眼可见的凝集反应。

2. 酶介质法　木瓜酶或菠萝酶可破坏红细胞表面的唾液酸，降低红细胞表面负电荷，减少红细胞排斥力，使红细胞之间的距离缩小。IgG类抗D与经酶处理的有相应D抗原的红细胞发生肉眼可见的凝集。

3. 微柱凝胶介质血型卡法　参见"ABO血型鉴定"。

4. 抗球蛋白试验　又称Coombs试验，在盐水介质中不完全抗体抗D只能与红细胞上D抗原结合而致敏（致敏红细胞），不产生凝集。加入抗球蛋白抗体后，抗球蛋白抗体与致敏红细胞表面的不完全抗体结合，发生特异性凝集反应。

【方法学评价】Rh血型鉴定的方法学评价见表4-7。

表4-7　Rh血型鉴定的方法学评价

方法	评价
盐水介质法	简单，快速，不需特殊仪器，临床常用。但灵敏度低，适合IgM型抗体
酶介质法	①简单，经济，但时间较长，准确性和稳定性较差
	②不能用于MNS、Duffy血型的检测
微柱凝胶介质血型卡法	简单，易于标准化，灵敏度高，准确性好，结果可较长时期保存，但成本较高
抗人球蛋白介质试验	检查不完全抗体最灵敏可靠的方法，但操作繁琐、费时，不利于急诊检查和大批量工作

【质量控制】

1. 鉴定前质量控制

（1）方法 Rh 血型系统抗体多由免疫产生，血清中很少有天然抗体，故不需做反向定型。

（2）试剂 试剂质量应符合要求，在有效期内使用，严防细菌污染，试验结束后应放冰箱保存，注意保存温度；酶试剂中的酶很易失活，故需新鲜配制，并严格作对照试验。

（3）器材 ①试管、玻片和滴管必须清洁干燥，防止溶血。②为防止交叉污染，试管、滴管均应一次性使用。③微柱凝胶血型卡产品质量符合要求，注意保存温度，在有效期内使用，最好使用微柱凝胶血型卡专用水平离心机。

（4）标本 标本新鲜，符合要求，防止污染，不能溶血。红细胞浓度按要求配制，血浆成分可能影响鉴定结果，要使用生理盐水洗涤 3 次的红细胞。

2. 鉴定中质量控制 按要求建立 SOP 文件，严格按操作程序操作。

（1）标记 标记要准确、清楚。

（2）加标本、试剂 标本和试剂比例要适当，加量准确，注意加入顺序。严格设定对照系统，包括阴性和阳性对照、试剂对照等。从冰箱取出，血型试剂应待其平衡至室温后再使用，使用后应尽快放回冰箱保存。

（3）反应时间和温度 严格控制反应时间和温度。

（4）离心 离心时间、速度按要求，严格控制。微柱凝胶介质血型卡法，最好使用微柱凝胶介质血型卡专用水平离心机。

（5）观察结果 ①先观察对照系统结果，对照系统结果准确，本批结果才有效。②要认真仔细观察结果，应注意红细胞呈特异性凝集、继发性凝固以及缗钱状排列的区别，弱凝集要用显微镜证实。③因 Rh 抗原、抗体凝集反应时，凝块比较脆弱，观察反应结果时，应轻轻侧动试管，不可用力振摇。④待检红细胞与抗 D 试剂在盐水介质中不凝集，应进行 Rh 阴性确认试验，一般使用 3 种以上 IgG 抗 D 试剂进行间接抗球蛋白试验。如 3 种 IgG 抗 D 试剂抗球蛋白试验的结果均为阴性，即可判定为 Rh 阴性，如果抗球蛋白试验有 1 种或 1 种以上的 IgG 抗 D 试剂的结果为阳性，即可判定为 Rh 阳性，则该个体为弱 D 或不完全 D 表型。

3. 鉴定后质量控制

（1）结果登记 准确无误登记鉴定结果，并仔细核对鉴定结果。

（2）结果报告 准确无误报告鉴定结果，并仔细核对报告结果。

【临床意义】

1. 输血前检查 为了保证输血安全，输血前也应做 Rh 血型鉴定及交叉配血，以防止由 Rh 抗体引起的溶血性输血反应。健康人血清中一般不存在 Rh 抗体，故在第 1 次输血时往往不会发生 Rh 血型不合。Rh 阴性的在第 2 次接受 Rh 阳性的血液时可出现溶血性输血反应。若将含 Rh 抗体的血液输给 Rh 阳性的人，也可以致敏的红细胞而发生溶血。

2. 诊断新生儿溶血病 由于 IgG 类的 Rh 抗体易通过胎盘，从而破坏胎儿相应抗原红细胞，引起严重的新生儿溶血病，故发生新生儿溶血病应做新生儿及母亲 Rh 血型及 Rh 不完全抗体检查。

3. 协助治疗 当证实有少量 Rh 阳性的红细胞进入 Rh 阴性的血液循环时，可用大剂量 Rh 免疫球蛋白来阻断 Rh 阳性红细胞的免疫作用。

第三节　不规则抗体筛检及鉴定

一、不规则抗体筛检

凡有输血史、妊娠史或短期内需要接受多次输血、交叉配血不合者，输血前必须筛检不规则抗体。所选用的不规则抗体筛检方法必须能检出有临床意义的 IgM 或 IgG 抗体。

【检测原理】应用抗体筛选标准红细胞，与待检者血清分别在盐水介质和抗球蛋白介质或微柱凝胶抗球蛋白介质反应，根据反应结果判断待检血浆中是否有红细胞不规则抗体以及抗体类别。

【方法学评价】

1. 盐水介质法　主要用于 IgM 抗体的筛检，在 22℃ 反应最好，操作简单、快速、成本较低。但灵敏度偏低，不能检测出一些弱的凝集或稀有抗体。

2. 抗球蛋白介质法　可以检测到 IgG 类不规则抗体，结果准确，是鉴定不规则抗体最可靠的方法，但操作相对复杂，成本较高。

3. 微柱凝胶抗球蛋白介质法　该方法简便、准确、灵敏，易于标准化，已成为抗体筛检的常规方法，但微柱凝胶卡成本较高。

【质量控制】

1. 严格选用筛选红细胞　筛选红细胞是指用于抗体筛检的标准红细胞，通常采用 2～3 人份非混合 O 型红细胞组成一套筛选红细胞，避免红细胞混合后对弱抗原表达红细胞的稀释。

2. 设立对照　抗体筛检应设立"自身对照"，与筛选红细胞平行试验。待检血清加自身红细胞管应无凝集，若出现凝集则提示可能存在自身免疫抗体，如病人近期输过血，则自身抗体、同种抗体均存在，需要通过进一步试验进行鉴别。

3. 结果判断

（1）在盐水、抗球蛋白介质中，待检血清与自身细胞无凝集，与一种或几种筛选红细胞出现 ±～＋＋＋凝集，表示待检血清中存在不规则抗体，需进一步鉴定抗体特性。

（2）抗球蛋白介质出现凝集，而盐水介质无凝集，则提示不规则抗体为 IgG。

（3）抗体筛检试验阴性并不一定意味着待检血清中没有抗体。一些低频抗体或有剂量效应的抗体，可能会因实验条件和所选用的筛选红细胞不足而漏检。

4. 检测时间　不规则抗体的筛检可以在交叉配血试验之前进行或同时进行，以便尽早发现有临床意义的抗体，保证输血安全。

二、不规则抗体鉴定

不规则抗体筛检试验结果阳性，应进一步用谱细胞（panel red cell）进行不规则抗体特异性鉴定。所谓谱细胞是指用于抗体鉴定的标准红细胞，谱细胞是商品化试剂，由 8～16 人份 O 型红细胞组成，以确定红细胞几种常见血型系统中的抗原。不规则抗体鉴定时用谱细胞与待检血清分别在盐水介质和抗球蛋白或微柱凝胶抗球蛋白介质中反应，根据谱细胞的反应格局，可明确鉴定最常见的有临床意义的不规则抗体的特异性。

第四节　交叉配血试验

扫码"学一学"

交叉配血试验也称为血液配合性试验，是检测病人与输入的血液是否相合。交叉配血试验阴性表明病人与供者血液之间无不相配合的抗原、抗体成分，配血无禁忌，可以输血。病人血清与供者红细胞反应，检测病人体内是否存在针对供者红细胞的抗体，称为主侧配血；病人红细胞与供者血清反应，检测供者血液内是否存在针对病人红细胞的抗体，称为次侧配血。

【检测原理】

1. 盐水介质配血法　IgM 型血型抗体在室温下的盐水介质中可与红细胞上相应抗原结合出现凝集反应。通过观察病人血清与供者红细胞、供者血浆与病人红细胞之间的红细胞凝集试验结果，判断供者与病人之间是否存在血型抗原和抗体不相合的情况，该方法用于检测 ABO 血型系统不相合的 IgM 型抗体。

2. 抗球蛋白介质配血法　参见"Rh 血型鉴定"。

扫码"看一看"

3. 低离子聚凝胺介质配血法　首先利用低离子强度溶液（low ionic – strength solution，LISS）降低溶液的离子强度，减少红细胞周围的电子云，促进 IgM 或 IgG 血型抗体与红细胞膜上相应抗原结合。再加入聚凝胺溶液，聚凝胺是一种带正电荷的高价阳离子季铵盐多聚物，可中和红细胞表面唾液酸所带的负电荷，降低红细胞的 Zeta 电位，减少红细胞间的排斥力，使红细胞间距离缩短，在离心力作用下，可使红细胞形成可逆性的非特异性聚集。然后加入带负电荷的枸橼酸钠重悬液，中和聚凝胺的正电荷，由聚凝胺引起的非特异性聚集因电荷中和而消失。故如果血清中不存在 IgM 或 IgG 类血型抗体，加入解聚液可使非特异性凝集散开，而 IgM 或 IgG 类血型抗体与红细胞产生特异性的凝集则不会散开。

4. 微柱凝胶抗球蛋白介质配血卡法　参见"ABO 血型鉴定"。

5. 酶介质配血法　参见"Rh 血型鉴定"。

【方法学评价】交叉配血试验方法学评价见表 4 – 8。

表 4 – 8　交叉配血试验方法学评价

方法	优点	缺点
盐水介质法	简单、快速，不需要特殊条件。ABO 血型交叉配血最常用方法，适用于无输血史或妊娠史病人	仅用于检查 IgM 型抗体是否相配，不能检出不相配的 IgG 血型抗体
抗球蛋白介质法	灵敏、特异、准确可靠，检查不完全抗体最可靠方法	操作复杂、费时、试剂较贵
低离子聚凝胺介质法	快速、灵敏，结果可靠，能检测 IgM、IgG 等引起溶血性输血反应几乎所有的规则和不规则抗体，适合各类病人交叉配血，也可应用于血型检查、抗体测定、抗体鉴定	需要特殊试剂，操作复杂且要求较高，对 Kell 血型系统的抗体不能检出
微柱凝胶抗球蛋白介质血型卡法	操作简单，结果准确，敏感度高，特异性强，重复性好，结果直观，可较长时期保存，适合手工操作、半自动和全自动，灵活方便。可同时检出 IgG 型和 IgM 型红细胞血型抗体	成本较高，需要特殊试剂和器材
酶介质法	简便、经济、灵敏。可作配血筛检试验，主要检测 Rh 系统不相合的免疫性抗体，适用于有输血史或妊娠史的病人	较费时，准确性、稳定性相对较差

【质量控制】

1. 配血前质量控制

（1）严格查对制度　仔细核对标本上的标签和申请单的有关内容，防止配血错误。

（2）试剂 试剂质量应符合要求，在有效期内使用，严防细菌污染，试验结束后应放冰箱保存，注意保存温度。

（3）器材的要求 ①各种器材要清洁、干燥，防止溶血。为防止交叉污染，试管、滴管均应一次性使用。②微柱凝胶血型卡法产品质量符合要求，注意保存温度，在有效期内使用，要使用微柱凝胶血型卡专用水平离心机。

（4）标本 ①标本新鲜，符合要求，防止污染，不能溶血。②红细胞浓度按要求配制，血浆成分可能影响鉴定结果，要使用生理盐水洗涤3次的红细胞，以防止血浆中血型物质中和抗体。③近期或反复多次输血或妊娠可以产生意外抗体，若对病人输血史或妊娠史不明，应在48小时内采集标本。

2. 配血过程质量控制 按要求建立 SOP 文件，严格按操作程序操作。配血过程中质量控制与评价见表4-9。

表4-9 配血过程的质量控制与评价

项目	评价
标记	标记要准确、清楚
标本、试剂	标本和试剂比例要适当，加量准确，注意加入顺序；血型试剂从冰箱取出应待其平衡至室温后再使用，用后应尽快放回冰箱保存
时间和温度	严格控制反应时间和温度
离心	离心时间、速度按要求，严格控制。采用微柱凝胶血型卡法，最好使用微柱凝胶血型卡专用水平离心机
观察结果	认真仔细观察结果，应注意红细胞呈特异性凝集、继发性凝固以及缗钱状排列的区别，弱凝集要用显微镜证实

3. 配血后质量控制

（1）配血试管中发生溶血现象是配血不合，必须高度重视，如主侧管凝集，应禁止输血，必须查找原因。

（2）登记结果和填发报告要仔细正规，查对无误后，才能发报告。

（3）配血后，应将病人和献血者的全部标本置冰箱内保存，保存至血液输完后至少7天，以备复检。

（4）盐水配血阴性，应加用酶介质法、抗球蛋白介质法等方法进行交叉配血。

（5）为确保输血安全应同型输血，交叉配血相合才可以输血。在病人输血过程中要主动与医师、护士取得联系，了解有无输血反应。如发生输血反应，应立即停止输血，查找原因。

【临床意义】交叉配血试验是输血前必做的红细胞系统的配合性试验，是保证输血安全的关键措施和根本性保证。

1. 验证血型 进一步验证与供者血型鉴定是否正确，以避免血型鉴定错误而导致的输血后严重溶血反应。

2. 发现 ABO 血型系统抗体 含有抗 A_1 抗体的血清，与 A_1 型红细胞配血时，可出现凝集。

3. 发现 ABO 血型以外的不规则抗体 虽然 ABO 血型相同，但 Rh 或其他血型不同，同样引起严重溶血性输血反应。特别是不进行 Rh 和其他稀有血型的鉴定，可通过交叉配血发现血型不同和免疫性抗体存在。

本 章 小 结

血型一般检验是保证输血安全、防止发生输血后溶血反应的关键措施，同时对器官移植前组织配型、新生儿溶血病的早期诊断、亲子鉴定、法医鉴定，以及某些疾病相关的调查等有重要价值。ABO血型鉴定采用盐水介质法，且以试管法最常用；微柱凝胶法以凝胶为介质，使用单克隆血型抗体，特异性高。鉴定Rh血型的方法酶介质法既可鉴定抗原又可检测抗体，是Rh血型鉴定和交叉配血的常用方法；抗球蛋白试验是检测红细胞上不完全抗体的最可靠方法。使用试管法鉴定血型应同时进行正向、反向定型并设置对照管。对于有反复输血史、妊娠史的病人应同时使用酶介法和抗球蛋白试验配血，以检出免疫性抗体和不完全抗体。交叉配血有利于进一步验证血型，发现亚型和不规则抗体。

Blood group examination is essential to safe blood transfusion to prevent hemolytic reaction, tissue matching before organ transplantation, early diagnosis of hemolytic diseases in new borns (HDN) antepartum and postpartum, paternity identification, forensic identification and certain disease investigations. The main points of this chapter are as follows.

■ Characteristics and differentiation of natural and immunity antibodies in the ABO blood group system.

■Common methods, methodology assessment and quality control of the ABO and Rh identification.

■Common methods of screening test and clinical values of the irregular antibodies.

■Common methods, Methodology assessment and Quality control of cross match.

扫码"练一练"

（郑文芝）

第二篇

尿液检验

尿液（urine）是血液通过肾小球滤过、肾小管与集合管的重吸收、肾小管分泌3个过程产生的终末代谢产物，其颜色一般为淡黄色，pH 4.5 ~ 8.0，正常成年人每昼夜排出的尿量为1000 ~ 2000 ml，平均为1500ml，尿液的成分95% ~ 97%为水，3% ~ 5%为溶质，溶质以电解质和非蛋白含氮化合物为主。

尿液检验又称为尿液分析（urinalysis），是运用理学、化学、显微镜及自动化分析仪等对尿液进行检验并形成报告的过程。目前，尿液分析方法已从传统的手工检验向自动化分析方向发展；从单一成分检验发展为多种成分检测。尿液检验结果可为临床疾病诊断、药物治疗监测以及预后判断提供依据，其临床应用越来越广，具体有以下几方面：①泌尿系统疾病的诊断与疗效观察。②协助诊断其他系统疾病。③安全用药监测。④中毒与职业病的防护。⑤健康人群的普查。⑥兴奋剂的检查。

尿液检验虽然是最常用的检验项目之一，但尿液检验也有一定的局限性：①检验结果易受饮食影响。②尿液的各种成分变异和波动范围大。③易被污染。④易与其他成分相互干扰。

扫码"学一学"

第五章　尿液标本采集与处理

尿液标本的采集与处理是尿液检验的基础，获得高质量、无人为干扰的尿液标本是减少检验误差、增加室间可比性和为临床提供可靠信息的前提。本章要点：

● 尿液标本的种类。

● 尿液标本采集与处理的质量控制。

尿液标本采集和处理是否正确将直接影响检验结果的准确性。尿液标本采集与处理包括病人的准备、标本容器的准备、采集与处理、贮存和转运等。目前，有许多尿液标本规范化采集与处理指导性文件，如欧洲医学实验室联合会（European Confederation of Laboratory Medicine，ECLM）制定的《European Urinalysis Guideline》；美国临床实验室标准化研究所（Clinical and Laboratory Standards Institute，CLSI）制定的 GP. 16 – A2 ISBN 1 – 56238 – 448 – 1 ISSN 0273 – 3099《Urinalysis and Collection，Transportation，and Preservation of Urine Specimens》等。

第一节　尿液标本采集

一、标本容器准备

1. 容器材料　标本容器应由透明、不渗漏、不与尿液发生反应的惰性环保材料制成。

2. 容器规格　口径大于 4cm、容量大于 50ml，底部宽。

3. 容器的清洁度　容器清洁、干燥、无污染。

4. 容器的种类　除了一般的容器外，还应备有各种多用途尿液采样器，如无菌容器。

5. 其他　容器有标记病人姓名或粘贴病人信息条形码的空间，一次性使用。

二、尿液标本的采集与运送

1. 标本的采集　尿液标本采集的要求见表 5 – 1。

表 5 – 1　尿液标本采集的要求

项目	要求
留尿指导	留取尿液标本之前，医护人员必须对病人进行留尿指导，务必用肥皂洗手、清洁尿道口及其周围皮肤
避免污染	①成年妇女应避开月经期。②必要时留中段尿送检，以避免外阴分泌物、包皮垢、粪便等物质的污染。③不能从尿布或便盆内采集尿液标本

136

项目	要求
不同时间段的标本要求	①随机尿液标本的留取无特殊时间规定，但病人必须有足够的尿量。②晨尿是指病人清晨起床后第1次尿液标本。③收集计时尿标本时，应告知病人时间段的起点和终点，起始时先排空膀胱
特殊标本的要求	①收集用于细菌培养的尿更要谨慎，先清洗外阴，并消毒尿道口，用无菌试管留取中段尿送检。②尿三杯试验在留尿时要分段明确，做好标记。③导尿和耻骨上穿刺留取尿液标本，必须在医生或护士的协助下完成

2. 标本的标记　容器必须有标记，包括病人姓名、编码（如住院病人的住院号、病区号、床号）、标本采集时间等。标签不可贴在容器盖上，应贴在容器壁上，且应牢固、防潮。

3. 标本的接收　建立严格的标本接收制度，检验人员在接收标本时，必须检查容器是否合格，标记是否清楚，采集时间是否过长，标本是否被污染，尿量是否合格。如小儿、烧伤病人、肾衰竭无尿期病人尿量达不到要求时，应在检验报告单上注明收到的尿量、检查方法等。

三、尿液标本的种类

根据临床检验目的，尿液标本主要有晨尿、随机尿、计时尿和特殊尿液标本。

（一）晨尿

清晨起床后，在未进早餐和做其他活动之前采集的第1次尿液标本称为晨尿（morning urine）。晨尿的特点为：①浓缩和酸化程度高。②血细胞、上皮细胞及管型等有形成分相对集中且保存较好。③适于尿液形态学和化学成分的分析，也可用于肾脏浓缩能力评价。

（二）随机尿

无须病人做任何准备，随时排出的尿液称为随机尿（random urine）。随机尿的特点：①不受时间限制，采集方便、标本新鲜、易得。②适于门诊、急诊病人的尿液筛检试验。③易受饮食、运动、用药、情绪和体位等影响，可导致浓度较低或临界浓度的物质和有形成分漏检。④可能出现饮食性糖尿或药物如维生素C等药物的干扰。⑤采集的标本仅反映病人某一时段的状况，容易造成临床结果对比的不一致。

（三）计时尿

1. 餐后尿　午餐后2小时的尿液标本称为餐后尿（postprandial urine）。餐后尿的特点：适于尿糖、尿蛋白和尿胆原等检查，有助于肝胆疾病、肾脏疾病、糖尿病和溶血性疾病等的诊断。

2. 3小时尿　采集上午6：00～9：00时段内的尿液，即上午6：00排空膀胱并弃去此次的尿液后，留取至9：00最后一次排出的全部尿液，适用于尿液有形成分检查，如1小时尿排泄率检查。

3. 12小时尿　晚上8：00排空膀胱并弃去此次的尿液后，采集至次日上午8：00最后一次排出的全部尿液，用于12小时尿有形成分计数，如Addis计数。但其检验结果变化较大，已较少应用。

4. 24小时尿　病人上午8：00排空膀胱，弃去此次的尿液后，从此时间开始计时，第

2 次开始采集尿液时，应立即加入防腐剂于尿液中，然后采集至次日上午 8：00 最后一次排的全部尿液，即为 24 小时尿。用于化学成分的定量，如肌酐（creatinine，Cr）、儿茶酚胺（catecholamine，CA）、17 - 羟皮质类固醇（17 - OHCS）、17 - 酮类固醇（17 - KS）、总蛋白质、葡萄糖、尿素、电解质及激素等，还常用于尿液结核分枝杆菌检查。

（四）特殊试验尿液标本

1. 尿培养标本（中段尿） 采集尿液标本前先清洗外阴，再用 0.1% 清洁液（如新洁尔灭等）消毒尿道口后，在不间断排尿过程中，弃去前、后时段的尿液，用无菌容器只采集中间时段的尿液。

2. 尿三杯试验 嘱病人连续排尿，分别采集前段、中段、末段的尿液，分装于 3 个尿杯中。适用于血尿定位诊断、尿道炎诊断等。

3. 尿液红细胞位相检查标本 病人清洁外阴，保持正常饮食习惯，不要饮大量水，清晨 5：00 ~ 6：00 排去第 1 次尿，采集第 2 次晨尿（中段尿）10ml，倒入一次性刻度锥型离心管中，1500r/min 水平离心 10 分钟，弃上清液留取 0.25ml 尿沉渣备用。主要用于血尿性质判断。

4. 导管尿、耻骨上穿刺尿液标本 病人发生尿潴留或排尿困难时，必须采用导尿标本或耻骨上穿刺尿标本（suprapubic urine）。但应先征得病人或家属的同意，由医护人员以无菌术采集尿液标本，此种尿液标本采集法应慎用于 2 岁以下的儿童。

5. 耐受性试验尿液标本 如经前列腺按摩后排尿采集尿液标本，通过观察尿液变化了解耐受性。

6. 浓缩稀释试验 病人按平时习惯普通饮食，不再另外饮水。上午 8：00 排尿弃去，自 10：00 起至 20：00 止，每隔 2 小时采集尿液 1 次，此后至次日上午 8：00 合并留 1 次，共 7 次尿液，测量并记录每次尿量与比重。

临床常用尿液标本的种类及用途见表 5 - 2。

表 5 - 2　临床常用尿液标本的种类及用途

标本	定义	用途
晨尿	清晨起床后的第 1 次尿液标本	尿液有形成分、化学成分的检验
随机尿	任意时间的尿液标本	门诊、急诊检验
餐后尿	午餐后 2 小时尿液标本	检验病理性蛋白尿、尿胆原和糖尿
3 小时尿	上午 6：00 ~ 9：00 尿液标本	有形成分排泄率检验
12 小时尿	晚上 8：00 ~ 次日上午 8：00 尿液标本	12 小时有形成分计数
24 小时尿	上午 8：00 ~ 次日上午 8：00 尿液标本	化学成分定量
中段尿	不间断排尿过程中，弃去前、后时段的尿液	常规筛查、微生物培养等
导管尿	经尿道或输尿管留取尿液标本	前者用于常规筛查、微生物检查；后者用于鉴别膀胱和肾脏感染

四、尿液标本采集的质量控制

1. 制定尿液采集的标准操作规程 临床实验室首先要制定尿液标本采集的标准操作程序（standard operating procedure，SOP）的文件，其内容包括：病人的准备、标本容器、采集方法和要求、尿量、运送时间地点等。相关的标准操作程序文件、标本采集手册等应装订成册下发到各病区、门诊护士站，并组织护士学习、参照执行。

2. 建立标本验收制度和不合格标本拒收制度 检验人员收到临床医生书面或电子申请单时，核对病人的基本信息，包括姓名、年龄、性别、科别、床号和检验内容等，才可接收标本进行检验。对下列尿液标本应拒收：①尿液标本申请单信息不全、与检验申请单内容不一致。②尿液标本类型错误。③尿液标本污染。④尿液标本量不足。⑤防腐剂使用不当。⑥尿液标本容器不合格等。但对难以得到的尿液标本或再次采集确有困难时，要在检验报告单上注明标本不合格情况及检验结果仅供参考的说明。

3. 病人管理 病人准备包括阅读采集告知通知书、饮食控制、用药控制、活动控制和局部清洁等。

4. 样本运送的质量控制 样本运送（specimen transport）过程中应尽量减少运送环节和缩短储存时间，样本传送应做到专人负责，轨道传送带或气压管道运送时应防止尿液产生过多的泡沫，避免细胞溶解，运送时还应注意生物安全，防止标本漏出或倒翻，污染环境。

第二节 尿液标本保存与处理

一、尿液标本保存

为了避免采集的尿液标本中有细菌繁殖及有形成分的破坏，一般应在 2 小时内完成检验，最好在 30 分钟内完成。如果 2 小时内无法完成分析，可冷藏于 2~8℃，或根据不同的检查目的加入不同类型的防腐剂予以防腐。

（一）保存方法

1. 冷藏法 尿液标本置于 4℃冰箱中冷藏可防止一般细菌生长及维持较恒定的弱酸性，可以保持尿液某些成分的生物活性及有形成分形态基本不变。

2. 化学防腐法 如不能及时检验或需要规定时间检验的尿液标本，一般可加入化学防腐剂（antiseptic reagent），以保存尿液标本见表 5-3。大多数化学防腐剂的作用是抑制细菌生长和维持其酸性，常用的有甲醛（formalin）、甲苯（toluene）、浓盐酸（hydrochloric acid）和麝香草酚（thymol）等。

表 5-3 尿液保存常用的化学防腐剂的种类及用途

种类	作用	用量	用途	备注
甲醛	固定细胞和管型等	5~10ml/L	有形成分检验	过量可干扰镜检，并使尿糖呈假阳性
甲苯	隔绝空气，保护化学成分	5~20ml/L	化学成分检验	
麝香草酚	抑制细菌生长，保护有形成分	<1g/L	有形成分和结核分枝杆菌检验	过量可使尿蛋白定性呈假阳性，并干扰胆色素检验
浓盐酸	保护激素等成分	10ml/L	17-OHCS、17-KS	不能用于常规筛查
碳酸钠	碱化尿液	10ml/24h 尿液	卟啉类测定	不能用于常规筛查
冰乙酸	保护 5-HT、VMA	25ml/24h 尿液	5-HT、VMA 测定	
氟化钠	防止尿糖酵解		尿糖测定	不能用于常规筛查
硼酸	抑制细菌生长、保护蛋白质和有形成分	10g/L	蛋白质、尿酸测定	干扰常规筛查的 pH

（二）质量控制

1. 控制标本冷藏时间 尿液标本冷藏保存最多6小时，冷藏保存时间太久，尿液某些成分会自然分解、变质，磷酸盐、尿酸盐等易析出结晶沉淀，影响有形成分的检查。冷藏时要避光加盖，以防胆红素见光降解。

2. 控制防腐剂用量

（1）用甲苯防腐时，若用量太少、不能覆盖整个尿液表面，则防腐效果不好。尿液检验时要注意吸取甲苯液层下的尿液或沉渣。

（2）保存检测尿糖的尿标本不要使用甲醛防腐，因甲醛是一种还原性物质，可参与还原反应，造成假阳性。

（3）加入甲醛量过大，可与尿素产生沉淀，影响显微镜有形成分检验。

（4）使用麝香草酚防腐时，注意用量不要过大，否则加热乙酸法检测尿蛋白时会出现假阳性，并且对尿胆色素检验也有干扰。

二、尿液标本处理

检验后的尿液标本，可能含有细菌、病毒等病原微生物及其他有害物质，因此，除了需要继续保存的尿液标本外，都要经过严格消毒，直至符合卫生防疫法规及环境保护法要求后才能弃去。否则，会造成医源性疾病传播。常见的尿液标本处理方法见表5-4。

表5-4 尿液标本及器材的处理方法

标本及器材	处理方法	处理结果
尿液	加10g/L过氧乙酸	向下水道排放
	加30~50g/L含氯石灰	向下水道排放
	专用容器收集统一集中消毒	环卫部门处理
可重复使用的器材	加70%乙醇	清水冲洗后再使用
	加30~50g/L含氯石灰	清水冲洗后再使用
	加10g/L次氯酸浸泡2小时	清水冲洗后再使用
	加5g/L过氧乙酸浸泡30~60分钟	清水冲洗后再使用
一次性器材	消毒、毁型、烧毁	

本 章 小 结

尿液标本的采集与处理是尿液检验的基础，获得高质量、无人为因素干扰的尿液标本是减少检验误差、增加室间可比性和为临床提供可靠信息的前提。病人准备、器材质量、采集和运送过程等各环节均会影响检验质量。尿液标本类型和采集方式取决于送检目的。尿液标本采集的质量保证主要取决于：①病人状态和标本放置时间对尿液检验结果的影响。②药物对检验结果的影响。③尿液采集过程的影响，包括标本采集操作规程、器材要求、运送接收制度、标本标识唯一性和标本验收制度等。

最简便的尿液标本保存方法是冷藏，常见的保存方式是使用防腐剂，如甲醛、甲苯、麝香草酚、浓盐酸和氟化钠等，每一种防腐剂用途不同，不能错用或相互替代。

Collection and treatment of urine samples are the bases of urine examination. Obtainment of re-

扫码"练一练"

liable natural samples is essential to decrease examination error, increase comparability, and provide reliable information to clinicians. The main points of this chapter are as follows.

■ Types of urine samples.

■ Quality control of urine collection and treatment.

（林发全）

第六章 尿液理学和化学检验

☞ **教学目标与要求**

1. **掌握** 尿液理学和化学检验的操作方法、方法学评价、质量控制。
2. **熟悉** 蛋白尿、血尿、糖尿的基本概念。
3. **了解** 尿液理学和化学检验的临床意义以及结果异常的综合分析。

尿液理学和化学检验简便、安全、无创伤性，对泌尿系统疾病、肝脏疾病、代谢性疾病的诊断、治疗及疗效监测有重要价值。本章要点是：

● 蛋白尿、血尿、糖尿的基本概念。

● 尿液理学、化学检验及显微镜检验的规范化检验技术。

● 尿液理学和化学检验方法学评价、质量控制。

● 尿液理学和化学检验的临床意义以及结果异常的综合分析。

尿液理学和化学检验是尿液检验的主要内容之一，尿液理学检验包括尿量、颜色和透明度、气味、比重、尿渗量等。虽然这些项目的检验方法简单易行，但其结果对疾病筛检诊断有重要意义。尿液常用的化学检验包括酸碱度、蛋白质、葡萄糖、酮体、尿胆原等，其检验结果对疾病的诊断、疗效观察和预后判断有重要价值。

第一节 尿液理学检验

扫码"学一学"

一、尿量

尿量（urine volume）是指24小时内人体排出体外的尿液总量。尿量主要取决于肾脏功能，也受内分泌功能、精神因素、饮水量、活动量、年龄、药物应用和环境温度等因素影响。因此，即使是健康人24小时尿量的变化也较大。小儿尿量按ml/kg体重计算，明显高于成人。另外，肾衰竭等病人尿量的观察常用计时尿，即测量规定时段内排出的尿液总量，可换算出每小时排出的尿液量。

【检测原理】 使用量筒测量24小时内排出体外的尿液总量。

【质量控制】 ①尿液采集必须完全而准确，不可丢失。②必须使用合格的标准量筒，或有精确刻度的液体容积测定器具。量具上应有清晰可见的容积刻度（精确至1ml），便于测量时准确读数。③测量24小时尿量时，读数误差应小于20ml。

【参考区间】 成年人：1～2L/24h 或 1ml/（kg·h）。儿童：按每千克体重计排尿量，为成年人的3～4倍。

【临床意义】

1. 多尿 成人24小时尿量超过2.5L，儿童24小时尿量大于3 L时称为多尿（polyuria）。多尿分为以下两大类。

（1）生理性多尿　肾脏功能正常，因外源性或生理性因素所致的多尿，见于饮水过多、过多静脉输注液体、精神紧张或癔症，也见于服用咖啡、咖啡因或噻嗪类利尿剂等。

（2）病理性多尿　病理性多尿的原因及发病机制见表6-1。

表6-1　病理性多尿的原因及发病机制

分类	原因	发病机制
内分泌疾病	中枢性尿崩症	ADH缺乏或分泌减少
	原发性甲状旁腺功能亢进症	高血钙影响肾小管浓缩功能
	原发性醛固酮增多症	大量失钾，肾小管浓缩功能减退
肾脏疾病	肾源性尿崩症	肾小管上皮细胞对ADH灵敏度降低
	慢性肾盂肾炎	肾间质受损，影响肾小管重吸收
	慢性肾炎后期	肾小管浓缩功能障碍
	急性肾衰竭	肾小管重吸收及浓缩功能障碍
	高血压性肾损害	肾小管缺血导致其功能障碍
	失钾性肾病	肾小管空泡形成，浓缩功能减退
代谢性疾病	糖尿病	尿液葡萄糖增多导致溶质性利尿
精神性多尿	精神性烦渴、癔症性多尿	渗透压感受器调节改变，引起的大量饮水
药物性多尿	氨基糖苷类抗生素	直接肾毒性，使肾小管功能障碍
	青霉素、汞利尿剂、西咪替丁	肾脏免疫性损害
	二性霉素B、庆大霉素	改变肾血流量，损害肾小管的浓缩稀释功能
	排钾利尿剂	形成失钾性肾病
	糖皮质激素、噻嗪类利尿剂	出现血糖增高和糖尿，形成渗透性利尿

2. 少尿　少尿（oliguria）是指成人24小时尿量小于0.4L或每小时尿量持续小于17ml，学龄前儿童尿量小于0.3L/24h、婴幼儿小于0.2L/24h为少尿。少尿常见的原因与发生机制见表6-2。生理性少尿多见于出汗过多或饮水过少。

表6-2　少尿常见的原因与发病机制

分类	原因	发病机制
肾前性	休克、严重脱水、电解质紊乱、失血过多、大面积烧伤、高热、心力衰竭、肝硬化腹水、严重创伤、感染、肾动脉栓塞及肿瘤压迫	肾缺血、血液浓缩、血容量减低、ADH分泌增多
肾性	急性肾小球肾炎、慢性肾炎急性发作、急性肾衰竭少尿期及各种慢性疾病所致的肾衰竭、急性间质性肾炎、急性肾小管坏死、肾移植术后排斥反应	肾小球滤过率（GFR）减低
肾后性	输尿管结石、损伤、肿瘤，前列腺肥大、膀胱功能障碍	尿路梗阻

3. 无尿　成人24小时尿量小于0.1L或12小时无尿液排出称为无尿（anuria）。病情发展到不能排出尿液时称为尿闭。其发生原因与少尿相同。肾毒性物质（如汞、四氯化碳、二乙烯乙二醇等）所致的急性肾小管坏死常可突发少尿或尿闭。

二、颜色和透明度

健康人尿液因含有尿色素、尿胆素、尿胆原及卟啉等物质，肉眼观察时多呈淡黄色或橘黄色，病理情况下可呈不同的颜色。尿液颜色改变也受食物、药物和尿量的影响。

正常尿液清晰透明。由于含有少量上皮细胞、核蛋白和黏蛋白等物质，尿液放置后可见微量絮状沉淀。尿液浑浊度与某些盐类结晶、尿液酸碱度、温度改变有关。还与所含混悬物质的种类和数量有关。一般以透明度（diaphaneity）表示，亦称为浑浊度（turbidity），可分为清晰透明、轻度浑浊（雾状）、浑浊（云雾状）、明显浑浊4个等级。

【质量控制】颜色和透明度检验的质量控制见表6-3。

表6-3 颜色和透明度检验的质量控制

项目	质量控制
标本采集	①尿液标本应新鲜，否则因放置时间过长，细菌污染可使尿液颜色加深，浑浊度增高
	②采集尿液的容器必须无色、洁净、无污染
判断标准	使用尿液分析仪、化学试剂带的标准要统一。手工操作者判读颜色和透明度标准也要统一
药物影响	收集尿液标本前3天应禁服碘化物、溴化物等，以免产生假阳性反应

【参考区间】淡黄色、清晰透明。

【临床意义】尿液颜色和透明度可随着生理或病理性因素而变化。

1. 生理变化 ①大量饮水、寒冷时尿量增多则尿液颜色淡；饮水少、运动、出汗时尿量少而尿液颜色深。食用大量胡萝卜、木瓜等可使尿液呈深黄色，食用芦荟则使尿液呈红色。②女性月经血污染也可使尿液呈红色。③药物对尿液颜色也有一定的影响（表6-4）。

表6-4 药物对尿液颜色的影响

药物	尿液颜色
小劈柴、阿的平、复合维生素B、四环素、维生素B_2、利福平、磺胺嘧啶、呋喃唑酮	黄色
呋喃妥因、扑疟喹宁、伯氨喹、磺胺类药物	赤黄色或棕色
氨基比林、酚酞、苯妥英钠、利福平、氯丙嗪	红色
吲哚美辛、亚甲蓝、阿米替林	绿色
甲硝唑、甲基多巴、左旋多巴、异烟肼、山梨醇铁	暗黑色
非那西丁	棕黑色

2. 病理变化

（1）红色 最常见的病理性颜色变化。

1）血尿 尿液内含有一定量的红细胞时称为血尿（hematuria）。由于出血量不同，尿液外观可呈淡红色云雾状、洗肉水样或混有血凝块。每升尿液所含血量超过1ml即可出现淡红色，称为肉眼血尿（macroscopic hematuria）。排除女性月经血的污染，引起血尿的主要原因有：①泌尿生殖系统疾病：肾结核、肾肿瘤、肾或泌尿道结石、急性肾小球肾炎、肾盂肾炎、膀胱炎、前列腺炎、输卵管炎、宫颈癌等。②出血性疾病：血小板减少性紫癜、血友病等。③其他：感染性疾病、结缔组织疾病、心血管疾病、内分泌代谢疾病、某些健康人剧烈运动后的一过性血尿等。

2）血红蛋白尿 血管内溶血时血浆游离血红蛋白增多，超过珠蛋白结合能力（约1.3g/L），因血红蛋白相对分子质量较小，可通过肾小球滤出而形成血红蛋白尿（hemoglobinuria）。尿液呈暗红色、棕红色甚至酱油色。隐血试验阳性，镜检无红细胞。常见于蚕豆病、阵发性睡眠性血红蛋白尿（paroxysmal nocturnal hemoglobinuria，PNH）及血型不合的输血反应、阵发性寒冷性血红蛋白尿（paroxysmal cold hemoglobinuria，PCH）、行军性血红蛋白尿、自身免疫性溶血性贫血等。血红蛋白尿与血尿、假性血尿的鉴别见表6-5。

表6-5　血红蛋白尿、血尿、假性血尿的鉴别

项目	血红蛋白尿	血尿	假性血尿
原因	血管内溶血	泌尿生殖系统疾病、全身性疾病、剧烈运动后	卟啉、药物、食物
颜色	暗红色、棕红色甚至酱油色	淡红色云雾状、洗肉水样或混有血凝块	红葡萄酒色、红色
显微镜检查	无红细胞	有红细胞	无红细胞
离心上清液	红色	清或微红	红色
上清液隐血试验	阳性	弱阳性或阴性	阴性
尿蛋白定性试验	阳性	弱阳性或阴性	阴性

3）肌红蛋白尿（myoglobinuria）　尿液呈粉红色或暗红色，常见于肌肉组织广泛损伤、变性，如AMI、大面积烧伤、创伤等。

4）卟啉尿（porphyrinuria）　尿液呈红葡萄酒色，常见于先天性卟啉代谢异常等。

（2）深黄色　最常见于胆红素尿。含有大量结合胆红素的尿液称为胆红素尿（bilirubinuria）。外观呈深黄色，振荡后泡沫仍呈黄色，胆红素定性试验阳性（药物性深黄色尿液呈阴性，且振荡后泡沫呈乳白色）。常见于胆汁淤积性黄疸及肝细胞性黄疸。但尿液不宜放置过久，否则胆红素易被氧化为胆绿素，使尿液变为棕绿色。

（3）白色

1）乳糜尿　由于泌尿系统淋巴管破裂或深部淋巴管阻塞致使乳糜液或淋巴液进入尿液中，尿液呈乳白色浑浊称为乳糜尿（chyluria）。因淋巴液含量不同，尿液程度不同，可呈乳白色、乳状浑浊或凝块，且具有光泽感。乳糜液的主要成分是脂肪微粒、磷脂酰胆碱、胆固醇、甘油三酯、少量纤维蛋白原和清蛋白等。乳糜尿常见于丝虫病，也可见于结核、肿瘤、肾病综合征、肾小管变性、胸腹部创伤或某些原因引起肾周围淋巴循环受阻，如肾盂或输尿管破裂时，淋巴管阻塞而致乳糜液进入尿液。乳糜尿与脓尿、菌尿、结晶尿的鉴别见表6-6。

表6-6　乳糜尿与脓尿、菌尿、结晶尿的鉴别

项目	结晶尿	脓尿、菌尿	乳糜尿
原因	食物代谢产生、药物	炎性渗出物	泌尿系统淋巴管破裂或深部淋巴管阻塞
加热	浑浊消失	浑浊不消失	浑浊不消失
加酸或加碱	浑浊消失	浑浊加重	浑浊加重
显微镜检查	盐类结晶	脓细胞、白细胞、细菌	脂肪颗粒，少见血细胞、脓细胞、细菌
蛋白质定性	阴性	阳性	阳性
乳糜试验	阴性	阴性	阳性

2）脓尿和菌尿　当尿液内含有大量脓细胞或细菌时，排出的新鲜尿液即可浑浊。菌尿（bacteriuria）呈云雾状，静置后不下沉。脓尿（pyuria）放置后可有白色云絮状沉淀。这两种尿液不论加热或加酸，其浑浊均不消失。常见于泌尿系统化脓性感染，如肾盂肾炎、膀胱炎、前列腺炎、精囊炎、尿道炎等。

3）结晶尿　健康人尿液含有因食物代谢产生的钙、磷、镁、尿酸等物质形成的结晶称为结晶尿（crystalluria）。新鲜尿液外观可呈白色或淡粉红色颗粒状浑浊，尤其是在气温较低时很快析出沉淀物。含有较高浓度盐类结晶的尿液称为盐类结晶尿。这类浑浊尿液可通过加热、加酸进行鉴别。尿酸盐加热后浑浊消失，磷酸盐、碳酸盐则浑浊增加，但加乙酸

后均变清，碳酸盐尿同时产生气泡。如果病人长期排出盐类结晶尿，则易导致感染或形成结石，应进行临床干预。

（4）尿液无色或黄色变浅　常见于尿崩症、糖尿病等。

（5）黑褐色　常见于重症血尿、变性血红蛋白尿，也可见于酪氨酸病、酚中毒、黑尿酸症或黑色素瘤等。

（6）蓝色　多见于尿布蓝染综合征（blue - diaper syndrome），主要是由尿液中过多的尿蓝母（indican）衍生物靛蓝（indigotin）所致，也可见于尿蓝母、靛青生成过多的某些胃肠疾病。

（7）淡绿色　见于铜绿假单胞菌感染。

病理情况下的尿液颜色变化及临床意义见表6 – 7。

表6 – 7　尿液颜色变化及临床意义

尿液颜色	临床意义	备注
无色	尿崩症、糖尿病、慢性间质性肾炎等	
乳白色	丝虫病、淋巴管破裂等	乳糜试验阳性
	肾盂肾炎、膀胱炎、尿道炎、肾结核等	见大量细菌
白色黏液状	精液污染、前列腺炎、非淋菌性尿道炎、淋病等	
深黄色	服用中药大黄、维生素、金霉素、呋喃西林、阿的平等	尿液泡沫无色
浓茶色	肝胆系统疾病	尿液泡沫呈黄色
棕褐色	严重烧伤、溶血性贫血、输血后溶血、急性肾炎、急性黄疸型肝炎、肾脏受挤伤等	
红色～棕红色	泌尿系统感染及结核、结石、肿瘤、损伤等，出血性疾病、白血病、SLE、结节性多动脉炎	隐血阳性、上清液红色或无色
黑色	恶性疟疾、酚中毒、黑色素瘤、尿黑酸病等	
绿色	消炎药、铜绿假单胞菌感染、尿蓝母、靛青红等	

新鲜尿液发生浑浊可由盐类结晶、红细胞、白细胞（脓细胞）、细菌、乳糜等引起。浑浊尿产生的原因及特点见表6 – 8。

表6 – 8　浑浊尿的原因及特点

浑浊	原因	特点
灰白色云雾状	盐类结晶（磷酸盐、尿酸盐、碳酸盐结晶）	加酸或加热、加碱，浑浊消失
红色云雾状	红细胞	加乙酸溶解
黄色云雾状	白细胞、脓细胞、细菌、黏液、前列腺液	加乙酸不溶解
膜状	蛋白质、红细胞、上皮细胞	有膜状物出现
白色絮状	脓液、坏死组织、黏液丝等	放置后有沉淀物
乳白色浑浊或凝块	乳糜	外观具有光泽感，乳糜试验阳性

三、气味

【参考区间】挥发性酸的气味。

【临床意义】正常尿液含有来自尿内的挥发性酸的气味（odor）。尿液长时间放置后，因尿素分解可出现氨臭味。新鲜尿液出现异常气味的原因见表6 – 9。正常尿液可受食物或药物影响，如进食太多的芦笋有燃烧硫黄的气味，进食蒜、葱、韭菜或饮酒过多等可使尿液呈特殊气味。

表 6-9　新鲜尿液出现异常气味的原因

尿液气味	原因
氨味	慢性膀胱炎及慢性尿潴留
烂苹果样气味	糖尿病酮症酸中毒
腐臭味	泌尿系统感染或晚期膀胱癌
大蒜臭味	有机磷中毒
鼠臭味	苯丙酮尿症

四、比重

尿液比重（specific gravity，SG）是指在 4℃ 条件下尿液与同体积纯水的重量之比，是尿液中所含溶质浓度的指标。尿液比重与尿液中水分、盐类及有机物含量和溶解度有关，与尿液溶质（氯化钠等盐类、尿素、肌酐）的浓度成正比。尿液比重受年龄、饮食和尿量等影响；在病理情况下，则受尿糖、尿蛋白及细胞、管型等成分影响。

【检测原理】检测尿液比重方法有浮标法（尿比重计法）、化学试带法、折射计法（refractometry）、称量法和超声波法等。其检测原理见表 6-10。

表 6-10　尿液比重检测的方法与原理

方法	检测原理
折射计法	利用光线折射率与溶液中总固体量相关性进行测定
比重计法	利用特制的比重计测定尿液与4℃时同体积纯水的密度（重量）之比
化学试带法	又称干化学法，试剂带上含有多聚电解质、酸碱指示剂及缓冲物，通过颜色变化换算比重
称量法	在同一温度下，分别称取同体积尿液和纯水重量进行比较，求得尿液比重
超声波法	利用声波在不同特性物质中传播速度与密度关系，通过测定声波的偏移来计算比重

【方法学评价】由于尿液比重检测方法的原理不同，其结果之间缺乏可比性，而且均无法克服蛋白质、葡萄糖等大分子物质对检测的影响。所以，尿液比重只能粗略地反映肾小管的功能。健康人群普查时可选用化学试带法，而评价肾脏浓缩稀释功能时最好选用折射计法。尿液比重检测的方法学评价见表 6-11。

表 6-11　尿液比重检测的方法学评价

检验方法	评价	备注
折射计法	易于标准化、标本用量小，可重复检测	CLSI 和 CCCLS 建议作为参考方法
化学试带法	操作简便、快速。不受高浓度的葡萄糖、尿素或造影剂的影响，但受强酸性和强碱性尿、蛋白质的影响较大，精度差	健康人群的过筛试验
比重计法	操作简便，但标本用量大，受温度及尿液内容物的影响，结果准确性差	CLSI 建议不再使用比重计法
超声波法	易于标准化、自动化，但需特殊仪器，能应用于浑浊尿标本比重检测	与折射计法有良好的相关性
称量法	准确性较高，操作繁杂、易受温度变化的影响，不适用于常规检测	曾作为参考方法

【质量控制】

1. 折射计法

（1）影响折射率的因素除了入射光的波长外，还有温度。注意仪器的温度补偿和仪器的校准，要用去离子水（SG = 1.000）和已知的标准溶液进行校准。

（2）浑浊尿液应离心后再检测，否则会影响结果。

2. 化学试带法 ①使用与仪器匹配、合格、在有效期内的试剂带。②每天用标准色带进行校准。③如尿液 pH 大于 7.0，检测值应增高 0.005。④试带法对过高或过低的尿液比重不灵敏，应以折射计法为参考。⑤评价肾脏的浓缩稀释功能时，应连续多次检测才有可靠价值。

3. 比重计法 ①比重计要通过校正后使用。②尿量要足以保证比重计浮在液面中心而不碰壁，尿液面与比重计读数应准确。③检测时应消除液面的泡沫。④校正检测时的温度、尿蛋白、尿糖。

4. 超声波法 应严格按仪器使用说明进行检测。

5. 称量法 称量器具必须符合国家计量标准，并严格控制检测时温度。

【参考区间】 成人：随机尿 1.003 ~ 1.030，晨尿大于 1.020。新生儿：1.002 ~ 1.004。

【临床意义】 尿液比重在一定程度上反映了肾脏的浓缩和稀释功能。影响尿液比重的因素较多，因此，24 小时连续多次检测尿液比重较一次检测更有价值。

1. 比重增高 见于急性肾小球肾炎、心力衰竭、高热、脱水、周围循环衰竭、糖尿病等。

2. 比重减低 见于慢性肾衰竭、尿崩症等。在肾实质损伤而丧失浓缩功能时，尿液比重常固定在 1.010 ± 0.003，形成低而固定的等渗尿。

3. 药物影响 右旋糖酐、放射造影剂等可引起尿液比重增高；氨基糖苷类药物等可使尿液比重减低。

五、尿渗量

尿渗量（urinary osmolarity）又称尿渗透量或尿渗透压，是指尿液中具有渗透活性的全部溶质颗粒（分子或离子等）的总数量。尿渗量与尿液粒子大小及所带电荷无关，它反映了溶质和水的排泄速度，用质量毫渗摩尔浓度（msmolality）［mmol/kg·H_2O（mOsm/kg·H_2O)］表示。尿渗量确切地反映肾脏浓缩和稀释功能，是评价肾脏浓缩功能较好的指标。

【检测原理】 溶液中有效粒子数量可以采用该溶液的沸点上升（从液态到气态）或冰点下降（液态到固态）的温度（△T）来表示，检测有冰点下降法（常用浓度计法）、蒸汽压降低法和沸点升高法等几种。目前常用浓度计法（又名晶体渗透浓度计法）。冰点是指溶液在固相和液相处于平衡状态的温度。1 个 Osm 浓度可使 1kg 水的冰点下降 1.858℃，因此摩尔渗透量：

$$\text{mmol/kg} \cdot H_2O = \frac{\text{观察取得冰点下降度数}}{1.858}$$

冰点渗透压计的工作原理是根据冰点减低结冰曲线计算出尿渗量。

【方法学评价】 冰点渗透压计测定的尿渗量准确性高，主要与溶质的颗粒数量有关，受

148

尿液蛋白质、葡萄糖等大分子物质影响小，不受温度变化的影响。

【质量控制】①仪器的标化、操作条件的控制按照仪器操作说明书执行。②正确处理尿液标本见表 6 – 12。

表 6 – 12　尿渗量测定标本处理的质量控制

项目	质量控制
标本采集	尿液标本应收集于洁净、干燥、无防腐剂的带盖容器内，并立即送检
标本离心	离心除去标本中的不溶性颗粒，但注意不能丢失盐类结晶
标本保存	若不能立即测定，应将标本保存于冰箱内，测定前置温水浴中，使盐类结晶复溶

【参考区间】①尿渗量：600 ~ 1000 mmol/kg · H_2O（相当于 SG 1.015 ~ 1.025）。最大范围 40 ~ 1400 mmol /kg · H_2O。②尿渗量/血浆渗量之比为（3.0 ~ 4.7）∶ 1.0。

【临床意义】尿渗量测定主要应用于肾脏浓缩和稀释功能的评价。

1. 判断肾脏浓缩和稀释功能　禁饮时尿渗量在 300 mmol/kg · H_2O 左右，即与正常血浆渗量相等，称为等渗尿；若小于 300 mmol/kg · H_2O，称低渗尿。禁水 8 小时后尿渗量小于 600 mmol/kg · H_2O，尿液/血浆渗量比值等于或小于 1，则表明肾脏浓缩功能障碍，见于慢性肾盂肾炎、多囊肾、尿酸性肾病等慢性间质性病变，也可见于慢性肾炎后期，以及急性、慢性肾衰竭累及肾小管和间质。

2. 鉴别少尿　一次性尿渗量检测用于鉴别肾前性、肾性少尿。肾前性少尿时，肾小管浓缩功能完好，故尿渗量较高，常大于 450 mmol/kg · H_2O；肾小管坏死导致肾性少尿时，尿渗量降低，常小于 350 mmol/kg · H_2O。

（张式鸿）

第二节　尿液常用化学检验

一、酸碱度

扫码"学一学"

正常新鲜尿液常为弱酸性。其酸碱度主要受肾小管分泌 H^+、NH_3 和铵盐的形成、HCO_3^- 的重吸收、饮食种类等因素影响，使 pH 波动在 5.4 ~ 8.0 之间。检测尿液酸碱度，可以间接反映肾小管的功能。

【检测原理】

1. 指示剂法　将溴麝香草酚蓝试剂滴入尿液中，观察尿液颜色变化。黄色为酸性尿，绿色为中性尿，蓝色为碱性尿。

2. 干化学法　试剂带的测试模块区含有甲基红（pH 4.6 ~ 6.2）和溴麝香草酚蓝（pH 6.0 ~ 7.6），2 种酸碱指示剂适量配合可检测尿液 pH 4.5 ~ 9.0 的变化范围。

3. pH 试纸法　pH 广泛试纸是多种指示剂混合的试剂带，浸入尿液中立即取出，并与标准色板比较，用肉眼判断尿液 pH。

4. pH 计法　又称电极法，用 pH 电极直接精确测定尿液 pH。

5. 滴定法　用标准 NaOH 溶液滴定尿液标本，根据 NaOH 消耗量求得尿液总酸度。

【方法学评价】尿液酸碱度检测的方法学评价见表 6 – 13。

表 6 – 13　尿液酸碱度检测的方法学评价

方法	评价
指示剂法	易受黄疸尿、血尿的干扰而影响结果判断
干化学法	操作简便、快速，既可目测，又可用尿液分析仪，是目前最广泛应用的筛检方法。但试剂带易吸潮变质，注意保存条件
pH 试纸法	精密试纸优于广泛试纸，使用方便，但易受潮失效，且误差较大
pH 计法	可直接检测尿液 pH，精确度较高，但需要特殊仪器，且操作繁琐
滴定法	可检测尿液的总酸度，但操作复杂

【质量控制】

1. 标本必须新鲜　放置过久可因细菌分解尿液成分或尿液 CO_2 挥发（大多数细菌分解尿素产生氨，可使尿液呈现碱性）可使尿液 pH 增高；但在极少数情况下，细菌也分解尿液葡萄糖产生酸性物质，使尿液 pH 降低。

2. 操作规范　在检测过程中，应严格按说明书操作，试剂带浸尿时间过长，尿液 pH 呈降低趋势。

3. 试剂带的保存　试剂带应密封、避光、干燥保存，注意保质期。试纸每月用弱酸或弱碱测试 1 次，按说明书操作，在规定时间内判读结果。

4. 试剂的配制　滴定法所用的 NaOH 溶液浓度必须标准，并新鲜配制。

5. pH 计校准　pH 计应定期校准，保证仪器在良好状态下使用。

【参考区间】 随机尿 pH 4.5 ~ 8.0，晨尿 pH 5.5 ~ 6.5。

【临床意义】 尿液酸碱度用于了解机体酸碱平衡和电解质平衡情况，是诊断呼吸性或代谢性酸中毒、碱中毒的重要指标。另外，根据尿液 pH 变化可指导肾结石病人的用药。

1. 生理性变化　每次进食后由于胃酸分泌增加，使肾脏泌 H^+ 减少、Cl^- 重吸收增加，导致尿液 pH 一过性增高，称为碱潮（alkaline tide）。尿液 pH 受食物、进食后碱潮状态、生理活动和药物影响见表 6 – 14。

2. 病理性变化　病理状态下尿液 pH 变化见表 6 – 14。

表 6 – 14　常见影响尿液 pH 的因素

因素	尿液酸性	尿液碱性
肾功能	肾小球滤过增加而肾小管保碱能力正常	肾小球滤过功能正常而肾小管保碱能力丧失
食物	肉类（含硫、磷）及混合性食物	蔬菜、水果（含钾、钠）
生理活动	剧烈运动、出汗、应激、饥饿	饭后碱潮
药物	氯化钙、氯化铵、氯化钾等	碳酸氢钠、碳酸钾、碳酸镁、枸橼酸钠等
疾病	酸中毒、发热、肾炎、糖尿病、痛风、白血病、尿酸盐或胱氨酸结石	碱中毒、膀胱炎、肾盂肾炎、严重呕吐（胃酸丢失过多）、草酸盐、磷酸盐或碳酸盐结石
其他	尿液内含酸性磷酸盐	尿液混入多量脓、血，细菌污染、分解尿素等

3. 指导临床用药　根据尿液 pH 变化指导临床用药，预防肾结石的形成和复发。某些肾结石的形成与尿液 pH 变化密切相关。临床对于某些病人有形成酸性结石（尿酸和胱氨酸结石）倾向时，如果给药使尿液保持碱性或 pH 至少在 6.5 以上，就不易形成酸性结石。相反，对于某些病人有形成碱性结石（如磷酸钙结石）倾向时，如果给药使尿液保持酸性，就不易形成碱性结石。另外，酸性尿也可预防细菌的生长，减少泌尿系统的感染。

扫码"看一看"

二、蛋白质

正常情况下，肾小球滤过膜能够有效阻止相对分子质量在 4 万以上的蛋白质通过。虽然，相对分子质量小于 4 万的蛋白质能够通过滤过膜，但又被近曲小管重吸收。所以，健康成人每天排出的蛋白质含量极少（为 30～130mg），采用一般的常规定性方法不能检测出来。当尿液蛋白质含量大于 100mg/L 或 150mg/24h 尿，蛋白质定性试验呈阳性反应，称为蛋白尿（proteinuria）。

尿蛋白来源主要是 2 个途径，一是血浆蛋白，主要是清蛋白；二是来自泌尿系统的组织蛋白，如分泌性免疫球蛋白，溶菌酶等。蛋白尿几乎是任何肾脏疾病的标志，它主要反映了肾小球（管）损害以及肾小球滤过率增加的程度。与肾穿刺或超声检查相比较，尿蛋白分析是一种简单和价廉的辅助诊断肾脏疾病的方法，而且尿蛋白分析在疾病的筛检和随访肾脏疾病中有特殊的价值。

（一）尿蛋白定性检验

尿液蛋白定性检验为尿蛋白质的筛检试验（screening test）。常用方法有加热乙酸法、磺基水杨酸法和干化学法。

【检测原理】

1. 加热乙酸法　加热可使蛋白质变性凝固，加酸可使尿液 pH 接近蛋白质等电点（pH 4.7），促使变性凝固的蛋白质进一步沉淀。此外，加酸还可溶解碱性盐类沉淀物，消除干扰。

2. 磺基水杨酸法　又称磺柳酸法。磺基水杨酸为生物碱试剂，在酸性环境下，磺基水杨酸阴离子与尿液中带正电荷的蛋白质结合，形成不溶性蛋白盐而沉淀。

3. 干化学法　又称试带法。根据指示剂蛋白误差原理进行尿蛋白检验。在一定条件下（pH 3.2），指示剂阴离子与蛋白质（主要为清蛋白）阳离子结合生成复合物，引起指示剂的进一步电离，而发生颜色变化。颜色的变化与蛋白质含量成正比。

【方法学评价】尿液蛋白质定性检验的方法学评价见表 6－15。

表 6－15　尿液蛋白质定性检验的方法学评价

方法	评价
加热乙酸法	①经典方法，结果准确，但操作繁琐。②特异性高、干扰因素少，与清蛋白和球蛋白均能发生沉淀反应，灵敏度为 0.15g/L
磺基水杨酸法	①操作简便、快速。灵敏度高（0.05～0.10g/L）。②与清蛋白、球蛋白和本－周蛋白等均可发生反应，因而有一定的假阳性。③作为检测尿蛋白的参考方法，被 CLSI 推荐为确证方法
干化学法	①快速、简便、易于标准化，已普遍应用于临床。②适用于健康普查，尤其是肾脏疾病的筛检。③既可肉眼观察，又可用尿液分析仪判断结果。④对清蛋白灵敏，对球蛋白的灵敏度仅为清蛋白的 1/100～1/50，与血红蛋白、肌红蛋白和本－周蛋白基本不反应

【质量控制】尿液蛋白质定性检验的标本一定要新鲜。医务人员要指导病人采集中段尿。当尿液中混有生殖系统分泌物时可出现假阳性（false positive）。尿液蛋白定性检验的质量控制见表 6－16。

表 6 – 16　尿液蛋白定性检验的质量控制

方法	质量控制
加热乙酸法	①加酸过多、过少，致使 pH 远离蛋白质等电点，可使阳性程度减弱
	②无盐或低盐饮食的病人因尿液电解质含量少，可致假阴性。可先加 1 ~ 2 滴饱和氯化钠溶液于尿液中，再进行操作
	③尿蛋白含量极少时，加酸后才出现沉淀，操作必须遵守加热、加酸、再加热的程序
磺基水杨酸法	①如尿液浑浊，应先离心或过滤
	②强碱性尿出现假阴性，应加 5% 乙酸溶液数滴酸化后再作试验
	③碘造影剂、大剂量使用青霉素及尿液中含高浓度尿酸或尿酸盐时可呈假阳性
干化学法	①使用标准化的试剂带，操作规范，试剂带浸渍时间过长，反应颜色变深，可致假阳性
	②尿液 pH >9，可致假阳性，尿液 pH <3，可致假阴性；最适宜尿液 pH 5 ~6，必要时可先调整尿液 pH
	③应用大剂量青霉素或尿液含碘造影剂时，可产生假阴性

【参考区间】阴性。

（二）尿蛋白定量检验

常用的尿蛋白定量方法较多，有比浊法、沉淀法、比色法、染料结合法、免疫测定法和电泳法等。

【检测原理】

1. 沉淀法　利用蛋白质与生物碱试剂结合，在酸性条件下形成沉淀物，观察沉淀物的量，以估计蛋白质的含量。

2. 双缩脲比色法　以钨酸沉淀尿中的蛋白质，用双缩脲法进行定量测定。

3. 磺基水杨酸 – 硫酸钠比浊法　在酸性条件下，生物碱试剂与蛋白质结合沉淀，显示不同浊度，与标准管比浊，以求得尿液蛋白含量。

4. 染料结合法

（1）丽春红 S 法　在尿液标本中加入蛋白质沉淀剂三氯乙酸和丽春红 S 后离心沉淀，沉淀物溶解于碱性溶液中，呈色深浅与蛋白质含量成正比。

（2）考马斯亮蓝法　碱性的考马斯亮蓝（G – 250）为红色，在酸性介质中，其阴离子与蛋白质结合后变为蓝色，光吸收峰由 465nm 转移至 595nm，与标准管相比，计算蛋白质含量。

5. 免疫法　利用单克隆抗体技术测定蛋白质。

6. 电泳法　常用 SDS – 聚丙烯酰胺凝胶电泳、琼脂糖电泳等。

【方法学评价】尿液蛋白质定量检验的方法学评价见表 6 – 17。

表 6 – 17　尿液蛋白质定量检验的方法学评价

方法	评价
沉淀法	费时、准确性差，已淘汰
比浊法	操作简便，对清蛋白、球蛋白有相同的灵敏度，但线性范围窄，影响因素多（温度、pH、时间、混匀方式等），因而精密度低
比色法	双缩脲比色法为蛋白质定量测定的经典方法
染料结合法	①考马斯亮蓝法灵敏度高、操作简便快速、呈色稳定、干扰因素少，但易污染
	②丽春红 S 法需用三氯乙酸沉淀，操作繁琐，离心沉淀不完全也影响结果
免疫法及电泳法	具有更高的灵敏度和特异性

【质量控制】尿液蛋白质成分复杂，结合方法的灵敏度和线性范围选择检验方法。尿液标本应先离心，取上清液进行检验。注意标本的冷藏保存。更换试剂要重新制作标准曲线。

【参考区间】≤0.15g/24h（<0.1g/L）。

【临床意义】

1. 生理性蛋白尿 生理性蛋白尿是指由于各种内、外环境因素引起正常机体生理反应性尿蛋白增多。可分为功能性蛋白尿和体位性蛋白尿。

（1）功能性蛋白尿（functional proteinuria） 是指机体剧烈运动、发热、低温刺激、精神紧张、交感神经兴奋等所致的暂时性轻度蛋白尿。其形成与肾血管痉挛或充血，而导致肾小球毛细血管壁的通透性增加有关。一旦诱发因素消失，尿蛋白也迅速消失，定性检验一般不超过（＋），定量检验≤0.5g/24h尿液，多见于青少年。

（2）体位性蛋白尿（postural proteinuria） 又称为直立性蛋白尿（orthostatic proteinuria），是指由于直立位或腰部前突时引起的轻度或中度蛋白尿。此种蛋白尿一般随年龄增长而消失，其发生机制尚不清楚，可能与直立位时前突的脊柱压迫肾静脉，或直立位时由于肾向下移动，肾静脉被动扭曲，而使肾脏处于暂时瘀血状态有关。其特点为夜间尿蛋白定性为阴性，起床活动或久立后出现蛋白尿，平卧后又转阴性，多见于青少年。

2. 病理性蛋白尿 包括肾性蛋白尿、肾前性蛋白尿和肾后性蛋白尿。

（1）肾性蛋白尿（renal proteinuria） 原发性和继发性肾脏疾病不仅影响肾小球滤过系统或肾间质及肾小管重吸收系统，也可同时影响肾脏的这2个系统，由此引起蛋白尿，称为肾性蛋白尿。肾性蛋白尿通常可归纳为以下3种。

1）肾小球性蛋白尿（glomerular proteinuria） 由于毒素、炎症等原因导致肾小球滤过膜受损而使通透性增加，滤出较多的血浆蛋白，超过了肾小管重吸收能力而形成的蛋白尿。肾小球性蛋白尿最为常见，以清蛋白为主，也含有一些相对分子质量较高的球蛋白，相对分子质量在1万以下的蛋白质含量极少。根据肾小球滤过膜损伤的严重程度及尿液中蛋白质的组分不同，可将其分为选择性蛋白尿（selective proteinuria）和非选择性蛋白尿（non - selective proteinuria），其鉴别见表6-18。

表6-18 选择性蛋白尿与非选择性蛋白尿的鉴别

鉴别点	选择性蛋白尿	非选择性蛋白尿
原因	肾小球损伤较轻	肾小球毛细血管壁有严重破裂和损伤
相对分子质量	4万~9万	高相对分子质量、中相对分子质量
蛋白质种类	清蛋白，或抗凝血酶、转铁蛋白、前清蛋白等	IgG、IgA、IgM和补体C3等
尿蛋白定性	＋＋＋~＋＋＋＋	＋~＋＋＋＋
尿蛋白定量（g/24h）	>3.5	0.5~3.0
Ig/Alb清除率	<0.1	>0.5

2）肾小管性蛋白尿（tubular proteinuria） 是指由于肾小管炎症或中毒引起近曲小管对低相对分子质量蛋白质的重吸收障碍，而导致的以相对分子质量较小的蛋白质为主的蛋白尿。尿液β_2 - 微球蛋白、α_1 - 微球蛋白、溶菌酶等增多，清蛋白正常或轻度增多；尿蛋白定性＋~＋＋，定量1.0~2.0g/24h。

3）混合性蛋白尿（mixed proteinuria） 由于肾脏疾病同时累及肾小球和肾小管而产生

的蛋白尿。以清蛋白和 β_2 微球蛋白同时增多为主，但高、中、低相对分子质量蛋白质均可见增多。

（2）肾前性蛋白尿（prerenal proteinuria）　由于其他系统性疾病的发展但不直接造成肾脏损害而引起的蛋白尿，称为肾前性蛋白尿。主要是血液的低相对分子质量蛋白质，如游离血红蛋白、肌红蛋白、本 - 周蛋白等大量溢出到原尿中所致，此时原尿中的轻链、重链或其他免疫蛋白成分浓度过高，超过了肾小管重吸收最大能力而形成的蛋白尿，称为肾前性蛋白尿，又称为溢出性蛋白尿（overflow proteinuria）。肾前性蛋白尿的原因及特征见表6 - 19。

表6 - 19　肾前性蛋白尿的原因及特征

原因	常见疾病	尿液变化
浆细胞病	骨髓瘤、巨球蛋白血症、重链病、单克隆免疫球蛋白血症、浆细胞白血病	大量单克隆、多克隆免疫球蛋白或轻链、重链片段
血管内溶血性疾病	阵发性睡眠性血红蛋白尿	大量游离血红蛋白
急性肌肉损伤	心肌梗死、挤压综合征，横纹肌溶解综合征等	大量肌红蛋白，严重者可致急性肾衰竭
酶类增高	急性单核细胞白血病、胰腺炎	溶菌酶或淀粉酶增高

（3）肾后性蛋白尿　由肾小管以下的尿路出血和渗出物进入尿液所致的蛋白尿，称为肾后性蛋白尿。在尿液形成过程中，肾小管代谢产生的和肾组织破坏分解的蛋白质，以及炎症或药物刺激泌尿系统分泌的蛋白（如 Tamm - Horsfall 糖蛋白等）出现在尿液中，称为组织性蛋白尿（histic proteinnuria）。当尿液中混有血液、脓液、黏液等成分而导致的蛋白质定性阳性时称为偶然性蛋白尿（accidental proteinuria）或假性蛋白尿。主要见于尿道炎、出血以及尿液混有阴道分泌物或精液等。

蛋白尿的类型、病因及标志性蛋白见表6 - 20。

表6 - 20　蛋白尿类型、原因和标志性蛋白

类型	病因	标志性蛋白
选择性肾小球性蛋白尿	增加肾小球对中相对分子质量蛋白质的通透性	清蛋白，转铁蛋白
非选择性肾小球性蛋白尿	增加肾小球对高相对分子质量蛋白质的通透性	IgG、IgA、IgM 和补体 C_3
肾小管性蛋白尿	降低肾小管对低相对分子质量蛋白质的重吸收	α_1 - MG、β_2 - MG、维生素结合蛋白、半胱氨酸蛋白酶抑制物 C、β - NAG
混合性蛋白尿	增加高相对分子质量蛋白质的通透性、继发性损害或肾小管重吸收饱和	清蛋白，α_1 - MG，总蛋白
肾前性蛋白尿	增加血浆低相对分子质量蛋白质释放，肾小管溢出	血红蛋白、肌红蛋白、本 - 周蛋白等
肾后性蛋白尿	下尿路出血或渗出	Tamm - Horsfall 糖蛋白、α_2 - MG、载脂蛋白 A - I 等

三、葡萄糖

尿糖一般是指尿液中的葡萄糖，也有微量乳糖、半乳糖、果糖、核糖、戊糖和蔗糖等。健康人尿液有微量葡萄糖，定性试验为阴性。尿糖定性试验呈阳性的尿液称为糖尿（diabetic urine，glucosuria）。当血糖浓度超过 8.88mmol/L 时，尿液中即开始出现葡萄糖，这时的血浆葡萄糖浓度水平称为肾糖阈（renal threshold sugar）。肾糖阈可随肾小球滤过率和肾小管葡萄糖重吸收率的变化而变化。当肾小球滤过率减低时，可导致肾糖阈提高，而肾小

管重吸收率减低时则可引起肾糖阈降低。葡萄糖尿除可因血糖浓度过高引起外，也可因肾小管重吸收能力降低引起，后者血糖可正常。尿糖是糖尿病筛检的指标，还应同时检测血糖，以诊断糖尿病。

（一）尿糖定性检验

【检测原理】

1. 干化学法 尿液葡萄糖在试剂带中葡萄糖氧化酶的催化作用下，生成葡萄糖酸内酯和过氧化氢。在过氧化物酶的催化下，过氧化氢使色原物氧化而呈色。

2. Benedict 法 含有醛基的葡萄糖，在高热及碱性溶液中，能将溶液中蓝色的 $CuSO_4$ 还原为 Cu_2O，出现黄色至砖红色沉淀物。

3. 薄层层析法 利用薄层层析技术分离尿糖。

【方法学评价】 尿糖定性检测的方法学评价见表 6 – 21。

表 6 – 21 尿糖定性检测的方法学评价

方法	评价
干化学法	特异性强，灵敏度高，葡萄糖含量为 1.67 ~ 2.78mmol/L 即可出现弱阳性，简便快速，适用于尿液分析仪
Benedict 法	与尿液所有还原性糖（葡萄糖、乳糖和半乳糖）和还原性物质都反应，当干化学法呈阴性的标本，有可能在 Benedict 法呈阳性。灵敏度低，在 8.33mmol/L 才呈弱阳性
薄层层析法	为鉴别、确证尿糖种类的特异、灵敏的方法，但操作繁琐，临床实验室很少采用

【质量控制】

1. 检验前质量控制 ①尿液容器要清洁，最好使用一次性尿杯。②尿液标本不宜长时间存放，以免细菌繁殖消耗尿液葡萄糖，而造成假阴性结果。

2. 干化学法 ①试剂带应避光干燥保存。②维生素 C 等还原性物质对检测有影响，而出现假阴性。③高浓度酮体尿可引起假阴性。④尿液比重增高，可降低试剂带对糖的灵敏度。⑤服用大量左旋多巴时，也可使尿糖结果偏低或出现假阴性。⑥尿糖检测假阳性极少见，除非尿液被过氧化物或次氯酸盐污染。

3. Benedict 法 ①维生素 C 等还原性物质可使本法产生假阳性。②尿液含有大量铵盐时，可妨碍 Cu_2O 的沉淀，应预先加碱煮沸去氨后再检验。③尿液含有大量蛋白质（> 0.5g/L）时，应采用加热乙酸法去除蛋白质后，取滤液检验。

【参考区间】 阴性。

（二）尿糖定量检验

【检测原理】 常用的方法有葡萄糖氧化酶法和己糖激酶法。

【方法学评价】 临床上用于血糖测定的葡萄糖氧化酶法和己糖激酶法，可定量检测尿液葡萄糖，药物和尿液中的自然物质对己糖激酶法几乎无干扰，但对葡萄糖氧化酶法有不同程度干扰。

【参考区间】 0.56 ~ 5.0mmol/24h。

【临床意义】

1. 血糖增高性糖尿 血糖增高性糖尿（hyperglycemic glycosuria）是由于血糖浓度增高超过肾糖阈而出现的糖尿，其常见的原因与意义见表 6 – 22。

表6-22 血糖增高性糖尿常见的原因及意义

原因	意义
摄入性糖尿	短时间内摄入大量糖类食品或输注高渗葡萄糖溶液，引起血糖暂时性增高而产生的糖尿
应激性糖尿	由于颅脑外伤、脑血管意外、情绪激动等情况下，延脑血糖中枢受刺激，导致肾上腺素、胰高血糖素大量释放，出现暂时性高血糖和糖尿
代谢性糖尿	由于糖代谢紊乱引起高血糖所致，典型的是糖尿病
内分泌性糖尿	内分泌激素中，除胰岛素使血糖浓度减低外，生长激素、甲状腺素、肾上腺素、糖皮质激素等分泌过多都使血糖增高

2. 血糖正常性糖尿 血糖正常性糖尿（normoglycemic glycosuria）又称肾性糖尿（renal glucosuria），是由于肾小管对葡萄糖重吸收能力减低，肾糖阈减低所致的糖尿，如家族性肾性糖尿、新生儿糖尿和妊娠期糖尿（gestational glucosuria）。血糖正常性糖尿常见原因及检查结果见表6-23。

表6-23 血糖正常性糖尿常见原因及检验结果

种类	原因	检验结果
家族性糖尿	先天性近曲小管重吸收功能缺损	空腹血糖、糖耐量试验正常，空腹尿糖阳性
新生儿糖尿	肾小管对葡萄糖重吸收功能不完善	尿糖阳性
妊娠末期糖尿	细胞外液容量增高，肾滤过率增高而近曲小管重吸收能力受抑制，肾糖阈减低	尿糖阳性

3. 其他糖尿 尿液中除了葡萄糖外，也可以出现其他糖类，如乳糖、半乳糖、果糖、戊糖、蔗糖等。这些糖尿的发生除了与饮食有关外，主要与妊娠期、哺乳期的乳糖尿（lactosuria）、肝功能障碍的果糖尿（fructosuria）或半乳糖尿（galactosuria）有关，也可与某些遗传代谢性疾病有关。

四、酮体

酮体（ketone bodies）是脂肪氧化代谢过程中的中间代谢产物，包括乙酰乙酸、β-羟丁酸和丙酮。在健康人体中，少量的酮体以78%的β-羟丁酸、20%的乙酰乙酸和2%的丙酮的比例存在于血液中。当肝脏内酮体产生的速度超过肝外组织利用的速度时，血液酮体增加，可出现酮血症（ketonemia），过多的酮体从尿液排出形成酮尿（ketonuria）。

【检测原理】

1. 亚硝基铁氰化钠法 乙酰乙酸或丙酮与亚硝基铁氰化钠反应生成紫色化合物。基于亚硝基铁氰化钠法的尿酮体检测方法见表6-24。

表6-24 基于亚硝基铁氰化钠的尿酮体检测方法与原理

方法	检测原理
干化学法	含甘氨酸、碱缓冲剂、亚硝基铁氰化钠。在碱性条件下，后者与尿液乙酰乙酸、丙酮发生紫色反应
朗格法	先在尿液标本中加固体亚硝基铁氰化钠，再加少量冰乙酸，反复振荡使其溶解、混匀，再沿管壁缓慢加入 NH_4OH 液，尿液丙酮或乙酰乙酸与亚硝基铁氰化钠反应，并在与氨接触面上形成紫色环
Rothera法	在尿液中加50%乙酸溶液，再加200g/L亚硝基铁氰化钠溶液，混匀，沿管壁徐徐加入浓 NH_4OH 溶液，尿液丙酮或乙酰乙酸与亚硝基铁氰化钠反应，尿液表面出现紫色环
改良Rothera法	又称酮体粉法，将亚硝基铁氰化钠、硫酸铵和无水碳酸钠混合研磨成粉。在碱性条件下，丙酮或乙酰乙酸与亚硝基铁氰化钠和硫酸铵作用，生成紫色化合物
片剂法	含甘氨酸（与丙酮反应）和其他物质，可检测尿酮体。于片剂上加尿液标本1滴，片剂呈色，在规定时间内与标准色板进行比色

156

2. 乙酰乙酸测定法 尿液乙酰乙酸与氯化高铁形成酒红色乙酰乙酸铁复合物。

【方法学评价】尿液酮体检测的方法学评价见表6-25。

表6-25 尿液酮体检测的方法学评价

方法	评价
干化学法	目前常用的尿酮体筛检方法。简便快速，适于用尿液分析仪。对乙酰乙酸的灵敏度为50~100mg/L，对丙酮仅为400~700mg/L，不与β-羟丁酸起反应
朗格法	对乙酰乙酸的灵敏度为50mg/L，对丙酮为200~400mg/L
改良 Rothera 法	对乙酰乙酸的灵敏度为80mg/L，对丙酮为1000mg/L
乙酰乙酸测定法	只对乙酰乙酸反应，灵敏度为250~700mg/L

【质量控制】

1. 标本采集 尿液必须新鲜，并及时送检。因为丙酮和乙酰乙酸具有挥发性，乙酰乙酸易分解成丙酮，尿液被细菌污染后可导致乙酰乙酸的消失。

2. 方法的灵敏度 注意干化学法与其他方法的灵敏度的差异。同一份标本使用不同方法检验，可能出现截然不同的结果。

3. 不同病程的酮体成分对结果的影响 不同病因引起酮症的酮体成分可不同，即使同一病人不同病程也可有差异。在糖尿病酮症酸中毒早期，酮体的主要成分是β-羟丁酸，乙酰乙酸很少或缺乏，此时检测可导致对总酮体量估计不足。在糖尿病酮症酸中毒症状缓解之后，乙酰乙酸含量反而较急性期早期含量高。因此，必须注意病情发展，并及时分析检验结果的可靠性。

【参考区间】阴性。

【临床意义】尿液酮体检验主要用于糖代谢障碍和脂肪不完全氧化的判断与评价。

1. 糖尿病酮症酸中毒 糖尿病酮症酸中毒时，由于糖利用减少，分解脂肪产生酮体增加而引起酮症。糖尿病出现酸中毒或昏迷时，尿液酮体检验极有价值。并能与低血糖、心脑血管病的酸中毒或高血糖渗透性糖尿病昏迷相区别（尿液酮体一般不高）。但应注意糖尿病酮症者肾功能严重障碍而肾阈值增高时，尿液酮体亦可减少，甚至完全消失。

2. 非糖尿病性酮症 如感染性疾病（肺炎、伤寒、败血症、结核等）、严重呕吐、剧烈运动、腹泻、长期饥饿、禁食、全身麻醉后等均可出现酮尿。

3. 中毒 氯仿、乙醚麻醉后、磷中毒等，尿液酮体也可阳性。

4. 药物影响 服用降糖药时，由于药物有抑制细胞呼吸作用，也可出现尿酮体阳性的现象。

五、胆红素

血清总胆红素由三部分组成：①未结合胆红素：在血液与清蛋白疏松结合而运输，不溶于水，不能通过肾小球滤过膜。②结合胆红素：是未结合胆红素入肝后与葡萄糖醛酸结合形成葡萄糖醛酸胆红素，溶于水，可通过肾小球滤过膜由尿液排出。③δ胆红素：是未结合胆红素与清蛋白共价结合物，通常在血液中的含量很低。健康人血中结合胆红素含量很低，滤过量极少，常用检验方法的结果为阴性。当血液结合胆红素增高，从尿液排出，使尿胆红素试验呈阳性。

【检测原理】

1. 偶氮法 干化学法多采用此原理。在强酸性介质中，胆红素与试剂带上的2，4-二氯苯胺重氮盐起偶联反应，生成红色偶氮化合物。

2. Harrison 法 用硫酸钡吸附尿液胆红素后，滴加酸性三氯化铁试剂，使胆红素氧化成胆绿素而呈绿色反应。

【**方法学评价**】

1. 干化学法 灵敏度不高，但操作简单，适用于目视或尿液分析仪分析，可作为定性筛检试验。

2. Harrison 法 操作稍繁琐，但灵敏度较高（0.9μmol/L）。

【**质量控制**】胆红素检验的质量控制见表 6 − 26。

表 6 − 26 胆红素检验的质量控制

项目	质量控制
标本采集	标本必须新鲜，因为胆红素在阳光照射下易分解成胆绿素
干化学法	①试剂带应避光保存在干燥处
	②当尿液中含高浓度维生素 C 和亚硝酸盐时，抑制偶氮反应，使结果呈假阴性；当病人接受大剂量氯丙嗪治疗时，结果可呈假阴性
Harrison 法	水杨酸盐、阿司匹林可导致假阳性

【**参考区间**】阴性。

【**临床意义**】尿液胆红素检测主要用于黄疸的诊断和鉴别诊断。

1. 肝细胞性黄疸 在病毒性肝炎、肝硬化等肝病时，肝细胞对胆红素摄取、结合、转运及排泄功能障碍，所产生的结合胆红素因肝细胞肿胀、毛细胆管受压而弥散入血，导致血液中结合胆红素升高并经肾排出，则尿液胆红素试验呈阳性。

2. 溶血性黄疸 当体内红细胞大量破坏时，血液未结合胆红素增加，不能从肾小球滤出，结合胆红素经肝脏处理后，排入肠道，故尿液胆红素试验呈阴性。

3. 胆汁淤积性黄疸 由于结石、肿瘤或先天性胆道闭锁等原因造成总胆管阻塞，结合胆红素不能排入肠道而逆流入血液中，由尿液排出，导致尿液胆红素试验呈阳性。

六、尿胆原和尿胆素

结合胆红素随胆汁排泄至肠道后，在细菌的作用下逐步转化为尿胆原（urobilinogen，URO）、粪胆原等，从粪便排出，成为粪便的主要色素。尿胆原从肠道重吸收回肝脏，大部分再以原形排入肠道，构成胆红素的肠肝循环，小部分尿胆原由肾脏排出成为尿液尿胆原。无色的尿胆原经空气氧化及光线照射后转变成黄色的尿胆素。

【**检测原理**】

1. 尿胆原 干化学法（醛反应法）：尿胆原在酸性条件下，与对 − 二甲氨基苯甲醛反应，生成红色化合物。

2. 尿胆素 Schleisinger 法：在无胆红素的尿液标本中加入碘液，使尿液尿胆原氧化成尿胆素，后者与试剂中的锌离子作用，形成带绿色荧光的尿胆素 − 锌复合物。

【**方法学评价**】干化学法常用于尿胆原定性筛检。Schleisinger 法的尿胆素最低检出量为 0.05mg/L，当尿胆原阴性时，测定尿胆素有意义。

【**质量控制**】

1. 标本采集

（1）标本必须新鲜，以免尿胆原氧化成尿胆素。

（2）健康人尿胆原排出量每天波动很大，夜间和上午量少，午后则迅速增加，在午后2~4时达最高峰。

2. 影响因素

（1）尿液的一些内源物质，如胆色素原、吲哚、胆红素等可使尿胆原检测结果呈假阳性。一些药物也可产生颜色，干扰检验。

（2）对于胆汁淤积性黄疸病人，不能使用干化学法进行测定。

（3）长期应用抗生素治疗时可抑制肠道菌群，使尿胆原减少或缺如。

（4）显色速度受温度影响较大，一般要求在20℃左右，室温过低需加温。

【参考区间】尿胆原：阴性或弱阳性。尿胆素：阴性。

【临床意义】尿胆原检验应与血清胆红素、尿液胆红素及粪胆原的检验结合起来，用于黄疸的鉴别诊断见表6–27。

表6–27 黄疸的鉴别诊断

标本	指标	健康人	溶血性黄疸	肝细胞性黄疸	胆汁淤积性黄疸
血清	总胆红素	正常	增高	增高	增高
	未结合胆红素	正常	增高	增高	正常/增高
	结合胆红素	正常	增高/正常	增高	增高
尿液	颜色	浅黄	深黄	深黄	深黄
	尿胆原	1：20 阴性	强阳性	阳性	阴性
	尿胆素	阴性	阳性	阳性	阴性
	胆红素	阴性	阴性	阳性	强阳性
粪便	颜色	黄褐	深色	黄褐或变浅	变浅或白陶土色
	粪胆素	正常	增高	减低/正常	减低/消失

七、血红蛋白

红细胞内的血红蛋白释放到血浆中称为游离血红蛋白。健康人血浆中含有50mg/L游离血红蛋白，尿液中无游离血红蛋白。当血管内溶血，血红蛋白释放入血液时形成血红蛋白血症（hemoglobinemia）。

尿液血红蛋白有2个来源：①血管内溶血：若血红蛋白超过结合珠蛋白所能结合的量，血浆中游离血红蛋白增多，可随尿液排出形成血红蛋白尿（hemoglobinuria），使尿液隐血试验呈阳性。因此，溶血时是否出现血红蛋白尿取决于3个因素：血浆内游离的Hb量、结合珠蛋白量和肾小管重吸收能力。②肾及上尿路出血：红细胞在低渗、高渗或酸性环境中溶血。

【检测原理】

1. 湿化学法 利用血红蛋白中的含铁血红素有类似过氧化物酶的作用，可将供氢体（色原）中的氢转移给H_2O_2生成水（H_2O），供氢体脱氢（氧化）后形成发色基团而呈色。呈色的深浅可反映血红蛋白的多少。

2. 干化学法 原理与湿化学法相同。

3. 胶体金单克隆抗体法 采用胶体金标记的抗人血红蛋白的单克隆抗体，来测定尿液血红蛋白。

【方法学评价】尿液血红蛋白检测的方法学评价见表6–28。

表 6 – 28　尿液血红蛋白检测的方法学评价

方法	评价
湿化学法	试剂稳定性差，特异性较低。尿液含有过氧化物酶或其他对热不稳定的酶可呈假阳性
干化学法	克服了湿化学法试剂不稳定的缺点，简便快速，灵敏度高，但影响因素多，可作为筛检试验。除与游离血红蛋白反应外，也与完整的红细胞反应
胶体金单克隆抗体法	灵敏度高、特异性强、操作简便，但抗原浓度过高可出现假阴性

【质量控制】①标本必须新鲜，长时间放置可因某些细菌繁殖产生过氧化物酶，造成假阳性。②尿液中大量维生素 C 或其他还原性物质可干扰检测结果，使之产生假阴性。③检验前煮沸尿液，以破坏白细胞过氧化物酶和其他对热不稳定的酶。

【参考区间】阴性。

【临床意义】健康人尿液中无游离血红蛋白，尿液血红蛋白测定有助于血管内溶血疾病的诊断。当体内大量溶血，血液中游离血红蛋白可大量增加，而出现血红蛋白尿。常见于：①血型不合输血、PNH 和急性溶血性疾病等。②各种病毒感染和疟疾等。③大面积烧伤、体外循环、术后所致的红细胞大量破坏等。

（李小龙）

扫码"学一学"

第三节　尿液其他成分检验

一、人绒毛膜促性腺激素

人绒毛膜促性腺激素（human chorionic gonadotropin，hCG）是由胎盘合体滋养层细胞产生的促进性腺发育的糖蛋白激素，存在于孕妇的血液、尿液、初乳和羊水中，其分泌量从受精卵滋养层形成到分娩后胎盘离体前在不断变化中，尿液 hCG 浓度随血清 hCG 浓度发生变化，血清 hCG 浓度略高于尿液，且成平行关系。

【检测原理】

1. 单克隆免疫胶体金法　将羊抗鼠 IgG 抗体、羊抗人 hCG 多克隆抗体分别固定在纤维素试剂带上，呈上下 2 条线排列。羊抗鼠 IgG 线在试剂带上方为控制线，羊抗人 hCG 在试剂带下方为测定线。试剂带底端吸水剂中含均匀分布的胶体金标记鼠抗人 hCGβ 链单克隆抗体（McAb）。检测时，将试剂带浸入被检尿液后迅速取出，尿液将沿试剂带继续上行。作为载体和反应物的 McAb 与尿液 hCG 形成复合物（McAb – hCG），并将 hCG 带至固定于下端的羊抗人 hCG 测定线，此时 McAb – hCG 与羊抗人 hCG 结合，金颗粒累积于此显紫红色线条，为 hCG 阳性。未搭载 hCG 的 McAb 继续上行至羊抗鼠 IgG 处，与之形成 McAb – 羊抗鼠 IgG 复合物，也显示紫红色线条，为质量控制线对照。判断方法为：试剂带上显示 2 条紫红色线条为阳性，显示 1 条紫红色线条并位于控制线处为阴性，若无紫红线出现，则提示试剂带失效。测定线显紫红色，控制线不显色，也为试剂带失效。

2. 电化学发光免疫法　电化学发光免疫法（electro – chemiluminescence immunoassay，ECLIA）用三联吡啶钌标记抗体（Ab1）和生物素（B）标记的抗 hCG 抗体（Ab2），与hCG 共同温育后加入链霉亲和素（A）化的磁性微球，形成三联吡啶钌抗 hCG1 – hCG – 抗hCG2 – A 化磁性微球，磁性微粒流经电极表面时被吸附，三联吡啶钌和三丙胺在电极表面反复进行电子转移，不断发光，光强度与 β – hCG 浓度成正比。

3. 其他方法　酶联免疫吸附试验（ELSIA）双抗体夹心法、放射免疫法等。

【**方法学评价**】目前，尿液 hCG 主要检测方法是免疫学方法，其操作简单、快速、灵敏度和特异性高。尿液 hCG 检测的方法学评价见表 6 – 29。

表 6 – 29　尿液 hCG 检测的方法学评价

方法	评价
单克隆免疫胶体金法	操作便捷、灵敏度高（0.8 ~ 20ng/L）、特异性强，是公认最理想的早早孕诊断法
电化学发光法	操作简便快速，灵敏度和自动化程度高，可批量检测
ELISA 双抗体夹心法	操作简便，灵敏度和特异性高，广泛应用，可作早期筛选检验
放射免疫法	灵敏度高，可定量，但操作繁琐、有污染，已少应用

【**质量控制**】

1. 标本采集　宜采集首次晨尿，离心取上清液检测。

2. 影响因素　hCGα 亚基的氨基酸数量及其排列顺序与促卵泡激素（follicle – stimulating hormone，FSH）、黄体生成激素（LH）、促甲状腺素（thyroid – stimulating hormne，TSH）的亚基几近相同，hCGα 亚基抗体能与这些激素的 α 亚基发生交叉反应，即 hCG 测定含量升高可能为非特异性升高。hCGβ 亚基结构特异，采用 β 亚基的特异性抗体或单克隆抗体制备的试剂检测 hCG，有较高的特异性及灵敏度。不同试剂盒或方法检测 β – hCG 或 hCG 含量的灵敏度不同，其参考区间也不同。

3. 控制假阳性和假阴性　充分了解试剂的特异性及检测线性范围，注意可能产生的假阳性（交叉反应）及假阴性（不同妊娠期尿液 hCG 浓度过高或过低）。①灵敏度低，在诊断早早孕时可能为阴性，需几天后再复查。②检测范围小者或同时妊娠时间 4 周以上者，需注意尿液稀释。③对诊断妊娠者应在检验申请单上注明停经时间。

【**参考区间**】①定性：阴性。②定量：<2μg/L。

【**临床意义**】尿液 hCG 检验的目的是：①诊断早孕。②监测孕早期反应（异位妊娠、流产）。③监测滋养层肿瘤。④作为 Down 综合征（Down syndrome）三联试验的诊断指标之一。

1. 早期妊娠诊断　对于早期妊娠诊断可选用一般灵敏度和准确性的方法。但对于人工受精或药物促排卵的病人，则需要选择灵敏度和准确性、特异性更高的方法，以便更早期做出妊娠诊断。

2. 妊娠早期异常监测　整个妊娠期 hCG 浓度的变化呈双峰曲线，第一峰在妊娠 80 天左右，约 5400μg/L，100 天后生理性下降，140 ~ 200 天维持在低而平稳水平；第二峰在妊娠 260 天，约 2000μg/L，临产期又稍有下降。异位妊娠（宫外孕）hCG 低于正常妊娠（约 25 ~ 50μg/L），也可用于急腹症时的鉴别诊断。

3. 流产诊断与治疗

（1）流产与死胎　不完全流产子宫内仍有活胎盘组织时 hCG 仍为阳性；完全流产或死胎可由阳性转为阴性。

（2）先兆流产　如果 hCG 小于 200μg/L，有流产或死胎可能，当降到 50μg/L，则发生难免流产。保胎治疗中，如果 hCG 不断下降，提示保胎无效；反之，则保胎成功。

（3）检测残留胚胎组织　人工流产后 hCG 仍呈阳性提示宫内尚残存胚胎组织。产后 9

天或人工流产术后 25 天，hCG 应恢复正常，否则考虑有异常。

4. 滋养层肿瘤诊断及监测 葡萄胎、绒毛膜上皮癌及男性睾丸畸胎瘤等尿液 hCG 浓度很高，可达 8 000μg/L 以上。

5. Down 综合征产前筛检 Down 综合征孕妇血清 AFP 和非结合型雌三醇（UE3）降低，而血清 hCG 浓度升高。

6. 其他疾病 如脑垂体疾病、甲状腺功能亢进症、卵巢囊肿、子宫内膜增生或子宫颈癌等 hCG 也可以升高。

二、微量清蛋白

微量清蛋白尿（microalbuminuria）是指超过正常水平、但低于常规试带法可检出范围的清蛋白尿液。

【检测原理】

1. 放射免疫技术 有放射免疫分析（radioimmunoassay，RIA）及免疫放射分析（immunoradiometric assay，IRMA）。

（1）RIA 为免疫竞争抑制法，即以放射性核素标记清蛋白（Ag*）与被检测未标记清蛋白竞争清蛋白抗体（Ab），形成的标记抗原抗体复合物含量与被检测清蛋白含量呈反比。

（2）IRMA 以放射性核素标记抗体（Ab*）与被检测清蛋白（Ag）直接结合，再用固相免疫吸附载体结合去除游离的标记抗体，检测的标记抗原抗体复合物含量与被检测清蛋白呈正比。

2. ELISA 双抗体夹心法 固相载体上的清蛋白抗体（Ab）与被检测清蛋白（Ag）结合，再加入酶标记清蛋白抗体（Ab*），形成 Ab – Ag – Ab* 复合物，加入底物后显色值与清蛋白含量呈正比。

3. 免疫比浊法 包括速率散射比浊法和终点散射比浊法。

（1）速率散射法 是让抗 Alb 抗体与待测标本中的 Alb 发生抗原抗体反应，形成有浊度的免疫复合物，利用形成浊度速率峰值转换为所对应待测标本中 Alb 含量。

（2）终点散射法 是让抗 Alb 抗体与待测标本中的 Alb 作用一定时间，使反应达到平衡后，用散射比浊仪检测其散射光值，计算被检测标本中 Alb 含量。

【方法学评价】化学定性、定量方法的灵敏度一般，不足以检测出尿液微量清蛋白，只能选择高灵敏度的免疫学方法。尿液微量清蛋白检测的方法学评价见表 6 – 30。

表 6 – 30　尿液微量清蛋白检测的方法学评价

方法	评价
放射免疫技术	灵敏度、特异性高，精密度和准确性好。因有放射性、批间差异、操作繁杂等，现在医院实验室应用较少。IRMA 检测灵敏度、特异性优于 RIA
ELISA 双抗体夹心法	灵敏度和特异性高，标记试剂稳定，无放射性危害
免疫比浊法	操作简便、快速，灵敏度和特异性高，可用于自动化分析

【质量控制】

1. 注意标本采集 采集 24 小时尿液送检。①准备洁净容器 1 只。②嘱病人留取全部 24 小时尿液，在此期间正常饮食饮水。③在采集第 1 次尿液后加入防腐剂（甲醛）6 ～

10ml 混匀。④将 24 小时尿液混匀后，量取全部尿量并将尿量记录在检验申请单右上角，取 5ml 送检。

2. 影响因素　血脂浓度对免疫比浊法有影响，尤其是在低稀释度时，脂蛋白的小颗粒可形成浊度，造成假性增高。

【参考区间】①24 小时尿微量清蛋白 2.0 ~ 13.4mg/24h。②晨尿清蛋白 0.5 ~ 9.2mg/L。③随机尿清蛋白 0.62 ~ 11.0mg/L，（1.27 ± 0.78）mg/mmolCr。

【临床意义】

1. 糖尿病肾病　糖尿病肾病发生发展分为 5 期：①Ⅰ期为糖尿病初期，仅肾小球滤过率升高。②Ⅱ期尿清蛋白排泄率（AER）间歇性增高（运动后）。③Ⅲ期早期肾病，出现微量清蛋白尿，AER 持续在 20 ~ 200μg/min（30 ~ 300mg/24h），健康人小于 10μg/min（约 <15mg/24h）。④Ⅳ期临床肾病，尿蛋白增多，AER 大于 200μg/min。⑤Ⅴ期尿毒症，AER 降低。

糖尿病肾病是糖尿病的严重慢性并发症之一，早期肾功能正常，而尿微量清蛋白检测可提示出现糖尿病肾病并以此分期，亦可提示早期应用血管紧张素转换酶（ACE）抑制剂进行治疗。早期有效治疗能防止和减少进行性肾功能减退。同时检测尿肌酐，计算尿清蛋白/肌酐比值，也可用作早期糖尿病肾病的预测指标。

2. 肾脏疾病　隐匿型肾小球肾炎及轻型急性肾小球肾炎尿蛋白含量较低（<1g/24h），尿蛋白以清蛋白为主（肾小球性蛋白尿），尿液微量清蛋白检测有助于诊断、病情观察和预后判断。

3. 其他　高血压、肥胖症、高脂血症、吸烟、剧烈运动与饮酒也可致微量清蛋白尿。

三、β₂ – 微球蛋白

$β_2$ – 微球蛋白（$β_2$ – microglobulin，$β_2$ – MG）是人类白细胞抗原（human leukocyte antigen，HLA）Ⅰ类抗原的轻链，除成熟红细胞和胎盘滋养层细胞外，其他细胞均含 $β_2$ – MG。$β_2$ – MG 主要由淋巴细胞产生，可通过肾小球滤过，但其 99.9% 又在近曲小管以胞饮形式重吸收，故健康人尿液 $β_2$ – MG 含量很少。检测 $β_2$ – MG 是可用于鉴别肾小管性和肾小球性蛋白尿。

【检测原理】

1. 放射免疫技术　放射性核素标记 $β_2$ – MG 抗原或抗体，与被检测 $β_2$ – MG 竞争或结合，定量检测 $β_2$ – MG 含量。

2. ELISA 双抗体夹心法　固相 $β_2$ – MG 抗体及酶标记 $β_2$ – MG 分别与被测 $β_2$ – MG 结合，形成 Ab – Ag – Ab* 复合物，加入底物后显色值与 $β_2$ – MG 含量呈正比。

3. 免疫比浊法　速率散射比浊法（rate nephelometry）：在特种蛋白分析仪上测定。激光照射在抗原抗体复合物上发生光散射，散射光强度与复合物含量呈正比，即被检测的 $β_2$ – MG 含量越高，形成复合物越多，散射光越强。

4. 胶乳增强散射免疫测定　检测原理基本与速率散射比浊法相同，只是将抗 $β_2$ – MG 致敏在胶乳颗粒上，与被检测 $β_2$ – MG 结合形成较大的抗原抗体复合物，使散射光增强，提高检测的灵敏度。

【方法学评价】$β_2$ – MG 检测的方法学评价与尿液微量清蛋白检测相同。

【质量控制】 β_2 - MG 检测要采集随机尿或 24 小时尿液标本。由于 β_2 - MG 在酸性尿液中（pH < 5）极易破坏，因此尿液标本采集后应立即测定，若需要保存，需要将尿液 pH 调节至 6.5 ~ 7.0，并冷冻保存。

【参考区间】 0.03 ~ 0.37mg/L 或 370μg/24h。

【临床意义】 尿液 β_2 - MG 主要用于评价肾脏早期损伤时的肾小管功能。尿液 β_2 - MG 变化的机制和临床意义见表 6 - 31。

表 6 - 31　尿液 β_2 - MG 检测的临床意义

β_2 - MG	临床意义	机制
明显增高	肾小管病变，如炎症、中毒和药物损伤	肾小管对 β_2 - MG 重吸收功能障碍
	上尿路病变，如急性、慢性肾盂肾炎	肾小管对 β_2 - MG 重吸收功能障碍
	恶性肿瘤	癌细胞、肉瘤细胞释放 β_2 - MG
正常或不增高	肾小球病变	β_2 - MG 滤过，被肾小管重吸收
	下尿路病变，如膀胱炎	肾小管重吸收功能正常

四、α_1 - 微球蛋白

α_1 - 微球蛋白（α_1 - microglobulin，α_1 - MG）是相对分子质量 26 000 ~ 36 000 的蛋白质。α_1 - MG 能自由通过肾小球滤过膜，极大部分在近曲小管重吸收并分解代谢。α_1 - MG 目前主要采用放射免疫测定法。

【检测原理】 放射性标记物 $I^{125}\alpha_1$ - MG 和被检测标本的 α_1 - MG，与不足量的 α_1 - MG 抗体竞争结合。反应平衡后，加入分离剂进行 B/F 分离，检测结合部分（B）cpm 值，以 B/B_0 为参数制作标准曲线，即可求得标本中 α_1 - MG 的浓度。

【参考区间】 0.94 ~ 3.34mg/24h。

【临床意义】 尿液 α_1 - MG 是肾近曲小管损害的标志蛋白，其升高常见于肾小球、肾小管病变时，比 β_2 - MG 更灵敏，在早期肾功能鉴别诊断更有意义。

五、肌红蛋白

肌红蛋白（myoglobin，Mb）是横纹肌合成的一种相对分子质量为 17 800、含亚铁血红素单链的蛋白质，肌肉组织受损时大量释放至细胞外进入血循环，因相对分子质量低而迅速在尿液中出现，称为肌红蛋白尿（myoglobinuria）。

【检测原理】

1. 隐血试验　隐血试验（occult blood test，OBT）是利用 Mb 具有弱的过氧化物酶样活性进行检测。

2. 80% 饱和硫酸铵法　80% 饱和硫酸铵法（saturated ammonium sulfate）是利用 Mb 能溶于 80% 饱和硫酸铵而 Hb 不溶解的特性，在 OBT 阳性标本加入硫酸铵，使 Mb 溶解（Hb 和其他蛋白沉淀）后过滤，取滤液再检测 OBT 仍为阳性，提示 Mb 阳性。

3. 胶体金免疫渗滤试验　胶体金免疫渗滤试验（dot immunogold filtration assay，DIG-FA）为免疫标记技术的双抗体夹心法，其利用微孔滤膜的可滤过性，使抗原抗体反应和洗涤在此滤过膜上以液体渗滤过膜的方式迅速完成。将 Mb 抗体（Ab）结合在硝酸纤维膜（NC）上，尿液中 Mb（Ag）与之结合，再加入胶体金（红色）标记的 Mb 抗体（Ab＊），

形成固相Ab－Ag－Ab＊显红色为阳性，不显色为阴性。

4. ELISA 双抗体夹心法　固相载体上包被 Mb 抗体（Ab），与被检测 Mb（Ag）结合，再加入酶标记 Mb 抗体（Ab＊），形成 Ab－Ag－Ab＊复合物，加入底物后显色值与 Mb 含量呈正比。

【方法学评价】尿液 Mb 检测的方法学评价见表 6－32。

表 6－32　尿液 Mb 检测的方法学评价

方法	评价
Mb 溶解试验	方法简便，但操作费时，可鉴别 Mb 和 Hb 并存的尿液，但灵敏度低
胶体金免疫渗滤试验	操作简便快速，灵敏（Mb ＞ 100μg/L），可定性或半定量检测
ELISA 双抗体夹心法	操作简便，可批量检测。灵敏度高，为 25 ~ 800μg/L，特异性高，可定量检测

【质量控制】

1. 检验前　应采集新鲜尿液标本，氧合 Mb 久置后可被还原，引起假阴性。在酸性尿液中 Mb 不稳定，在碱性（pH 8 ~ 9）条件下 4℃可稳定至少 1 周，因此如需保存，尿液标本宜碱化后冷冻。

2. 检验中　操作时应动作轻缓，防止局部浓度过高的硫酸铵将待测 Mb 沉淀，引起假阴性。适当调节 pH 7.0 ~ 7.5，确保达到完全沉淀目的。

3. 检验后　认真审核、分析检测结果，查找可能引起结果异常的影响因素。

【参考区间】阴性。

【临床意义】

1. 挤压综合征　因外伤如子弹伤、烧伤、电击伤及手术创伤等导致大量肌细胞受损，肌红蛋白释放入血。

2. 缺血性疾病　心肌梗死、动脉栓塞缺血等使肌细胞受损时肌红蛋白释放入血。

3. 原发性肌肉疾病　因遗传（磷酸化酶缺乏、未知的代谢缺陷）或自身免疫性肌病变，可伴有肌营养不良、皮肌炎或多发性肌炎等。

4. 阵发性肌红蛋白尿　剧烈运动后或肌肉疼痛性痉挛发作 72 小时后出现肌红蛋白尿，非习惯性过度运动后可发生"行军性"肌红蛋白尿。

血尿、血红蛋白尿和肌红蛋白尿的鉴别见表 6－33。

表 6－33　血尿、血红蛋白尿和肌红蛋白尿的鉴别

项目	血尿	血红蛋白尿	肌红蛋白尿
概念	红细胞 ＞ 3 个/HPF	尿液游离 Hb 增加	尿液 Mb 量增加
机制	肾炎，泌尿系统出血、外伤等	血管内溶血（RBC 破坏）	肌肉损伤释放
外观	正常、淡红、洗肉水样、血样、可混有血凝块	茶色、棕黄、酱色	红色、酱油色、褐色
镜检	红细胞，可有管型	无红细胞	无红细胞
OBT 化学法	阳性	阳性	阳性
OBT 免疫法	阳性	阳性	阴性
Mb 定性	阴性	阴性	阳性

六、本－周蛋白

本－周蛋白（Bence－Jones protein，BJP）是免疫球蛋白轻链，有 κ 和 λ 两种，轻链单

体相对分子质量为 2.3 万，二聚体为 4.6 万，能通过肾小球滤过膜。血液中免疫球蛋白轻链浓度增高，超过了肾近曲小管重吸收阈值时，尿液中出现本 – 周蛋白，称为本 – 周蛋白尿。BJP 在 pH 4.9 ±0.1 时，加热至 40～60℃时可发生凝固，温度升至 90～100℃时可再溶解，而温度减低至 56℃左右又重新凝固，故又称为凝溶蛋白，此为 BJP 的特性之一。

【检测原理】

1. 热沉淀反应法 即基于本 – 周蛋白在 56℃凝固，90～100℃溶解特性的试验。

2. 对 – 甲苯磺酸法 对 – 甲苯磺酸可以沉淀相对分子质量较小的本 – 周蛋白，而对相对分子质量较大的清蛋白和球蛋白不起反应。

3. 蛋白电泳法 本 – 周蛋白增高时在纤维膜蛋白电泳的 α_2 至 γ 球蛋白区带间出现基底较窄的单峰，即 M 蛋白（monoclonal protein，M）。

4. 免疫电泳法 免疫电泳（immunoelectrophoresis，IEP）为区带电泳与免疫扩散相结合，观察特定部位的特定沉淀弧。第一步琼脂糖蛋白电泳使各种蛋白质成分拉开区带，第二步在平行一侧横向向槽内加入抗血清，经扩散后出现各种蛋白质的免疫沉淀弧，在 α_2 至 γ – 球蛋白区带位与横向槽间出现明显的本 – 周蛋白沉淀弧，与标准轻链血清的沉淀弧比较后确定。

5. 免疫固定电泳法 免疫固定电泳（immunofixation electrophorsis，IFE）的第一步琼脂糖蛋白电泳使各蛋白成分拉开区带，第二步在凝胶表面滴加抗血清或贴上浸有抗血清的滤纸进行免疫沉淀反应，洗脱后经染色观察凝胶的沉淀线，可根据使用抗血清的类别或与标准物比较对轻链进行分型（λ 或 κ 型轻链）。

6. 速率散射比浊法 抗 λ 或 κ 型轻链抗体与被检测 λ 或 κ 型轻链特异结合在特殊的缓冲液中，快速形成一定大小的抗原抗体复合物并使反应液出现浊度，利用激光照射在抗原抗体复合物上，使部分光线发生散射，通过测量散射光强度推算 λ 或 κ 型轻链含量。

【方法学评价】本 – 周蛋白检测的方法学评价见表 6 – 34。

表 6 – 34　本 – 周蛋白检测的方法学评价

方法	优点	缺点
热沉淀反应法	作为初筛试验	灵敏度低、标本需要量大，假阴性率高
对 – 甲苯磺酸法	操作简便、灵敏度较高，是较灵敏的筛选试验	球蛋白增高可致假阳性
蛋白电泳法	操作简便，阳性检出率高	需要免疫电泳确定 M 蛋白性质
免疫电泳法	分辨率高，特异性高	操作费时繁琐、需要标准 λ 或 κ 型血清
免疫固定电泳法	分辨率高，特异性高	操作费时繁琐、需要标准 λ 或 κ 型血清
速率散射比浊法	操作简便、快速，灵敏度高、稳定性好，可自动化操作，是免疫学分析中较先进的方法	

【质量控制】

1. 检验前 ①使用新鲜尿液标本。②尿液浑浊时需离心取上清液。③使用热沉淀 – 溶解法时，若有蛋白尿，须先用加热乙酸法沉淀普通蛋白质，然后趁热过滤，取上清液检查。④使用电泳法，需预先浓缩尿液 10～50 倍。

2. 检验中 凝溶法应严格控制 pH 在 4.5～5.5，最适 pH 4.9 ±0.1。电泳法操作中，需同时检测病人及健康人，以正确判断区带位置。

3. 检验后 肌红蛋白、溶菌酶、游离重链、转铁蛋白、脂蛋白或多量细菌沉淀物等也可出现类似于 M 的区带，因此当乙酸纤维素膜上出现波峰或怀疑有相关疾病时，应进行免疫电泳。

【参考区间】阴性。

【临床意义】

1. 多发性骨髓瘤 多发性骨髓瘤（multiple myeloma，MM）是浆细胞异常增生的恶性肿瘤，正常的多克隆免疫球蛋白合成受抑制，血液中出现大量单克隆免疫球蛋白或其轻链或重链。游离的轻链是 λ 或 κ 型，当血液中浓度超过近曲小管重吸收的阈值时自尿液排出。90% 以上多发性骨髓瘤病人有蛋白尿，半数以上病人尿液中出现本 – 周蛋白。

2. 轻链病 突变的单克隆浆细胞产生大量轻链，增加的轻链从肾脏排出，根据轻链类型分为 λ 或 κ 型轻链病（light chain disease，LCD）。轻链蛋白是 LCD 病人肾功能损害的重要致病因素，测定血清、尿液 Ig 和轻链含量并计算 κ/λ 比值是诊断 LCD 和判断预后的重要依据。

3. 肾小管损伤 肾盂肾炎、慢性肾炎、肾癌、肾病综合征等病人尿液中偶可检出本 – 周蛋白，且 κ、λ 轻链含量与病人的肾小管损伤程度有关，可作为疗效监测指标。

4. 其他 50% 以上巨球蛋白血症、μ 重链病（HCD）病人尿液中可出现本 – 周蛋白。良性单克隆丙种球蛋白血症病人尿液中亦可出现本 – 周蛋白。

七、尿酶

健康人尿液中的酶含量极少，其主要来源是：①血液：血液存在的低相对分子质量的酶如淀粉酶和溶菌酶（LZM），从肾小球滤过出现于尿液。②肾实质：存在于肾小管刷状缘的酶如 γ – 谷氨酰转肽酶（GGT）、碱性磷酸酶（ALP）、丙氨酸氨基肽酶（AAP）、亮氨酸氨基肽酶（LAP）、α – 葡萄糖苷酶（α – GLU）。存在于溶酶体的 N – 乙酰 – β – D 氨基葡萄糖苷酶（NAG）、酸性磷酸酶（ACP）及 β 葡萄糖醛酸苷酶（β – GLU）等，存在于胞质的乳酸脱氢酶（LDH）和存在于线粒体的天冬氨酸氨基转移酶（AST）。③尿路及生殖系统：如前列腺 ACP，精液 LDH 等。

（一）尿淀粉酶

尿淀粉酶（amylase，AMS）主要来源于胰腺和腮腺，分别为胰淀粉酶和唾液淀粉酶，两者具有 97% 同源性。人血清淀粉酶的相对分子质量约 45000，血液中浓度升高时，易通过肾小球滤膜而出现于尿液中。胰腺炎或胰液排出受阻时，淀粉酶从胰管管壁及胰泡逸出，吸收入血而随尿液排出。

【检测原理】

1. 碘 – 淀粉比色法（Somogyi 法） 淀粉酶可水解淀粉生成糊精和麦芽糖，未水解的淀粉可与碘作用产生蓝色。如果被检测尿液含有淀粉酶可水解试剂中淀粉，从而阻断与碘产生的蓝色反应。淀粉酶活性（含量）与蓝色程度呈反比。用已知浓度淀粉为底物，反应后比色计算出淀粉酶活性。

2. 染色淀粉法 淀粉分子上羟基与活性染料中的活性基团发生共价键结合，形成不溶性淀粉。染色淀粉（基质）经标本中淀粉酶作用，水解 1，4 糖苷键，生成可溶性有色产物（游离出活性染料），产物（色素）的多少与淀粉酶活性成正比。

3. 对 – 硝基苯麦芽糖苷（4NP – G7）法 以对硝基苯麦芽糖苷为底物，经 α – 淀粉酶催化，水解为游离的寡糖（G5、G4、G3）及葡萄糖单位减少的对硝基寡糖苷经 α – 葡萄糖苷酶催化，水解为对硝基酚和葡萄糖。对硝基酚的生成量，在一定范围内与 α – 淀粉酶活力成正比。

【方法学评价】 ①淀粉分解法：使用方便，但准确性较差。②糖化法：复杂费时，制备重现性淀粉溶液困难，标本空白偏高。③色原底物分解法：方法简便，但分析范围有限。④酶偶联法：方法简便，适用于自动分析仪，但成本较高。尿液淀粉酶检测的方法学评价见表 6 – 35。

表 6 – 35　尿液淀粉酶检测的方法学评价

方法	优点	缺点
Somogyi 法	操作简便、成本低、灵敏度高	精密度及准确度较差，淀粉溶液若出现浑浊或絮状物，表示淀粉溶液受污染或变质不能再使用
染色淀粉法	简单、快速	染色淀粉质量不同，参考区间有所差异
4NP – G7 法	特异性强、灵敏度高，适于自动化分析	国内商品试剂盒组成及方法不尽相同，目前难以统一

【质量控制】 尿液淀粉酶测定的质量控制应注意：①采集随机的新鲜尿液。②急性胰腺炎时的尿 AMS 增高因受采集标本时间、尿量等因素影响，仅采集 1 次尿液标本测定很难说明问题。③慢性胰腺炎应采集餐后 2 小时尿液，连续 7 天测定尿 AMS 活性，以观察病情。

【参考区间】 Somogyi 法：1000 ~ 12000U/L。4NP – G7 法：≤1200U/L。

【临床意义】

1. 急性胰腺炎　急性胰腺炎时，大多数病人起病 6 ~ 8 小时后，血清 AMS 开始上升，高于正常 5 倍有诊断价值，持续 2 ~ 3 天后开始下降，重症病人持续时间较长。尿液 AMS 约于起病后 12 ~ 24 小时开始增高，下降也比血清 AMS 慢，所以在急性胰腺炎后期测定尿 AMS 更有价值。

2. 慢性胰腺炎　血清和尿液 AMS 一般不增高，如急性发作时，可中度增高。连续检测 1 周尿液 AMS，有 2 次以上升高者视为异常。

3. 胰腺其他病变　胰腺癌、胰腺外伤及胆源性胰腺炎等，因胰腺排出受阻而返溢入血，均可使血液和尿液 AMS 活性增高。胰腺癌病人的尿 AMS 升高阳性率高于血清 AMS。

4. 肝脏疾病　健康人血清 AMS 主要由肝脏产生，故血清和尿液 AMS 同时减低见于肝病。

（二）溶菌酶

溶菌酶（lysozyme，LZM）又名胞壁酶，主要来自单核细胞、中性粒细胞，是一种能溶解某些细菌的酶类。酵解 G^+ 球菌细胞壁上的乙酰氨基多糖成分，使细胞壁破裂而溶解细菌。溶菌酶因相对分子质量较低，可通过肾小球基底膜滤出，90% 以上在肾小管重吸收。尿液中溶菌酶超过 3mg/L 时，称为溶菌酶尿。

【检测原理】

1. 琼脂扩散平皿法　含菌（1mg/ml）琼脂（2mm）平板中打孔，加入被检测尿液标本。经 4℃ 18 小时扩散后，尿液标本中溶菌酶溶解孔周围琼脂中细菌使琼脂出现溶菌环，溶菌环直径与溶菌酶含量的对数呈直线关系。经与溶菌酶标准液比较计算被检测标本中溶菌酶含量。

2. 光电比浊法　将待检测尿液标本加入细菌悬液，经过一定时间后比浊，浊度与尿液标本中溶菌酶含量呈反比。即尿液标本中溶菌酶含量越多，被溶解细菌越多，被检测尿液浊度下降越明显。

3. ELISA 双抗体夹心法　固相结合抗溶菌酶抗体，与被检测尿液标本中溶菌酶结合，加入酶标记抗溶菌酶，加底物显色，色泽深浅与溶菌酶的含量呈正相关。

【方法学评价】溶菌酶检测的方法学评价见表 6 – 36。

表 6 – 36　溶菌酶检测的方法学评价

方法	优点	缺点
琼脂扩散平皿法	结果直观	操作繁琐、费时较长，溶菌酶标准液应在临用时配制，作为常规操作不易质量控制
光电比浊法	操作简单、快速	线性范围较小，细菌悬液制备的标准化与保存有待规范
ELISA 双抗体夹心法	特异性及灵敏度均较高，操作简单，测定易于自动化、标准化	

【参考区间】琼脂扩散法：0 ~ 2mg/L。

【临床意义】

1. 鉴别肾小管病变　如炎症、中毒所致的肾小管损害，低相对分子质量的蛋白质重吸收减少，导致尿溶菌酶含量升高。

2. 判断肾小管病变预后　急性肾小管坏死时尿液溶菌酶含量升高及持续时间反映坏死的程度及预后。慢性肾功能不全时，尿液溶菌酶升高则预后差。

3. 判断白血病类型、疗效、预后　AMoL 血清溶菌酶含量增高导致尿溶菌酶含量增高，ALL 血清溶菌酶及尿液溶菌酶均正常。白血病病人溶菌酶降低、升高与疾病缓解、复发有一定关系。

4. 检测和监控肾移植排异反应　同种异体肾移植后，尿液溶菌酶排出量升高是肾移植排异反应的标志。

（三）N – 乙酰 β – D – 氨基葡萄糖苷酶

N – 乙酰 β – D – 氨基葡萄糖苷酶（β – N – acetyglucosaminidase，NAG）广泛存在于各组织的溶酶体中，是一种高相对分子质量（140000）的溶酶体酶，不能通过肾小球滤过膜。近端肾小管上皮细胞中的含量特别丰富，肾小管损伤时从尿液中排出，是肾小管损害最灵敏的指标之一。

【检测原理】

1. 对硝基酚比色法　NAG 作用底物对硝基酚 – N – 乙酰 – β – D 氨基葡萄糖苷，水解释放出游离对硝基酚。加入碱性溶液停止酶促反应。在 400nm 检测吸光度，根据校准曲线或摩尔吸光系数计算酶活力。

2. 荧光法　荧光底物 4 – 甲基伞形酮 N – 乙酰 β – D – 氨基葡萄糖苷在 NAG 作用下水解，释放出游离的 4 – 甲基伞形酮（4 – MU）。后者在碱性条件下变构，受激发产生荧光。根据荧光强度在标准曲线上查得 4 – MU 含量，通过计算得出酶活力单位。

【方法学评价】

1. 荧光法　灵敏度高，不受尿液颜色的影响，但需要荧光分光光度计。

2. 对硝基酚比色法　操作简便，线性范围宽。

【质量控制】N – 乙酰 β – D – 氨基葡萄糖苷酶检测的质量控制见表 6 – 37。

表 6 – 37 N – 乙酰 β – D – 氨基葡萄糖苷酶检测的质量控制

项目	质量控制
标本采集	①采集随机新鲜尿液，必要时可保存在 2 ~ 8℃，但不可冷冻、不加防腐剂
	②由于尿液 NAG 的 U/L 除以尿肌酐 g/L，所得 NAG（U/g 肌酐），表示酶排出率，因其不受尿液浓缩或稀释的影响，所以不必留取 24 小时尿液
影响因素	①尿液肌酐浓度增高可使结果偏低，必要时应稀释尿液
	②血尿、脓尿等病理性尿液应离心后取上清检测

【参考区间】

1. 对硝基酚比色法 尿液 NAG 呈正偏态分布，中位数 9.13U/g 肌酐，第 95 百分位数 16.10U/g 肌酐。

2. 荧光法 尿液 NAG（6.39 ±3.19）U/g 肌酐。

【临床意义】

1. 诊断肾小管损害的较灵敏指标 NAG 增高常见于急慢性肾炎、肾衰竭、肾病综合征、流行性出血热、中毒性肾病。肾病恢复期或肾实质病变不严重时，尿液 NAG 活性增高不明显。下尿道感染和尿路结石时，尿液 NAG 活性一般正常。

2. 早期诊断肾移植排异反应 肾移植病人，尿液 NAG 测定可早期发现排斥反应，一般在临床出现各种指征前 1 ~ 3 天即有尿液 NAG 增高。

3. 其他 肝硬化和慢性活动性肝炎晚期，肝组织有纤维化倾向者，血清 NAG 升高；中、晚期妊娠，血清中 NAG 活性亦增高。

八、脂肪尿和乳糜尿

尿液中有脂肪小滴称为脂肪尿（lipiduria），尿液含有淋巴液（乳糜微粒及蛋白质）而外观呈牛奶状称为乳糜尿（chyluria），乳糜尿同时混有血液称为乳糜血尿（hemotochyluria）。正常情况下尿液无淋巴液成分，当泌尿系统淋巴管因阻塞、压迫、曲张而破裂时，乳糜液流入尿液中产生乳糜尿。

【检测原理】根据脂肪可溶于乙醚特性，用乙醚等有机溶剂按一定比例与尿液混合抽提乳糜微粒（chylomicron）、脂肪小滴，再用脂溶性染料苏丹Ⅲ对乙醚提取物进行染色，对萃取物染色后涂片，显微镜下若见大小不等的橘红色球形脂肪小滴即可判为乳糜定性阳性。

【方法学评价】肉眼观察难以区分乳糜尿还是非晶形磷酸盐或尿酸盐尿，但两者可用加热、加酸的方法予以鉴别。乙醚抽提加苏丹Ⅲ染色方法是乳糜尿定性确证试验。

【质量控制】检验前标本采集十分重要，要求尿液新鲜并及时送检。检验中应按照标准操作规程进行操作，避免使用乳胶手套封口混匀。注意尿液乙醚的混合体积比例（2∶1）和采集抽提层乳糜微粒的恰当位置。检验后应认真审核报告，及时与临床沟通。

【参考区间】阴性

【临床意义】

1. 乳糜尿 乳糜尿是慢性丝虫病的主要临床表现之一。丝虫在淋巴系统中引起炎症并反复发作，纤维组织增生使腹腔淋巴管及胸导管广泛阻塞，当病人存在过度劳累、妊娠、分娩、并发感染等各种诱因时，肾盂及输尿管等泌尿系淋巴管终端破裂而形成乳糜尿。乳糜尿多为间歇性，也有少数病人呈持续阳性。丝虫病病人乳糜尿沉渣中常见红细胞，并可找到微丝蚴。

2. 脂肪尿 常见于肾病综合征、肾小管变性、骨折及脂肪栓塞等。

3. 其他 腹腔内结核、肿瘤、胸腹部创伤或手术，先天性淋巴管畸形及肾盂肾炎等均可引起乳糜尿，妊娠、疟疾等偶可引起乳糜尿。

九、苯丙酮酸

苯丙酮酸是苯丙氨酸代谢产物，当肝脏苯丙氨酸羟化酶缺乏或不足时，苯丙氨酸不能完全氧化为酪氨酸，而只能变成苯丙酮酸。大量苯丙氨酸及苯丙酮酸积累在血液和脑脊液中，对神经系统造成损害并影响体内色素代谢。苯丙酮酸随尿排出，有特殊鼠臭味，称苯丙酮酸尿症，是先天性氨基酸代谢紊乱的常见疾病之一。

【检测原理】苯丙酮酸检测方法为三氯化铁定性法。尿液中苯丙酮酸在酸性条件下与三氯化铁生成三价铁和苯丙酮酸烯醇基，显蓝绿色并持续 2 分钟以上。

【质量控制】苯丙酮酸检测的质量控制见表 6 – 38。

表 6 – 38 苯丙酮酸检测的质量控制

项目	质量评价
标本处理	①苯丙酮酸在室温下不稳定，采取新鲜尿液后应立即检测
	②采集新鲜尿液。采集前停用含酚类药物（如水杨酸制剂）及氯丙嗪等
影响因素	①磷酸盐对试验有干扰，需加磷酸盐沉淀剂使之转变为磷酸铵镁除去后，再进行苯丙酮酸定性试验
	②含酚类药物（如水杨酸制剂）及氯丙嗪等可与氯化铁结合显色使试验出现假阳性
结果判断	①加入三氯化铁后显蓝绿色很快消失者可能为尿黑酸，试验为阴性
	②本法灵敏度较低，约200mg/L，小儿出生后 6 周内不易查出

【参考区间】阴性。

【临床意义】50% 以上苯丙酮尿症病人尿液苯丙酮酸试验阳性。

十、卟啉

卟啉（porphyrin）是由 4 个吡咯环连接而成的环状化合物。卟啉广泛存在于人体内，与血红蛋白、肌红蛋白、细胞色素、过氧化物酶和超氧化物歧化酶的合成有关。健康人血液和尿液含有很少量的卟啉类化合物。在先天性或获得性卟啉代谢紊乱疾病（卟啉病，porphyria）时，参与卟啉和亚铁血红素生物合成的特定酶缺陷，如先天性红细胞生成型卟啉症及红细胞肝性卟啉症，卟啉或其前体在体内蓄积，大量卟啉产物（可达正常千倍以上）由尿液（卟啉尿）和粪便排出，并出现临床症状。

【检测原理】

1. 尿卟啉定性 Haining 法 尿液卟啉类化合物粪卟啉（CP）、尿卟啉（UP）和原卟啉（PP）等在酸性条件下用乙酸乙酯提取，经紫外线照射显红色荧光。

2. 尿胆色素原定性 Watson – Schwartz 法 尿液卟胆原（porphobilinogen，PBG），又称胆色素原、尿紫质原或紫胆原，与对二甲氨基苯甲醛在酸性溶液中生成红色缩合物。

【方法学评价】

1. Haining 法 本法为定性或半定量试验，根据色泽紫色、粉红色、红色判断 +、+ +、+ + +，但需要在 30 秒内报告结果。荧光色泽随时间延长将逐渐加深。阳性需加盐酸证实，如为干扰物，荧光不移至底层酸性溶液中，仍在上层乙酸乙酯中。

2. Watson – Schwartz 法 本法除了检测卟胆原外，尿胆原及吲哚类化合物亦可与试剂作用形成红色。加氯仿（提取尿胆原）及正丁醇（提取吲哚类化合物）作用后尿液仍呈红色为卟胆原阳性。当卟胆原浓度增高时，应将尿液标本稀释 25～100 倍，以减轻或消除干扰物的影响。

【质量控制】尿液要新鲜，并用棕色瓶留尿。因胆色素原不稳定，易转变为红黑色的胆色素。

【参考区间】尿卟啉定性：阴性。尿胆色素原定性：阴性。

【临床意义】

1. 诊断和鉴别诊断卟啉病 卟啉病是参与卟啉和亚铁血红素生物合成中特定酶缺陷所致的一种先天性或获得性卟啉代谢紊乱性疾病。尿液卟啉和卟胆原检测的意义见表 6 – 39。

2. 其他 在慢性铅中毒、溶血性贫血、霍奇金病、肝硬化等亦可出现卟啉尿。

表 6 – 39 尿液卟啉和卟胆原检测的意义

指标	结果	意义
尿卟啉定性	阳性	迟发性皮肤型卟啉病、肝性红细胞生成型卟啉病、先天性红细胞生成型卟啉病、三羧基卟啉病、遗传性粪卟啉病
	弱阳性	急性间歇性卟啉病、δ – 氨基酮戊酸缺陷型卟啉病、混合型卟啉病
尿卟胆原定性	阳性	急性间歇性卟啉病、δ – 氨基酮戊酸缺陷型卟啉病、混合型卟啉病、遗传性粪卟啉病
	阴性	其他卟啉病

十一、吗啡

【检测原理】尿液吗啡定性检测主要使用胶体金法，而定量方法分 2 类：①以免疫分析为基础的分析方法，如放射免疫分析、酶免疫分析、荧光偏振免疫分析等。②色谱法，常用的有薄层层析、高效液相色谱、气相色谱及气相色谱/质谱联用法（GS/MS）。

1. 斑点金免疫层析法 吗啡被包被在纤维膜上，当尿液不含吗啡时，红色的金标抗吗啡抗体随尿液从膜上流过，被包被在膜上的吗啡捕获，在检测区形成红色带。当尿液含吗啡时，吗啡和被包被在膜上的吗啡与金标抗吗啡抗体发生竞争性结合反应。当尿液中吗啡含量达到一定浓度时，金标抗吗啡抗体被尿中吗啡完全结合，无法被包被在膜上的吗啡捕获，在检测区不能形成红色带。

2. 放射免疫法 ^{125}I – 吗啡和标本中吗啡与抗吗啡抗体发生竞争性结合。反应平衡后将游离型和结合型 ^{125}I – 吗啡分离，检测各反应管的结合部分（B）cpm 值。查校准曲线，即可求出标本中吗啡含量。

3. 高效液相色谱法 尿液标本在 90℃ 水浴减压蒸干后加 5% 乙酸溶液适量，超声使吗啡溶解，滤过，取滤液置于固相萃取柱上，滴加适量氨试液使柱内溶液的 pH 约为 9，摇匀，待溶剂滴尽后，用 20ml 水冲洗，用含 10% 甲醇的 5% 乙酸溶液洗脱，用 5ml 量瓶收集洗脱液至刻度，进入高效液相色谱仪进行色谱分离，用紫外吸收检测器，于波长 220nm 处检测吗啡的峰面积，即可计算出吗啡含量。

【方法学评价】尿液吗啡检测的方法学评价见表 6 – 40。

表 6 - 40　尿液吗啡检测的方法学评价

方法	评价
斑点金免疫层析法	定性试验，根据色泽判断结果。该法具有简单、快速、对实验条件无特殊要求的特点。检测结果阴性可靠，但阳性结果有待进一步确定
放射免疫法	可定量检测微量吗啡，具有灵敏、特异的特点，适于临床应用
高效液相色谱法	高效液相色谱法分析吗啡使用紫外检测器、荧光检测器、电化学检测器等
	①荧光和电化学检测器灵敏度高，但荧光检测器需要将吗啡衍生化，增加了操作步骤
	②紫外检测不需衍生化，操作简单，但灵敏度低
其他方法	酶免疫分析、荧光偏振免疫分析、薄层层析、气相色谱及气相色谱/质谱联用法（GS/MS）在吗啡检测的应用也比较广泛，其中 GS/MS 联用为吗啡测定标准方法

【质量控制】

1. 标本采集　由于吗啡类毒品代谢较快，应尽早采集尿液标本、血液标本。

2. 影响因素　结构上与吗啡相似的化合物达一定浓度时可使结果呈阳性，如可卡因、乙基吗啡、二氢吗啡酮、哌替啶、吗啡葡萄糖醛酸酐、咖啡因等超过一定浓度也会出现假阳性。

【参考区间】　斑点金免疫层析法：阴性。放射免疫法：健康成人血清含量为 $5.2 \sim 12.9$ μg/L（$18.2 \sim 45.2$ nmol/L）。

【临床意义】　测定血液、尿液或毛发中吗啡、可卡因、6 - 单乙酰吗啡等含量，可用于吸毒者毒瘾严重程度和脱毒疗效评定，也可作为确认吸毒嫌疑人吸毒的证据。

本 章 小 结

尿液理学和化学检验简便、安全、无创伤性，对泌尿系统疾病、肝脏疾病、代谢性疾病（如糖尿病）的诊断、治疗及疗效监测有重要价值。尿液理学检查主要包括尿量、颜色、透明度、比重及尿渗量等。尿液化学成分的检测已成为尿液检验的重要内容，由于尿液化学分析仪的广泛应用，目前已有多个项目成为临床的常规检测项目。但尿液化学检测方法受多种因素干扰，不可避免的出现假阳性、假阴性，且有些干扰对此项目产生假阳性，对另一项目或方法可产生假阴性。因此，必须正确分析出现假阳性、假阴性的原因和正确判断结果可靠性。

Physical and chemical examinations of urine are convenient, safe and non - traumatic. They are of great value in the diagnosis, treatment and curative effect monitoring of urinary system, liver and metabolic diseases (e. g. diabetes mellitus). The main points of this chapter are as follows.

■ Basic conception of proteinuria, hematuria and glucosuria.

■ Standardized techniques of physical, chemical and microscopic examinations of urine.

■ Methodology assessment and quality control of physical and chemical examinations.

■ Clinical values and comprehensive analysis of abnormal results.

扫码"练一练"

（李小龙）

第七章　尿液有形成分显微镜检验

尿液有形成分检验是临床最常用的检验项目之一，对泌尿系统疾病的诊断、鉴别诊断、治疗以及病情观察有重要的参考意义。本章要点是：

- 尿液有形成分不染色标本和染色标本检测方法。
- 各种细胞、管型和结晶形态的识别与鉴别。
- 尿液有形成分检验，尤其是各种细胞和管型的临床意义。
- 尿液有形成分检验的质量控制和尿液有形成分检验标准化、规范化。

尿液有形成分（urine formed elements，visible components of urine）检验是指通过显微镜来发现或检出尿液中有形成分。有形成分，可以是来自肾脏或尿道脱落、渗出的细胞，可以是肾脏发生病理改变而形成的各种管型、结晶、感染的微生物、寄生虫等。通过尿液有形成分检验可以了解泌尿系统的变化，对泌尿系统疾病定位诊断、鉴别诊断及预后判断等有重要意义。目前，标准化尿液显微镜检查法是尿液有形成分检查的"金标准"。

尿液常规检验包括理学、化学和尿液有形成分检验等，其结果可互相比较、印证，而有形成分显微镜检验更是可以发现在理学或化学检验中忽略的病理变化，对减少漏诊、误诊有重要意义。CLSI规定，以下情形必须进行显微镜检查：①医生提出显微镜检验要求的。②泌尿外科、肾病科病人，糖尿病、应用免疫抑制剂的病人及孕妇等。③任何一项理学、化学检验结果异常的。

中华人民共和国卫生行业标准（WS/T 229—2002）《尿液物理学、化学及沉渣分析》也作出明确规定：在临床医生未要求尿液显微镜检验，且尿液外观、浊度正常的前提下，如试带法检验结果同时满足以下4个条件，可不进行尿液显微镜检验，反之，如其中任何1项结果阳性则必须进行显微镜检验。①白细胞结果为阴性。②亚硝酸盐结果为阴性。③尿蛋白结果为阴性。④红细胞结果为阴性。

第一节　尿液有形成分检验方法

目前，尿液有形成分检验有传统的显微镜检查法和尿液分析仪法，前者又可分为未离心显微镜检查法、离心显微镜检查法，这两种方法中又有染色与未染色之分，但目前国内常规显微镜检查方法中多采用未染色方法。

扫码"学一学"

一、尿液有形成分未染色标本检测

（一）未离心未染色显微镜检查法

【检测原理】

1. 直接涂片法 用一次性吸管取混合均匀的新鲜尿液，直接滴 1~2 滴于载玻片上，覆以盖玻片后，采用普通光学显微镜检查，先用低倍镜（LPF）观察 20 个视野的管型，再用高倍镜（HPF）观察 10 个视野的细胞。管型以最低数~最高数/LPF、细胞以最低数~最高数/HPF 报告，结晶以每高倍视野 + ~ + + + + 半定量方式报告。

2. 血细胞计数板定量检查法 用一次性吸管取混合均匀的新鲜尿液后，取 1 滴充入 Neubaure 血细胞计数板内，在低倍镜下计数 10 个大方格的管型总数，高倍镜下计数 10 个大方格中的红细胞、白细胞总数，求出每微升尿液有形成分的数量。

【方法学评价】未离心未染色显微镜检查法简便、易行、快捷，适用于急诊病人的检查。未离心未染色显微镜检查法的方法学评价见表 7-1。

表 7-1 未离心未染色显微镜检查法的方法学评价

方法	优点	缺点
直接涂片法	简便、易行，速度快，标本量小及成本低；不采用离心的方法，因此对有形成分形态特点影响最小；适用于浑浊、有形成分明显增多的尿液标本	阳性率低，仅能定性或半定量，且重复性差，易漏诊，不推荐为常规镜检方法
计数板定量检查法	不需特殊器材，易推广	工作量较大，计数板需清洗，消毒不方便，且盖玻片上的杂物可干扰计数

（二）离心未染色显微镜检查法

目前，国内普遍采用的常规方法是离心未染色显微镜检查法，也是《全国临床检验操作规程》（第 4 版）和中华医学会检验学分会《尿沉渣检查标准化建议》推荐的方法。

【检测原理】

1. 离心尿液直接涂片法 取混匀尿液 10ml 于刻度离心管中，RCF 400g，离心 5 分钟，弃上清液留沉淀物 0.2ml，混匀后取约 20μl 沉淀物于载玻片上，用 18mm×18mm 盖玻片覆盖后显微镜检查。先用低倍镜（10×10）观察全片，再用高倍镜（10×40）仔细观察。细胞检查 10 个高倍视野，管型检查 20 个低倍视野。结果报告与未离心未染色直接涂片法相同，但应注明"离心尿液直接涂片显微镜检查法"。

2. 标准化沉渣定量计数板法 将混匀的新鲜尿液倒入离心管至 10ml 刻度处，RCF 400g，离心 5 分钟，离心后倾倒或吸去上清液，离心管底部残留尿液量在 0.2ml 处。将沉淀物混匀后，取 1 滴（15~20μl）沉淀物充入标准化尿沉渣定量计数板。先用低倍镜观察，再用高倍镜计数，计数 1μl 尿液管型和细胞数（××个/μl），而结晶、细菌、寄生虫虫卵等以"-""+""++""+++""++++"表示。

（1）尿液标准化沉渣定量计数板 由一块硬质塑料板制成（图 7-1），每块板内分为 10 个统一深度（0.1mm）的计数室，每一个计数室内的计数区为 1.0μl，计数区分为 10 个大方格，每个大方格又分为 9 个小方格。

（2）Diosed 尿沉渣离心管 该塑料刻度离心管专用于尿沉渣分析，每管带有刻度，可放 10ml 尿液，底部有一个"凸头"形状的结构，当弃去离心后的尿液时，在凸头的尿沉渣悬液不会流出，为0.2ml。

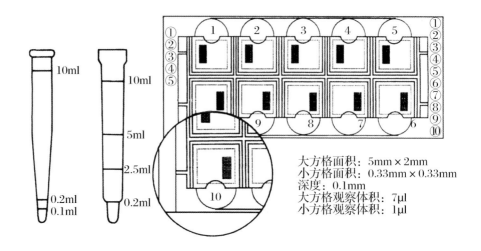

大方格面积：5mm×2mm
小方格面积：0.33mm×0.33mm
深度：0.1mm
大方格观察体积：7μl
小方格观察体积：1μl

图7-1 尿液标准化沉渣定量计数板和离心管

【方法学评价】离心未染色显微镜检查法的方法学评价见表7-2。

【参考区间】尿液主要有形成分检查的参考区间见表7-3。

表7-2 离心未染色显微镜检查法的方法学评价

方法	评价
离心尿液直接涂片法	①优点：阳性率高，重复性好，适用于外观清晰、有形成分较少的标本 ②缺点：繁琐、费时，可能破坏有形成分；难以标准化和准确定量，仅能半定量；已逐渐被标准化沉渣定量计数板检查法取代
标准化定量计数板法	①优点：计数板是定量计数规范化、标准化的器材，符合CLSI要求；阳性率高；是目前推荐的尿液有形成分定量检查方法 ②缺点：耗时

表7-3 尿液主要有形成分检查的参考区间

方法	红细胞	白细胞	透明管型	上皮细胞	细菌/真菌
未离心直接涂片法	0~偶见/HPF	0~3个/HPF	0~偶见/LPF	少见	-
离心直接涂片法	0~3个/HPF	0~5个/HPF	0~偶见/LPF	少见	-
标准化定量计数板法	男：0~4个/μl	女：0~9个/μl 女：0~9个/μl	-	-	-

二、尿液有形成分染色标本检测

尿液标本通过染色后可显示出红细胞、白细胞、管型及其他有形成分的细微结构。检查尿液有形成分一般不需要染色，但为了鉴别病理性有形成分，提高白细胞、上皮细胞、管型、结晶、细菌和真菌的识别对比度，可进行染色，并在染色后进行显微镜检查。

尿液有形成分染色检查对诊断血尿原因、尿路结石、真菌感染、某些病毒感染和泌尿系统肿瘤等疾病都有一定价值。尤其可为诊断肾小球肾炎、肾盂肾炎和尿路感染等疾病提供重要的依据。

【检测原理】以 Sternheimer - Malbin 染色法（SM 法）为主。尿液中的有形成分，特别是管型，经结晶紫和沙黄 2 种色素对比染色后，其形态、结构清晰而易于识别，可提高检出率和准确性。

【方法学评价】尿液有形成分染色方法较多，如 Sternheimer - Malbin 染色法、Sternheimer 染色法、Berhe - Muhberg 染色法、Papanicolaou 染色法、苏丹Ⅲ染色法、May - Giemsa 染色法、荧光抗体染色法和酶染色法等。其方法学评价见表 7 - 4。

表 7 - 4　尿沉渣染色的方法学评价

方法	评价
Sternheimer - Malbin 染色法	常用方法，能辨别管型（尤其是透明管型）及各种形态的红细胞、上皮细胞，并能区别存活及死亡的中性粒细胞和检出闪光细胞
Papanicolaou 染色法	可观察有形成分的细微结构，对肿瘤细胞和肾移植排异反应具有诊断意义
Sternheimer 染色法	对白细胞、红细胞染色清晰，能对管型和上皮细胞进行分类，能区分白细胞和上皮细胞
Wright - Giemsa 染色法	可鉴别中性粒细胞、淋巴细胞、单核细胞和嗜酸性粒细胞，可识别血小板管型
苏丹Ⅲ染色法	对脂肪管型、卵圆形脂肪体染色效果好
细胞过氧化物酶染色法	可鉴别不典型的红细胞与白细胞，并可区别中性粒细胞管型及肾上皮细胞管型
酸性磷酸酶染色法	可区分透明管型与颗粒管型，经染色后发现有的透明管型应属颗粒管型范畴
阿利新蓝、中性红等混合染色法	可根据细胞着色情况及是否有运动来辨别白细胞的类型和细胞的存活情况。根据染色后尿液红细胞形态，分辨新鲜红细胞、小红细胞、影红细胞、皱缩红细胞、面包形红细胞等。该染色法还可区分上皮细胞和管型的种类
碘液染色法	可鉴别淀粉颗粒与其他颗粒成分
其他方法	①尿沉渣活体染色、细胞化学染色、组织化学染色、荧光抗体染色和酶免疫化学染色等均可清晰地辨别各种细胞、管型的形态结构 ②荧光抗体、酶免疫抗体染色法，主要用于肾活检和鉴定管型内沉积的免疫球蛋白，其特异性好、准确性高

三、尿液颗粒计数参考方法

尿液有形成分分析又称为颗粒分析（particle analysis）。目前，临床已实现了自动化颗粒分析，但必须建立参考方法，以验证自动化系统的准确度，并为仪器的校准提供靶值。

2003 年国际实验血液学学会（The International Society for Laboratory Hematology，ISLH）在参考 CLSI、JCCLS、ECLM 尿液分析指南和标准的基础上，提出了尿液颗粒计数的参考方法，用于尿液红细胞、白细胞、透明管型和鳞状上皮细胞计数，并希望能拓展到尿液其他颗粒，如除鳞状上皮细胞之外的上皮细胞、颗粒或细胞管型等计数的标准化。

【检测原理】将新鲜尿液混匀后充入 Fuchs - Rosenthal 血细胞计数板内（图 7 - 2）。用高倍镜（10×40）计数颗粒数量，大型颗粒如管型和鳞状上皮细胞等可在低倍镜下观察并计数，以"个/μl"形式报告。

Fuchs - Rosenthal 血细胞计数板：每侧计数室分 16 大格，其中每个大格体积为 1mm（长）×1mm（宽）×0.2mm（高）=0.2μl。每块计数板有 2 个计数室，总体积为 0.2μl ×2×16 =6.4μl。

【方法学评价】①该方法为自动化尿液颗粒分析的参考方法，为了确保正确识别未染色标本中的颗粒，可采用 Sternheimer 染色或类似染色方法计数。②采用不离心的新鲜尿液。

③为了提高颗粒计数的统计学可靠性，管型和鳞状上皮细胞至少计数 50 个，使计数 CV 达到 14%。白细胞和红细胞至少计数 200 个，使计数 CV 达到 7%。④该方法可以验证自动化检测结果的准确度，并提供仪器校准靶值，可用于评价尿液颗粒分析的自动化仪器。

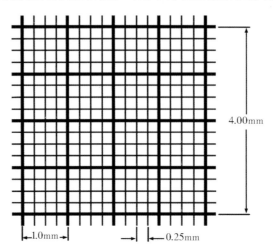

图 7 – 2　Fuchs – Rosenthal 血细胞计数板

第二节　尿液有形成分形态学检验

一、细胞

（一）红细胞

尿液中未染色的红细胞为双凹圆盘状，浅黄色，直径 7 ~ 8μm。其形态与尿液渗透压、pH、在体外放置的时间等有关。如在高渗尿液中可见皱缩红细胞。在低渗尿液中红细胞胀大，甚至使血红蛋白溢出，形成大小不等的空环形，称为红细胞淡影（blood shadow）或影形红细胞（ghost cell）。尿液异常红细胞的类型与特点见表 7 – 5。

表 7 – 5　尿液异常红细胞的类型与特点

类型	特点
大红细胞	红细胞体积增大，其直径 >10μm
小红细胞	红细胞体积缩小，其直径 <6μm，常大小不等
棘形红细胞（皱缩红细胞）	红细胞胞质常向一侧或多侧伸出，胞膜突起，如生芽样
面包形红细胞（环形红细胞）	因血红蛋白从细胞内流失或胞质凝聚于胞膜周围，形成形似面包形的空心环
新月形红细胞	红细胞形状如半月形
颗粒形红细胞	红细胞胞质内有颗粒状的沉积，血红蛋白丢失

尿液外观无血色，而显微镜下红细胞大于 3 个/HPF，称镜下血尿（microscopic hematuria）。根据尿液红细胞的形态可将血尿分为 3 种。

1. 非均一性红细胞血尿（dysmorphic erythrocyte hematuria）　多为肾小球性血尿（图7 –3），即变形红细胞性血尿（metamorphotic erythrocyte hematuria）。其红细胞大小不

一，体积可相差 3 ~ 4 倍，呈 2 种以上的形态变化，可见大红细胞、小红细胞、棘形红细胞、面包形红细胞、新月形红细胞和颗粒形红细胞等，其血红蛋白含量不一。

非均一性红细胞血尿的红细胞形态变化与病理改变的肾小球基底膜对红细胞的挤压损伤、不同的 pH 和不断变化的渗透压的影响、介质张力、各种代谢产物对红细胞的作用有关。

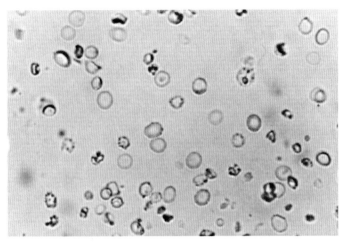

图 7 - 3　肾小球性血尿红细胞

2. 均一性红细胞血尿（isomorphic erythrocyte hematuria）　多为非肾小球性血尿。红细胞外形及大小正常，显微镜下呈双凹圆盘状，直径 7 ~ 8μm，血红蛋白含量一致，淡黄色，细胞膜较完整（图 7 - 4）。偶见丢失血红蛋白的红细胞淡影或外形轻微改变的棘形红细胞，但红细胞形态较一致。

均一性红细胞血尿主要是肾小球以下部位和泌尿道毛细血管破裂出血，红细胞未通过肾小球基底膜，未受到挤压损伤，因而其形态正常。来自肾小管的红细胞虽可受 pH 及渗透压变化的影响，但因时间短暂，变化轻微，故呈均一性。

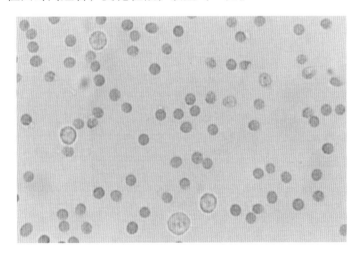

图 7 - 4　非肾小球性血尿红细胞

3. 混合性血尿（mixture hematuria）　尿液中含有均一性红细胞和非均一性红细胞，依据其中某一类红细胞超过 50%，又可分为以非均一性红细胞为主和以均一性红细胞为主的 2 种。非均一性与均一性红细胞血尿鉴别见表 7 - 6。

表7-6 非均一性与均一性红细胞血尿鉴别

指标	均一性血尿	非均一性血尿
多形性红细胞数	<50%	≥80%，2种以上形态变化
棘红细胞	<5%	≥5%
红细胞来源	非肾小球性血尿	肾小球性血尿

【参考区间】24小时排出量小于200万，高倍镜视野下不见或偶见。

【临床意义】

1. 非均一性红细胞血尿 常伴有尿蛋白质增多和颗粒管型、红细胞管型、肾小管上皮细胞等，见于急性或慢性肾小球肾炎、肾盂肾炎、红斑狼疮性肾炎和肾病综合征。

2. 均一性红细胞血尿 以红细胞增多为主，而尿液蛋白质不增多或增多不明显。

（1）暂时性镜下血尿 如健康人，特别是青少年。是在剧烈运动、急行军、冷水浴、久站或重体力劳动后出现的血尿。女性病人还应注意月经血污染问题，应通过动态观察加以区别。

（2）泌尿系统疾病 如泌尿系统炎症、肿瘤、结核、结石、创伤、肾移植排异反应、先天性畸形等。

（3）生殖系统疾病 如前列腺炎、精囊炎等。

（4）其他 各种原因引起的出血性疾病，如ITP、血友病、再生障碍性贫血和白血病伴有血小板减少、DIC、高血压病、动脉硬化、高热，某些免疫性疾病如SLE等。

尿液红细胞与球形草酸钙、脂肪滴和酵母菌的鉴别见表7-7。必要时可进行Wright染色或隐血试验（OBT）协助鉴定。

表7-7 尿液红细胞与球形草酸钙、脂肪滴和酵母菌的鉴别

项目	红细胞	酵母菌	球形草酸钙结晶	脂肪滴
形态	淡黄色，圆盘形	无色，椭圆形	圆或椭圆形	正圆形
大小	新鲜时基本一致	不一	不一，较大	不一，相差悬殊
折光	弱	强	强	强
排列	无规律	出芽	常有典型结晶并存	散在
水破坏实验	可破坏	不破坏	不破坏	不破坏
化学实验	OBT阳性	OBT阴性	10%盐酸溶解	苏丹Ⅲ染色阳性
特性	溶于乙酸	不溶于乙酸	不溶于乙酸	苏丹Ⅲ染红色

（二）白细胞

健康成人24小时随尿液排出的白细胞小于200万个，新鲜尿液白细胞主要为中性粒细胞，也可出现淋巴细胞和单核细胞。活的中性粒细胞在尿液中有运动和吞噬能力，能吞噬细菌、真菌、红细胞、胆红素结晶等。

尿液白细胞呈圆球形，直径10~14μm，较红细胞大，未经染色的细胞核较模糊，胞质内颗粒清晰可见，多数无明显退变，常分散存在，外形完整。加入1%乙酸处理后，细胞核更加清晰，SM染色后粒细胞的胞核呈紫红色，细胞质中可见紫色颗粒（图7-5）。在低渗尿液及碱性尿液中，胞体常胀大，直径可达18μm左右，约半数可在2小时内溶解，细胞核着色较淡。在低渗条件下可见到中性粒细胞胞质内颗粒呈布朗运动，由于光折射在油镜下

可见灰蓝色发光现象，因其运动似星状闪光，故称为闪光细胞（glitter cell），多见于急性肾盂肾炎。在高渗尿液及酸性尿液中白细胞常皱缩，直径多为 8～10μm。

脓细胞（pus cell）是由炎症过程中被破坏、变性或死亡的中性粒细胞形成。其外形多变，不规则，细胞质内充满颗粒，细胞核模糊不清，常聚集成团，边界不清，此种细胞为死亡的中性粒细胞，称为脓细胞。脓细胞与白细胞并无本质上的区别，两者常相伴增多，而其数量多少则更为重要。如尿液白细胞大于 5 个/HPF，或每小时尿白细胞大于 40000 个，称镜下脓尿（microscopic pyuria）。如尿液含大量的白细胞，呈乳白色，甚至出现块状，称为肉眼脓尿（macroscopic pyuria）。

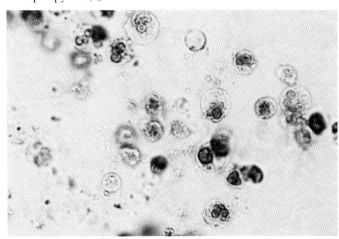

图 7-5　尿液白细胞

【**参考区间**】尿液白细胞参考区间见表 7-3。

【**临床意义**】尿液白细胞增多主要见于泌尿系统炎症：①肾盂肾炎、膀胱炎、尿道炎、前列腺炎等疾病的急性期，以中性粒细胞增高为主。②肾移植术后、慢性炎症、新月形肾小球肾炎、应用抗生素和抗癌药物引起的间质性肾炎以淋巴细胞、单核细胞为主。③过敏性炎症、变态反应性疾病引起的泌尿系统炎症可见嗜酸性粒细胞增多，急性肾小管坏死时单核细胞减少或消失。④女性生殖系统炎症分泌物污染尿液时，也可见白细胞增多。泌尿系统感染的尿液变化特点见表 7-8。

表 7-8　泌尿系统感染尿液变化特点

疾病	尿液变化特点
肾盂肾炎	尿液细菌培养为阳性。17% 的肾盂肾炎病人的首发症状为镜下血尿，少数可见肉眼血尿，尿液白细胞明显增多，约 2/3 病人伴有白细胞管型，还可见小圆上皮细胞、闪光细胞、肾小管上皮细胞或尾状上皮细胞增多
膀胱炎	无管型和蛋白质，尿白细胞增多，常伴有脓尿，急性期可有明显的肉眼脓尿。伴有小圆上皮细胞或大圆上皮细胞增多，也可见有闪光细胞
急性间质性肾炎	急性间质性肾炎病人尿液嗜酸性粒细胞增多，药物所致变态反应、泌尿系统非特异性炎症时也可出现嗜酸性粒细胞增多

（三）上皮细胞

尿液的上皮细胞来源于肾小管、肾盂、肾盏、输尿管、膀胱和尿道等，可按组织学和形态学进行分类，对泌尿系统病变的定位诊断有重要意义。

1. 肾小管上皮细胞　肾小管上皮细胞（renal tubular epithelium）来自远曲小管和近曲

小管，其形态与白细胞相似，但较中性粒细胞大1.5倍，一般不超过15μm，含1个较大的圆形细胞核，核膜厚。在尿液中易变形，呈不规则的钝角，常为多边形，故又称多边细胞。胞质中有小空泡、颗粒或脂肪小滴，颗粒分布不规则，颗粒多少不定，有时较多，甚至看不清细胞核。

2. 移行上皮细胞 移行上皮细胞（transitional epithelium）来自肾盂、输尿管、膀胱等处，尿液中单独出现少量的移行上皮细胞，无明显的临床意义。

（1）表层移行上皮细胞 因胞体较大又称为大圆上皮细胞，其体积、形态可随着器官胀缩状态的不同而变化较大。在器官充盈时脱落的上皮细胞体积为白细胞的4~5倍，多呈不规则圆形，核较小，常居中；如在器官收缩时脱落，则胞体较小，为白细胞的2~3倍，形态较圆。正常尿液偶见，膀胱炎时可大量成片脱落。

（2）中层移行上皮细胞 又名尾形上皮细胞或纺锤状上皮细胞，体积大小不一，常呈梨形、纺锤形或带尾形，核较大，呈圆形或椭圆形（图7-6）。由于其多来自于肾盂，故又称之为肾盂上皮细胞；有时亦可来自输尿管及膀胱颈部。

（3）底层移行上皮细胞 形态较圆，与肾小管上皮细胞统称为小圆上皮细胞（图7-7）。但两者也有差别，底层移行上皮细胞体积较大，核较小；肾小管上皮细胞体积较小，核较大。

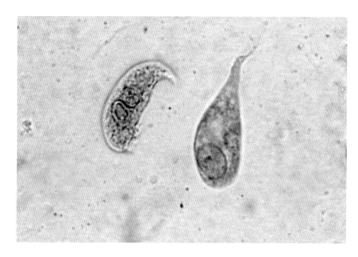

图7-6 移行上皮细胞（尾状上皮细胞）

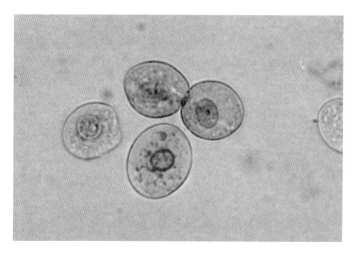

图7-7 移行上皮细胞（小圆上皮细胞）

3. 鳞状上皮细胞　鳞状上皮细胞（squamous epithelial cell）来自于输尿管下部、膀胱、尿道和阴道的表层。鳞状上皮细胞为尿液中最大的上皮细胞，形状不规则，多边多角，边缘常卷曲，胞核很小，呈圆形或卵圆形，有时可有 2 个以上小核，全角化者核更小，甚至看不见（图 7 - 8）。这种细胞的形体扁平而薄，似鱼鳞又称扁平上皮细胞（pavement epithelial cell）。

【参考区间】无肾小管上皮细胞，偶见移行上皮细胞，可见少量鳞状上皮细胞。

【临床意义】

1. 肾小管上皮细胞　尿液出现肾小管上皮细胞多见于肾小管病变，成堆出现提示肾小管有急性坏死性病变。肾移植术后大约 1 周，尿液出现较多的肾小管上皮细胞，随后逐渐减少至恢复正常。当发生排斥反应时尿液中可再度大量出现肾小管上皮细胞，并可见上皮细胞管型。

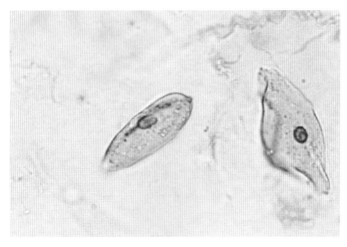

图 7 - 8　鳞状上皮细胞

（1）脂肪颗粒细胞　慢性肾炎、肾梗死病人的肾小管上皮细胞可发生脂肪变性，胞质内有较多的脂肪颗粒，称脂肪颗粒细胞（fatty granular cell）。如果其颗粒较多，甚至覆盖于核上，又称复粒细胞（compound granular cell）。

（2）含铁血黄素颗粒　在肾慢性出血、梗死或血红蛋白尿时，肾小管上皮细胞内出现微褐色的含铁血黄素颗粒，经普鲁士蓝染色后显示蓝色颗粒，含铁血黄素颗粒若超过肾小管上皮细胞转运能力时，则在上皮细胞内沉积，细胞脱落时随着尿液排出，形成含铁血黄素尿，提示血管内溶血所致的血红蛋白尿、肾慢性出血、肾梗死、慢性心力衰竭等。

2. 移行上皮细胞　移行上皮细胞增多提示相应部位的病变，如膀胱炎时可见大量的大圆上皮细胞；肾盂肾炎时可见大量尾形上皮细胞。

3. 鳞状上皮细胞　正常尿液可见少量鳞状上皮细胞，如大量增多并伴有白细胞增多，则提示有炎症。女性病人则应排除阴道分泌物混入的位于阴道表层的扁平上皮细胞。

（四）吞噬细胞

吞噬细胞（phagocyte）分为小吞噬细胞和大吞噬细胞，比白细胞大，为白细胞的 2 ~ 3 倍。前者来自中性粒细胞，多吞噬细菌等微小物体；后者来自组织细胞，边缘不整，胞核呈肾形或类圆形，结构细致，稍偏位；胞质丰富，胞质中噬入的物体很多，如红细胞、白细胞碎片、脂肪滴、颗粒状物体以及其他不易识别的成分。胞质中常有空泡及阿米巴样伪足，在新鲜尿液中还可见活动的伪足。

【参考区间】无。

【临床意义】尿液的吞噬细胞可见于泌尿系统的急性炎症，如急性肾盂肾炎、膀胱炎、尿道炎等，且常伴白细胞增多，并伴有脓细胞和细菌。尿液吞噬细胞的多少常与炎症程度有密切关系。

（五）其他细胞

1. 柱状上皮细胞 柱状上皮细胞（columnar epithelial cell）大小为 15～30μm，大多呈圆柱形，有的上宽下窄。核稍偏于一侧，位于中下或近底部。来自前列腺、尿道中段、尿道腺、精囊、子宫颈的一部分及子宫体部等处。

正常尿液一般无柱状上皮细胞。在自然排尿情况下，柱状上皮细胞增多提示慢性尿道炎或慢性腺性膀胱炎，后者是膀胱移行上皮在炎症的作用下化生为腺上皮。如有导尿插管或其他机械性刺激时，则可见柱状上皮细胞大量增多或成片脱落。

2. 多核巨细胞 多核巨细胞（multinuclear giant cell）来源于尿道移行上皮细胞，主要是多角形细胞，其大小可相差 10 倍，为 20～35μm 或 150～200μm 之间。有数个到数十个椭圆形的细胞核，胞核及胞质内有时可见到嗜酸性或嗜碱性包涵体。

此类细胞多见于麻疹、水痘、腮腺炎、流行性出血热等病毒感染病人的尿液中，也可出现于泌尿系统炎症、肿瘤、放射治疗等病人的尿液中。

3. 病毒感染细胞及其包涵体 包涵体是某些病毒在易感细胞的胞质或胞核内进行增殖、复制时聚集而成的小体，胞内包涵体可作为病毒感染诊断的依据。通常多采用 Wright – Giemsa 染色法显微镜检查，可获得一定的阳性率。必要时还可用 PCR 技术检验尿液中是否有相应病毒的基因片段。尿液细胞中可见到的包涵体有人巨细胞病毒包涵体、麻疹病毒包涵体、人乳头瘤病毒包涵体、人多瘤病毒包涵体和单纯性疱疹病毒包涵体等。

二、管型

管型（cast）是蛋白质、细胞及其崩解产物在肾小管、集合管内凝固而成的圆柱形聚体。构成管型的主要成分包括由肾小管分泌的 Tamm – Horsfall 蛋白（T – H 蛋白）、血浆蛋白、各种细胞及其变性的产物等。管型是尿液有形成分中最有诊断价值的病理性成分。由于组成管型的成分不同，尿液中可见到形态各异的管型，管型类型、性质对各种肾脏疾病的诊断有重要的参考意义。管型的体积越大、越宽，表明肾脏损伤越严重。但是，当肾脏疾病发展到后期，可供交替使用的肾单位、肾小管和集合管的浓缩稀释功能完全丧失后，管型则不能形成。所以，管型的消失是否预示病情的好转或恶化，应结合临床综合分析。

管型的形成具有 4 个条件：原尿中有清蛋白和 T – H 蛋白、肾小管有浓缩和酸化尿液的能力、尿流缓慢且有局部性尿液淤积、具有可供交替使用的肾单位。其评价见表 7 – 9。

表 7 – 9 管型形成的条件与评价

条件	评价
原尿中有清蛋白、T – H 蛋白	病理情况下进入肾小管的蛋白增多，肾小管重吸收功能下降造成大量蛋白质积聚构成管型的基质
肾小管有浓缩和酸化尿液的能力	浓缩可使形成管型的蛋白质浓度增高，而酸化则促进蛋白质进一步变性凝聚
尿流缓慢，有局部性尿液淤积	有足够的停留时间使各种成分凝聚
具有可供交替使用的肾单位	有利于管型形成与排泄，即处于休息状态肾单位的尿液淤积，有足够的时间形成管型，当该肾单位重新排尿时，已形成的管型可随尿液排出

（一）透明管型

透明管型（hyaline cast）主要由 T－H 蛋白构成，也有清蛋白及氯化钠参与，在碱性尿液中或稀释时可溶解消失。因其无色透明，故又称玻璃管型。其形状呈规则的圆柱体状，但大小、长短很不一致，通常两边平行，两端钝圆（但有时一端可稍尖细），平直或略弯曲，甚至扭曲，质地菲薄（图7－9）。

透明管型因其是否含有细胞和颗粒又分为 2 种：①单纯性透明管型：不含颗粒和细胞，意义不大。②复合性透明管型：含有少量颗粒和细胞，其含量小于管型体积的1/3。根据所含细胞不同，又分为透明红细胞管型、透明白细胞管型和透明脂肪管型。

【参考区间】偶见。

【临床意义】健康成人浓缩尿偶见透明管型（0～1 个/LPF），12 小时尿液少于 5000个。激烈运动后或老年人发热、麻醉、心功能不全时和肾脏受到刺激后尿液中可少量出现。

如果尿液持续出现大量透明管型，同时有异常粗大的透明管型和红细胞，表示肾小管上皮细胞有剥落现象，说明肾脏有严重的病变。见于急性和慢性肾小球肾炎、慢性进行性肾衰竭、急性肾盂肾炎、肾淤血、恶性高血压、充血性心力衰竭、肾动脉硬化和肾病综合征等。

透明红细胞管型提示肾出血，透明白细胞管型提示肾盂肾炎，透明脂肪管型则多见于肾病综合征。

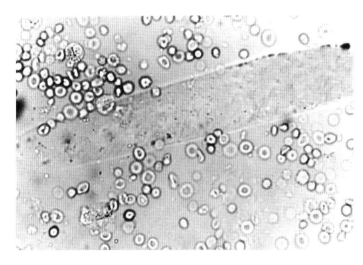

图 7－9　透明管型

（二）颗粒管型

管型基质内含大小不等的颗粒物，颗粒含量超过管型体积的1/3 以上时称为颗粒管型（granular cast）。颗粒来自崩解变性的细胞残渣、血浆蛋白及其他物质，直接聚集于 T－H蛋白基质中而形成颗粒管型。其外形常较透明管型短而宽大，易折断，可有不规则的断端，呈灰色、淡黄褐色或棕黑色，其颗粒轮廓清晰。按颗粒的粗细又分为细颗粒管型和粗颗粒管型（图7－10，图7－11），前者含许多微细颗粒，不透明，呈灰色或微黄色。后者充满粗大颗粒，常呈暗褐色。

【参考区间】阴性，可偶见于运动后、脱水和发热时。

【临床意义】颗粒管型的出现和增多提示肾脏有实质性病变。多见于急性或慢性肾小球肾炎、肾病综合征、肾小管硬化症、肾盂肾炎、慢性铅中毒、肾移植、急性排斥反应和药物中毒损伤肾小管等。

粗颗粒管型多见于病情较重者，在疾病进展期，此管型数量多且体积大。肾衰竭时亦可出现宽大的颗粒管型，在急性肾衰竭的多尿早期可大量出现。慢性肾炎晚期出现颗粒管型时提示预后不良。若颗粒管型与透明管型常同时出现多见于急性或慢性肾小球肾炎、肾病综合征、肾小管硬化症、肾盂肾炎、严重的感染及肾动脉硬化。

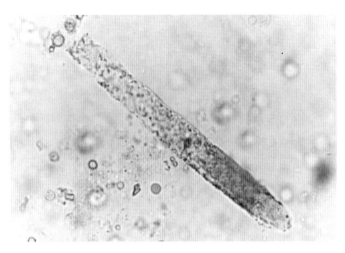

图 7 - 10　细颗粒管型

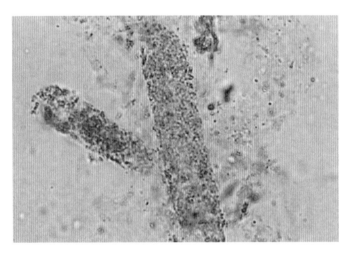

图 7 - 11　粗颗粒管型

（三）细胞管型

管型基质中含有细胞，其含量占管型体积的 1/3 以上称为细胞管型（cellular cast）。按细胞类别可分为红细胞管型、白细胞管型及上皮细胞管型。

1. 红细胞管型　红细胞管型（erythrocyte cast）为管型基质中含有红细胞所致。当红细胞形态完整时，清晰易于识别，若因溶血可导致染色后仅见红细胞残影，可用活体染色或固定染色等方法加以区别；当肾单位发生梗死时，红细胞管型可发生变性，在尿液中呈棕色的颗粒管型。有时红细胞溶解破坏为颗粒物而形成红褐色的血液管型或均质化的血红蛋白管型。

2. 白细胞管型　白细胞管型（leukocyte cast）为管型基质中充满白细胞（或脓细胞），

且多为退化变性坏死的白细胞。其可单独存在，或与上皮细胞管型、红细胞管型并存。染色标本可观察到胞核及胞质形态特点，或在加酸后可见中性粒细胞核分叶情况，中性粒细胞管型的过氧化物酶（POX）染色呈阳性反应（图7-12，图7-13）。

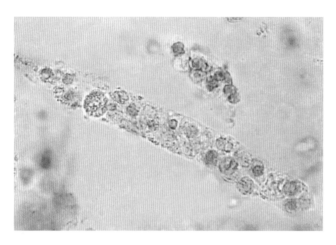

图7-12　白细胞管型 I

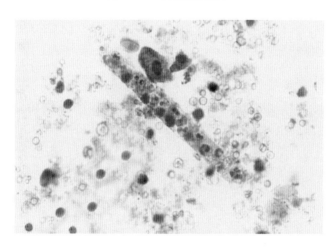

图7-13　白细胞管型 II

3. 肾上皮细胞管型　肾上皮细胞管型（renal epithelial cast）或称上皮细胞管型，管型基质中含有肾小管上皮细胞（图7-14）。可分为2类，一类管型是由脱落肾小管上皮细胞与T-H蛋白组成；另一类管型发生在急性肾小管坏死时，管型内细胞较大，形态多变，典型的上皮细胞呈瓦片状排列，可充满管型，细胞大小不等，胞核模糊，有时呈浅黄色。肾上皮细胞较白细胞大，且形态变化较白细胞复杂，可用加酸法显现细胞核。酯酶染色呈阳性，过氧化物酶染色呈阴性。

【参考区间】阴性。

【临床意义】

1. 红细胞管型　提示肾小球或肾小管内有出血，可见于急性肾小球肾炎、慢性肾炎急性发作、肾出血、肾充血、急性肾小管坏死、肾移植排斥反应、肾梗死、肾静脉血栓形成、恶性高血压等，亦可见于狼疮性肾炎、亚急性心内膜炎、IgA肾病等。

2. 白细胞管型　表明肾脏有中性粒细胞渗出，提示肾实质有细菌感染性病变。如镜检肾盂肾炎、肾脓肿、间质性肾炎、急性肾小球肾炎等，也可见于非感染性炎症的肾病综合征、红斑狼疮肾炎。肾移植排斥反应时可见淋巴细胞管型。

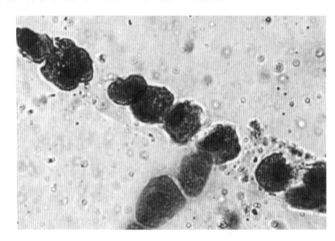

图 7-14　肾上皮细胞管型

3. 肾上皮细胞管型　常见于肾小管病变，如急性肾小管坏死、间质性肾炎、肾病综合征、肾淀粉样变性、慢性肾炎的晚期、重金属（如镉、汞、铋等）及其他化学物质、药物中毒（如乙烯乙二醇、水杨酸盐等）。肾移植病人在移植后 3 天内尿液出现肾上皮细胞管型为判断排异反应的可靠指标之一。

（四）蜡样管型

蜡样管型（waxy cast）是由细颗粒管型进一步衍化而来，或因淀粉样变性的上皮细胞溶解后逐渐形成的管型，也可能是透明管型在肾小管内停留时间较长演变而成。其外形似透明管型，但较短且粗，略有弯曲，末端常不整齐，为蜡烛样浅灰色或淡黄色，折光性强、质地厚、易折断、有切迹或泡沫状。在低渗溶液、水和不同 pH 的介质内均不溶解，免疫荧光染色检查无 T-H 蛋白。

【参考区间】阴性。

【临床意义】蜡样管型提示肾小管有严重病变，预后差。可见于慢性肾小球肾炎晚期、长期无尿和少尿、尿毒症、肾病综合征、肾功能不全和肾淀粉样变性；亦可见于肾小管炎症和变性、肾移植慢性排异反应和重症肝病。糖尿病性肾病和肾病综合征病人的肾小管上皮细胞糖原发生变性，引起脱糖原、脱脂肪，故可见到泡沫形蜡样管型。

（五）脂肪管型

脂肪管型是由肾小管上皮细胞脂肪变性、崩解，大量的脂肪滴进入管型内而形成，当管型中脂肪滴含量占管型面积的 1/3 以上时称为脂肪管型（fatty cast）。管型内可见大小不等的折光性很强的脂肪滴，当脂肪滴较大时，用偏振荧光显微镜检查可见马耳他十字，脂肪滴较小时则可互相重叠，用苏丹Ⅲ染色染成橙红色或红色。

【参考区间】阴性。

【临床意义】脂肪管型提示肾小管损伤、肾小管上皮细胞发生脂肪变性，多见于肾病综合征，也可见于亚急性肾小球肾炎、慢性肾小球肾炎等。

（六）宽大管型

宽大管型（broad cast），也称为肾衰竭管型（renal failure cast），来自破损扩张的肾小管、集合管或乳头管，多数由颗粒管型和蜡样管型演变而来。其宽度可达 50μm 以上，是一般管型的 2~6 倍，形态不规则，易折断，可呈扭曲状。

【参考区间】阴性。

【临床意义】宽大管型提示肾脏病变严重。①急性肾衰竭病人多尿早期可出现大量宽大管型，随着肾功能的改善而逐渐减少、消失。宽大管型出现于慢性肾炎晚期尿毒症时，常提示预后不良。②在异型输血后因溶血反应导致急性肾衰竭时，尿液中可见褐色宽大的血红蛋白管型。③肾挤压伤或大面积烧伤后的急性肾衰竭时，尿液中可见带色素的肌红蛋白管型。

（七）其他管型和类管型相似物

在某些病理的情况下，尿液中还可见到一些少见的管型和一些类管型的物质，如细菌管型、结晶管型、血液管型、混合管型、血红蛋白管型、黏液丝和圆柱体等。

常见管型的组成成分及意义见表 7 - 10。

表 7 - 10　常见管型的组成成分及意义

管型	组成成分	临床意义
透明管型	T - H 蛋白、清蛋白、少量氯化物	健康人偶见，肾实质性病变时增多
红细胞管型	管型基质 + 红细胞	急性肾小球病变、肾小球出血
白细胞管型	管型基质 + 白细胞	肾脏感染性病变或免疫性反应
上皮细胞管型	管型基质 + 上皮细胞	肾小管坏死
颗粒管型	管型基质 + 变性细胞分解产物	肾实质性病变伴有肾单位淤滞
蜡样管型	细颗粒管型衍化而来	肾单位长期阻塞、肾小管有严重病变、预后差
脂肪管型	管型基质 + 脂肪滴	肾小管损伤、肾小管上皮细胞脂肪变性
肾衰管型	颗粒管型、蜡样管型演变而来	急性肾衰竭多尿期，慢性肾衰竭出现提示预后不良
细菌管型	管型基质 + 细菌	肾脏有细菌感染、肾脓毒性疾病
真菌管型	管型基质 + 真菌	肾脏真菌感染
结晶管型	管型基质 + 尿酸盐、草酸盐结晶	肾小管内结晶伴有肾衰竭、隐匿性肾炎

三、结晶

尿液中出现结晶（crystal）称为晶体尿（crystalluria）。尿液中盐类结晶的析出，决定于该物质在尿液中的饱和度，而饱和度又受尿液 pH、温度和保护性胶体物质（主要是黏蛋白）的浓度影响。尿液中常见的结晶体，如尿酸、草酸钙、磷酸盐类等，都是饮食代谢的产物，经肾小球滤过、肾小管重吸收及分泌，而排入到尿液中的。

尿液中有大量盐类结晶时，肉眼可见尿液浑浊或沉淀，部分结晶经加热、加酸等处理后变清。检查尿液结晶可在光学显微镜下观察形态，还可采用相差显微镜、偏振光显微镜从不同角度观察晶体的立体形态及颜色等，也可根据各种化学物质的温度变化及特异的物理化学反应进行鉴别。

（一）生理性结晶

生理性结晶多来自食物及机体正常的代谢，又称为代谢性盐类结晶。一般无临床意义，但有些生理性结晶大量持续出现时可能提示尿路结石。

1. 草酸钙结晶　草酸钙结晶（calcium oxalate crystals）呈无色方形闪烁发光的八面体或

信封样，有 2 条对角线互相交叉，有时呈菱形等形态，还可呈哑铃形或饼状（图 7 - 15），形态与红细胞相似，但加乙酸后红细胞溶解，结晶溶于盐酸但不溶于乙酸和氢氧化钠。

草酸钙结晶可来源于食物经人体代谢而生成，为无毒物质经尿液排出体外，但新鲜尿液有大量草酸钙结晶，并伴有红细胞，而又有肾或膀胱刺激症状时，多为肾或膀胱结石的征兆。尿路结石约 90% 为草酸钙结晶，有些为草酸钙与磷酸钙的混合结石，与碱性尿液易析出磷酸盐结晶及尿液黏蛋白变化等因素有关。

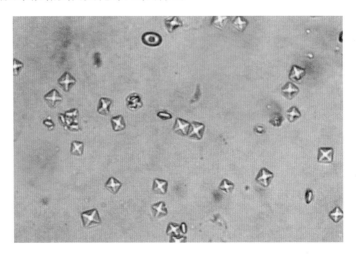

图 7 - 15　草酸钙结晶

2. 尿酸结晶　尿酸结晶（uric acid crystal）呈黄色、暗棕色，有时被黏液黏附在一起形成类似管型，其形状为三棱形、哑铃形、蝴蝶形或不规则形（图 7 - 16）。尿酸结晶溶解于氢氧化钠，而不溶于乙酸或盐酸，加氨水溶解后又形成尿酸铵结晶。

尿酸是蛋白中嘌呤代谢产物，以尿酸或尿酸盐的形式排出体外，但尿液的尿酸浓度增高，使大量的尿酸沉淀于肾小管及间质中，可产生高尿酸肾病及尿酸结石，引起肾小管堵塞及肾小管间质病变。肾小管对尿酸的重吸收障碍时也可见到高尿酸盐尿，引起肾衰竭。高尿酸亦可见于急性痛风症、儿童急性发热和慢性间质性肾炎等。

3. 非结晶性尿酸盐　非结晶性尿酸盐（non - crystal urate）主要是尿酸钠、尿酸钾和尿酸钙等的混合物，外观呈黄色的非晶形颗粒状沉淀物。在淡色尿液中无色，在低温、浓缩或酸性较强的尿液中容易析出沉淀，可加热溶解和溶解于乙酸、盐酸溶液。

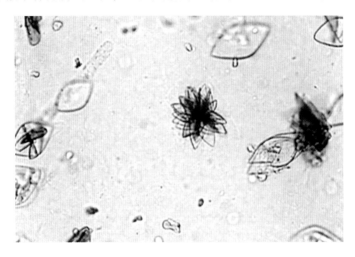

图 7 - 16　尿酸结晶

4. 马尿酸结晶　马尿酸结晶（hippuric acid crystal）的形态与结晶形成速度有关，常呈有色泽的针状、板状、斜方柱状或三棱状。此结晶是人类与草食动物尿液中的正常成分，而草食动物尿液中含量较多，是由苯甲酸与甘氨酸结合而成。

5. 磷酸盐类结晶　磷酸盐类结晶（phosphatic crystal）包括非晶型磷酸盐、磷酸铵镁、磷酸钙等，常出现于碱性或近中性尿液中。如果长期在尿液中见到大量磷酸钙结晶，则应排除甲状旁腺功能亢进、肾小管性酸中毒，或因长期卧床的骨质脱钙等。感染引起结石时，常出现磷酸铵镁结晶（图 7 – 17）。

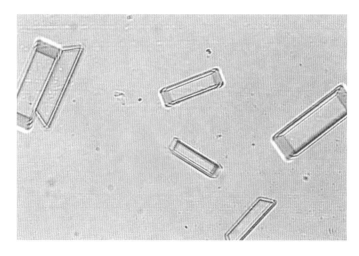

图 7 – 17　磷酸铵镁结晶

（二）病理性结晶

尿液的病理性结晶是由于各种疾病因素在尿液中出现的或由于某种药物在体内代谢异常而出现的结晶，其临床意义见表 7 – 11。

表 7 – 11　尿液中常见病理性结晶的形状及意义

结晶	颜色	形状	临床意义
胆红素结晶	黄红色	成束的针状或小块状	胆汁淤积性黄疸、急性肝坏死、肝硬化、肝癌、急性磷中毒
亮氨酸结晶	黄褐色	小球状，具有辐射状和同心纹	急性肝坏死、急性磷中毒、氯仿中毒、肝硬化
酪氨酸结晶	略带黑色	细针状，成束状或羽毛状排列	急性肝坏死、急性磷中毒、氯仿中毒、肝硬化
胆固醇结晶	无色	缺角的方形薄片状	肾淀粉样变、脂肪变性，或膀胱炎、肾盂肾炎
胱氨酸结晶	无色	六边形片状，常重叠排列	肾结石、膀胱结石
磺胺嘧啶结晶	棕黄色	不对称麦秸束或球状	伴有红细胞出现提示药物性损伤，甚至尿闭
磺胺甲噁唑结晶	无色透明	长方形的六面体	伴有红细胞出现提示药物性损伤，甚至尿闭

1. 胆红素结晶　胆红素结晶（bilirubin crystal）为成束的针状或小块状、黄红色结晶。由于氧化有时可呈非结晶体色素颗粒，加硝酸后因被氧化成胆绿素而呈绿色，可溶于氢氧化钠或氯仿中（图 7 – 18）。

2. 胱氨酸结晶　胱氨酸结晶（cystine crystals）为无色、六边形，边缘清晰、折光性强的薄片状结晶，由蛋白质分解而来，在尿沉淀物中少见。其特点为不溶于乙酸而溶于盐酸，并能迅速溶解于氨水中，再加乙酸后结晶可重新出现（图 7 – 19）。胱氨酸试验可呈蓝色或绿色反应。

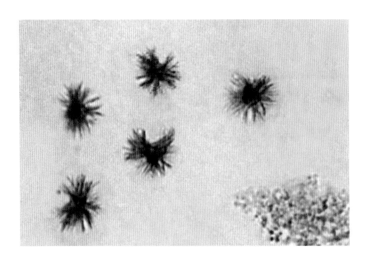

图 7 - 18　胆红素结晶

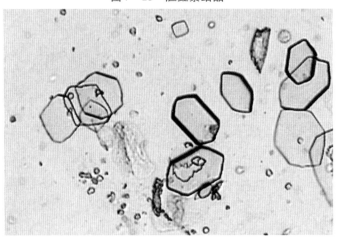

图 7 - 19　胱氨酸结晶

3. 亮氨酸与酪氨酸结晶　尿液亮氨酸结晶（leucine crystals）与酪氨酸结晶（tyrosine crystals）为蛋白质分解产物。亮氨酸结晶呈淡黄色或褐色小球形或油滴状，并有密集辐射状条纹，折光性强，其特性为不溶于盐酸而溶于乙酸，亮氨酸试验呈蓝色反应，且加热也不还原。酪氨酸结晶为略带黑色的细针状结晶，成束状或羽毛状，可溶于氢氧化铵而不溶于乙酸，酪氨酸试验呈绿色的阳性反应（图 7 - 20）。

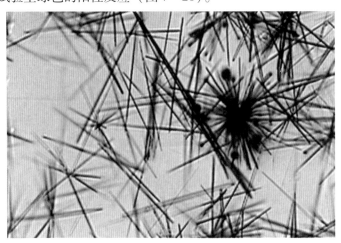

图 7 - 20　酪氨酸结晶

4. 胆固醇结晶　胆固醇结晶（cholesterol crystals）外形为缺角的长方形或方形，无色透明，常浮于尿液的表面，成薄片状，可溶于氯仿、乙醚。

5. 含铁血黄素颗粒　含铁血黄素（hemosiderin）颗粒为黄色的小颗粒状，存在于细胞内，可用亚铁氰化钾染色进行鉴别。当体内红细胞大量破坏时，各组织中均可有含铁血黄素沉积，沉积于肾脏时，即可在尿液中见到。

6. 药物结晶　随着化学药物治疗的发展，尿液中可见的药物结晶（drug crystals）日益增多，常见的有乙酰基磺胺嘧啶结晶、磺胺甲噁唑结晶；乙酰基磺胺吡啶结晶、氨苯磺胺结晶；解热镇痛药结晶；放射造影剂结晶。磺胺药物结晶（图7–21）。

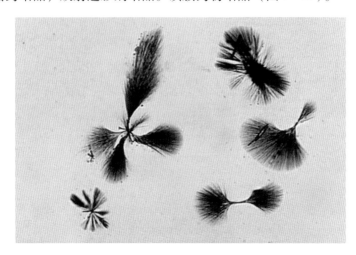

图7–21　磺胺药物结晶

四、其他成分

尿液有形成分除以上成分外，在标本采集过程中，由于标本可能被污染，还可查见细菌、真菌、寄生虫、精子和磷脂酰胆碱小体等。

1. 细菌　尿液中的细菌有革兰阴性杆菌和革兰阳性球菌，以大肠埃希菌、葡萄球菌、链球菌、变形杆菌等多见。健康人的自然排尿中检出革兰阴性菌其菌落计数小于10^4/ml时，多数是污染，无临床意义，大于10^5/ml时可考虑为泌尿系统感染。而革兰阳性球菌的菌落计数$\geqslant 10^4$/ml有诊断价值。其中膀胱炎、肾盂肾炎、肾盂肾炎以革兰阴性杆菌为主要病原菌。此外，在性传播性疾病中，尿液中可查到淋病奈瑟菌；泌尿系统结核病人尿液中可查到结核分枝杆菌。

2. 真菌　真菌通常无色，大小为$2.5\sim5\mu m$，椭圆形或短圆柱形，有时因芽生孢子而集群。如真菌由阴道分泌物污染而来，则多为白色假丝酵母菌。常可见到假菌丝，革兰染色后油镜下可见革兰阳性孢子或与出芽细胞相连接的菌丝。多见于糖尿病病人、女性尿液及碱性尿液中。

3. 寄生虫及虫卵　尿液中的寄生虫及寄生虫卵多由于标本污染所致。①毛滴虫多来自阴道分泌物污染，常见于女性尿液中，也可偶见于男性尿液中。②乳糜尿液可检出微丝蚴。尿液中还可见到埃及血吸虫卵。③如尿液污染粪便，有时可检出肠道寄生虫虫卵。

4. 精子　尿液内的精子多见于男性遗精后及性交后的尿液中，由于尿液标本中混入前列腺液和精液所致。

第三节　尿液有形成分检验质量控制与标准化

尿液有形成分检验在临床诊断、治疗和病情观察等方面意义重大，但目前国内并没有达成共识的统一方法，各家医院的检验结果相互间认可程度和可比性也并不高，时有发生临床漏诊、误诊情况。为充分发挥尿液有形成分检验的临床诊断效能，保证检验结果的真实性、有效性和准确性，则必须实施有形成分检验的规范化、标准化，并做好全面的质量控制。

影响尿液有形成分检验结果的因素中，特别重要的当属尿液标本的采集和保存。标本采集后应在 2 小时内检测完毕，如果未能及时送检，需重新采集。当尿液放置过久可致尿液变碱性，其中的细胞、管型等有形成分会被破坏或变形。低渗状态的尿液也会使有形成分破坏或变形。尿液 pH、渗透量变化对尿液有形成分的影响见表 7 - 12。

表 7 - 12　pH 和渗透压对尿液有形成分的影响

尿液	红细胞	白细胞	管型
高渗尿	皱缩，体积变小、星形或桑葚状	可存在，体积缩小	可存在较久
低渗尿	膨胀，体积变大、不定形，无色	膨胀，易破坏	易崩裂
酸性尿	可存在一定时间、体积缩小	体积变小，能存在一定时间	可存在较久
碱性尿	溶解破裂，形成褐色颗粒	膨胀，形成块状结构	溶解、崩溃

一、尿液有形成分检验质量控制

尿液有形成分质量控制包括检验前、检验中和检验后的质量控制。

（一）检验前质量控制

1. 标本采集　尿液标本采集的质量控制见表 7 - 13。尽量采集晨尿标本，其优点是经过前夜长时间睡眠后，尿液得到充分浓缩和酸化，有利于白细胞、管型的检出等。特别是泌尿系统感染，由于细菌在膀胱内停留时间长，有利于干化学试验反应阳性结果出现，提高阳性检出率。

表 7 - 13　尿液标本采集的质量控制

项目	质量控制
标本量	一般采集 50ml，以备标本的重复检验，标本量为 10 ml。小于 10 ml，应在结果报告单中注明
标本处理	宜采用新鲜中段尿液，尽量不加防腐剂（有些计时尿标本需要加防腐剂），不能及时检查时应妥善保存和处理
影响因素	女性病人应避免月经血、阴道分泌物混入，男性应避免前列腺液污染，必要时导尿送检

2. 检验报告单信息齐全　检验报告单信息应包括病人姓名、性别、年龄、科别、床号、病案号、住院号、标本类型、临床诊断或主要症状、采集标本时间、实验室接收时间、申请检查的检验项目等。

3. 使用标准器材　应用一次性清洁干燥的尿杯、标准的离心管，标准离心条件，使用尿液有形成分定量分析板等。

4. 标本处理　标本采集后应立即送检，尿液标本采集后应在 2 小时内完成检验，否则选用合适的防腐剂并冷藏保存。形态学检查一般采用 1L 尿液加 400g/L 甲醛 5ml 进行防腐。

5. 正确离心标本　尿液有形成分经离心压力作用后，尿液有形成分可有不同程度的破坏。同时，重新混悬等处理环节对尿液有形成分也有不同程度的破坏。因此，应准确控制离心力、离心时间、离心温度和离心后沉渣物的体积。

（二）检验中的质量控制

1. 严格按操作步骤进行检验　CCCLS、CLSI 和日本实验室标准委员会（JCCLS）都对尿液有形成分显微镜检查有严格要求，其比较见表 7 - 14。

表 7 - 14　尿液有形成分显微镜检查规范操作比较

项目	CCCLS	CLSI	JCCLS
标本要求	晨尿，放置时间 < 2 小时	晨尿，放置时间 < 2 小时	放置时间 < 2 小时
标本量（ml）	10	8，10，12，15	10
离心管	带刻度离心管	透明塑料或玻璃、带刻度、有盖、圆锥形或缩窄型底部试管	透明塑料或玻璃、带刻度、尖底试管
离心机要求	水平式离心机	离心时能自动锁盖、保持室温的水平式离心机	水平式离心机
离心力（g）	400	400	500
离心时间（min）	5	5	5
留取沉渣量（ml）	0.2	0.2	0.2
检查量（μl）	20	20	15
玻片规格（mm^2）	18 × 18	22 × 22	18 × 18
显微镜要求	双目普通光学显微镜	双目普通光学显微镜	双目普通光学显微镜
镜检观察要求	湿片法，观察视野：细胞 10 个 HPF，管型 20 个 LPF	湿片法	湿片法，观察视野数目 20 ~ 30 个，不少于 10 个
结果报告方式	细胞：最低值 ~ 最高值/HPF 管型：最低值 ~ 最高值/LPF	每毫升尿液有形成分数量	细胞/HPF、管型/LPF 报告视野均值

2. 用已知质控物对分析仪进行质控　在分析仪全面检查和定期校正的基础上，每次使用前均以"正常"和"异常"2 种浓度质控物进行检查，同一天内使用同一份质控物标本，测定结果应在允许的范围内变化，否则应视为失控，应查找原因。

3. 综合分析检验结果　将显微镜检查结果与尿液干化学分析结果和各种细胞化学、免疫化学染色技术检查的结果对比综合分析。不能一概否定或肯定仪器检验结果，更不能随意调节或改变仪器的灵敏度。

（三）检验后质量控制

（1）认真核对　填报检验报告时，应认真核对病人的各种资料与检验编号及结果是否相符，有无缺项漏报现象。

（2）与临床沟通，及时反馈　特别异常的检验结果，应加强与临床科室联系，取得病人的有关资料，进一步分析检验结果的可靠性。

（3）做好各项记录。

二、尿液有形成分检验标准化

尿液分析是临床常规检验内容，长期以来，受检验项目多、器材与方法不统一的影响，实验室间检验结果差异较大。因此，尿液有形成分检验亟待规范化和标准化。2002 年，中华人民共和国卫生行业标准（WS/T 229—2002）《尿液物理学、化学及沉渣分析》正式颁布。

（一）材料与仪器的标准化要求

1. 标本容器　采集和运送尿液容器的标准化见表 7 – 15。

表 7 – 15　采集和运送尿液容器的标准化

项目	标准化
清洁度与材料	应干净、防漏，并由透明且不与尿液成分发生反应的惰性材料制成，容器及其密封装置不带干扰物质
使用次数	标本容器不可重复使用
容积与形状	采集容器体积大于 50ml，具有直径大于 4cm 的圆形开口和较宽的底部
安全性	运送容器具有安全稳妥的密封装置，其密封装置易于操作和开启
标识	病人的姓名、编码、标本采集的时间等标签应贴在容器上，不可贴在其盖上

2. 标记　尿液分析的容器、试管、载玻片必须能进行标记，便于病人的识别。材料应保持干净，不能附有微粒，以减少对尿液分析的干扰。

3. 离心试管　①干净、透明，便于尿液外观检查。②体积刻度精确到 0.1ml；其体积为 12～15ml，以防止在离心时尿液溢出。③试管口要有密封装置，防止试管内的液体溅出。④试管的底部为锥形或缩窄，便于浓缩沉渣。⑤无化学物质污染，最好使用一次性离心试管。

4. 沉渣定量计数板　使用标准化的尿液沉渣定量计数板，每次检查的沉渣都是定量的，可提供标准化的结果，不可重复使用。

5. 显微镜的要求　尿液有形成分检查应使用具有内置光源的双筒显微镜，显微镜应至少具备 10 倍、40 倍的物镜，10 倍目镜。同一实验室如有多台显微镜，各显微镜的物镜及目镜的放大倍数应一致。

6. 分析仪的使用　使用分析仪之前，应仔细阅读分析仪的操作指南，并按操作指南进行操作，严格执行其提供的质量保证的措施，并对分析仪进行校正。定期对分析仪的光学部分和机械部分进行维护。

7. 离心机的使用　其相对离心力应控制在 400g，并定期对离心机的相对离心力进行校正，机内温度应在 15～25℃ 范围内。离心时离心机应盖上盖，以免液体挥发并且保证生物安全。

（二）尿液标本的采集及运送

1. 指导病人采集标本　采集标本之前，必须对病人进行指导，介绍采集标本的正确方法及有关注意事项。

2. 标本采集时间　采集计时尿液标本时应告知病人时间段的起点和终点，急诊病人可用随机尿。

3. 标本的保存　①标本保存时尽量不要使用防腐剂。②在标本采集后 2 小时内无法进行尿液分析，且尿液中分析的成分不稳定，可加入特定的化学防腐剂。③尿液分析最好在标本采集后 2 小时内完成。④进行多项分析时，尿液应分装。⑤根据不同的分析目的，选择不同的运送和保存方法。⑥尿液在非冷藏条件放置时间大于 2 小时，则不能用于尿液有形成分检验。

4. 建立标本接收制度 工作人员接收标本时必须检查标本是否合格，检查内容包括：①送检标本的标记内容与检验单是否一致。②从采集标本到接收标本的时间是否过长。③标本容器是否符合要求。④标本是否被污染。⑤标本量是否符合检验的要求。

（三）尿液分析

1. 正确使用术语 建立一套描述各种颜色、浑浊度和气味的专用术语。

2. 比重测定 干化学试带法测定尿液比重受尿液酸碱度、中相对分子质量的物质影响较大，只适用于健康人体检及初诊病人的筛检。应用尿液比重判断肾功能时，应采用折射计测定法。

3. 常规化学检查 检查内容包括酮体、清蛋白、葡萄糖、白细胞酯酶、血红蛋白、亚硝酸盐、酸碱度、胆红素和尿胆原。采用晨尿标本，也可采用随机尿液标本。

4. 操作规范

（1）取尿液 10ml 离心（标本不足 10ml，报告时应注明），相对离心力（RCF）400g（水平式离心机，有效离心半径 15cm，1500r/min），离心 5 分钟。

（2）手持离心管 45°~90°弃除上层尿液，保留 0.2ml 尿沉渣。

（3）轻轻混匀后，吸取 15~20μl 充入特制的计数室内，计数 1μl 区域内的白细胞、红细胞、管型数；或取 1 滴（大约 20μl）置载玻片上，用 18mm×18mm 或 22mm×22mm 的盖玻片覆盖后镜检。

（4）防止产生气泡。

（5）低倍视野（10×10）下观察尿液有形成分分布的情况，再转高倍视野（10×40）仔细观察细胞，细胞应观察 10 个高倍视野，管型应在低倍镜下观察 20 个视野，分别记录每个视野的细胞和管型数，计算平均值报告。定量计数板法以××/μl 的方式报告结果。

本 章 小 结

尿液有形成分显微镜检验可以了解泌尿系统的变化，对泌尿系统疾病的诊断、鉴别诊断、治疗以及病情观察有重要的参考意义，是临床最常用的检验项目。目前，标准化尿液显微镜检查法是尿液有形成分检查的"金标准"。采用光学显微镜检查尿液血细胞形态，可以了解泌尿系统的出血、炎症或其他病变的性质。尿液上皮细胞常能提示相应解剖部位有病变。管型对急性或慢性肾炎、肾病综合征有较特异的诊断意义。影响尿液有形成分显微镜检查的因素很多，必须严格按照检测前、检测中和检测后的质量保证体系做好全程质量控制。

The examination of urine formed elements is a commonly used in clinic diagnosis, and is of great values for the diagnosis, differentiation, treatment, and estimation of diseases of urinary, endocrine and other systems. The main points of this chapter are as follows.

■ Detective methods of stained and un – stained sample of urine formed elements.

■ Morphological differentiation of various cells, casts, and crystals.

■ Clinical value of urine formed elements, especially of various cells and casts.

■ Quality control and standardization of urine formed elements examination.

（栗 军）

扫码"练一练"

第八章 尿液分析仪检验

1. **掌握** 干化学尿液分析仪试剂带检验原理、方法学评价，干化学尿液分析仪检验的干扰因素及质量控制。尿沉渣分析仪检测原理、方法学评价和质量控制。
2. **熟悉** 尿沉渣分析仪应用技术和检测参数。
3. **了解** 尿液分析仪检验的临床应用。

扫码"看一看"

干化学尿液分析将临床常用的多个尿液检验项目组合在1条多联试剂带上，浸入尿液1次就可自动检测多个项目，操作方便、检测快速。由于方法学的局限性，结果显示仅为定性或分级式半定量，同时干扰因素较多。主要用于临床常规检查、健康体检和某些疾病的筛检，显微镜复检仍作为尿液有形成分检查的确证方法。本章要点：

- 干化学尿液分析仪试剂带检验原理。
- 干化学尿液分析仪检验的干扰因素及质量控制。
- 干化学尿液分析仪检验的临床应用。
- 尿沉渣分析仪应用技术和检测参数。

应用于临床的尿液分析仪有两类——干化学尿液分析仪和尿沉渣分析仪。采用仪器的方法对尿液理学、一般化学成分和有形成分进行检验，使得传统的手工操作为主的检验项目，如颜色、透明度、比重、尿糖、尿蛋白、尿酮体、白细胞、红细胞和管型等，也能通过仪器快速、自动检测。因此，尿液分析仪已成为临床实验室最常用和最重要的检测仪器，它具有操作简便、检测迅速、精密度高、结果偏差少和使用安全等特点。但是，仪器分析具有自身的方法局限性，不能取代或替代传统方法，尤其是尿液显微镜检查。

第一节 干化学尿液分析仪检验

干化学尿液分析仪分为半自动和全自动2类，主要采用干化学法检测尿液中的化学成分。1850年，法国化学家Maumene采用羊毛纤维作为试剂带检测尿液葡萄糖。1956年Commer和Free用单试纸条检测尿蛋白和葡萄糖。20世纪80年代，由于计算机技术的发展和应用，干化学尿液分析技术在美国、德国和日本等国家迅速发展并广泛应用于临床。1985年我国第一台干化学尿液分析仪诞生，20世纪90年代出现专用的试剂带及尿液10项分析仪。目前，干化学尿液分析仪已能够在1条试剂带上同时测定8～11个项目，检测速度更快（每小时超过140个标本），结果准确性不断提高。同时，尿液颜色、透明度等理学项目也实现了自动化检测。

一、干化学尿液分析仪检验原理

（一）干化学尿液分析仪试剂带结构及组成

单项试剂带是干化学尿液分析试剂带的基本结构形式，也是干化学发展初期的结构形式。它将各种试剂成分浸渍在作为载体的滤纸上，干燥后作为试剂层，在此层的表面覆盖一层纤维素膜作为反射层。这样一条附有试剂块的塑料带称为试剂带。

多联试剂带组合了临床常用的多个检测项目，将各检测项目的试剂块按一定顺序、间隔固定在同一条带上，间隔的作用是防止各试剂块之间相互渗漏。根据组合项目的多少，有肾病型四联试剂带（pH、蛋白质、隐血、比重），肝病型二联试剂带（胆红素、尿胆原），糖尿病型五联试剂带（pH、蛋白质、葡萄糖、酮体、比重）等。

某些试剂带上的试剂块要比测试项目多1个空白块，以消除尿液本身的颜色在试剂块上所产生的检测误差。

多联试剂带制作在单联试剂带基础上，采用了多层膜结构（图8-1）。

（1）第一层　尼龙膜，起保护作用，防止大分子物质对反应的污染。

（2）第二层　绒制层，包括试剂层和碘酸盐层，试剂层含有试剂成分，主要与尿液中所检测物质发生化学反应，产生颜色变化。碘酸盐层可破坏维生素C等干扰物质，有些试剂带无碘酸盐层，但增加了一块检测维生素C的试剂块，以校正维生素C对某些项目的干扰。

（3）第三层　吸水层，可使尿液快速均匀地浸入，并能抑制尿液渗透到相邻的反应区。

（4）第四层　支持体，即尿液不浸润的塑料片。

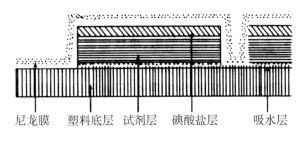

尼龙膜　　塑料底层　试剂层　碘酸盐层　　吸水层

图8-1　尿试剂带结构示意图

（二）干化学尿液分析仪组成及检测原理

1. 组成　干化学尿液分析仪一般由机械系统、光学系统、电路系统组成。

（1）机械系统　主要功能是传输试剂带，先将待检的试剂带传输到检测位置，然后将检测后的试剂带排送到废物盒。不同型号的仪器可能采取不同的机械装置，如齿轮、胶带、机械臂、吸样针、标本混匀器等。

（2）光学系统　主要包括光源、单色处理、光电转换。光线照射到反应区表面产生反射光，反射光的强度与各试剂块的反应颜色成比例。不同强度的反射光再经光电转换器转换为电信号。

不同型号的仪器可采用不同的光学器件，主要有4种：卤钨灯滤光片分光检测系统、发光二极管（light emitting diode，LED）检测系统、电荷耦合器件（charge coupled device，CCD）检测系统和冷光源检测系统。发光二极管具有工作电压低、耗电量少、性能稳定、寿命长、颜色一致且稳定等优点。CCD 器件具有良好的光电转换特性，光电转换因子可达99.7%。其光谱响应范围宽，涵盖可见光和近红外光。冷光源是继白炽灯、LED 光源产品之后的高科技新型光源，是通过在电场作用下，电子碰撞激发荧光材料而产生的发光。（图8-2）为滤光片系统光电检测原理示意图。

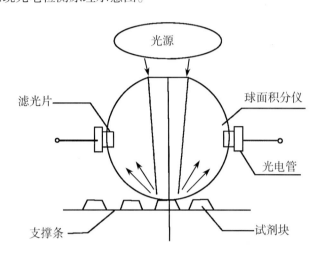

图 8-2　光电系统检测原理示意图

（3）电路系统　从光学系统传送来的电信号经过一系列处理后，检测出结果（图8-3）。

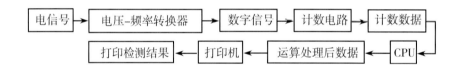

图 8-3　电路系统工作简图

2. 检测原理

（1）试剂带检测原理　试剂带上各检测试剂块与尿液相应成分发生化学反应而产生颜色。颜色深浅与光的吸收和反射相关，也与尿液中相应被检验成分的浓度成比例关系。吸收光值越大，反射光值越小，反射率越低，被检验的成分浓度越高。反射率计算公式：

$$R(\%) = \frac{Tm \cdot Cs}{Ts \cdot Cm} \times 100\%$$

公式中，R 为反射率，Tm 为测量波长反射强度，Ts 为参考波长反射强度，Cm 为标准块对测定波长的反射强度，Cs 为标准块对参考波长的反射强度。

尿液分析仪通过计算各测试块的反射率，并与预先设置的标准曲线进行比较，得出定性或半定量结果。

尿液本底颜色会影响试剂块的呈色，因而在试剂带上设置了空白试剂块，以排除本底颜色的干扰。为了消除背景光和其他杂散光的影响，一般采用双波长（测定波长和参考波长）来检测试剂块的颜色变化。测定波长是被检测试剂块的灵敏特征波长，不同项目试剂块有其相应的测定波长，如蛋白质、葡萄糖、pH、维生素 C、隐血的测定波长为 620nm，胆红素、尿胆原、亚硝酸盐、酮体的测定波长为 550nm。各试剂块的参考波长均为 720nm。

（2）尿液颜色检测原理　①红绿蓝颜色传感器方法原理：通过白色发光二极管照射标

本，透射后经颜色传感器分别检测对应的红、绿、蓝值，经对比、判断出尿液颜色。②反射率法原理：三原色波长范围的光照射浸有尿液的空白垫，检测反射率变化，分别计算颜色色色调和色调亮度，最终决定尿液颜色。可报告 21 种尿液颜色，如浅黄色、黄色、琥珀色、棕色、橙色、红色、绿色或其他颜色。

（3）尿液透明度检测原理　采用透光指数原理。通过尿液与蒸馏水的透射光和折射光相比较，计算出尿液透明度（浊度）。浊度计上发光管发出光线，光线穿过尿液标本，在与入射光呈 45°角的上方区域透射光和折射光被捕获，计算公式为：

$$T = （SS/TS - SW/TW）/K$$

式中：T 为尿液标本的浊度水平；SS 为尿液标本的折射率；SW 为尿液标本的透光率；TS 为清洗液的折射率；TW 为清洗液的透光率；K 为系数值。

尿液透明度一般分为"清晰""微浑"和"浑浊"三级。T < 1，则清晰；1 ≤ T < 2，则为微浑；T ≥ 2，则为浑浊。

二、干化学尿液分析仪试剂带参数及反应原理

临床常用的尿液分析仪检测试剂带主要包括 pH、比重、蛋白质、葡萄糖、白细胞、隐血、酮体、亚硝酸盐、胆红素、尿胆原 10 个项目。随着临床需要和技术进步，也可增加维生素 C、肌酐等检验项目。

1. 酸碱度　采用酸碱指示剂法，常用甲基红和溴麝香草酚蓝组成复合型指示剂（前者 pH 4.6 ~ 6.2，后者 pH 6.0 ~ 7.6），呈色范围为 pH 4.5 ~ 9.0，颜色发生由橘黄色、绿色到蓝色的变化。

2. 比重　试剂带主要含有多聚电解质（甲乙烯酸酰马来酐）、酸碱指示剂（溴麝香草酚蓝）及缓冲物。尿液离子浓度与经过处理的多聚电解质的 pKa 改变相关。尿液电解质与试剂带的多聚电解质的 H^+ 发生置换，被置换出的 H^+ 使指示剂溴麝香草酚蓝发生颜色变化（从蓝色到绿色，再到黄色）。根据颜色变化换算成尿液电解质浓度，以电解质浓度再换算成比重。

3. 蛋白质　采用 pH 指示剂蛋白质误差（protein error of indicator）原理。试剂块中含有酸碱指示剂（溴酚蓝，显色范围 pH 3.0 ~ 4.6），在酸性条件下，当溶液中存在蛋白质时，蛋白质离子与带相反电荷的指示剂离子结合生成复合物，引起指示剂进一步电离，当超过缓冲范围，指示剂发生颜色变化，其颜色深浅与蛋白质含量呈正比。

干化学法对清蛋白灵敏（灵敏度 70 ~ 100mg/L），对黏蛋白和低相对分子质量的蛋白质（如 Tamm - Horsfall 蛋白、Bence - Jones 蛋白等）不灵敏，对球蛋白的灵敏度仅为清蛋白的 1/100 ~ 1/50。免疫化学法和其他清蛋白检测方法较干化学法灵敏，如速率散射免疫比浊法的灵敏度为 2mg/L。因此，对于初诊病人、健康体检和疾病筛检等可采用干化学法；而对于已确诊的病人，尤其肾病病人，在进行疗效观察和预后判断时，宜采用免疫化学法和其他清蛋白检测方法。

4. 葡萄糖　采用葡萄糖氧化酶法。该法能特异性地检出尿液葡萄糖（glucose，GLU）。尿液葡萄糖在葡萄糖氧化酶的催化下，生成葡萄糖酸内酯和过氧化氢。在有过氧化物酶存在时，以过氧化氢为电子受体使色素原氧化而呈色。常用色素原有邻甲联苯胺、碘化钾等。色素原不同，呈色可为蓝色、红褐色或红色。

5. 隐血　采用过氧化物酶法。血红蛋白的亚铁血红素具有弱的过氧化物酶样活性，以

催化 H_2O_2 作为电子受体使色素原（邻甲联苯胺、氨基比林、联苯胺等）氧化呈蓝绿色，其颜色的深浅与血红蛋白含量成正比。

6. 白细胞 白细胞（leukocyte，LEU）试剂块主要含吲哚酚酯、重氮盐及其他物质。中性粒细胞和巨噬细胞胞质含有酯酶，酯酶能水解吲哚酚酯生成吲哚酚和有机酸，吲哚酚与重氮盐反应形成紫红色缩合物，颜色深浅与粒细胞和巨噬细胞数量成正比。

7. 亚硝酸盐 采用亚硝酸盐（nitrite，NIT）还原法，其化学反应基础是 Griess 试验。亚硝酸盐试剂块主要含有对氨基苯砷酸和 3 - 羟基 - 1，2，3，4 - 四氢苯喹啉。NIT 先与前者形成重氮盐，再与后者结合形成红色偶氮化合物，试剂块颜色由黄色变红色，颜色深浅与尿液 NIT 含量成正比，但与细菌数量不成比例。

8. 酮体 酮体（ketone body，KET）包括乙酰乙酸、丙酮和 β - 羟丁酸。采用亚硝基铁氰化钠法，即亚硝基铁氰化钠与尿液乙酰乙酸或丙酮反应生成紫色化合物，颜色深浅与乙酰乙酸或丙酮含量成正比。本法与 β - 羟丁酸不反应。

9. 胆红素 采用重氮反应原理。试剂块主要含有 2，4 - 二氯苯胺重氮盐缓冲剂及其他表面活性物质。在强酸性介质中，结合胆红素与 2，4 - 二氯苯胺重氮盐起偶联反应而成紫红色。颜色深浅与胆红素（bilirubin，BIL）含量成正比。

10. 尿胆原 采用 Ehrlich 醛反应原理或偶氮反应原理。尿胆原（urobilinogen，URO）试剂块主要含有对二甲氨基苯甲醛（或对 - 甲氧基苯重氮四氟化硼）、缓冲剂及其他表面活性物质。

（1）Ehrlich 醛法 利用尿胆原在强酸性条件下与对二甲氨基苯甲醛发生醛化反应生成樱红色缩合物，颜色深浅与尿胆原含量有关。

（2）偶氮法 在强酸性条件下，尿胆原与对 - 甲氧基苯重氮四氟化硼发生重氮盐偶联反应生成胭脂红色化合物，颜色深浅与尿胆原含量呈正比。

11. 维生素 C 采用还原法反应原理。维生素 C 具有 1，2 - 烯二醇还原性基团，甲基绿、磷钼酸缓冲液、噻嗪化合物与尿液维生素 C 反应，形成钼蓝，颜色由蓝色变成紫色，颜色深浅与尿液维生素 C 含量呈成正比。

12. 肌酐 采用酮复合物的氧化反应原理。尿液肌酐（creatine）检测主要用于评估尿液蛋白质、激素和其他物质的分泌率，是近年新推出的一种干化学法，如低浓度蛋白质/肌酐化学试剂带。共有 2 个试剂块参与反应。一个反应块检测蛋白质，另一个反应块检测肌酐，得到蛋白质/肌酐的比值。尿液高浓度的血红蛋白或肌红蛋白（>50mg/L）会引起假阳性，尿液中存在 EDTA 时可出现假阴性。目前在我国，采用干化学法检测肌酐的不多，其临床应用价值、影响因素等都有待进一步探索。

三、干化学尿液分析仪检验的质量控制

干化学尿液分析仪以其简便、快速、重复性好、一次检测可以得到多个项目等优势，在临床上广泛应用。但是，其缺陷和不足也较为明显，如结果为定性或半定量，灵敏度和特异性不高等问题。另外，由于各项目的检测原理是依据对应试剂块化学反应后颜色变化，任何外源性物质或人为因素、试剂因素、环境因素等对尿液标本、试剂块的干扰，均可引起检测结果的偏差或错误，出现假阳性或假阴性。因此，质量控制应贯穿于检验前、检验中和检验后的全过程，尽可能减少和消除可能引起的结果偏差。

（一）标本采集

正确采集尿液标本是检验前质量控制的重要内容，除了包括正确的采集方法、有效的标本标记与识别、适宜的防腐或冷藏保存、规定时限内完成检测外，还有必要注意：

1. 病人 告知可能影响尿液化学检验的饮食、用药等。

2. 非正确采集方法对检验结果的影响 ①尿液标本混入了生殖系统分泌物，可出现蛋白质假阳性。②尿液标本混入脓性分泌物，则同时引起蛋白质和白细胞结果假阳性。

3. 尿液标本 必须新鲜采集标本后尽快送检，2 小时内完成检验，否则需将标本进行冷藏保存。以尿糖为例，尿液在未加稳定剂的情况下，24 小时内葡萄糖的损失约为 40%，若为细菌尿、白细胞尿或血尿，则尿液葡萄糖浓度下降速度会更快。

尿液标本放置时间过长对多种检验项目的影响见表 8-1。

表 8-1 尿液标本放置过久对干化学尿液分析仪检验结果的影响

项目	结果	原因
pH	升高	细菌繁殖产氨
葡萄糖	降低	细菌繁殖分解利用糖
酮体	假阴性	酮体挥发
胆红素、尿胆原	假阴性	胆红素阳光照射变为胆绿素；尿胆原氧化成尿胆素
亚硝酸盐	假阳性	体外细菌繁殖
蛋白质	假阳性或假阴性	尿液 pH 改变使尿液过碱或过酸
隐血	假阴性	过氧化物酶样活性减弱
	试剂带阳性而显微镜检查阴性	红细胞破坏
细胞	假阴性	白细胞酯酶失活
	试剂带阳性、显微镜检查阴性	粒细胞破坏，特异性酯酶释放入尿液

（二）干化学尿液分析仪室内质量控制

正确使用干化学尿液分析仪和试剂带，是检验中质量控制的重要内容。

1. 了解试剂带的性能

（1）操作前仔细阅读仪器操作说明书和了解试剂带性能，各类尿液分析仪的性能指标存在较大差异，不同厂家生产的试剂带在检测量级上也有差异。

（2）干化学法只是半定量检验，参考区间仅是一个大致范围，不能单独以符号代码来解释结果，必要时应与临床医生进行综合分析。

2. 规范操作严格 按尿液分析仪标准化操作规程（standard operating procedure，SOP）进行操作。半自动操作时，应将试剂带迅速全部浸入尿液标本，取出时用吸水纸弃除多余尿液。

3. 进行质控物室内质量控制 在尿液分析仪全面鉴定和定期校正的基础上，每天用高值、低值或"正常""异常" 2 种质控物尿液进行质量控制监测，也可采用商品化或人工配制的质控物。任意一个试剂块的检测结果与质控物期望"靶值"允许有 1 个定性等级的差异，超过或结果在"正常"与"异常"之间波动均视为失控。出现异常结果时，应按实验室建立的质量控制程序及时查找和排除引起异常的原因。

4. 注意试剂带有效期和批号 所用试剂带必须优质稳定，在有效期内使用。

（1）不同类型的干化学尿液分析仪使用其配套试剂带，不可混用。

（2）试剂带需避光、防潮、干燥保存。

（3）使用时1次只取出所需要的试剂带，并立即盖紧瓶盖，不可将各种试剂带合并在同一容器中保存。

（4）更换批号时，应进行试剂带批号间比对，结果合格时方可使用。

（三）干化学尿液分析仪室间质量评价

至少每半年参加一次省级或国家级质评机构的室间质量评价，在条件允许时也可以参加国际权威机构或仪器生产厂家组织的能力比对，应达到合格水平或符合比对要求。

如果出现失控，应有详细的失控报告记录，内容包括失控情况描述、核查方法、原因分析、纠正措施、纠正结果等。所有质控结果记录至少保存2年。

（四）干化学尿液分析仪试剂带应用的注意事项

1. 酸碱度

（1）应严格遵守试剂带浸入尿液标本的时间，浸入时间过长，其pH呈减低趋势。同时，试剂块浸入过量尿液标本，可因蛋白质试剂块缓冲液污染，造成pH减低。

（2）尿液蛋白质和比重干化学试剂块对尿液pH要求较高。因此，当被检测尿液pH明显升高或降低时，会影响蛋白质和比重的结果，分析时要考虑其结果可靠性。

（3）干化学法显示pH范围和精度有限，对病理性pH变化有时不能满足临床要求，因此应选择精度更高的pH计来测定。

2. 比重

（1）尿液标本存在强酸、强碱等物质时会直接影响测定结果。当pH≥7.0时，其结果应在干化学法结果的基础上增加0.005，作为尿液pH损失的补偿。

（2）高浓度的尿液蛋白质会影响干化学法的比重测定，使结果偏高。

（3）当尿液尿素大于10g/L、尿糖升高以及酮症酸中毒时也会造成尿液比重结果出现误差。

（4）干化学法检测尿液比重结果间隔较大，细微的比重变化反映不出来，因此不适用于浓缩稀释试验。此外，干化学法对比重过低或过高的标本也不灵敏。

3. 尿糖

（1）如果尿液含有维生素C等对氧亲和力较强的还原物质，可使干化学法产生假阴性，因为维生素C可与试剂带中的试剂产生竞争性抑制反应，而当其与Benedict试剂中的铜离子作用时，则会出现假阳性。尿液维生素C浓度对检验结果的影响备受关注，一般认为静脉滴注维生素C后5小时内不宜做尿糖检查。

（2）干化学法采用葡萄糖氧化酶法检测尿糖，特异性高，只与葡萄糖反应。而Benedict定性法则为糖还原反应，即葡萄糖所含的醛基–CHO将铜离子还原成低价氧化亚铜而呈棕红色。因此，当尿液含有还原性糖，如葡萄糖、乳糖、半乳糖和其他还原性物质时都会出现阳性反应。当遇有尿糖结果差异较大时，应了解检测方法，分析查找原因。

4. 尿蛋白

（1）干化学法

1）可受多种药物的干扰而出现假阳性或假阴性。如果尿液含有氯乙啶、磷酸盐、季铵盐消毒剂聚乙烯吡咯酮，或服用嘧啶、奎宁等药物，使pH≥9.0，超过了试剂带缓冲剂的缓冲能力时，可出现假阳性。而青霉素类药物则会导致假阴性。

2）对清蛋白灵敏度较好，可达 70~100mg/L，而对球蛋白、黏蛋白、本-周蛋白均不灵敏。对球蛋白灵敏度仅为清蛋白的 1/100~1/50，甚至当球蛋白浓度达到 5500mg/L 时，有时才出现可疑反应，即使清蛋白、球蛋白比值为 1∶2 的蛋白尿，也只有当尿蛋白含量达 2000mg/L 时才会出现阳性结果。因此，对于肾病病人，特别是在疾病发展过程中需要系统观察蛋白质含量的病人不宜采用干化学法。

（2）双缩脲定量法 对球蛋白、清蛋白的灵敏度无明显差异，必要时，可使用磺基水杨酸法（或加热乙酸法）定性和双缩脲法进行定量监测。

5. 白细胞

（1）干化学法采用粒细胞酯酶法检测白细胞，其实质是检测中性粒细胞。因此，当尿液所含白细胞为淋巴细胞和单核细胞时，结果则为阴性。如肾移植术后病人发生排异反应时，虽然尿液中有大量淋巴细胞存在，但干化学法仍得出阴性结果，此为假阴性。

（2）干化学法检测白细胞的灵敏度为 10~25 个/μl 或 5~15 个/HPF。由于干化学法检测粒细胞酯酶提示白细胞存在，与显微镜检查法计数白细胞数量有着根本的原理区别，且很难找出二者完全对应的关系和直接的换算方式，因此，干化学法只是一个筛检试验，不可代替显微镜检查法。

（3）尿液含有高浓度胆红素或被甲醛污染以及使用某些药物（如呋喃妥因）时，可产生假阳性。尿液蛋白质大于 5g/L 或静脉滴注大剂量青霉素或先锋霉素Ⅳ、庆大霉素等药物时可使结果偏低或出现假阴性。

6. 隐血

（1）尿液中的红细胞、血红蛋白、肌红蛋白都可使试剂带产生颜色反应，因此，溶血引起的血红蛋白尿、挤压综合征等肌肉坏死导致的肌红蛋白尿都会出现干化学法阳性，而显微镜检查无红细胞。

（2）尿液含有对热不稳定酶、肌红蛋白氧化剂或菌尿均可出现假阳性。假阳性的主要干扰因素是热不稳定氧化酶。

（3）尿液维生素 C 浓度大于 100mg/L 时，可发生竞争性抑制反应，出现假阴性。

7. 酮体

（1）干化学法采用的是亚硝基铁氰化钠法，灵敏度分别为乙酰乙酸 50~100mg/L，丙酮 400~700mg/L，与 β-羟丁酸不反应。酮体粉法的灵敏度略低（乙酰乙酸 80mg/L，丙酮 100mg/L）。因此，选用不同厂家或不同型号的试剂带其灵敏度会有所不同，如果病人在多家医院就诊、检查，可能会出现不同的结果。

（2）同一疾病的不同时期和不同病因引起的酮尿中，其酮体成分含量不同，因检测方法的反应性和灵敏度不一可使检验结果出现差异。如糖尿病酮症酸中毒早期，酮体的主要成分是 β-羟丁酸，乙酰乙酸很少，此时酮体检测结果低于总酮体量。当酮症酸中毒症状缓解后，乙酰乙酸含量较初始期高，易对病情估计过重。因此，在分析结果时应密切结合临床，尤其病程的进展。

（3）常规尿液分析一般无须测定酮体，但妊娠高血压综合征、1 型糖尿病、糖尿病酮症酸中毒等病人酮体测定的意义较大。

8. 亚硝酸盐

（1）亚硝酸盐检出率受 3 个条件影响和制约。①尿液细菌是否含有硝酸盐还原酶。②尿液在膀胱内停留时间是否大于 4 小时。③病人饮食中是否含有硝酸盐或通过其他途径使体内含有适量硝酸盐。

（2）肠球菌属、链球菌属等细菌缺乏硝酸盐还原酶，即使病人因此类细菌导致泌尿系统感染，其亚硝酸盐检测结果仍为阴性。

（3）某些药物可影响亚硝酸盐检测结果，如利尿剂、硝基呋喃可能出现假阴性，非那吡啶可引起假阳性。

（4）尿液亚硝酸盐检测主要用于泌尿系统感染的快速筛检，常与白细胞酯酶、尿液白细胞显微镜检查组合。与大肠埃希菌感染的符合相关性较高，但阳性结果仅表示有细菌存在，并不能说明细菌量的多少。

9. 胆红素与尿胆原

（1）多种因素可使胆红素检验出现假阴性。①尿液含有高浓度维生素 C（≥250mg/L）和亚硝酸盐。②病人接受大剂量氯丙嗪治疗或尿液的盐酸偶氮吡啶代谢物可抑制偶氮反应。

（2）尿液含有吩噻嗪类药物时，可造成胆红素假阳性。

（3）尿液存在亚硝酸盐、重氮药物、对氨基水杨酸等，可造成尿胆原假阴性；尿液存在一些内源性物质，如胆色素原、胆红素、吲哚等，或某些药物如吩噻嗪类、维生素 K、磺胺药等，可造成尿胆原假阳性。

（4）健康人在 1 天内尿胆原排出量波动很大，以午后 2～4 时为最高，夜间和上午最少。如果病人需要进行动态连续监测，应固定在 1 天中的某一时段进行检测。同时，尿胆原清除率与尿液 pH 相关，可嘱病人服用碳酸氢钠碱化尿液或采集餐后尿，以提高阳性检出率。

10. 维生素 C

（1）检测维生素 C 主要目的是在于评估其对其他检测项目的干扰，已知其对隐血/血红蛋白、葡萄糖、亚硝酸盐和胆红素试剂带产生假阴性反应。针对此问题，目前已有抗维生素 C 干扰试剂带，通过在可能受维生素 C 干扰的试剂块中加入维生素 C 氧化酶或碘盐，以达到分解或氧化维生素 C，消除其干扰目的。

（2）干化学法只能检测左旋抗坏血酸，即还原型抗坏血酸，灵敏度为 50～100mg/L，不同试剂带可能有所差异。

干化学法尿液检测的参考区间及常见干扰因素见表 8－2。

表 8－2　干化学法尿液检测的参考区间及常见干扰因素

项目	参考区间	常见干扰因素	可能结果
pH	5～7	①尿液放置过久	pH 升高
		②试剂带浸入时间过长	pH 降低
比重	1.015～1.030	①尿蛋白、尿糖增高、强酸	假阳性
		②尿素 >10g/L、pH <4、强碱	假阴性
葡萄糖	阴性	①强氧化剂次氯酸、过氧化物等	假阳性
		②维生素 C 等还原性物质、大量青霉素、pH <4	假阴性
蛋白质	阴性	①药物、消毒剂等使尿 pH ≥9.6、混入生殖系统分泌物	假阳性
		②大剂量青霉素	假阴性
隐血	阴性	①热不稳定酶、氧化型清洁剂、细菌	假阳性
		②维生素 C、亚硝酸盐、蛋白质	假阴性
白细胞	阴性	①高浓度胆红素、甲醛、呋喃类等药物	假阳性

续表

项目	参考区间	常见干扰因素	可能结果
		②尿蛋白>5g/L、维生素C、大剂量先锋霉素、庆大霉素	假阴性
亚硝酸盐	阴性	①非那吡啶、色素尿、体外细菌繁殖	假阳性
		②未具备阳性结果产生的3个条件、硝基呋喃、利尿剂，维生素C	假阴性
胆红素	阴性	①吩噻嗪类、色素尿	假阳性
		②暴露于光线时间过长、维生素C、大剂量氯丙嗪、盐酸偶氮吡啶、亚硝酸盐	假阴性
尿胆原	阴性或弱阳性	①胆色素原、胆红素、吲哚、维生素K	假阳性
		②暴露光线时间过长、亚硝酸盐	假阴性
酮体	阴性	①肽、苯丙酮酸、L-多巴代谢物	假阳性
		②标本放置时间过长、试剂带潮解	假阳性
维生素C	阴性	①硫代硫酸钠、巯基化合物、内源性酚	假阳性
		②碱性尿	假阴性

（五）异常结果验证和显微镜复检

由于干化学法的检测受多种干扰因素（标本因素、理化因素、病原菌因素、操作因素、试剂因素）的影响，其结果的假阳性和假阴性在所难免。对于异常（阳性）结果，有必要选用其他方法进行验证和确证，这是质量保证的重要环节。

1. 干化学法的确证试验　尿蛋白的确证试验为磺基水杨酸法，尿液葡萄糖的确证试验为葡萄糖氧化酶定量法，尿液胆红素的确证试验为Harrison法，尿液白细胞、红细胞确证试验为显微镜检查。CLSI建议尿液比重参考方法为折射计法。

2. 干化学法的不足与显微镜复检

（1）干化学法的不足　①是间接检验尿液白细胞、红细胞的方法。②不能判断尿红细胞形态特征。③对球蛋白不灵敏，不适用于肾病病人。④干扰因素多，易出现假阳性或假阴性。⑤亚硝酸盐只能检出含有硝酸盐还原酶的细菌。

（2）复检原则　①医生提出了显微镜检查要求。②来自泌尿外科病人、肾病科病人、糖尿病病人、应用免疫抑制剂的病人、妊娠期妇女等。③尿液白细胞、隐血、蛋白质、亚硝酸盐4项结果中任意1项结果异常。④任何1项物理、化学试验出现结果异常。但是，如果尿液白细胞、红细胞、蛋白质和亚硝酸盐均为阴性，可不进行显微镜复检。

四、干化学尿液分析仪检验的临床应用

干化学尿液分析仪以其操作简单、检测速度快、项目多、结果准确等特点，在临床上广泛应用，各检测项目临床应用见表8-3。

由于干化学法的局限性，显微镜复检必不可少。因为在临床实际应用中，2种原理不同的方法可出现完全不相符合的检验结果。显微镜检查法通过显微镜的分辨、放大作用，可直观、真实、可靠地观察细胞。而干化学法是根据多联试剂带上各模块化学反应颜色的深浅变化，来间接辨别细胞的有无和多少。通常出现的不相符情况和评价见表8-4。

表 8 - 3　干化学尿液分析仪检测的临床应用

指标	临床应用
比重（SG）	监测泌尿系统结石病人尿液的物理变化
酸碱度（pH）	①了解体内的酸碱平衡。②监测 pH 变化。③检测 pH 变化对试剂带其他模块反应的影响
蛋白质（PRO）	①健康体检，筛检早期病人。②监测尿蛋白的变化
葡萄糖（GLU）	①健康体检，筛检早期病人。②用于尿糖检测。③监测糖尿病病人和孕妇尿糖的变化
酮体（KET）	监测糖尿病酮症酸中毒和其他酮症的情况
胆红素（BIL）	①健康体检，筛检早期病人。②鉴别黄疸。③作为对肝脏有毒性化学药品中毒的检验项目
亚硝酸盐（NIT）	用于菌尿症的筛检
尿胆原（URO，UBG）	①健康体检，筛检早期病人。②鉴别黄疸。③作为对肝脏有毒性化学药品中毒的检验项目
白细胞（WBC，LEU）	用于泌尿系统感染的监测
红细胞（RBC，ERY，OB）	①健康体检，筛检早期病人。②泌尿系统疾病监测。③血管内溶血疾病的检测

表 8 - 4　干化学法和显微镜检查法不相符情况和评价

检测项目	干化学法	显微镜检查法	评价
白细胞	+	-	尿液在膀胱中贮存时间过长，致白细胞破坏、粒细胞酯酶释放
	-	+	尿液淋巴细胞或单核细胞为主，见于肾移植病人
红细胞	+	-	尿液红细胞被破坏释放了血红蛋白、尿液含有对热不稳定酶、肌红蛋白尿
	-	+	维生素 C > 100mg/L，试剂带失效

第二节　尿沉渣分析仪检验

　　随着影像技术、激光流式细胞技术、层流动细胞图像比对技术、激光流式细胞核酸荧光染色技术等的不断发展，具有检测速度快、误差小、精密度高、安全等优点的各类尿沉渣分析仪相继问世。本节将从尿沉渣分析仪应用技术着手，简要介绍其原理、参数和方法学评价。

一、流式细胞术尿沉渣分析仪

　　流式细胞术尿沉渣分析仪运用半导体激光技术、鞘流技术和核酸荧光染色技术，来分析尿液有形成分，如白细胞、红细胞、上皮细胞、管型和细菌等，并通过采集、储存和处理数据，进行多参数的定量分析。具有检测快速（每小时检出 50 ~ 100 个标本）、操作方便、结果定量、图形直观、精密度高、人为偏差小和使用安全等优点。

【检测原理】

1. 光学系统　由红色半导体激光（波长 635 nm）、流动池、聚光器和检测仪组成。通常采用具有稳定波长、高能量和高度方向性的激光束作为光源。经双色反射镜、聚光透镜形成射束点，并聚集于流动池的中央。标本流经流动池时，其中的细胞被激光光束照射，产生光信号，并经双色过滤器区分出荧光和散射光，检测器采集光信号后将其转变为电信号。

　　光信号分为 3 种基础信号和 2 种附加信号，3 种基础信号为荧光强度（fluorescent light

intensity，FL）、前向散射光强度（forward scattered light intensity，FSC）、侧向散射光强度（side scattered light intensity，SSC）；2个附加信号为前向散射光脉冲宽度（forward scattered light intensity width，FSCW）、荧光脉冲宽度（fluorescent light intensity width，FLW），其意义见表8-5。

表8-5　流式细胞术尿沉渣分析仪光信号的意义

光信号	意义
荧光强度	从染色尿液细胞发出的荧光，主要反映细胞RNA/DNA染色程度，又可分高灵敏度荧光强度（FLH）和低灵敏度荧光强度（FLL）
前向散射光强度	反映细胞大小/高度和折射率
侧向散射光强度	反映细胞内部复杂性信息
前向散射光脉冲宽度	主要反映细胞的长度
荧光脉冲宽度	主要反映细胞内荧光染色区域的信号宽度

2. 液压系统　是指鞘流液路。定量吸入的尿液标本经稀释、加温和染色后，依靠液压作用喷射入鞘液流动池。当标本从标本喷嘴出口进入鞘液流动池时，被无粒子颗粒鞘液包围，使每个有形成分沿中心竖轴线依次通过流动池，形成单个纵列细胞流快速通过半导体激光检测区，并接受激光光束照射。液压系统的功能是保证染色标本中细胞呈单个纵行排列，逐一通过流动池中央。通过加压流动池使鞘液形成一股液涡流，随着真空作用吸入的尿液细胞能确保在鞘液中心通过。鞘液流动机制提高了细胞计数的准确性和重复性，减少了流动池被尿液标本污染的可能。

染色是指尿液有形成分与特异的核酸荧光素染料反应。核酸荧光素染料的共同特点是：与细胞结合速度快、背景荧光低、荧光强度与细胞和染料的结合程度成正比。某些荧光染料插入并结合于碱基对之间，导致其构象改变，并抑制核酸合成，从而使核酸染色。染料染色性与碱基对组成无关，而与细胞中核酸含量有关，借以区别细胞核的有无和多少。荧光染料也可与细胞脂质成分结合，其荧光反映细胞的大小。

3. 阻抗系统　包括测定细胞体积的电阻抗系统和测定尿液电导率的传导系统。当尿液有形成分通过有2个电极维持恒定的小孔时，在电极之间引起电阻变化，使得电压发生变化。电压变化的幅度主要取决于细胞的体积，脉冲信号数量与有形成分数量相关。因此，从电压变化的脉冲信号中可获得有形成分体积和数量。采用特定稀释液稀释尿液标本，其目的在于去除尿液所含的非晶型磷酸盐，加热目的在于溶解尿酸盐结晶等，并保证尿液标本传导性的稳定。尿液电导率与尿渗量密切相关。

4. 电子系统　标本发出的前向散射光和侧向散射光由光电二极管转化为电信号。侧向散射荧光较弱，需采用高灵敏度的光电倍增管（图8-4）。光电倍增管吸收光电表面（阴极）的光子能量，并借助金属光电效应放射光电子。放射出的光电子在被外加电压增速后，生成多量次级电子，达到信号强度的增幅，再转化为电信号。所有电信号通过波形处理器整理，再传输给微处理器汇总和处理。系统将分析前向散射光、侧向散射光和荧光信号波形的振幅及其他因素。通过对传感器信号和细胞波形信号的分析，对相应细胞的大小、长度、体积、表面状态、染色特性和染色区长度等信息综合识别和计算，绘出有形成分的直方图和散点图，就可得出各种有形成分的数量和形态信息，如红细胞、白细胞、细菌和管型等的散点图报告及定量报告。

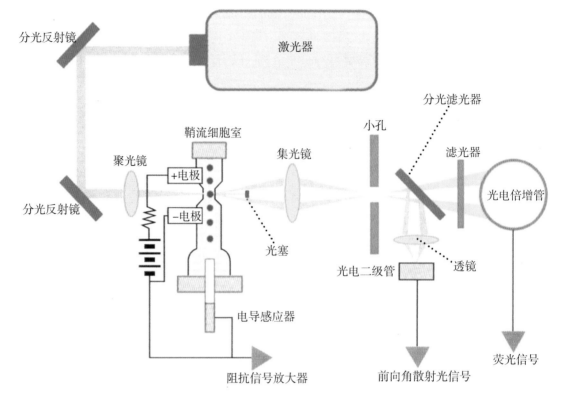

图 8-4 流式细胞术尿沉渣分析仪结构简图

【检测参数】 流式细胞术尿沉渣分析仪可提供多个检测参数，临床上广泛应用的是分析参数和标记参数见表 8-6。

表 8-6 流式细胞术尿沉渣分析仪的检测参数

分类	参数
分析参数（5 个）	红细胞（RBC）、白细胞（WBC）、上皮细胞（EC）、管型（CAST）、细菌（BACT）
标记参数（6 个）	结晶（X'TAL）、类酵母细胞（YLC）、小圆上皮细胞（SRC）、病理性管型（P.CAST）、黏液（MUCUS）、精子（SPERM）
研究参数（定量参数，7 个）	结晶（X'TAL）、类酵母细胞（YLC）、小圆上皮细胞（SRC）、病理性管型（P.CAST）、黏液（MUCUS）、精子（SPERM）、电导率（Cond.）
研究信息	红细胞信息（RBC-Info.）、电导率信息（Cond.-Info.）、尿路感染信息（UTI-Info.）

1. 红细胞 尿液中典型红细胞体积较小（直径约为 8μm），无胞核和线粒体，只有细胞膜能被试剂染色，因此分布在散点图中荧光强度较低的区域（图 8-5）。由于尿液红细胞受机械损伤、渗透压及 pH 和疾病等影响很大，可表现出多种形态，故其分布会有很大差异，在前向散射光强度较低至较高区域均可分布。

流式细胞术尿沉渣分析仪除了可定量报告红细胞数量（参考区间：男性 0~12 个/μl，女性 0~24 个/μl），在红细胞数量大于 20 个/μl 时，可给出均一性红细胞（isomorphic）、非均一性红细胞（dysmorphic）、非溶解红细胞（non-lysed RBC）、已溶解红细胞（lysed RBC）等信息。肾小球性血尿的红细胞形态常表现为不规则形、体积变小或成棘形、圆环状、部分胀大等。因此，仪器提供的红细胞形态相关信息，对鉴别血尿来源具有一定的筛检作用。

2. 白细胞 尿液中典型白细胞直径约为 10μm，有细胞核且居中，因此白细胞分布于散点图中高荧光强度区，因为其体积大于红细胞，其前向散射光强度也比红细胞稍大，借此可区别白细胞与红细胞（图 8 - 5）。

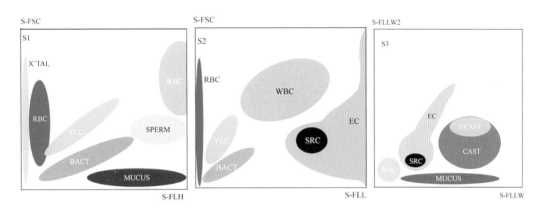

图 8 - 5　流式细胞术尿沉渣分析仪散点模式图

3. 细菌　细菌体积小于红细胞和白细胞，但因含有少量 DNA 和 RNA，细菌核酸能特异性地与聚次甲基染料结合，因此前向散射光强度比红细胞、白细胞弱，荧光强度较红细胞强、较白细胞弱（图 8 - 5）。专用的细菌分析通道，除了对细菌的核酸成分进行特异染色，还采用能抑制杂物的非特异染色，因而可获得高精度的细菌定量结果报告，但不能鉴别细菌种类。

4. 上皮细胞　上皮细胞体积大、细胞核多居中，具有较强的荧光强度和前向散射光强度。正常尿液可见少量鳞状上皮细胞和移行上皮细胞，如果这 2 种细胞增多并可见小圆上皮细胞，提示泌尿系统感染。尿沉渣分析仪能报告上皮细胞的定量结果，并标记出小圆上皮细胞。小圆上皮细胞、肾小管上皮细胞、中层移行上皮细胞和底层移行上皮细胞的大小与白细胞相近，外形较圆，且散射光、荧光变化范围大，因此仪器并不能准确区分这些细胞，而是均归为小圆上皮细胞（图 8 - 5）。当仪器提示这类细胞达到一定数量时，必须按照尿液有形成分规范化操作规程，进行离心染色显微镜检查，以便准确分类。

5. 管型　管型基质和内含物均被荧光染色，可采用荧光脉冲宽度的变化来反映基质的长度和内含物的数量。透明管型体积大，不含内容物，有极高的前向散射光脉冲宽度和微弱的荧光脉冲宽度。病理管型含有白细胞、上皮细胞或其他内容物，有极高的前向散射光脉冲宽度和荧光脉冲宽度，仪器可以定量报告管型数量，但由于病理管型种类多，形态特点各异，仅凭荧光强度强弱并不能完全区分，而只能分出病理管型和透明管型（图 8 - 5）。

健康人尿液可见极少量透明管型，若大量出现或存在病理管型时，应考虑肾实质损害，且须按标准化操作规程，在显微镜下对管型进行准确识别和分类。

6. 类酵母细胞、精子细胞和黏液　类酵母细胞和精子细胞都含有核酸（RNA 和 DNA），具有很高的荧光强度，其散射光强度与红细胞、白细胞相差不大，故在散点图中的分布区域位于红细胞、白细胞之间（图 8 - 5）。精子比类酵母细胞染色更灵敏，而类酵母细胞的前向散射光脉冲宽度小于精子细胞。但在低浓度时，区分精子细胞与类酵母细胞有一定难度；而在高浓度时，类酵母细胞的 FSC 与红细胞类似，因此其对红细胞计数可产生交叉干扰作用。黏液在散点图上偶尔会出现在透明管型的区域。

7. 结晶　结晶在染色过程中不着色，并分布于低于红细胞荧光强度区域。由于结晶的多样性，FSC 随结晶的大小相应变化，所以其散射光强度分布很宽。带有复合多面内部结构的结晶分布在侧向散射光强度较高区域，借此与红细胞区分开（图8-5）。

草酸钙的分布区域在贴近散点图的 Y 轴，尿酸盐结晶在散点图中的分布与红细胞散点有重叠。当尿酸盐或无定形磷酸盐浓度增高时，可能会有部分结晶对红细胞计数产生干扰，仪器可通过稀释和染色时35℃加温溶解来减少干扰，但并不能准确区分结晶种类。因此，当仪器显示有结晶标记时，应该离心尿液，在显微镜下仔细观察、辨认和识别。

8. 电导率 电导率（conductivity）反映的是尿液溶质的质点电荷，是电流通过导体难易程度的指标，与摩尔渗透压浓度之间有较高的相关性，是反映肾脏功能以及尿液浓缩功能的重要指标。电导率对糖尿病、尿崩症的鉴别诊断有重要价值。长期尿液高电导率者，可能存在大量易形成结石的电解质，应警惕尿路结石的发生。

【方法学评价】 与显微镜检查法相比，流式细胞术尿沉渣分析仪具有很多优点，但是受检测原理、检验技术、标本因素诸多局限，尿沉渣分析仪也存在许多不足见表8-7。因此，尿沉渣分析仪实现的是阴性结果的筛检，而阳性结果必要时仍需要显微镜检查确认。

表8-7 流式细胞术尿沉渣分析仪的评价

项目	评价
优点	①所需标本量少，不需离心尿液，可自动进样 ②分析速度快，每小时可检测 50～100 个标本 ③报告参数多，包括分析参数（定量）、标记参数、研究参数、研究信息和散点图。散点图可以反映细胞分布情况、计算细胞分类或分群、提示检验人员显微镜检查分类和对某些疾病的诊断价值 ④结果可靠性强，当检测标本体积为 9.0μl 时，相当于显微镜检查 50 个 HPF，检验总粒子范围为 0～40 000 ⑤操作程序统一，易于标准化和质量控制
缺点	①假阳性问题使得检测特异性受到影响 ②上皮细胞可能干扰白细胞准确计数，不能鉴别异常细胞 ③不能明确分类病理管型 ④不能检出滴虫、胱氨酸、脂肪滴或药物结晶

二、数字影像分析尿沉渣分析仪

【检验原理】 采用数字影像对尿液有形成分进行分析的仪器种类较多，以平面流式影像分析尿沉渣分析仪比较具有代表性，也称层流式图像分析系统。该类仪器以鞘流技术、CCD 数码成像和 APR 智能软件为核心技术，兼具软件、数据库存储等方面的强大功能。尿液粒子成分在 2 层流速不同的鞘液包被作用下，以单层状形式流经平面式流式细胞检测区域，聚焦于物镜平面。这时，由高速频闪光源通过百万级像素数码相机对有形成分进行 24 次/秒的闪光摄影，使每份标本数码影像图片达 500 张，再结合数字成像和自动颗粒识别分析技术（APR 软件），对大幅图像进行裁减，切分为单独个体粒子图像，再对有形成分的大小、形状、对比度、质地与自动识别系统中模型进行多图像、多方位比对，提取形态学特征（图8-6），从而得到细胞、管型、细菌和结晶等定量计数结果。

【检测参数】 有12 个项目的定量计数结果，另有 27 项需进一步分类的参数见表8-8，需通过图像辨识确认或显微镜检查确定。

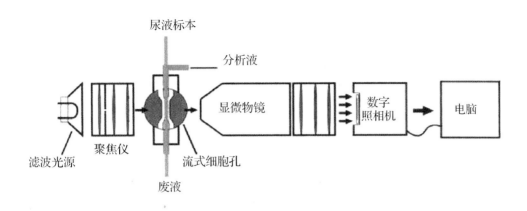

图 8-6　数字影像捕获原理模拟图

表 8-8　数字影像分析尿沉渣分析仪检测参数

分类	参数
自动分类	①细胞：红细胞（RBC）、白细胞（WBC）、白细胞簇（WBCC）、鳞状上皮细胞（SQEP）、非鳞状上皮细胞（NSE） ②管型：透明管型（HYAL）、未分类管型（UNCC） ③其他：细菌（BACT）、精子（SPERM）、黏液（MUCS）、结晶（UNCX）、酵母菌（BYST）
进一步分类	①未分类结晶：如草酸钙结晶（CAOX）、三联磷酸盐结晶（TPO4）等 ②未分类管型：如红细胞管型（RBCT）、白细胞管型（WBCT）等 ③上皮细胞：肾上皮细胞（REEP）、移行上皮细胞（TREP） ④酵母：假菌丝（HYST）、芽殖酵母（BYST） ⑤其他：毛滴虫（TRCH）、脂肪滴（FAT）、椭圆形脂肪小体（OVFB）、红细胞凝块（RBCC） ⑥未分类：异形红细胞（DRBC）

【方法学评价】

1. 优点　自动化程度高，自动混匀不需离心、操作简便，可以采集图像进行形态学识别，部分解决了人工显微镜复检问题。但是，显微镜检查仍是最终的形态确认方法和手段。

2. 不足　①仅 1 个固定焦距显微摄像镜头，只能采集流动标本中随机通过该焦点的有形成分，不能对所有目标采集清晰图像，并进行形态学识别分析。②图像软件识别能力和人工形态识别存在一定差别，这主要受制于尿液有形成分的复杂性、多形性及易变性，如形态异常细胞、形态非典型细胞、细胞管型和不定型物结晶等。③对图像模糊、细胞重叠和细胞碎片的处理有待提高。

目前，比较提倡和推荐尿液分析整体化概念，对尿液理学、化学和有形成分检验应优化检验流程，整合检验结果，达到既快速、省时、省力、经济，又满足不漏检的要求，将更多的人员精力投入到需要重点检查、仔细确认的标本和病人。

干化学尿液分析仪品牌、型号众多，国产化程度也较高，可提供 10 项或更多检测参数。尿沉渣分析仪也在大力普及应用中，如何充分用好这些仪器、如何综合分析多项检测参数，有机组合干化学法和影像式尿沉渣的分析结果尚需要进一步研究。但是，目前提倡各个实验室根据病种、标本来源和现行实验室条件，来设定自行标准和检测流程。尿液分析检测流程模式和评价见表 8-9。

表 8 – 9　尿液分析检测流程模式和评价

流程模式	理学检查	化学检查	尿沉渣分析	显微镜确认	评价
模式 1	√			√	不推荐
模式 2		√			不接受
模式 3	√	√			不接受
模式 4	√	√		√	接受
模式 5	√	√	√		不推荐
模式 6	√	√	√	√	推荐

本 章 小 结

　　尿液分析仪检验是将临床常用的多个尿液检验项目组合在 1 条多联试剂带上,浸入尿液 1 次就可自动检测多个项目,操作方便、检测快速。主要用于临床常规检查、健康体检和某些疾病的筛检。由于其方法学的局限性,结果显示仅为定性或分级式半定量,同时干扰因素较多。因此,必须重视尿液干化学法和多联试带的质量控制,把握检测前、检测中、检测后的质量控制环节。尿液分析仪检验比手工显微镜检查具有优势,但也存在明显不足,因此,目前尿液分析仪还不能完全取代显微镜。显微镜复检仍作为尿液有形成分检查的确证方法。

　　Dry chemistry urinalysis is convenient and quick by immersing the strip of all reagent areas in the urine only once to get results of many items. With methodology limitations, it can only provide qualitative or classified semi – quantitative results, and can be interfered with many factors. It is mainly used in the checkup, screening of preliminary diagnosis, and must be re – checked by microscopes. The main points of this chapter are as follows.

■ Principles of dry chemistry analysis reagent strips.

■ Interference factors and quality control of dry chemistry analysis.

■ Clinical application of dry chemistry analysis.

■ Parameters and clinical values of urinary sediment analyzer.

（江新泉）

扫码“练一练”

第三篇

分泌物与排泄物检验

  分泌物与排泄物检验是临床常用的检验，包括粪便、精液、阴道分泌物、前列腺液和痰液检验等。①粪便检验可用于判断胃肠道、胰腺和肝胆系统功能状态和疾病情况，也是消化道感染病原生物学、胃肠道肿瘤普查和寄生虫病防治工作中一项必不可少的检验项目。在传统检验项目的基础上，现代粪便检验引入了免疫学技术、分子生物学技术和自动化检验技术等，为粪便的病原生物学、细胞学检验提供了更高灵敏度和特异性。②精液检验是男科重要的实验室检验内容，传统的精液检验方法已不能完全解释男性不育症的原因。计算机辅助精子分析、精子功能检验、精浆化学和免疫学成分以及遗传基因的检验为男性不育症的诊断提供了新的技术方法。③前列腺液检验是前列腺炎、前列腺肿瘤的辅助诊断方法，传统的检验项目结合化学、免疫学成分检验，为前列腺疾病诊断提供了良好的指标。④阴道分泌物检验是妇科最基本的实验室检验项目，对诊断生殖系统感染、肿瘤等有一定应用价值。⑤痰液检验，特别是痰液的理学和显微镜检验对某些呼吸系统疾病的诊断具有重要价值。

扫码"学一学"

第九章 粪便检验

教学目标与要求

1. **掌握** 粪便隐血试验的原理、方法学评价，显微镜有形成分的检验方法，粪便检验的质量控制。
2. **熟悉** 粪便标本采集与处理。
3. **了解** 粪便的性状检验及其临床意义。

粪便检验对许多疾病，特别是寄生虫病、消化系统疾病的诊断以及消化道肿瘤的筛检有重要的临床价值，是临床上最常见的检验项目之一。本章要点是：

● 粪便的性状检验及其临床意义。

● 隐血试验的原理、方法学评价及其临床意义。

● 显微镜有形成分的检验及其临床意义。

● 粪便检验的质量控制。

粪便（feces or stool）的成分主要有：①未消化的食物残渣，如植物纤维、肉类纤维、淀粉颗粒等。②已消化但未被吸收的食糜。③消化道分泌物，如胆色素、酶、无机盐和黏液等。④食物分解产物，如吲哚、粪臭素等。⑤肠道脱落的上皮细胞。⑥细菌，包括肠道寄生菌（如大肠埃希菌和肠球菌等）和一些过路菌等。在病理的情况下，粪便中可见到血液、脓液、寄生虫、致病菌和结石等。

粪便检验的主要目的为：①了解消化道以及肝脏、胆道、胰腺等有无炎症、出血、溃疡、肿瘤及寄生虫感染等。②了解食物消化状况，以间接判断胃肠、肝胆和胰腺的功能状态。③检查有无肠道致病菌，以协助诊断肠道传染病。

第一节 标本采集与处理

一、粪便标本采集

粪便标本采集的质量可直接影响检验结果的准确性和可靠程度。标本采集应注意：①粪便标本要新鲜，不得混有尿液、消毒剂和污水等，以免破坏其有形成分和病原体等。②应选取含有黏液、脓液和血液等病理成分的部分；外观无异常者可于粪便的表面和深处多部位采集标本。③采集标本后及时送检，并于标本采集后 1 小时内检验完毕，否则可由于消化酶、酸碱度变化以及细菌的作用等因素的影响，而导致粪便有形成分的破坏。④采集标本的容器应清洁、干燥、有盖，不吸水和渗漏；细菌学检查要用灭菌有盖的容器收集标本。临床上常见粪便标本的采集方法与要求见表 9 - 1。

表 9-1 常见粪便标本采集方法与要求

标本类型	采集方法	要求
常规检查标本	新鲜，选取异常部分，无异常时可多部位采集	无污染，及时送检
寄生虫检查标本		
血吸虫毛蚴	采集脓液、血液或黏液处	不小于30g或整份标本送检
蛲虫卵	透明薄膜拭子于晚12时或清晨排便前自肛门皱襞处拭取	立即送检
阿米巴滋养体	脓血和稀软部分	立即送检，寒冷季节注意保温
虫体检查及虫卵计数	24小时粪便	检查虫体时应仔细搜查或筛检，检查虫卵时应混匀标本后检查，坚持"三送三检"
OBT（化学法）标本	新鲜	检查前3天禁食肉类及动物血，并禁服铁剂、铋剂、维生素C
粪胆原定量标本	3天的粪便标本	每天混匀后称取20g送检
脂肪定量标本	脂肪膳食6天，从第3天起采集72小时内标本	将采集的标本混合称量，取出60g送检
无粪便标本	可经直肠指诊或采便管拭取标本	确需检查时

二、粪便标本处理

1. 纸类容器、塑料类容器的处理　可于焚化炉内进行焚化处理。

2. 玻璃、瓷器容器的处理　如果容器为玻璃、瓷器等材料，应浸入5%甲酚皂溶液中24小时，或0.1%过氧乙酸中12小时，处理后的粪便倒入厕所。检验用过的玻璃片应浸入0.5%过氧乙酸消毒过夜，再煮沸消毒后清洗干净备用。

第二节　粪便理学检验

一、量

健康成人每天排便2次至每周3次，粪便量每天100~300g。粪便量的多少与进食量、食物的种类及消化器官的功能状态有关。进食粗糙粮食及含纤维素较多的食物，粪便量相对较多；反之，则相对较少。在病理情况下，粪便的量与性状等多方面都可发生改变。

二、性状

健康成人粪便为成形的黄褐色软便，婴儿粪便多为黄色或金黄色糊状便。病理情况下，粪便的性状改变与临床意义见表9-2。

表 9-2 粪便性状改变及临床意义

粪便	特点	临床意义
稀汁便	脓样，含有膜状物	伪膜性肠炎
	洗肉水样	副溶血性弧菌食物中毒
	红豆汤样	出血性小肠炎
	稀糊或稀汁样	急性（胃）肠炎

粪便	特点	临床意义
米泔样便	白色淘米水样，含有黏液片块，量多，脓细胞少见	霍乱、副霍乱
黏液便	小肠病变，黏液混于粪便中，大肠病变黏液附着在粪便表面	肠道炎症或受刺激、肿瘤或便秘、某些细菌性痢疾
溏便	粥样、内容物粗糙	消化不良、慢性胃炎、胃窦潴留
胨状便	黏胨状、膜状或纽带状物	过敏性肠炎、慢性细菌性痢疾
鲜血便	鲜红色，滴落于排便之后或附在粪便表面	直肠癌、直肠息肉、肛裂或痔疮
脓血便	脓样、脓血样、黏液血样、黏液脓血样。阿米巴性痢疾的粪便呈稀果酱样，暗红色，有特殊的腥味，以红细胞为主。菌痢时以黏液及脓细胞为主	细菌性痢疾、阿米巴痢疾、结肠癌、肠结核、溃疡性结肠炎
乳凝块	黄白色乳凝块或蛋花样	婴儿消化不良、婴儿腹泻
变形便	球形硬便	习惯性便秘、老年人排便无力
	细条、扁片状	肠痉挛、直肠或肛门狭窄
	细铅笔状	肠痉挛、肛裂、痔疮、直肠癌

三、颜色

健康成人的粪便因含粪胆素（stercobilin）而呈黄色或褐色。婴儿的粪便因含胆绿素（biliverdin）呈黄绿色。粪便的颜色易受食物及药物因素的影响。在病理情况下，粪便也可呈现不同的颜色变化（表9-3）。

表9-3　粪便颜色改变及可能的原因

颜色	食物原因或药物原因	病理原因
鲜红色	服用西红柿和西瓜等	肠道下段出血，如痔疮、肛裂、直肠癌等
暗红色	食用大量咖啡、可可、巧克力等	阿米巴痢疾、肠套叠等
灰白色	钡餐造影服用硫酸钡，食入脂肪过量或金霉素	胆道梗阻、肠结核
绿色	食用大量绿色蔬菜或甘汞	乳儿肠炎因胆绿素来不及转变为粪胆素呈绿色
黑色	食用铁剂、动物血、肝脏、活性炭及某些中药	上消化道出血
黄色	乳儿便、服用大黄、山道年	胆红素未氧化及脂肪不消化

四、气味

食物在肠道中经细菌作用后，产生吲哚（靛基质）、硫醇、粪臭素和硫化氢等有臭味的物质，故健康人粪便有一定臭味。一般情况下肉食者臭味较浓，素食为主者臭味相对较淡。

慢性肠炎、胰腺疾病、消化道大出血、结肠或直肠溃烂时多因未消化的蛋白质发生腐败而致粪便有恶臭；脂肪及糖类消化不良或吸收不良时，由于脂肪酸分解及糖的发酵，而致粪便有酸臭味；阿米巴肠炎时粪便有鱼腥臭味。

五、寄生虫与结石

粪便中的较大虫体（如蛔虫、蛲虫、绦虫节片等）肉眼即可以发现。将粪便过筛冲洗后可发现钩虫、鞭虫等细小虫体。

粪便中排出的结石，最常见的是胆结石。另外，还有胰石、肠石等。较大者肉眼可见，较小者需用铜筛淘洗粪便后才能发现。

第三节 粪便化学与免疫学检验

一、隐血试验

胃肠道少量（<5ml）出血时，粪便外观无可见的血液，因红细胞溶解破坏，显微镜检查也未见红细胞，这种肉眼及显微镜均不能证实的出血称为隐血（occult blood）。隐血可以通过隐血试验来检验，采用免疫学或化学等方法检验隐血的试验，称为隐血试验（occult blood test，OBT）。

扫码"看一看"

【检测原理】

1. 免疫法 如酶联免疫吸附试验、免疫斑点法、胶乳凝聚法等，目前多采用单克隆抗体免疫胶体金法。将血红蛋白作为抗原与免疫标记的抗血红蛋白单克隆抗体发生抗原抗体反应，来判断是否存在出血。由于免疫法的影响因素少，具有特异性与准确性高的特点，因此临床广泛应用。

2. 化学法 利用血红蛋白中的含铁血红素有类似过氧化物酶的作用，可将色原（供氢体）中的氢转移给 H_2O_2 生成水（H_2O），供氢体脱氢（氧化）后形成发色基团而呈色。呈色的深浅可反映血红蛋白（出血量）的多少。这类方法较多，如邻联甲苯胺法、邻甲苯胺法、还原酚酞法、联苯胺法、愈创木酯法、匹拉米洞法和无色孔雀绿法等，其比较见表9－4。

目前，临床应用中有以四甲基联苯胺和愈创木酯为显色基质的隐血试剂带，使用非常方便，病人可自行留取标本进行检测。

表9－4 不同化学法 OBT 的比较

方法	灵敏度（Hb最小检出量）	检出血量（ml）	临床应用
邻联甲苯胺法	高（0.2～1mg/L）	1～5	易出现假阳性
邻甲苯胺法	高（0.2～1mg/L）	1～5	易出现假阳性
还原酚酞法	高（1mg/L）		试剂不够稳定，淘汰
联苯胺法	中（2mg/L）	5～10	试剂有致癌性，淘汰
愈创木酯法	低（6～10mg/L）	20	假阳性极少，假阴性较高
匹拉米洞法	中（1～5mg/L）	5～10	灵敏度适中，较适宜
无色孔雀绿法	中（1～5mg/L），未加入异喹啉时为（6～10mg/L）	5～10	灵敏度适中，较适宜

3. 其他方法

（1）转铁蛋白测定法 当胃肠道出血时，粪便中出现大量转铁蛋白，其稳定性高于Hb，能抵抗肠道细菌的分解作用，联合检测转铁蛋白和 Hb，是判断消化道出血的良好指标。

（2）卟啉荧光法血红蛋白定量试验 血红蛋白在热草酸试剂作用下转变为原卟啉，进行荧光检测，除了可检测粪便中未降解的血红蛋白外，还可检测血红蛋白衍生物卟啉。

（3）同位素法 同位素标记的红细胞经静脉注射后，正常情况下不进入消化道，但消化道出血时则随着血液进入消化道并由粪便排出，因此将粪便放射性与每毫升血液放射性进行比较计算，可求出胃肠道出血量。

【**方法学评价**】由于各种粪便 OBT 有其自身优点和不足。目前，国内外尚无统一公认的标准方法。美国胃肠病学学会（American Gastroenterological Association，AGA）推荐免疫法或愈创木酯法。粪便 OBT 的方法学评价见表 9 - 5。

表 9 - 5　粪便 OBT 的方法学评价

方法	评价
胶体金法	常用方法。胶体金性质稳定，并能呈色；胶体金与单克隆抗体结合稳定性好，可定性和半定量测定，判断结果准确；灵敏度高，检测便捷、特异性高等
化学法	操作简便易行，但缺乏特异性和准确性。传统使用的化学试验已经被目前的试带法所替代，使检测更加简便、快速
转铁蛋白测定法	灵敏度达 2mg/L，单独或联合检测粪便隐血可作为消化道出血的有效标志。联合检测 Tf 和 Hb，假阴性减低，有助于筛检早期大肠癌
卟啉荧光法血红蛋白定量试验	方法较复杂（手工法需 90 分钟），灵敏度是愈创木酯的 2 倍，但特异性低。食用肉类和阿司匹林影响试验
放射性核素铬（^{51}Cr）法	灵敏度高于化学法，特异性高，但不受外源性动物血红蛋白等影响，故无须限制饮食。因价格贵和放射性因素，限制了临床应用，不适宜对人群筛检
HemeSelect 免疫法	运用反向被动血凝法原理，检测完整的血红蛋白和球蛋白，主要用于检测结肠损害情况，但检测费用高

【**参考区间**】阴性。

【**临床意义**】

1. 消化道出血的重要指标　消化道疾病如消化道溃疡，药物（如阿司匹林、糖皮质激素、吲哚美辛等）对胃黏膜的损伤、肠结核、克罗恩病、应激性溃疡、溃疡性结肠炎、钩虫病、结肠息肉以及消化道肿瘤（如胃癌、结肠癌等），粪便 OBT 常为阳性。

2. 消化道溃疡的疗效判断指标　消化道溃疡经治疗后粪便颜色已趋正常，但 OBT 阳性仍可持续 5~7 天，OBT 转为阴性可作为判断出血完全停止的可靠指标。

3. 消化道肿瘤的过筛指标　OBT 可作为消化道恶性肿瘤普查的一个筛选指标，其连续检测对早期发现结肠癌、胃癌等恶性肿瘤有重要的价值。以胃癌为例，早期胃癌诊断符合率为 20%，晚期符合率高达 95%。由于 OBT 简便、价廉、对病人无危害，美国临床生物化学学会（National Academy of Clinical Biochemistry，NACB）对于 OBT 临床应用循证评价时，建议对 50 岁以上的人群，每年或 2 年进行 1 次愈创木脂法 OBT 筛检。

二、人类轮状病毒

人类轮状病毒（human rotavirus，HRV）属于呼肠孤病毒科轮状病毒属，是婴幼儿腹泻的主要病原体。全世界因急性胃肠炎而住院的儿童中，有 40%~50% 为轮状病毒所引起。感染轮状病毒后粪便中会排出病原体。

【**检测原理**】常用检测方法为人轮状病毒抗原检验。粪便 HRV 为抗原与免疫标记的特异性单克隆抗体发生抗原抗体反应，以判断是否存在 HRV。抗原检验可以检出 A 组轮状病毒，并判定亚组和血清型。另外，还有电镜与免疫电镜检验、病毒 RNA 聚丙烯酰胺凝胶电泳、核酸检测等。

【**方法学评价**】粪便轮状病毒检验的方法学评价见表 9 - 6。

表 9 - 6 粪便轮状病毒检验的方法学评价

方法	评价
轮状病毒抗原检验	①胶体金法：方便便捷，可用于快速检测。②ELISA：灵敏度高，操作耗时较长。③胶乳凝集试验：特异性较好，但不及 ELISA 法灵敏
电镜与免疫电镜检验	粪便悬液超速离心，沉渣经乙酸钠染色后电镜观察，或进行免疫电镜观察。电镜下观察到轮状病毒即可确诊
聚丙烯酰胺凝胶电泳	抽提病毒 RNA 后，经 PAGE 电泳硝酸银染色进行分析，根据 A、B、C 三组 RV11 基因片段电泳位置的特殊分布图形进行判断
核酸检测	①核酸杂交：用地高辛等标记组特异性探针（*VP6* 基因）或型特异性探针（*VP4* 或 *VP7* 基因型特异性序列）检测轮状病毒 RNA。②PCR 检验：既可用于诊断，又可用于分型

【参考区间】阴性。

【临床意义】人类轮状病毒感染常见于 6 个月 ~ 2 岁的婴幼儿，主要在冬季流行，一般通过粪 - 口途径传播。病儿主要症状是腹泻，严重时可导致脱水和电解质平衡紊乱，一般病程 3 ~ 5 天。A 组轮状病毒是引起婴幼儿急性重症腹泻的主要病原体，粪便人轮状病毒检验可用于流行病学调查及协助诊断胃肠道传染病。

其他肠道病毒，如脊髓灰质炎病毒、柯萨奇病毒、腺病毒、埃可病毒、诺如病毒和新型肠道病毒等，都可引起人类不同程度的疾病。临床症状较轻者表现为倦怠、乏力、低热等；重者可有全身感染，脑、脊髓、心脏和肝脏等脏器受损，预后较差，并可遗留后遗症；新生儿感染后病情严重，甚至死亡。常用检测方法有病毒抗原检测、病毒抗体检测和病毒 RNA 核酸检测。

三、脂肪

【检测原理】

1. 称量法 粪便标本经盐酸处理后，结合脂肪酸转变成游离脂肪酸，用乙醚、石油醚等有机溶剂萃取中性脂肪及游离脂肪酸。蒸发除去有机溶剂并精确称重，即得总的脂肪重量。

2. 滴定法 将粪便脂肪与氢氧化钾乙醇溶液煮沸后形成脂皂，冷却后再加入过量的盐酸将脂皂转换成脂酸，采用有机溶剂抽提脂酸，蒸干的残渣以乙醇溶解后，用氢氧化钠滴定，计算出脂肪总量。本法检测的是总脂肪酸，普通饮食情况下，脂肪总量和总脂肪酸相差无几。

3. 显微镜检查法 利用显微镜观察粪便中有无脂肪颗粒。

【方法学评价】粪便脂肪检验的方法学评价见表 9 - 7。

表 9 - 7 粪便脂肪检验的方法学评价

方法	评价
称量法与滴定法	作为定量方法，准确客观。但操作复杂，临床应用较少
显微镜检查法	简便易行，但准确性低，只能作为消化吸收不良的筛检试验，不能作为诊断依据

【参考区间】在普通膳食情况下，脂肪占粪便干重的 10% ~ 20%。健康成人 24 小时粪便中的脂肪总量为 2 ~ 5g。

【临床意义】如果粪便中脂肪总量超过 6g，则称为脂肪泻。脂肪泻常见于胆汁淤积性黄疸、慢性胰腺炎、胰腺癌、胰腺纤维囊性病以及小肠病变等。

第四节　粪便显微镜检验

粪便显微镜检验是临床常规项目之一，通过显微镜检验可发现粪便中的病理成分，如细胞、寄生虫虫卵、真菌和原虫等，也可通过检验食物残渣了解消化吸收功能情况。

最常用的方法是粪便生理盐水涂片法。滴加 1～2 滴生理盐水在载玻片上，以竹签挑取含有黏液或血液等可疑部分的粪便（通常半个米粒大小），混悬于生理盐水中制成涂片，其厚度以通过悬液能看清白纸上的字迹为宜。加上盖玻片，先用低倍镜观察全片，观察有无寄生虫虫卵、原虫及其包囊等，再用高倍镜仔细寻找和观察病理性成分。进行显微镜检验时，原则上要观察 10 个以上的高倍视野，并按表 9－8 方式报告结果。

表 9－8　粪便镜检细胞报告方式

10 个高倍镜视野所见情况	报告方式（/HPF）
仅看到 1 个某种细胞	偶见
有时不见，最多见到 2～3 个	0～3 个
最少可见 5 个，最多 10 个	5～10 个
细胞数大多超过 10 个以上	多数
细胞均匀布满视野不能计数	满视野

一、细胞

1. 白细胞　正常粪便中偶见白细胞，主要是分叶核中性粒细胞。肠道炎症时其数量增多，并且与炎症轻重程度及部位相关。

（1）小肠炎症时，白细胞均匀混合于粪便中，且细胞常被消化，形态难以辨认。

（2）结肠炎症时，如细菌性痢疾及溃疡性结肠炎，白细胞可大量成堆出现。此时，白细胞可发生退化、胞体肿胀、边缘不完整或破碎，胞质充满细小颗粒，胞核模糊不清，细胞常成堆出现，即所谓的脓细胞（图 9－1）。

（3）肠道寄生虫感染（尤其是钩虫病及阿米巴痢疾时）和过敏性肠炎时，粪便中可见较多的嗜酸性粒细胞。

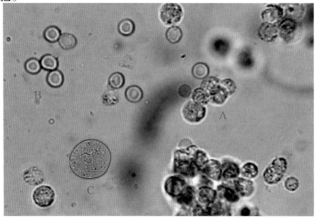

图 9－1　粪便可见到的细胞成分
A. 白（脓）细胞；B. 红细胞；C. 吞噬细胞

2. 红细胞　正常粪便中无红细胞。上消化道出血时红细胞在胃及肠道中被消化液破坏，故显微镜检验为阴性，必须通过 OBT 检验；下消化道的病变，如炎症、痔疮、直肠息肉、肿瘤及其他出血性疾病时，粪便中可见到多少不等的红细胞（图 9−1）。在炎症时，红细胞常伴随白细胞出现。细菌性痢疾以白细胞为主，红细胞常分散存在，形态多正常；阿米巴痢疾以红细胞为主，可成堆出现，并有破碎的现象。

3. 吞噬细胞　正常粪便中无吞噬细胞。吞噬细胞是由单核细胞吞噬了较大的异物后形成（图 9−1），其体积较大，常在 20μm 以上，胞核 1~2 个，形态多不规则且大小不等，呈圆形、卵圆形或不规则形，常有伪足样突起。胞质内常有吞噬的颗粒、细菌及细胞等异物。在细菌性痢疾时，常可见到较多的吞噬细胞，吞噬细胞可作为诊断急性细菌性痢疾的依据，也可见于急性出血性肠炎，偶见于溃疡性结肠炎。

4. 上皮细胞　在生理条件下，少量脱落的上皮细胞大多被破坏，正常粪便中很难发现。肠道的上皮细胞为柱状上皮细胞，呈两端钝圆的短柱状或卵圆形。在结肠炎症，如坏死性肠炎、霍乱、副霍乱和伪膜性肠炎等时上皮细胞数量增多。其中以伪膜性肠炎的肠黏膜柱状上皮细胞增多最明显，可见到成片存在的肠黏膜柱状上皮细胞。

二、食物残渣

正常情况下，食物被充分消化，粪便中仅见到无定形的细小颗粒残渣。食物消化不完全时，显微镜下可见到各种不同类型的食物残渣。

1. 淀粉颗粒　正常粪便中淀粉颗粒较少见。淀粉颗粒为大小不等的圆形或椭圆形、无色颗粒，有一定的光泽，内含不规则放射性或同心性线纹样结构（图 9−2）。滴加碘液后呈蓝色或蓝黑色，如水解成红糊精者则染成棕红色。淀粉颗粒在碳水化合物消化不良及腹泻病人的粪便中可大量出现。

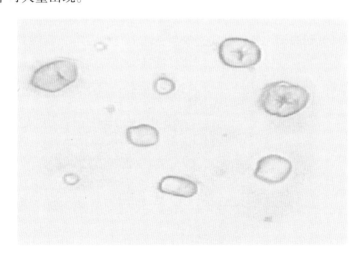

图 9−2　淀粉颗粒

2. 脂肪　正常情况下，食入的脂肪经胰脂肪酶消化分解后大多被吸收，故粪便中很少见到。粪便中可有中性脂肪（脂肪滴）、游离脂肪酸和结合脂肪酸（图 9−3，表 9−9）。显微镜检查脂肪滴大于 6 个/HPF，为脂肪排泄增多，多见于腹泻、胆汁淤积性黄疸及胰腺外分泌功能减退等；粪便量多、泡沫状、灰白色、有光泽和恶臭是慢性胰腺炎的粪便特征，显微镜检查可见较多的脂肪滴。

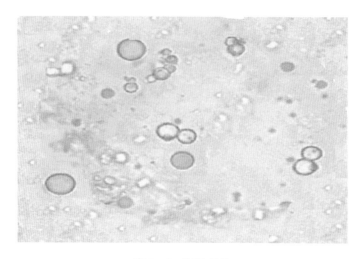

图9-3 脂肪颗粒

表9-9 粪便中脂肪的检验和鉴别

项目	中性脂肪	游离脂肪酸	结合脂肪酸
镜下形态	无色折光性块状或淡黄色折光性强的大小不等的小滴状	无色细长针状结晶或块状	块状或针束状
苏丹Ⅲ染色	红色	块状染红色,针状不着色	不着色
加热	溶化	溶化	不溶
乙醚	溶化	溶化	不溶
NaOH	不溶	溶化	不溶
冷乙醇	不溶,加温后溶化	溶化	不溶

3. 肌肉纤维 健康人大量食肉后,粪便中可见少量黄色、柱状、两端圆形、有不清楚横纹的肌肉纤维(图9-4),但在一张标准盖玻片(18mm×18mm)范围内不应大于10个。肌肉纤维增多可见于腹泻、肠蠕动亢进或蛋白质消化不良等。胰腺外分泌功能减退时,肌肉纤维增多,且易见其横纹,如见到细胞核,则提示胰腺功能障碍。

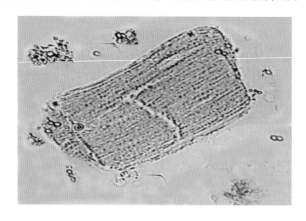

图9-4 肌肉纤维

4. 结缔组织 结缔组织为无色或微黄色、成束且边缘不清的线条状物,在正常情况下少见。加入数滴5mol/L乙酸后,弹力纤维可变得非常清晰,胶原纤维则变得膨大,胃蛋白酶缺乏时可较多的出现。

5. 植物纤维及植物细胞 植物细胞可呈多角形、圆形、长圆形、双层胞壁等(图9-

5），细胞内有时含有淀粉颗粒或叶绿素小体。植物纤维导管（图9-6）常为螺线形，而植物毛则是一端呈尖形的管状、细长、有强折光的条状物。

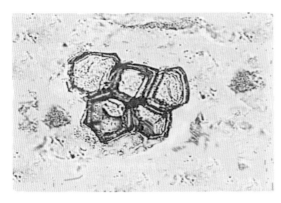

图9-5 植物细胞

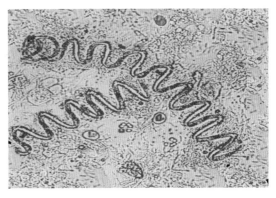

图9-6 植物纤维导管

三、病原生物

1. 细菌 成人粪便中主要的菌群是大肠埃希菌、肠球菌和厌氧菌，约占80%，还有少量的产气杆菌、变形杆菌、芽孢菌及真菌等。成人粪便中菌量与菌谱处于相对稳定状态，保持着细菌与宿主之间的生态平衡。健康婴幼儿粪便中主要是双歧杆菌、拟杆菌、肠杆菌、肠球菌、葡萄球菌等。粪便中球菌和杆菌的比例大约为1∶10。

长期使用广谱抗生素、免疫抑制剂及慢性消耗性疾病病人可发生肠道菌群失调，引起革兰阴性杆菌数量严重减少甚至消失，而葡萄球菌或真菌等明显增多，粪便中球菌/杆菌比值变大。粪便涂片染色后油镜观察可初步判断细菌的种类，但确证需通过细菌培养与鉴定。可采用粪便悬滴检验和涂片染色筛检霍乱弧菌。

2. 寄生虫虫卵 粪便涂片中可见到蛔虫卵、鞭虫卵、钩虫卵、蛲虫卵、血吸虫卵、肺吸虫卵、肝吸虫卵或姜片虫卵等（图9-7～图9-13）。检测时要注意虫卵的大小、色泽、形状、卵壳厚薄及内部结构等多方面特点。临床上常采用饱和盐水漂浮法、离心沉淀法和静置沉淀集卵法等方法来提高阳性检出率。

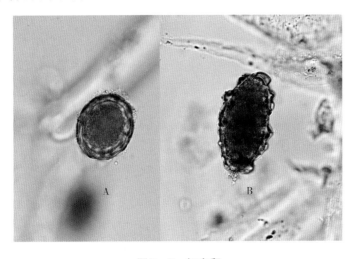

图9-7 蛔虫卵

A. 受精的蛔虫卵；B. 未受精的蛔虫卵

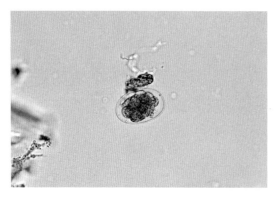

图 9-8 钩虫卵

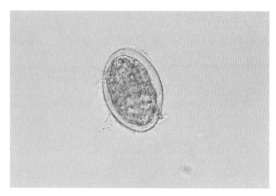

图 9-9 血吸虫卵

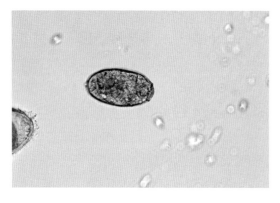

图 9-10 肺吸虫卵

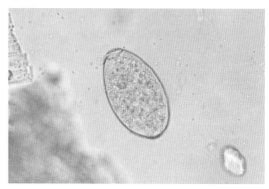

图 9-11 姜片虫卵

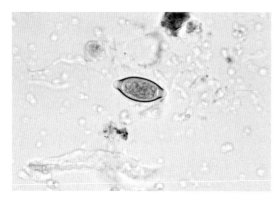

图 9-12 鞭虫卵

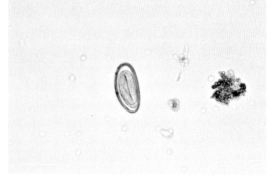

图 9-13 蛲虫卵

3. 肠道原虫

（1）溶组织内阿米巴（entamoebahistolytica）　取新鲜粪便的脓血黏液部分显微镜检查可见到滋养体（图 9-14），并可找到包囊（图 9-15、图 9-16）。

（2）蓝氏贾第鞭毛虫（giardia lamblia）　滋养体的形态如纵切的半个去核的梨，前端钝圆，后端尖细，背面隆起而腹面凹陷，两侧对称形似勺形，腹部前半部有吸盘，借此可吸附于肠黏膜上（图 9-17、图 9-18）。

（3）隐孢子虫（cryptosporidium）　除了粪便常规检验外，常用改良抗酸染色法、金胺-酚-改良抗酸染色法等方法来提高阳性检出率（图 9-19）。

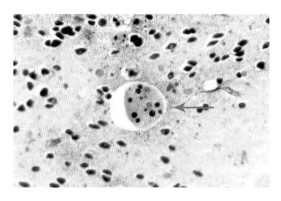

图 9-14 溶组织内阿米巴滋养体（吞噬红细胞）

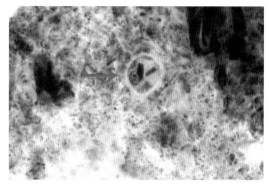

图 9-15 溶组织内阿米巴包囊（1 核）

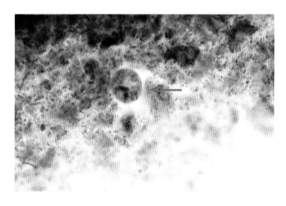

图 9-16 溶组织内阿米巴包囊（4 核）

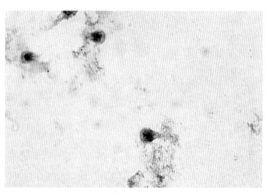

图 9-17 蓝氏贾第鞭毛虫滋养体

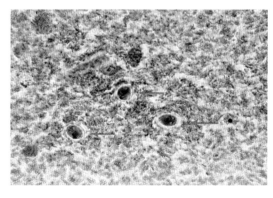

图 9-18 蓝氏贾第鞭毛虫包囊

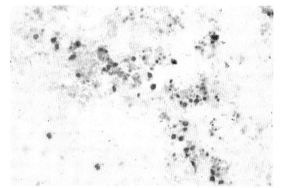

图 9-19 隐孢子虫

（4）人芽孢子虫（blastocystishominis） 无色或淡黄色，圆形或卵圆形，大小不一，胞内有巨大透明体，其周边绕以狭窄的细胞质，质内含有少数折光小体。人芽孢子虫与白细胞及原虫包囊形态十分相似，可借助破坏试验来进行鉴别，即用水代替生理盐水迅速做显微镜检验，人芽孢子虫遇水被破坏而消失，白细胞与原虫则因不易破坏而仍可看见。

4. 真菌 真菌孢子直径 3~5μm，椭圆形，有较强的折光性，革兰染色阳性，多有菌丝同时出现（图 9-20）。正常粪便中少见真菌，在排除容器污染或粪便暴露室温下过久污染时，常见于应用大量抗生素所致的肠道菌群紊乱，可引起真菌性二重感染。粪便中常见的真菌为酵母菌，卵圆形，其排列因芽生增殖呈出芽或短链状（图 9-21）。

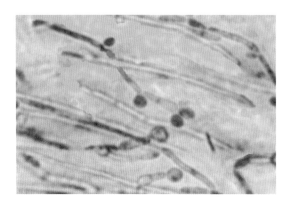

图 9 - 20 真菌

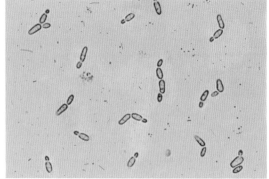

图 9 - 21 酵母菌

四、结晶

健康人粪便中可见多种结晶，如草酸钙、磷酸钙或碳酸钙等结晶，一般无临床意义。病理性结晶如下。

1. 夏科 - 莱登结晶 夏科 - 莱登结晶（Charcot - Leyden crystal）为菱形无色透明结晶（图 9 - 22），其两端尖长、大小不等、折光性强，是嗜酸性粒细胞破裂后嗜酸性颗粒相互融合而成。多见于阿米巴痢疾及过敏性肠炎。

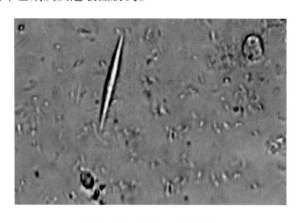

图 9 - 22 夏科 - 莱登结晶

2. 血红素结晶 斜方形结晶，棕黄色，不溶于氢氧化钾溶液，遇硝酸呈青色，见于胃肠道出血后。

3. 脂肪酸结晶 脂肪酸吸收不良所致，多见于胆汁淤积性黄疸病人。

五、药物成分

某些中草药或保健品含有植物的花粉或孢子等成分，其在体内消化不完全时，显微镜检查时常易误认为寄生虫虫卵，其中灵芝孢子常被误认为是华支睾吸虫虫卵（图 9 - 23）。植物花粉或孢子数量常较大，内部结构常不清楚，常有较厚的细胞壁，必要时可询问病史以帮助诊断。

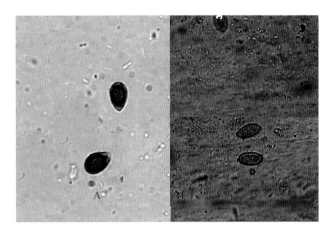

图 9 – 23 粪便中的灵芝孢子和华支睾吸虫虫卵

A. 灵芝孢子；B. 华支肝吸血卵

第五节 粪便分析仪检验

传统的粪便检验方法为手工操作，粪便分析工作站（fecal analysis workstation）是继尿沉渣分析工作站后的新开发的粪便自动化检测工作站系统。粪便工作站系统包括标本浓缩采集管、自动加样装置、流动计数室、显微镜（含明视野、偏振光和相差）系统和微电脑控制台等。检测内容包括红细胞、白细胞和寄生虫卵等有形成分，血红蛋白、转铁蛋白和钙卫蛋白（calprotectin）等，轮状病毒、腺病毒和柯萨奇病毒等病毒抗原或抗体，还有幽门螺杆菌等细菌抗体。钙卫蛋白（calprotectin）是一种来源于中性粒细胞和巨噬细胞的含钙蛋白，其表达具有组织或细胞特异性，可作为急性炎性细胞活化的标志物。

传统的粪便检验法与粪便分析工作站的评价见表 9 – 10。

表 9 – 10 传统的粪便检验法与粪便分析工作站的评价

特点	传统的粪便检验方法	粪便分析工作站
操作	手工操作方法标准难于统一，结果误差较大	自动吸样、自动染色、定量标本输送、自动分析与自动冲洗，可重复测试。如与计算机网络连接，实现无纸数据传输、贮存或检索
生物安全	操作者直接面对和处理有生物危害性的物质（如粪便、有毒试剂），不利于保护操作者，也可能引起环境污染	粪便在离心管内经过甲醛杀菌、乙酸乙酯乳化的无害化处理后，无臭无污染。全过程在封闭系统内分析，避免对操作人员的危害和环境污染
成本	低，仅需显微镜及吸管、载玻片、盖玻片等	高，需要相应仪器，可能需专用粪便采集管
标准化	标准难于统一，结果误差较大	易于标准化
阳性率	常用直接涂片法，多无粪便浓集、过滤及染色等步骤，阳性率低	某些仪器能对粪便进行浓集和过滤处理，易发现病理成分；对高浓度粪便浓缩物进行自动稀释；具有标本染色和不染色双通道流动计数室，双重计数，提高阳性检出率

第六节 粪便检验的质量控制

一、标本采集与运送

1. 容器 ①干净、大小适宜，盛便后不漏不溢，无吸水性、不破坏粪便的有形成分，且标识明显。②最好是使用一次性的有盖塑料盒，细菌培养时要采用无菌容器。

2. 标本采集 应尽可能采集含脓血、黏液等异常部分的新鲜粪便。①外观无异常粪便应从浅、深多处取材。②常规检验应取指头大小（5～10g）或稀便2ml，浓集寄生虫虫卵时至少要取鸡蛋大小粪便，并尽快处理。③标本不能被尿液、药物等污染。

3. 及时检验 标本采集后应在1小时内完成检验，否则可因pH及消化酶等的影响导致其有形成分被破坏等。

二、粪便显微镜检验的质量控制

1. 检验人员 要掌握粪便中正常和异常成分的形态特点以及相似物的鉴别方法，提高专业水平和镜检识别能力。加强质量意识，重视粪便检验工作。

2. 器材要求 载玻片要清洁，定期更换生理盐水，防止被真菌污染。

3. 制备涂片 挑取适量的异常部分标本，制备涂片，涂片厚薄要适宜。

4. 显微镜检验 按照操作规程，先低倍镜观察全片，再高倍镜检验。高倍镜要观察10个以上视野，以防漏检。

5. 特殊检验 在温度较低时，检验阿米巴原虫要注意保温。可将生理盐水及载玻片预温后再涂片，并快速检验。必要时可采用集卵法检验寄生虫及虫卵，以提高检出率。

三、粪便隐血试验的质量控制

1. 器材及试剂的要求 试验器材要干净，标本不能被血液或脓液污染。不使用过期试剂及无"三证"试剂，不随意更换试剂系统，注意试剂带的保存方法。

2. 规范化操作 ①严格控制操作时间，防止误判结果。②每天做阳性和阴性质控对照。

3. 不同检验方法的要求

（1）免疫法 检测时要注意后带现象，必要时可将粪便稀释后重新检验。胶体金法要注意是否出现对照线，无对照线要检验试剂带是否失效。

（2）化学法 应嘱咐病人在试验前3天内禁食影响试验的食品和药物，如动物血、肉类和维生素C等。试验前要鉴定H_2O_2，最好新鲜配制。

粪便OBT的干扰因素与评价见表9-11和表9-12。

表9-11 免疫法粪便OBT的干扰因素与评价

因素	评价
标本因素	假阴性：消化道大量出血时，粪便血红蛋白浓度过高，即抗原过剩时，此为后带现象。还可见于血红蛋白被消化酶降解变性，丧失原有免疫原性，或单克隆抗体与粪便血红蛋白抗原不匹配
食物因素	动物血红蛋白（500mg/L）、辣根过氧化物酶（200mg/L）对免疫法无干扰，不必限制饮食
药物因素	服用阿司匹林2.5g（可引起出血2～5ml/24h），免疫法可呈阳性；服用刺激胃肠道药物后，可造成单克隆抗体胶体金法假阳性
器材和试剂	假阴性：试剂盒保存不当、失效等
操作过程中	假阴性：直接使用低温保存（15℃以下）的标本

表9-12 化学法粪便OBT的干扰因素与评价

因素	评价
标本因素	假阴性：粪便标本陈旧；血液在肠道停留时间过久，血红蛋白被细菌分解
	假阳性：粪便隐血来源于非消化道如齿龈出血、鼻出血、月经血等

续表

因素	评价
食物因素	假阳性：食用鱼、肉、肝脏，或含过氧化物酶的叶绿素新鲜蔬菜
药物因素	假阳性：使用铁剂、铋剂，阿司匹林、皮质固醇、非类固醇等引起胃肠道出血的药物，引起肠炎的药物、秋水仙素、萝芙木碱中药
	假阴性：服用大量维生素 C 或其他具有还原性作用的药物
器材和试剂	假阳性：器材被铜离子、铁离子、消毒剂、溴、铁、硼酸、过氧化物酶等污染
	假阴性：H_2O_2 浓度低或失效、试剂保存的温度和湿度不当（如冰冻、光照、受热和受潮）等
操作过程中	假阴性：试验反应时间不足、显色判断不准。试验前在标本中加水可减低灵敏度

本 章 小 结

  粪便检验对许多疾病，特别是寄生虫病、消化系统疾病的诊断以及消化道肿瘤的筛检有重要的临床价值，是临床上最常见的检验项目之一。粪便检验包括理学、化学和显微镜检验等。显微镜检查发现寄生虫或虫卵可诊断相应的寄生虫病。隐血试验是筛检消化道出血与消化道肿瘤有重要临床意义的方法。目前国内外多采用单克隆抗体免疫胶体金法检测隐血。

  粪便显微镜检验也逐渐由手工法过渡到自动分析，目前粪便分析工作站可实现自动加样、混匀、染色，并做出粪便检查的定量计数和图像报告。

  Feces test is significant in the diagnosis and treatment of many diseases, especially parasitosis and diseases in digestive system. It is one of the simplest and most commonly used methods. The main points of this chapter are as follows.

■ Traits of feces and clinical values.

■ Principle, methodology assessment and clinical values of occult blood test (OBT).

■ Morphological components under microscope and clinical value.

■ Quality control of feces test.

扫码"练一练"

（周发为）

第十章 精液检验

1. **掌握** 精液标本的采集及注意事项，精液显微镜检验的内容及其临床意义，精液检验的质量控制。
2. **熟悉** 精液理学检验的内容及其临床意义。
3. **了解** 精液检验的临床应用。

男科学是近年发展起来的一门新兴学科，是现代医学的重要组成部分。而精液检验是判断男性生育能力的重要手段，也是男科学的重要内容。本章要点是：

● 精液标本的采集及注意事项。

● 精液理学检验的内容及其临床意义。

● 精液显微镜检验的内容及其临床意义。

● 精液检验的质量控制与临床应用。

精液（seminal fluid）主要由精子（spermatozoon）和精浆（seminal plasma）组成。精浆是多个腺体和组织分泌的混合液体，其中水分约占 90%，还有少量的上皮细胞、白细胞和未成熟的生精细胞等。精液中化学成分非常复杂，主要含有蛋白质、酶类、微量元素以及果糖、柠檬酸及多种激素等。精浆的主要组成成分及作用见表 10-1。

表 10-1 精浆的主要组成成分及作用

组成	含量（%）	性状	成分	作用
精囊液	50~80	胶冻样	蛋白质、果糖、凝固酶	供给精子能量，使精液呈胶冻状
前列腺液	15~30	乳白色	酸性磷酸酶、纤溶酶	纤溶酶能使精液液化
尿道球腺液	2~3	清亮		润滑和清洁尿道的作用
尿道旁腺液	2~3	清亮		润滑和清洁尿道的作用

精液检验的主要目的：①评价男性生育功能，用于不育症的诊断和疗效观察。②为精子库（sperm bank）或人工授精（artificial insemination）筛选优质精子。③辅助诊断男性生殖系统疾病，如淋病、肿瘤、结核、先天性性腺发育不全等。④婚前检查（premarital check - up）。⑤法医学鉴定。⑥计划生育，如输精管结扎术后的效果观察，术后 6 周后精液内应无精子存在。

第一节 标本采集与处理

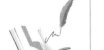

一、精液标本采集

1. 标本采集的时机 标本采集的时间要求：应禁欲 2~7 天。

2. 标本采集的方法　精液标本采集与检验结果关系十分密切，精液标本采集方法与评价见表 10 - 2。

表 10 - 2　精液标本采集方法与评价

方法	评价
手淫法	精液常规检验的标准采集方法，其优点是可采集到完整的精液，送检及时，精子功能受到外界温度的影响较小，不足之处是部分病人不能采集到精液
安全套法	方法易行，但必须使用专用安全套。普通乳胶安全套内含有对精子有害物质，可杀灭精子
电按摩法	通过高频振荡刺激阴茎头部使精液排出，其刺激性较强。只有手淫法不能采集到精液时采用
性交中断法	可能丢失精子浓度最高的初始精液，一般不采用本法

3. 标本采集的注意事项

（1）标本采集前应向病人解释标本采集的方法及注意事项，嘱咐病人禁欲（包括无遗精和手淫等）2 ~ 7 天。

（2）选用干净、大小适宜的塑料杯或玻璃杯。

（3）采用手淫法，不提倡性交中断法、电按摩排精法和安全套法。

（4）采集细菌培养的标本必须无菌操作。

（5）标本采集后应记录禁欲时间、标本采集时间、标本采集是否完整，并立即送检（不能超过 1 小时）。冬季还需要对标本在 20 ~ 37℃保温送检。

（6）如果标本不完整，尤其是富含精子的初始部分精液丢失，要在检测报告中注明，并且在禁欲后 2 ~ 7 天重新采集标本检测。

二、精液标本处理

精液内可能含有危险的传染性病原体，如 HBV、HIV 和疱疹病毒等，故精液需要按潜在生物危害物质进行处理。检查完毕后应焚烧标本，或浸入 0.1% 过氧乙酸 12 小时，或 5% 甲酚皂溶液中 24 小时后再处理。

第二节　精液理学检验

一、量

【检测原理】待精液完全液化后使用普通采样容器（采样时可用有刻度的尖底离心管）测定其量。也可将精液标本直接采集到改良的广口带刻度玻璃量杯中，直接从刻度上读出精液量（精确到 0.1ml）。

【质量控制】不能将精液标本从量杯中吸到移液管和注射器内，或倒入量筒中进行测量，以免造成精液丢失。

【参考区间】1.5 ~ 6ml/次。

【临床意义】一定量的精液是保证精子活动的介质，并可中和阴道的酸性物质，保护精子的生命力，以利于精子通过子宫颈口。精液过少可造成精子活动空间减小和能量供应不足，精液过多时精子可被稀释而相对减少，均不利于生育。精液量的变化与评价见表 10 - 3。

扫码"看一看"

表 10 – 3　精液量的变化与评价

精液量变化	评价
精液减少（oligospermia）	数天未射精，精液量少于 1.5ml。精液减少可见于射精管阻塞或先天性双侧输精管缺如，以及精囊腺发育不全；也可见于采集时部分精液丢失、不完全性逆行性射精或雄激素缺乏等
无精液症（aspermia）	精液量减少到数滴甚至排不出时，见于生殖系统的特异性感染，如淋病、结核及非特异性炎症等
精液过多（polyspermia）	1 次排精量超过 6ml，多由于垂体性腺激素过高，产生大量雄性激素所致，亦可见于禁欲时间过长者

二、颜色与透明度

【参考区间】①刚射出的精液为灰白色或乳白色，久未射精者的精液可略带淡黄色。②精液自行液化后呈半透明稍有浑浊。

【临床意义】精液的颜色可受药物或黄疸的影响，如黄疸病人和服用维生素的病人精液可呈黄色；当精子浓度极低时精液的透明度高。鲜红或暗红色并伴有红细胞者为血精，见于生殖系统的炎症、结核、肿瘤或结石等；黄色或棕色脓性精液，见于前列腺炎或精囊炎等。

三、液化与液化时间

正常人刚排出的精液在凝固酶作用下立即凝固呈稠厚的胶冻状，在蛋白水解酶（如纤溶酶）的作用下逐渐发生液化。精液液化时间（semen liquefaction time）是指新排出的精液由胶冻状转变为流动状液体的时间。

【检测原理】精液液化时间检查一般用吸管法，即对刚离体的精液立即观察其是否凝固，刚排出的精液因稠厚，一般难以吸入吸管。将标本放置于 37℃ 环境下，每 5 分钟观察 1 次，直至液化，记录完全液化时间。

【参考区间】≤15 分钟完全液化（室温），极少超过 60 分钟。

【临床意义】精液液化时间超过 60 分钟称为精液液化延迟（semendelayed liquefaction）。前列腺炎时，因缺乏纤溶酶，可使液化延缓或不液化。精液部分液化或不液化可抑制精子的活动，从而影响生育力。

四、黏稠度

精液黏稠度（semen viscosity）是指精液完全液化后的黏度。

【检测原理】①直接玻棒法：将玻璃棒插入精液标本，提棒时可拉起黏液丝。精液黏稠度分为 3 级，其评价见表 10 – 4。②滴管法：用 Pasteur 滴管吸入液化精液，然后让精液依靠重力滴落，并观察其拉丝长度。

表 10 – 4　直接玻棒法精液黏稠度的分级与评价

分级	评价
Ⅰ级	30 分钟精液基本液化，玻璃棒提拉精液呈丝状黏稠丝
Ⅱ级	60 分钟精液不液化，玻璃棒提拉可见粗大黏稠丝，涂片有较明显黏稠感
Ⅲ级	24 小时精液不液化，难以用玻璃棒提拉起精液，黏稠性很高，涂片困难

【方法学评价】常用的直接玻璃棒法和滴管法操作简便，适合临床应用。

【参考区间】拉丝长度<2cm，呈水样，形成不连续小滴。

【临床意义】①黏稠度减低：即新排出的精液呈米汤样，可见于先天性无精囊腺、精子浓度太低或无精子症。②黏稠度增加：多与附属腺功能异常有关，如附睾炎、前列腺炎，且常伴有精液不液化，可引起精子活力降低而影响生殖能力。另外，精液黏稠度增加可干扰精子计数、精子活力和精子表面抗体的测定。

五、酸碱度

【检测原理】待精液液化后，用精密 pH 试纸测定其酸碱度（pH）。

【参考区间】7.2 ~ 8.0。

【临床意义】精液 pH 增加（峰值可达 pH 8.4）时可见精子活力增加，当 pH 大于 8.4 时，精子活力又下降。精液放置稍久后 pH 易减小，故应在采集标本后 30 分钟 ~ 1 小时内完成检测。pH 小于 7.0 伴有精子数量减少，可能是由于射精管阻塞或先天性双侧输精管缺如，以及精囊腺发育不全所致。

第三节　精液显微镜检验

待精液液化后，取混匀精液标本 1 滴（约 10μl）于洁净载玻片上，加上标准盖玻片（22mm×22mm），以低倍镜观察有无精子以及精子的活动情况。如果未见到精子，将标本离心（>3000g）15 分钟后取沉淀物检验，如 2 次全片均未见精子，则称为无精子症（azoospermia），此时可不再进行其他项目的检验。

一、精子凝集

精子凝集（agglutination of spermatozoa）是特指活动的精子以头对头、尾对尾或其他混合方式相互黏附在一起的现象。这些精子常呈旺盛的摇动式运动，但有时也因黏附而使精子运动受限。WHO 精子凝集分级与评价见表 10 – 5。而不活动精子之间、活动精子与黏液丝、非精子细胞或细胞碎片之间黏附在一起的现象称为非特异性聚集（non – specific aggregation）。

表 10 – 5　WHO 精子凝集分级与评价

分级	特点
1 级	零散凝集，每个凝集少于 10 个精子，有很多自由活动的精子
2 级	中等凝集，每个凝集有 10 ~ 50 个精子，存在自由活动的精子
3 级	大量凝集，每个凝集大于 50 个精子，仍有一些自由活动的精子
4 级	全部凝集，所有精子发生凝集，数个凝集又粘连在一起

【参考区间】无凝集。

【临床意义】精子凝集虽然不能作为免疫因素引起不孕的充分证据，但可提示抗精子抗体的存在。严重的凝集可影响精子活力和数量的检测。

二、精子活动率、存活率和活力

（一）精子活动率与存活率

精子活动率（sperm activity rate）是活动的精子占精子总数的百分率。精子存活率（sperm vitality rate）亦称为精子活率，是指活精子占精子总数的百分率。

【检测原理】

1. 精子活动率 一般采用湿片法。即取液化后混匀的精液 1 滴于载玻片上，加盖玻片后在高倍镜下观察 100 个精子，计数活动的精子所占比例，即精子活动率。

2. 精子存活率 当精子活动率低于 50% 时，应检查精子存活率。采用精子体外染色法，即用染料对精子进行染色。死亡精子的细胞膜破损，失去屏障功能，易于着色，活精子则不容易着色，从而判断精子的存活率。取液化混匀的精液 1 滴于载玻片上，加等量的染液（伊红 Y、台盼蓝等），混匀，放置片刻，推成薄涂片，在高倍镜下观察计数 200 个精子中不着色精子所占的比例即为精子存活率。

【方法学评价】精子活动率与存活率检测的方法学评价见表 10 - 6。

表 10 - 6　精子活动率与存活率检测的方法学评价

方法	评价
湿片法	快速、简便、易操作，但主观性较大，且影响因素多，结果误差较大，重复性也较差
体外染色法	操作稍复杂，费时，但能较客观反映精子的存活状况，结果准确可靠、重复性好，且试剂简单易配制与保存

【参考区间】①精子活动率：在排精 60 分钟内为 80% ~ 90%。②精子存活率大于 58%（伊红染色法）。

【临床意义】

1. 精子活动率减低 当精子活动率低于 70% 时，则生育力下降，如低于 40% 可导致不育。精子活动率下降的原因有：①精索静脉曲张。②生殖系统感染，如淋病、梅毒等。③物理因素，如高温环境（热水浴）、放射线因素等。④化学因素，如某些药物（抗代谢药、抗疟药、雌激素）、乙醇等。⑤免疫因素，如存在抗精子抗体等。

2. 精子存活率降低 精子存活率降低是男性不育症的重要原因之一。死精子超过 50%，即可诊断为死精子症，可能与附属性腺炎症和附睾炎有关。

（二）精子活力

精子活力（sperm motility）是指精子向前运动的能力，是一项直接反映精子质量的指标。WHO 将精子活力分为 3 级见表 10 - 7，即前向运动（progressive motility，PR）、非前向运动（non - progressive motility，NP）和无运动（immotility，IM）。

表 10 - 7　WHO 精子活力分级与评价

分级	评价
前向运动	精子运动积极，表现为主动地呈直线或大圈运动，不管其速度如何
非前向运动	精子所有的运动方式都缺乏活跃性，如小圈的泳动，鞭毛力量（flagellar force）难以推动头部，或只有鞭毛的抖动
无运动	精子没有运动

【检测原理】

1. 显微镜检查法 取液化后混匀的精液 1 滴于载玻片上，盖上盖玻片，在高倍镜下观察5~10个视野，计数200个精子，进行活动分级并用百分率表示。

2. 连续摄影法 取液化的精液直接充入血细胞计数板内，在显微镜200倍视野下，调节精子浓度，使每视野 10~15 个活精子，然后进行显微摄影。在同一张胶片上对同一视野的精子进行 6 次曝光摄影，曝光时间一般为 1 秒/次，可以得到活动精子形成的运动轨迹。此方法虽然较复杂，但能客观地计算精子活动率和运动速度。

3. 精子质量分析仪 精子质量分析仪（sperm quality analyzer，SQA）利用光束通过少量的精液标本，检测精子运动所引起光密度的变化，通过光电数字转换器转换成精子活动指数（sperm motility index，SMI），光密度变化越大，则 SMI 越高，说明精液质量越好。

【方法学评价】 精子活力检测的方法学评价见表10-8。

表 10-8 精子活力检测的方法学评价

方法	评价
显微镜检查法	操作简便，但主观性较强，且受许多因素影响
连续摄影法	需要高精度的实验设备，不便于开展普及
精子质量分析仪法	简单、快捷、易操作、重复性好，是一种较理想的精子质量检验方法

【质量控制】 ①精子活力的检测应尽量在精液液化后 30 分钟内完成，由于脱水、pH 和环境温度的改变均会影响精子活力。因此，无论如何也必须保证在精液液化后 1 小时之内完成检测。②精子活力依赖于环境温度，包括显微镜镜台和其他操作器材等表面的温度，故应尽可能在 37℃ 的环境下检测精子活力。

【参考区间】 总活力（PR + NP）≥40%，前向运动（PR）≥32%。

【临床意义】 精子活力低下常见于：①精索静脉曲张、静脉血回流不畅，睾丸组织缺氧等。②生殖系统非特异性感染、使用某些药物（抗代谢药、抗疟药、雌激素、氧化氮芥等）。

三、精子计数

精子计数（sperm count）的报告方式有 2 种，一种是指计数单位体积内的精子数量，即精子浓度。另一种是精子总数（即单次排出的精子的绝对数量），以精子浓度乘以本次的精液量，即得到 1 次射精的精子总数。

【检测原理】

1. 显微镜计数法

（1）血细胞计数板法 计数精子的传统方法，一般需对标本进行适当的稀释，计数速度较慢，且不能同时观察精子活动率和活动度、速度和运动轨迹等。

（2）Makler 精子计数板法 Makler 精子计数板是专门用于精液检验的计数板，其计数室深为10μm，恰好覆盖 1 层精子而不影响精子的自由运动，1 次就可分析精子浓度、活动率和活力等参数。此外，如果在相差显微镜或暗视野显微镜下配以显微照相，还可以拍摄精子的运动轨迹，并可从照片上根据精子的运动轨迹分析其运动方式和运动速度。

2. 计算机辅助精液分析 采用计算机分析技术对精子的形态、运动图像进行动态分析。

【方法学评价】 精子计数的方法学评价见表10-9。

表 10 - 9　精子计数的方法学评价

方法	评价
血细胞计数板法	计数速度较慢、误差较大，且不能同时观察多项参数等
Makler 精子计数板法	操作流程复杂，但 1 次可分析多项参数，也可以拍摄精子的运动轨迹，并可根据精子的运动轨迹分析其运动方式和运动速度
计算机辅助精液分析	操作简便、快速，具有客观、准确和定量分析的特点。但易受到精液中细胞成分和非精子颗粒物质的影响

【参考区间】精子计数 $\geq 15 \times 10^9 / L$；精子总数 $\geq 39 \times 10^6 /$ 每次射精。

【临床意义】精子计数持续小于 $20 \times 10^9 / L$ 时为少精子症；精液多次检查无精子时为无精子症（连续检查 3 次，离心后沉淀物中仍无精子）。常见于：①男性结扎术后：一般在结扎术后第 6 周开始检查，每周 1~2 次，连续检查 3 次无精子，则表明手术成功。②睾丸病变：如精索静脉曲张；睾丸畸形、炎症、结核、淋病、肿瘤及隐睾等。③输精管疾病：如输精管阻塞、输精管先天性缺如和免疫性不育（睾丸创伤和感染使睾丸屏障的完整性受到破坏，产生抗精子抗体所致）。④其他：逆行射精、有害金属或放射性损害、环境因素、老年人、应用抗癌药物等。

四、精子形态

正常精子外形似蝌蚪状，分头、体、尾三部分。①头部：长 $4.0~5.0\mu m$，宽 $2.5~3.0\mu m$，正面呈卵圆形，侧面呈扁平梨形。②体部：轮廓直而规则，与头部纵轴成一直线，长 5~7μm，宽约 1μm。③尾部：细长，外观规则而不卷曲，一般长 50~60μm。精子形态（图 10 - 1）。

精子形态异常包括头部异常、体部异常、尾部异常和其他异常等。精子形态异常与评价（图 10 - 1 和表 10 - 10）。

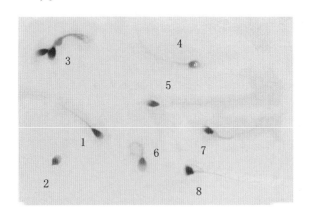

图 10 - 1　精子形态

1. 正常精子；2. 尾部缺失；3. 双头畸形；4. 顶体内有空泡；5. 头尾分离；6. 卷尾；7. 体部膨胀；8. 顶体缺失

表 10 - 10　精子形态异常与评价

异常	评价
头部异常	有大头、小头、双头、锥形头、无定形头、空泡样头、无顶体头等
体部异常	有体部膨胀、不规则、弯曲中段、异常薄中段等
尾部异常	常见有无尾、短尾、断尾、长尾、双尾、卷尾、发卡形尾等
其他异常	如胞质小滴异常，通常位于中段的胞质小滴大于正常精子头部的一半，精子头、体、尾均有或其中两者有不同程度的异常

扫码"看一看"

【检测原理】

1. 湿片法 精子计数后，采用高倍镜或相差显微镜（600×）直接检查精子形态。

2. 染色法 将液化精液制备成薄涂片，经干燥、固定后染色（如 H – E、Giemsa、改良 Papanicolaou、Bryan – Leishman 和 Shorr 染色等），在油镜下观察计数 200 个精子，报告形态正常和异常精子的百分率。

现已有预先固定染料的商品化载玻片，在载玻片上直接滴加 5 ～ 10μl 液化精液，加盖玻片，数分钟后精子着色，可以清楚地显示精子形态。

【方法学评价】

1. 湿片法 操作简便、快速，但要求检验人员经验丰富，否则会因错误识别致使结果偏差较大，故不推荐采用。

2. 染色法 本法为 WHO 推荐的方法。操作相对复杂、费时，但染色后精子结构清楚，易于辨认，结果准确可靠，重复性好。

【质量控制】 ①当精子有多种缺陷同时存在时，此时只需记录 1 种，应先记录头部缺陷，其次为尾部缺陷。②计数脱落或游离的精子头作为异常形态，但不计数游离尾（避免重复）。③卷尾与精子衰老有关，但高卷尾率与低渗透压有关。

【参考区间】 正常形态精子 ≥4%。

【临床意义】 畸形精子增多见于感染、外伤、高温、放射线、乙醇中毒、药物、工业废物、环境污染、激素失调或遗传因素导致睾丸异常、精索静脉曲张等。正常形态精子低于 15%，其体外受精（in – vitro fertilization，IVF）率降低。

五、细胞

（一）生精细胞

生精细胞即未成熟的男性生殖细胞，包括精原细胞、初级精母细胞、次级精母细胞和精子细胞。这些细胞的胞体相对较大，不具有尾部，有时易与中性粒细胞相混淆，可采用过氧化物酶染色法来进行鉴别，生精细胞为阴性，而中性粒细胞则为阳性。生精细胞的形态学特点（表 10 – 11，图 10 – 2）。

表 10 – 11　生精细胞的形态学特点

生精细胞	形态学特点
精原细胞	胞体圆形，直径约为 12μm；胞核居中，直径约为 6 ～ 7μm，染色质细颗粒状，核膜处有 1 ～ 2 个核仁
初级精母细胞	精原细胞分裂产生而来，一般胞体较大，胞核直径 8 ～ 9μm，大多呈球形
次级精母细胞	由初级精母细胞分裂而来，其染色体数量只有初级精母细胞内的一半。胞体较小，圆形，约 12μm，染色质细致网状，染色较浅
精子细胞	细胞形态多样，大小不等，其体积较次级精母细胞小。胞核较小，直径 4 ～ 5μm，呈球形或精子头的雏形，着色较深。精子细胞经过一系列的形态变化后形成精子

【参考区间】 <1%。

【临床意义】 动态观察精液生精细胞的变化，可以作为男性不育症疗效观察和判断预后的指标。当睾丸曲细精管生精功能受到药物、其他因素的影响或伤害时，精液中可出现较多的病理幼稚型细胞。

（二）其他细胞

精液中可见到少量的白细胞和上皮细胞，偶见红细胞。白细胞大于 5 个/HPF 时为异常，当白细胞计数大于 $1 \times 10^9/L$（邻甲苯胺过氧化物酶法），称为脓精症或白细胞精子症（leukocytospermia），常见于前列腺炎、精囊炎和附睾炎等。

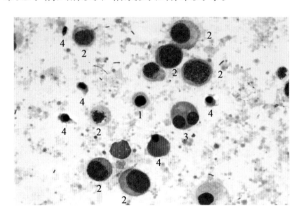

图 10-2　生精细胞形态

（Wright - Giemsa 复合染色，×1000）

1. 精原细胞；2. 初级精母细胞；3. 次级精母细胞；4. 精子细胞

白细胞通过直接吞噬作用或释放和分泌细胞因子、蛋白酶以及自由基等破坏精子，引起精子的活动率和活力降低，导致男性不育。红细胞增多常见于睾丸肿瘤、前列腺癌等，此时精液中还可出现肿瘤细胞。

六、精子低渗膨胀试验

精子低渗膨胀试验（hypoosmotic swelling test，HOST）是观察精子在低渗溶液中的变化，以检测精子膜的完整性。

【检测原理】精子在低渗溶液中，由于渗透压的变化，水分子通过精子的细胞膜而进入精子，以达到内外渗透压平衡，由于精子尾部的膜相对薄而疏松，故在尾部可出现不同程度的膨胀现象（图 10-3），可用相差显微镜或普通显微镜观察，计数各种膨胀精子的百分率。

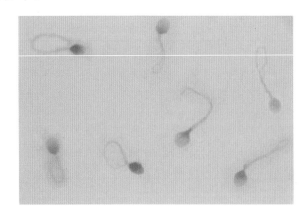

图 10-3　精子尾部膨胀试验图

【方法学评价】本试验简便、快速，且与其他精子功能试验有很好的相关性，为临床上较为理想的精子功能测定方法。

【参考区间】≥58%。

【临床意义】精子低渗膨胀试验可作为精子膜功能及完整性的评估指标，可预测精子潜在的受精能力。精子尾部膨胀现象是精子膜功能正常表现，男性不育症的精子低渗膨胀试验膨胀率明显降低。

第四节　精液化学与免疫学检验

一、精浆果糖

【检测原理】

1. 间苯二酚法　精浆果糖在沸水浴、强酸性环境下，可与间苯二酚发生反应，生成棕红色化合物，其颜色的深浅与果糖浓度成正比。

2. 吲哚比色法　果糖与溶于浓盐酸的吲哚试剂作用，产生黄色化合物，其颜色深浅与果糖浓度成正比。本法为 WHO 推荐的方法。

【参考区间】①间苯二酚法：9.11 ~ 17.67mmol/L。②吲哚比色法≥13 μmol/次。

【临床意义】精浆果糖测定是诊断男性不育症、评价精囊腺功能和睾丸内分泌功能的指标之一。果糖降低见于精囊炎和雄性激素分泌不足。果糖缺如可见于先天性精囊腺缺如、输精管发育不良、逆行射精等。而单纯性输精管阻塞性无精症的果糖含量正常。

二、精浆乳酸脱氢酶同工酶 X

【检测原理】

1. 聚丙烯酰胺凝胶电泳法　乳酸脱氢酶（lactate dehydrogenase，LDH）同工酶 X（LDH - X）的电泳位置在 LDH_3 ~ LDH_4 之间，用聚丙烯酰胺凝胶电泳将 LDH 同工酶进行分离，然后再进行染色和扫描分析，得出 LDH - X 与总 LDH 的比值。

2. 2 - 酮基乙酸法　2 - 酮基乙酸是 LDH - X 的特异性底物，可测定出 LDH - X 活性，再用丙酮酸为总 LDH 底物，测定出总 LDH 活性，即可求出 LDH - X 的相对比值和绝对值。

【参考区间】LDH - X 相对活性≥42.6%。

【临床意义】LDH - X 对精子生成、代谢、获能和受精过程均有重要作用，是评价睾丸生精功能的良好指标。LDH - X 活性与精子浓度，特别是活精子浓度呈良好线性关系。LDH 降低时生育力也下降。精子发生缺陷时则无 LDH - X 形成；睾丸萎缩、少精或无精子症者可致精浆LDH - X活性降低。

三、精浆 α - 葡萄糖苷酶

【检测原理】在一定的条件下，α - 葡萄糖苷酶（α - glucosidase）可催化对苯酚 - α - 吡喃葡萄糖苷的水解，并释放出对硝基苯酚，其反应产物的量与 α - 葡萄糖苷酶活性成正比。

【参考区间】（42.7 ± 21.0）IU/L。

【临床意义】α - 葡萄糖苷酶对鉴别输精管阻塞和睾丸生精障碍所致的无精子症有一定的意义。输精管阻塞时 α - 葡萄糖苷酶活性显著降低，其活力也与精子浓度和活力存在正相关。

四、精浆酸性磷酸酶

【检测原理】 在酸性条件下，酸性磷酸酶（acid phosphatase，ACP）可分解磷酸苯二钠产生磷酸和酚，酚在碱性溶液中可与 4 - 氨基安替比林作用，经铁氰化钾氧化成红色醌类衍生物，其红色深浅与酶活力成正比。

【参考区间】 48.8~208.6KU/L。

【临床意义】 精浆 ACP 活力反映前列腺的功能。前列腺癌时 ACP 活性可显著增高；前列腺炎时 ACP 活性可降低。

五、精子顶体酶

【检测原理】 在 25℃ pH 8.7 条件下，顶体酶（acrosomal enzyme）将苯甲酰精氨酸乙酯（BAEE）水解产生乙醇，乙醇在乙醇脱氢酶（ADH）的催化下，将辅酶 I（NAD^+）还原为还原性辅酶 I（NADH），根据 NADH 吸光度值的变化而得出顶体酶的活性。

【参考区间】（36.72 ± 21.43）U/L。

【临床意义】 精子顶体酶活性测定可作为精子受精能力和诊断男性不育症的参考指标，对于精子的运动和受精过程都是不可缺少的，活力不足可导致男性不育。精子顶体酶活性与精子活力、精子浓度以及顶体的完整性都呈正相关。

六、精浆锌

【检测原理】

1. 原子吸收光谱法 锌经雾化喷入火焰，发生热解离，使元素变成原子态，此时电子排列稳定处于基态。由于发射锌元素特征谱线的光波（213.9nm）通过火焰时，光的能量即被吸收，而一定条件下所吸收的能量大小与元素浓度成正比。

2. 化学比色法 在碱性条件下，锌与 1 - （2 - 吡啶偶氮）- 2 - 萘酚反应，产生可溶于有机溶剂的有色复合物，在特定波长下测定其光密度，据此可计算出精浆锌的含量。

【参考区间】①原子吸收法：（2.12 ± 0.95）mmol/L。②化学比色法：（1.259 ± 0.313）mmol/L。

【临床意义】 精浆锌浓度减低可引起生育力下降、生殖器官发育不良等，最终导致睾丸萎缩、少精、弱精或死精。青春期缺锌则可影响男性生殖器官和第二性征的发育。

七、抗精子抗体

抗精子抗体（anti - spermatozoon antibody，AsAb）有 IgG、IgA、IgM、IgE 四种类型，可存在于血清、精浆、宫颈黏液或精子的表面。血清中以 IgG、IgM 为主，而精浆中以 IgA、IgG 为主。IgM - AsAb 是识别近期免疫应答的一个指标；IgE - AsAb 只参与变态反应，与免疫不孕、流产无关。

【检测原理】目前常用的方法有 ELISA、精子凝集试验（sperm agglutination test，SAT）、精子制动试验（sperm immobilization test，SIT）、免疫珠试验（immunobead test，IBT）、混合抗人球蛋白试验（mixed antiglobulin reaction，MAR）等。其检测原理见表 10 - 12。

【方法学评价】抗精子抗体检测的方法学评价见表 10 - 13。

表 10-12 抗精子抗体的检测原理

方法	检测原理
ELISA	将精子抗原包被到固相载体表面,标本中的 AsAb 可与其结合,AsAb 再与加入的抗人 IgG 酶结合物起反应,形成抗原-抗体-二抗酶结合物免疫复合物,最终在酶底物作用下而显色
SAT	血清、生殖系统分泌物中存在的 AsAb 与精子膜固有抗原结合后,可使精子出现凝集现象。如试管-玻片法是在高倍镜下观察 10 个视野有 6 个以上视野无凝集者为阴性
SIT	依赖抗体的补体介导的细胞毒反应,AsAb 与精子表面抗原相互作用后激活补体,使精子顶体破坏,中段细胞膜通透性及完整性受损,导致精子失去活力
IBT	当精子表面存在 AsAb 时,可吸附于抗人 IgG、IgA 或 IgM 免疫珠上,利用精子与抗人球蛋白免疫珠结合形成可动的混合凝集团而检测精子表面 AsAb
MAR	将新鲜精液标本与包被人 IgG 的胶乳颗粒混合,再向混合液中加入抗人 IgG 血清,如果精子表面附着有 AsAb,可形成活动的精子与乳胶颗粒的混合凝集物

表 10-13 抗精子抗体检测的方法学评价

方法	评价
ELISA	灵敏度高,特异性强。目前国内使用最多的 AsAb 测定方法
SAT	仅为是否存在 AsAb 的筛检试验,是检测 AsAb 最经典的方法
SIT	可用于检验 IgG-AsAb 和 IgM-AsAb,结果可靠,特异性强
IBT	WHO 推荐用于精子抗体检测的方法,但国内应用较少
MAR	WHO 推荐用于精子抗体检测的首选方法,但国内应用较少

【参考区间】阴性。

【临床意义】正常情况下,由于血-睾屏障的存在,精子抗原与机体的免疫系统相互隔离,因而不会发生免疫反应。正常女性生殖道与精子接触后,由于精浆中存在的免疫抑制物质吸附于精子表面,致使精子不会被免疫活性细胞识别,所以虽有少量精子经阴道黏膜、子宫内膜等部位吸收、降解,但也不会产生免疫反应。但是当生殖系统炎症、阻塞、外伤等原因将免疫系统平衡打破时,即可导致自身或同种 AsAb 的产生。AsAb 是免疫性不育的主要因素,其在男性和女性病人体内都可出现。①AsAb 是某些免疫性不育病人的辅助诊断指标和疗效观察指标。②AsAb 是病情监测和预后判断的指标。疗效差、预后不佳与抗精子抗体滴度高、持续时间长有密切相关。

第五节 计算机辅助精液分析

精液分析是判断和评估男性生育能力最基本和最重要的检验方法。精子浓度、精子活力、精子活动率、精子存活率的综合分析是了解和评估男性生育能力的依据。为了能客观评价精子活动及其运动特征,先后有浊度分析法、激光散射测量仪以及显微摄像技术等技术与方法问世。计算机辅助精液分析(computer-aided semen analysis,CASA)是将计算机技术和图像处理技术相结合发展起来的一项最新的精液分析技术。

【检测原理】将精液标本通过显微镜放大后,经过图像采集系统采集到精子的动静态图像输入计算机,根据设定的精子大小和灰度、精子运动时的移位及精子运动的有关参数,对采集到的图像进行动态分析处理并得出结果。

CASA 可对精子浓度、活力、活动率和运动轨迹的特征等几十项检验项目进行自动化定性定量的检测分析,特别是在分析精子运动能力方面显示了独特的优越性。CASA 的主要参数及其含义见表 10-14。

表 10-14　CASA 主要参数及其含义

参数	含义
曲线速度（curvilinear velocity，VCL）	也称轨迹速度，指精子头部实际运动轨迹的平均速度
直线速度（straight-line velocity，VSL）	也称前向运动速度，指精子检测时起始位到终点位之间直线距离的平均速度
平均路径速度（average path velocity，VAP）	精子头沿其空间平均轨迹的速度。是根据精子运动的实际轨迹平均后计算出来的，各仪器之间稍有不同
直线性（linearity，LIN）	指曲线轨迹的直线分离度，计算公式为 VSL/VCL
前向性（straightness，STR）	指精子运动平均路径的直线分离度，计算公式为 VSL/VAP
摆动性（wobble，WOB）	精子头沿其实际运动轨迹的空间平均路径摆动的尺度，计算公式为 VAP/VCL
鞭打频率（beat cross frequency，BCF）	也称摆动频率，指精子头部超越过其平均路径的频率
精子头侧摆幅度（amplitude of lateral head displacement，ALH）	精子头实际运动轨迹对平均路径的侧摆幅度，可以是最大值，也可以是平均值，不同仪器间计算方法有所差异
平均移动角度（mean angle of deviation，MAD）	精子头部沿其运动轨迹瞬间转折角度的时间平均值

【方法学评价】①传统的精液常规分析费时且主观性大，检测结果的客观性和可靠性难以保证，特别是精子运动能力的判断缺少严格的量化指标。②利用 Makler 精子计数板进行精子运动轨迹图像分析、计算精子的平均直线运动速度，操作流程繁琐。③CASA 相对手工方法而言有优点，也有缺点，其优点和缺点见表 10-15。

目前，WHO 仍推荐使用显微镜直接检测精子的浓度、精子的活动率和活力，精液分析的自动化是今后发展的趋势和方向。随着 CASA 硬件系统和软件系统的不断更新与改进，系统设置的标准化不断完善，其应用前景广阔，并将逐步替代人工精液检验手段。

表 10-15　CASA 的优点和缺点

项目	评价
优点	①精子运动的指标多、客观、准确
	②可以提供精子动力学的量化数据
	③操作简便、快速、可捕捉的信息量大，可以自动化等
缺点	①CASA 设备昂贵
	②CASA 根据人为设定的大小和灰度来识别精子，准确性受精液细胞成分和非细胞颗粒的影响
	③CASA 系统还缺乏统一的国际标准，不同厂家和型号的 CASA 分析结果缺乏可比性

第六节　精液检验的质量控制与临床应用

一、质量控制

目前国内尚缺乏一套完整、系统、全面和规范的精液检验标准化方案，对精液检验质量的评价缺少客观指标。为了保证精液检验的结果准确可靠，需要检验人员、临床医师和病人紧密配合，通过建立各种规章制度和室内质量控制方案，采取多种措施进行检验前、检验中、检验后的质量控制，只有这样才能达到结果的准确可靠。

（一）检验前质量控制

1. 临床医师　能准确把握各项指标的动态变化及其临床意义，能对各项指标的检验结果进行合理的分析，能认真细致地告诉病人采集标本的方法、具体要求和注意事项等。

2. 病人　能按医嘱进行标本的采集，并采集到合格的标本。比如检验前禁欲的时间，采集标本前的清洁工作等。

3. 检验人员　应当熟悉与掌握精液检验各项检验项目的原理、操作、注意事项以及精液有形成分的识别等。仪器操作者要进行充分的岗前培训，工作要认真细致负责。

4. 器材及试剂　器材要进行校正。试剂要合格有效，无污染。

5. 标本采集及运送　必须按规定和要求进行标本的采集和运送。①标本采集的时机应恰当。②选用干净、大小适宜的塑料杯或玻璃杯。③采用手淫法采集标本，不提倡性交中断法、电按摩排精法和安全套法。④采集细菌培养的标本必须无菌操作。⑤标本采集后立即送检，冬季还需要对标本保温。

6. 检验方法　精液检验的项目较多，每个项目又有不同的检验方法，尽可能使用公认的、结果准确可靠的方法。必要时建立自己实验室的参考性指标，使检测项目、方法、结果与临床表现相一致。

（二）检验中的质量控制

1. 液化时间　将标本放于37℃环境，每间隔5分钟观察1次，直至液化，记录完全液化时间。对于不液化或未完全液化的标本，结果报告时要注明"未完全液化"或"未液化"。必要时加入糜蛋白酶或透明质酸酶，使其完全液化以利于其他项目的检验。

2. 精子活动率、存活率及活力　检验精子的活动率、存活率和活力受温度、时间、精液液化程度和人为等因素影响。精子活动率、存活率及活力检验的质量控制与评价见表10-16。

表 10-16　精子活动率、存活率及活力检验的质量控制与评价

项目	评价
检验时间	最好在排精后的1小时内完成检验，一般不应超过2小时
检验温度	温度要控制在20~37℃，温度低于10℃可将标本在37℃预温5~10分钟，最好在有温度调控的显微镜下观察
标本处理	检验前要将标本混匀，避免抽样误差
复检	为保证结果准确，需对精液进行复检，2次之间的变异系数应<10%，结果取其平均值
检测方法	①活力检验推荐采用 Makler 精子计数板，以提高检验的准确性。另外，精子活力检验的结果判断标准及报告应一致 ②存活率的检验推荐采用染色法

3. 精子计数及形态检验　①检验前一定要将标本混匀。②精子计数推荐使用 Makler 精子计数板，尽量少用或不用血细胞计数板。③手工计数有一定的误差，最好计数2次，取平均值。④形态检验推荐采用染色法，要识别生理和病理成分、正常和异常精子形态。

4. 化学及免疫学检验　①试剂要有效，必要时要新鲜配制。②检测酶活性时要避免酶失活。③要严格按照实验操作程序进行操作。④要注意温度、时间等对反应的影响。

5. CASA 和 SQA　能较客观准确地反映精子的运动能力，故提倡临床开展与普及计算机辅助精液分析和精液质量分析仪分析，但也要注意操作者要经严格的培训方能上岗。

6. 室内质量控制 目前尚缺乏权威参考性的室内质量控制方法，但是各实验室可根据自己的特点，制定相应的质控方案。①至少应检验 10 个以上的视野。②对精子活力的检验可由 2 人评判。③计数时至少要进行重复计数取平均值。④对精子形态学的室内质量控制，可用 1 份混合精液标本，制备 3~5 张精液涂片，染色后每隔一段时间取出 1 张涂片进行检验，看结果是否前后一致。

7. 室间质量评价 定期组织发放经固定过的精液标本进行精子计数，发放染色后的精液涂片来观察精子形态等，并对结果进行统计分析，动态了解各实验室的检验水平。

（三）检验后质量控制

1. 审核结果 由质控负责人审核检验结果后，方可发出报告。

2. 规范报告 结果报告单规范化，并向临床医生提供必要的讲解与宣传。

3. 合理复检 精液检验结果变化范围大，有时不能仅凭一次的检验结果就做出诊断，对结果异常的病人一般应间隔 1~2 周进行复检，如无精子症的病人一般应离心检验 3 次无精子方可报告。

（四）安全防护

由于精液标本的特殊性，检验人员应作好安全防护，防止被精液污染所造成的意外伤害。用过的精液标本应用火烧毁，也可将其浸入 5% 甲酚皂液中 24 小时或 0.1% 过氧乙酸中 12 小时后倒掉。

二、临床应用

1. 评价男性生育功能，用于不育症的诊断和疗效观察 男女同居 1 年以上，没有采取任何避孕措施，且无 1 次妊娠的称为不孕（育）症。其中由于男方原因引起的不能生育称为男性不育。导致男性不育有多种原因：①影响精子的发生和成熟，导致精子质和（或）量的异常。②生殖管道的异常，使精液不能正常排入女性生殖道。③附属腺的功能异常导致精液的性状异常。通过精液检验可以发现精子是否异常及输精管是否阻塞，为男性不育症诊断和疗效观察提供依据。

2. 为精子库或人工授精筛选出优质精子 人工授精是用非性交的方法将精液置入女性生殖道内，使精子和卵子自然结合，以达到妊娠目的的一种辅助生育技术。精液检验能为精子库和人工授精筛选优质精子。在进行人工授精前和精子库精液标本获取时对精液进行全面检验分析，采集和选择活力强、质量高的优质精子，以保证人工授精的顺利进行和人工授精的质量。

3. 辅助诊断男性生殖系统疾病 淋病、肿瘤、结核、先天性睾丸发育不全等疾病是男性生殖系统的常见疾病，精液检验可为生殖系统疾病的诊断及疗效观察提供一定依据。当患有上述疾病时，精液会发生质和（或）量的改变。如生殖系统有炎症或性传播性疾病时，在精液中可发现白细胞或检出相应的病原体；肿瘤病人可于涂片中找到肿瘤细胞。

4. 计划生育 精液检验是计划生育是否成功的可靠指标之一。如输精管结扎术后的效果观察，术后 6 周后精液内应无精子存在。如仍有精子说明手术未成功。如果数月或数年后，精液中又出现精子说明输精管又重新接通。

5. 法医学鉴定 法医学检验是将怀疑被精液污染的衣物用等渗盐水清洗后直接离心后找精子、查找血型物质，或染色寻找结晶，也可用化学、免疫学或分子生物学方法进行检验，作为判断有关案情的参考，如通过标本中存在的 DNA 找到直接的嫌疑犯的犯罪证据。

本 章 小 结

精液检验是判断男性生育能力的重要手段，也是男科学的重要内容。传统的精液检查内容已不能完全解释男性不育症的原因。计算机辅助精子分析、精子功能检查、精浆化学和免疫学成分以及遗传基因的检验为男性不育症的诊断提供了新的技术。

Andrology is a newly developed subject and is an important part of modern medicine. Being an essential component of andrology, sperm test is very important to judge male fertility. The main points of this chapter is as follows.

■ Collection of sperm samples and the attention points.

■ Physical examination of sperms and clinical values.

■ Microscopic examination of sperms and clinical values.

■ Quality control and clinical application of sperm tests.

扫码"练一练"

（闫海润）

扫码"学一学"

第十一章　阴道分泌物检验

教学目标与要求

1. **掌握**　常见阴道炎的阴道分泌物改变及病原生物学检查。
2. **熟悉**　常见阴道炎病原体形态学特点。
3. **了解**　常见病理性阴道分泌物颜色与性状变化及临床意义。

阴道分泌物是女性生殖系统分泌的液体，其检验结果对诊断生殖系统感染、肿瘤等有一定应用价值。本章要点是：

● 常见病理阴道分泌物颜色与性状变化及临床意义。

● 常见阴道炎的阴道分泌物改变及病原生物学检查。

● 常见阴道炎病原体形态学特点。

阴道分泌物（vaginal discharge）主要由阴道黏膜、宫颈腺体、前庭大腺及子宫内膜的分泌物混合而成，俗称"白带"（leucorrhea）。阴道分泌物检验对诊断生殖系统感染、肿瘤等有一定应用价值。

第一节　标本采集与处理

阴道分泌物通常由妇产科医务人员采集。采集标本时应注意以下 4 个问题。

1. 病人准备　采集阴道分泌物前 24 小时禁止性交、盆浴、阴道灌洗及局部用药。应避免月经期进行阴道分泌物检验，以免影响检验结果。

2. 采集部位　根据不同检验目的自不同部位采集标本，尽量采集阴道深部或穹隆后部、宫颈管口等部位的标本或进行多点采集。

（1）有肉眼可见的病变及脓性分泌物时，从病变部位采集及直接取脓性分泌物检查。

（2）不同部位的标本，其淋病奈瑟菌阳性检出率有差异。宫颈管内分泌物涂片阳性检出率为 100%，阴道上 1/3 部分涂片阳性检出率为 84%，阴道口处涂片阳性检出率为 35%。

（3）标本采集时需将宫颈表面脓液拭去，用棉拭子插入宫颈管 1cm 处停留 10~30 秒，旋转 1 周采集标本，并制备成涂片。用于恶性肿瘤的细胞学筛检的标本，可采用宫颈刮片或宫腔吸片。

3. 采集器材　根据不同检验目的及采集部位采用不同的采集器材。采集标本所用的消毒刮板、吸管或棉拭子等必须清洁干燥，不得黏有任何化学药品或润滑剂，阴道窥器插入前可用少许生理盐水湿润。

4. 标本运送　检测阴道毛滴虫时可采用盐水棉拭子采集标本，并置于少量盐水的试管中立即送检。检测细菌及真菌可根据检测要求将阴道分泌物制成薄涂片（备染色检查）送检，或湿拭子采集后置于洁净试管中送检。

第二节　阴道分泌物理学检验

一、颜色与性状

正常阴道分泌物为白色稀糊状，无气味，量及性状随着月经周期略有变化，即与雌激素水平和生殖器充血情况有关。①近排卵期的分泌物量多、清澈透明、稀薄似蛋清。②排卵 2 ~ 3 天后分泌物量少，浑浊黏稠。③行经前分泌物量又增加。④妊娠期间分泌物量较多。⑤绝经期分泌物减少。病理情况下，阴道分泌物的颜色与性状改变及临床意义见表 11 - 1。

表 11 - 1　阴道分泌物常见颜色与性状改变及临床意义

性状/颜色	临床意义
大量无色透明	应用雌激素药物后及卵巢颗粒细胞瘤
脓性，黄色或黄绿色，味臭	滴虫或化脓性细菌感染，如慢性宫颈炎、老年性阴道炎、子宫内膜炎、宫腔积脓，阴道异物引发的感染
泡沫状脓性	滴虫性阴道炎
豆腐渣样，凝乳状小碎块	念珠菌阴道炎
白带中带血	宫颈息肉、子宫黏膜下肌瘤、老年性阴道炎、重度慢性宫颈炎、宫内节育器的不良反应等
血性，有特殊臭味	恶性肿瘤（宫颈癌、宫体癌）
黄色水样	子宫黏膜下肌瘤、宫颈癌、宫体癌、输卵管癌等
灰白色奶油状，稀薄均匀	阴道加德纳菌感染

二、阴道清洁度

阴道清洁度（cleaning degree of vagina）是指阴道清洁的等级程度。正常情况下，阴道内有需氧菌与厌氧菌形成的正常阴道菌群，其中阴道杆菌占优势。另外，可有少量棒状菌、非溶血性链球菌、表皮葡萄球菌、大肠埃希菌、加德纳菌、支原体和假丝酵母菌等。这些菌群在阴道内形成一种平衡的微生态。正常阴道分泌物检验显示以杆菌为主，上皮细胞多，可存在少量白细胞。当病原体感染、机体免疫力低下、内分泌变化或其他某种因素破坏这种平衡，阴道分泌物检验显示杂菌增加或某种病原微生物增加，并出现大量白细胞及脓细胞，即阴道清洁度下降。

扫码"看一看"

【检测原理】将阴道分泌物加生理盐水制成涂片，在高倍镜下观察。根据上皮细胞、白细胞（或脓细胞）、阴道杆菌与杂菌的数量进行判断，并按一定标准将阴道清洁度分为 4 级。正常生育年龄妇女阴道清洁度判断的最佳时间为排卵期。阴道清洁度分级见表 11 - 2。阴道清洁度 4 项分级指标的评价见表 11 - 3。

表 11 - 2　阴道清洁度判断标准

清洁度	阴道杆菌	上皮细胞	白（脓）细胞（个/HPF）	杂菌	临床意义
Ⅰ	多	满视野	0 ~ 5	-	正常
Ⅱ	中	1/2 视野	6 ~ 15	少	正常
Ⅲ	少	少	16 ~ 30	多	炎症
Ⅳ	-	-	>30	大量	严重阴道炎

表 11 – 3　阴道清洁度 4 项分级指标的评价

指标	评价
白细胞数量	白细胞数量是反映阴道炎症程度的主要指标。只要分泌物中有大量白细胞，即使同时有较多量的上皮细胞和阴道杆菌，也提示阴道有炎症
杂菌和阴道杆菌	杂菌和阴道杆菌呈对立统一的关系：即杂菌增多则阴道杆菌相对减少，阴道杆菌增多则杂菌相对减少。因此，用杂菌作为判断阴道清洁度的一项指标，不但可以反映杂菌的数量，同时也能反映阴道杆菌的数量
阴道上皮细胞	①阴道上皮细胞生长与卵巢功能有关，其多少还直接影响阴道杆菌的生长。因此，上皮细胞和阴道杆菌是非恒定的指标，用于判断阴道清洁度难免会产生一定的误差
	②上皮细胞和阴道杆菌数量减少，仅表明阴道自净能力降低，但只要阴道分泌物中无大量的白细胞和杂菌，清洁度仍属正常

【方法学评价】阴道清洁度常采用涂片法进行检测。湿片法简便快速，但对细胞检查结果较差，重复性差，阳性率低，易漏检，标本不易保存，不便于质量控制。涂片染色法有利于观察细胞、细菌结构及发现其他病原微生物，其结果准确、客观，标本可保存，便于复检和开展回顾性质量控制。但操作稍复杂、费时。

【参考区间】　Ⅰ~Ⅱ度（无致病菌和特殊细胞）。

【临床意义】

1. 阴道清洁度与女性激素的周期变化　排卵前期雌激素水平增高，阴道上皮增生，糖原增多，阴道杆菌繁殖，pH 下降，杂菌消失，阴道趋于清洁。卵巢功能不足（如经前及绝经后）或病原体感染时，则出现与排卵前期相反的结果，易感染杂菌，导致阴道不清洁。

2. 阴道炎症　阴道清洁度为Ⅲ、Ⅳ度时，常可同时发现病原体，见于各种阴道感染性疾病。但在细菌性阴道病时，仅可检测到阴道杆菌的减少，杂菌增多，而白细胞并不增多，上皮细胞增多的现象，故不能仅用阴道清洁度作为判断是否存在感染的唯一标准。应根据病人的临床表现、疾病的诊断标准及检测结果综合判断。

第三节　阴道分泌物病原生物学检验

女性生殖道可受到多种病原生物感染，如阴道毛滴虫、阿米巴原虫、白假丝酵母菌、淋病奈瑟菌、阴道加德纳菌、衣原体及病毒等。阴道分泌物的检测，对辅助诊断阴道感染性疾病有重要意义。

一、阴道毛滴虫

阴道毛滴虫（trichomonas vaginalis，TV）是一种致病性原虫，是引起滴虫性阴道炎的病原体。

【检测原理】用生理盐水悬滴置于显微镜下观察，可见波状或螺旋状运动的虫体，虫体呈梨形或椭圆形，大小为白细胞 2~3 倍，虫体有 4 根前鞭毛（虫体前端）和 1 根后鞭毛（虫体后端），体侧有波动膜借以移动（图 11 – 1）。阴道毛滴虫生长繁殖最适的温度为 25 ~ 42℃，故检查时需注意保温，方可观察到其活动。

【方法学评价】阴道毛滴虫检测的方法有湿片法、涂片染色法、胶乳凝集试验和体外培养法；其方法学评价见表 11 – 4。

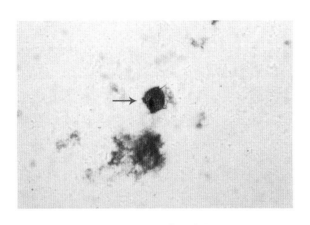

图 11 - 1　阴道毛滴虫

表 11 - 4　阴道毛滴虫检测的方法学评价

方法	优点	缺点
湿片法	简单易行、快速，为常用的方法	受检验时间、温度、涂片厚度影响
涂片染色法	可用油镜观察虫体结构，提高检出率	受涂片厚度和染色的影响
胶乳凝集试验	操作简便、快速，灵敏度和特异性高，广泛应用	可出现非特异性反应
体外培养法	阳性率高	操作复杂

【参考区间】阴性。

【临床意义】阴道毛滴虫阳性见于滴虫性阴道炎。

二、细菌

（一）淋病奈瑟菌

淋病奈瑟菌（Neisseria gonorrheae）可引起以泌尿生殖系统黏膜感染为主的化脓性疾病，即淋病（gonorrhea）。淋病是目前世界上发病率最高的性传播性疾病（sexually transmitted diseases，STD）之一。

【检测原理】淋病奈瑟菌检测方法有涂片革兰染色法、培养法、免疫荧光法和 PCR 扩增技术。

1. 涂片革兰染色法　淋病奈瑟菌为革兰阴性双球菌，形似肾或咖啡豆，常成双排列，凹面相对，除了散在白细胞之间外，还可见被吞噬于中性粒细胞胞质内。

2. 培养法　淋病奈瑟菌对各种理化因子抵抗力弱，涂片法不易检出。使用专用培养基培养淋病奈瑟菌。奈瑟菌菌落呈圆形、突起、湿润、半透明、光滑、灰色，氧化酶试验为阳性，糖发酵试验为葡萄糖阳性，蔗糖、麦芽糖、乳糖、果糖为阴性。

3. 免疫荧光法　用荧光标记淋病奈瑟菌抗体与宫颈分泌物中淋病奈瑟菌结合，在荧光显微镜下观察发光物。

4. PCR 扩增技术　使用淋病奈瑟菌引物，对宫颈分泌物中淋病奈瑟菌进行体外 DNA 扩增，实时监测淋病奈瑟菌扩增中量的变化（荧光定量 PCR）；或对扩增终产物进行定量分析，报告淋病奈瑟菌 copy/ml 含量。

【质量控制】

1. 标本采集　标本采集的规范与否对淋病奈瑟菌的检出率影响很大，因此，必须正确采集标本。

2. 检测方法

（1）涂片法检测淋病奈瑟菌阳性率较低，尤其在药物治疗后或淋病非显性感染者。

（2）涂片法检出革兰阴性双球菌仅为筛检，需依赖于奈瑟菌培养阳性才能报告。因为阴道内寄居不动杆菌，其形态易发生球形、球杆形或杆形等变化，可导致形态识别错误。

（3）使用 PCR 技术检测淋病奈瑟菌灵敏度高、特异性强。但实验室设置及管理要求要规范，必须通过地区临床检验中心验收。使用国家药监局批准的试剂盒进行检测，防止非特异性反应及污染。

（二）阴道加德纳菌

正常情况下阴道内没有或仅存在少量的阴道加德纳菌（gardnerella vaginalis，GV）。阴道加德纳菌能以性行为和非性行为的方式传播，与某些厌氧菌等共同感染引起的细菌性阴道病（bacterial vaginosis，BV）也是 STD 之一。

【检测原理】阴道分泌物细菌的检测方法有涂片染色法、阴道菌群检查等。

1. 涂片染色法　加德纳菌为革兰阴性或染色不定（有时可染成阳性）的小杆菌，大小为（1.5～2.5）μm×0.5μm。

2. 阴道菌群检查法　检测阴道杆菌和加德纳菌的数量变化作为诊断细菌性阴道病的参考。阴道杆菌为革兰阳性大杆菌，大小为（1～5）μm×1μm，常成双或单根，呈链状或栅栏状排列。

（1）正常情况下，阴道杆菌为 6～30 个/油镜视野。

（2）非细菌性阴道病时，阴道杆菌大于 5 个/油镜视野，仅见少许加德纳菌。

（3）细菌性阴道病时，阴道杆菌小于 5 个/油镜视野或无阴道杆菌，但可见到加德纳菌及其他小的革兰阳性或阴性细菌。

3. 线索细胞检查法　线索细胞（clue cell）是诊断细菌性阴道病的重要指标。线索细胞为阴道鳞状上皮细胞黏附大量加德纳菌及其他短小杆菌所致（图 11 - 2）。生理盐水涂片中可见该细胞边缘呈锯齿状，细胞部分溶解、胞核模糊不清，周边大量的加德纳菌及厌氧菌使其表面毛糙，有斑点和大量细小颗粒。

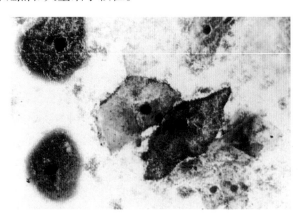

图 11 - 2　线索细胞

4. 唾液酸酶活性检测法　根据细菌性阴道病阴道分泌物中异常的唾液酸酶活性特点，加入足量酶的底物后，可发生明显的颜色变化。黄色、浅黄绿色为阴性，深黄绿色为弱阳性，深绿色为阳性，蓝色为强阳性。颜色越深说明酶活性越高。

【参考区间】阴性。

【临床意义】细菌性阴道病是育龄妇女最常见的阴道感染性疾病，是由多种微生物引起的无阴道黏膜炎症表现的临床综合征。其临床诊断标准为：①线索细胞阳性。②胺臭味试验阳性：即在阴道分泌物上滴加 10% 氢氧化钾后产生鱼腥臭味。③阴道分泌物 pH 大于4.5。④阴道分泌物稀薄。病人出现至少 3 项，其中第一项必备，则可诊断为细菌性阴道病。

三、真菌

阴道真菌多为白假丝酵母菌即白色念珠菌（candida albicans），偶见阴道纤毛菌（vaginal leptothrix）、放线菌（actinomyces）等。

【检测原理】阴道分泌物真菌的检测方法有湿片法、革兰染色法。

1. 湿片法　生理盐水拭子取材后直接涂片，显微镜下观察有无卵圆形孢子及出芽细胞相连接的假菌丝、呈链状及分枝状或菌丝。

2. 革兰染色法　染色后的芽生孢子及菌丝便于观察，可提高阳性检出率。

【方法学评价】

1. 湿片法　简便快速，广泛应用，但其只能用放大倍数较小的高倍镜观察，同时受光镜亮度及阴道上皮细胞、白细胞等各种成分的重叠遮掩、涂片背景不洁等因素的影响，不易观察较小的芽生孢子（特别是初学者），易漏诊。

2. 革兰染色法　操作较复杂，但染色后可以用放大倍数更大的油镜观察，对于个体较小的真菌，经革兰染色后，芽生孢子、假菌丝及菌丝均着上紫色（革兰阳性），形态典型突出，且不易与其他成分相混淆，阳性检出率高。

【质量控制】①阴道分泌物的细胞及黏液较多时，可加 10% 氢氧化钾消化后检测。②必须先在低倍镜下观察菌丝，然后再转换为高倍镜，以提高菌丝检出率。

【参考区间】阴性。

【临床意义】阴道真菌多为白假丝酵母菌，当机体抵抗力降低时可引起真菌性阴道炎。菌丝的致病性强于孢子，发现菌丝对临床诊断价值更大。同时，在临床诊断中应注意真菌带菌者与感染者的区分，当阴道分泌物中仅见少量真菌孢子，且清洁度正常，常为带菌者。当发现多量的孢子、假菌丝或菌丝，伴清洁度异常，即可诊断为真菌性阴道炎。

第四节　阴道分泌物检验的质量控制

阴道分泌物检验应严格控制检验的各个环节，探索室内质量控制和室间质量评价的可行性方法，以保证检验结果的可靠性和准确性，为临床提供有效的信息。阴道分泌物检验的质量控制应包括标本采集的规范化、检验操作及报告规范化以及检验人员业务技能及素质的培养等多方面。阴道分泌物检验的质量控制见表 11 – 5。

表 11 – 5　阴道分泌物检验的质量控制

项目	要求
标本采集	采集标本符合要求：①作好病人的准备。②停用影响检验结果的药物。③立即送检
检验方法	涂片要符合要求：①厚薄适宜。②生理盐水定期更换，防止污染

项目	要求
	显微镜检查：①遵守操作规程、观察标准一致。②真菌检查时的光线不能太强。③标本少时尽量染色涂片检查
报告方式	报告方式要统一：①清洁度分级报告。②滴虫按"发现"或"未发现"报告。③真菌按"发现"或"未发现"孢子、假菌丝、菌丝报告
人员素质	加强责任心、耐心细致工作，掌握湿片检验技术和识别各种成分的能力

本 章 小 结

　　阴道分泌物是女性生殖系统分泌的液体，其检验结果对诊断生殖系统感染、肿瘤等有一定应用价值。阴道分泌物检验包括理学和显微镜检查，线索细胞是诊断加德纳菌性阴道炎重要指标之一。

　　Vaginal discharge is excreted by female genital system. Vaginal discharge test is applied to diagnose infection and tumor of the genital system. The main points of this chapter are as follows.

- ■ Traits and colors of pathologic vaginal discharge and clinical values.
- ■ Alteration of vaginal discharge in vaginitis and microbiology tests.
- ■ Morphological characteristics of vaginitis pathogens.

（郑峻松）

扫码"练一练"

第十二章　前列腺液检验

扫码"学一学"

扫码"看一看"

前列腺液检验主要包括理学检验、显微镜检验，主要用于前列腺疾病的诊断和疗效观察。本章要点是：

● 前列腺液标本采集注意事项。

● 前列腺液显微镜检验的有形成分及临床意义。

● 前列腺液检验的质量控制。

前列腺液（prostatic fluid）是由前列腺分泌的乳白色、稀薄不透明的液体，是精液的组成成分之一，约占精液的 30%。前列腺液组成成分复杂，主要有：①电解质：如钾、钠、钙、锌等。②酶：如纤溶酶、酸性磷酸酶、乳酸脱氢酶等。③脂类：如磷脂、胆固醇等。④免疫物质：如免疫球蛋白、补体及前列腺特异抗原（prostate specific antigen，PSA）等。⑤有形成分：磷脂酰胆碱小体、白细胞及上皮细胞等。⑥其他：精胺、亚精胺、柠檬酸等。

前列腺液检验常用于前列腺炎、前列腺脓肿、前列腺肥大、前列腺结石、前列腺结核及前列腺癌等疾病辅助诊断、疗效观察，也可用于性传播性疾病（sexually transmitted disease，STD）的检验。

第一节　标本采集与处理

前列腺液一般由临床医师按摩前列腺采集，前列腺液流出后，弃去第 1 滴前列腺液后，根据标本量的多少，可直接涂于载玻片上或采集于洁净的试管内，立即送检，如作细菌培养必须无菌采集标本。若采集标本失败，可检验按摩前列腺后的尿液。如果一次按摩失败或检验结果为阴性，而又确有临床指征者，可于 3~5 天后重新采集复检。

第二节　前列腺液理学检验

一、量

正常情况下，前列腺液的每天分泌量约数滴至 2ml 不等，分泌量过多常由于前列腺慢性充血引起，可见于过度兴奋。前列腺炎时，前列腺液显著减少。若多次按摩无前列腺液排出，提示前列腺分泌功能严重不足，常见于前列腺的炎性纤维化和某些性功能低下者。

二、颜色和黏稠度

正常前列腺液呈乳白色、稀薄、有光泽。黄色、浑浊、脓性黏稠者提示前列腺炎。红色为出血征象，见于精囊炎、前列腺炎、前列腺结核及肿瘤，也可由按摩过度引起。

三、酸碱度

正常前列腺液呈弱酸性，pH 6.3~6.5，50 岁以后略增高。若混入较多精囊液，pH 可增高。

第三节　前列腺液显微镜检验

【检测原理】一般采用非染色直接涂片进行湿片检验，也可采用 Wright 染色、Papaniculaou 染色、H - E 染色后，进行细胞学形态检验，或革兰染色、抗酸染色查找病原微生物。

【方法学评价】前列腺液显微镜检验的方法学评价见表 12 - 1。

【参考区间】前列腺液显微镜检验的参考区间见表 12 - 2。

【临床意义】前列腺液常见的有形成分形态特点及临床意义见表 12 - 2。前列腺有形成分见图 12 - 1。

表 12 - 1　前列腺液显微镜检验的方法学评价

方法	评价
非染色湿片法	操作简便，快速，临床常用。湿片直接显微镜检查中以细胞和磷脂酰胆碱小体的价值最大
涂片染色法	可清晰辨认细胞结构，适用于检查炎症细胞、癌细胞。当直接显微镜检查发现畸形、巨大的细胞或疑似肿瘤细胞时，应做 Papaniculaou 染色、H - E 染色，有助于前列腺肿瘤和前列腺炎的鉴别
直接涂片抗酸染色或革兰染色法	对前列腺结核及 STD 的诊断有较高的应用价值

表 12 - 2　前列腺液常见的有形成分形态特点、参考区间及临床意义

有形成分	形态特点	参考区间	临床意义
磷脂酰胆碱小体	圆形或卵圆形、大小不均，似血小板但略大，折光性强；炎症时可成簇分布，重者可见跳跃的微小颗粒浸润，甚至可释放形成空泡	量多，满视野，均匀散在分布	前列腺炎时，分布不均，数量减少甚至消失
淀粉样小体	体积大，约为白细胞的 10 倍，圆形或卵圆形、形似淀粉颗粒、微黄色或褐色同心圆线、纹层状结构	一般随年随年龄增加而增多	一般无临床意义
红细胞	圆盘状、草黄色	<5 个/HPF	增多见于前列腺炎，前列腺结核、结石或肿瘤
白细胞	圆球形，可见胞核	<10 个/HPF	增多见于前列腺炎、结核
前列腺颗粒细胞	体积大，为白细胞的 3~5 倍，由吞噬细胞吞噬较多的磷脂酰胆碱小体而成	<1 个/HPF	增多见于老年人的前列腺液或前列腺炎病人
病原微生物	特殊染色后的特有特点，如抗酸杆菌、革兰阴性双球菌、支原体等	无	相应微生物引起的感染
精子	外形似蝌蚪状	偶见	一般无临床意义

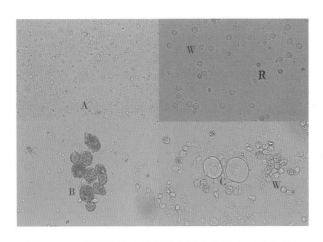

图 12 - 1　前列腺液中常见的有形成分形态（未染色）

A. 磷脂酰胆碱小体；B. 前列腺颗粒细胞；C. 淀粉样小体；R. 红细胞；W. 白（脓）细胞

第四节　前列腺液检验的质量控制

前列腺液检验应严格控制各个环节，以保证检验结果的准确性。

一、标本采集与处理

前列腺液标本采集与处理的注意事项与评价见表 12 - 3。

表 12 - 3　前列腺液标本采集与处理的注意事项与评价

项目	注意事项与评价
临床医生	熟练掌握前列腺按摩技术，按操作规程进行前列腺按摩，掌握前列腺按摩禁忌证
病人	检查前 3 天应禁止性活动，性兴奋后前列腺液内白细胞会增加
细菌培养	必须无菌操作，用无菌容器采集标本
采集及送检	采集前列腺液标本时，第 1 滴弃去，采集后立即送检，以免干涸
复检	1 次取材失败或检验结果为阴性，而指征明确者，可隔 3 ~ 5 天再次采集标本送检
检验后处理	由于标本的特殊性，应作好安全防护，防止被标本污染所造成的意外伤害。用过的标本应用火烧毁，也可将其浸入 5% 甲酚皂液中 24 小时或 0.1% 过氧乙酸中 12 小时后倒掉

二、显微镜检验质量控制

1. 检验人员　做到责任心强，工作精心细致。熟练掌握前列腺液正常和异常有形成分形态特点、数量变化的临床意义及磷脂酰胆碱小体的分布情况，提高专业水平和显微镜检验的识别鉴别能力，降低误诊率。

2. 涂片　厚薄适宜，染色检验的涂片要薄。

3. 显微镜检验　严守操作规程，严格观察标准，严格控制各种主观因素的影响。①先低倍镜观察全片，再高倍镜检查，至少观察 10 个以上高倍镜视野，认真记录结果。②对标本较少或有形成分较少的标本，应扩大观察视野。③湿片下若发现较大、形态异常的细胞应高度重视，并进行染色检验，或使用液基薄层细胞学检查技术，并建议作进一步检查。

4. 统一报告方式　磷脂酰胆碱小体数量较多，高倍镜下满视野均匀分布均可报告为

（＋＋＋＋）；占视野 3/4 为（＋＋＋）；占视野 1/2 为（＋＋）；数量极少，分布不均占视野 1/4 为（＋）；其他成分参考尿液有形成分检查方法报告结果。

5. 审核报告　每天的检验报告单应由检验人员初审和报告审核人员复核无误后，签名发出。

本 章 小 结

前列腺液检验是前列腺炎、前列腺肿瘤的辅助诊断方法，主要包括理学检验、显微镜检验。传统的检验项目结合化学、免疫学成分检验，为前列腺疾病诊断提供了良好的指标。加强显微镜检查的质量控制和和统一报告方式，严格控制各种主观因素的影响，加强复检，确保检验结果的准确性。

Prostatic fluid test includes mainly physical and microscopic examinations in the diagnosis of prostate disease and efficacy. The main points of this chapter are as follows.

■ Attention points for the sample collection.

■ Microscopic examination of morphological components and clinical values.

■ Quality control of prostatic fluid test.

（肖代敏）

扫码"练一练"

第十三章 痰液检验

教学目标与要求

1. **掌握** 痰液有形成分显微镜检验的方法、质量控制，痰液标本采集注意事项。
2. **熟悉** 痰液常见颜色、性状、有形成分改变及临床意义。

痰液检验主要包括理学检验、显微镜检验。痰液检验对肺结核、肺炎等呼吸系统疾病的诊断、疗效观察和预后判断有一定的价值。本章要点是：

- 痰液标本采集注意事项。
- 痰液常见颜色、性状改变及临床意义。
- 痰液显微镜检验有形成分和临床意义。
- 痰液检验的质量控制。

痰液（sputum）是气管、支气管和肺泡的分泌物。正常情况下，肺泡、支气管和气管可有少量分泌物，但一般不形成痰或痰量很少。在病理情况下，当呼吸道黏膜受到理化因素、感染等刺激时，其分泌物增加，痰量增多，其性质也发生改变。痰液成分很复杂，主要由支气管分泌物和炎症、肿瘤渗出物等组成，主要包括：①黏液、浆液。②白细胞、红细胞、上皮细胞和吞噬细胞。③各种蛋白质、酶、免疫球蛋白、补体和电解质。④各种病原微生物以及坏死组织和异物等。⑤非痰成分，如唾液、鼻咽部分泌物等。

痰液检验对呼吸系统结核、炎症、肿瘤和寄生虫病有确诊价值，对支气管哮喘、支气管扩张和慢性支气管炎等的诊断、疗效观察和预后判断有一定价值。

第一节 标本采集与处理

痰液标本采集方法依检验目的和病人情况而定，分为自然咳痰法和诱导吸痰的方法。痰液标本采集的方法学评价见表 13 - 1。

标本采集后立即送检，以免细胞分解、细菌自溶。不能及时送检时，可暂时冷藏保存，但不超过 24 小时。一次就诊连续送检 3 次，以提高阳性率。

表 13 - 1 痰液标本采集的方法学评价

方法	评价
自然咳痰法	主要方法。留痰前嘱病人刷牙、清水漱口数次后，用力咳出气管深部或肺部的痰液，采集于干燥洁净容器内，要避免混杂唾液或鼻咽部分泌物
雾化蒸气吸入法	操作简单、经济、方便、无痛苦、无毒副作用，病人易于接受，适用于自然咳痰法采集标本不理想时
一次性吸痰管法	适用于昏迷病人、婴幼儿

第二节　痰液理学检验

一、量

痰液量以 ml/24h 表示，正常人无痰或仅有少量泡沫样或黏液样痰。呼吸系统疾病的病人排痰量增多，可为 50～100ml/24h，且依病种和病情而异。急性呼吸系统感染较慢性炎症的痰量少，病毒感染较细菌感染痰量少。痰量增多常见于支气管扩张、肺脓肿、肺水肿、肺空洞性改变和慢性支气管炎，有时甚至超过 100ml/24h。在疾病治疗过程中，如痰量减少，一般表示病情好转；但若发生支气管阻塞而使痰液不能排出时可见痰量减少，病情反而加重。

二、颜色

正常人仅有少量白色或灰白色黏液痰，病理情况下痰液颜色可发生改变，但特异性较差，其改变的临床意义见表 13－2。

表 13－2　痰液常见颜色改变的原因及临床意义

颜色	常见原因	临床意义
黄色、黄绿色	脓细胞增多	肺炎、慢性支气管炎、支气管扩张、肺脓肿、肺结核
红色、棕红色	出血	肺结核、肺癌、支气管扩张
铁锈色	血红蛋白变性	急性肺水肿、大叶性肺炎、肺梗死
棕褐色	红细胞破坏	阿米巴肺脓肿、肺吸虫病
灰色、灰黑色	吸入粉尘、烟雾	矿工、锅炉工、长期吸烟者

三、气味

正常人的新鲜痰液无特殊气味。血腥味见于肺癌、肺结核等。粪臭味见于膈下脓肿与肺相通时。恶臭见于肺脓肿、晚期肺癌或支气管扩张等。

四、性状

不同疾病时产生的痰液可有不同的性状，甚至出现异物，其性状改变有助于临床诊断。痰液常见的性状改变及临床意义见表 13－3。

表 13－3　痰液常见的性状改变及临床意义

性状	特点	临床意义
黏液性	黏稠、无色透明或灰色	急性支气管炎、支气管哮喘、早期肺炎
浆液性	稀薄、泡沫	肺水肿、肺淤血
脓性	脓性、浑浊、黄绿色或绿色、有臭味	支气管扩张、肺脓肿、脓胸向肺内破溃、活动性肺结核等
黏液脓性	黏液、脓细胞、淡黄白色	慢性气管炎发作期、支气管扩张、肺结核等
浆液脓性	静置后分 4 层，上层为泡沫和黏液、中层为浆液、下层为脓细胞，底层为坏死组织	肺脓肿、肺组织坏死、支气管扩张
血性	带鲜红血丝、血性泡沫样痰、黑色血痰	肺结核、支气管扩张、肺水肿、肺癌、肺梗死等

五、异物

黑色背景下，将痰液制备成薄涂片，用肉眼或借助放大镜观察有无异物。正常人痰液中无异物。痰液常见的异物及临床意义见表 13 - 4。

表 13 - 4 痰液常见的异物及临床意义

异物	原因	特点	临床意义
支气管型	纤维蛋白、黏液、白细胞等在支气管内凝集	灰白或棕红，刚咳出卷曲成团	慢性支气管炎、纤维蛋白性支气管炎、大叶性肺炎
干酪样小块	肺组织坏死的崩解产物	豆腐渣或干酪样	肺结核、肺坏疽
硫磺样颗粒	放线菌和菌丝团形成	淡黄、黄色或灰白，形似硫磺颗粒	肺放线菌病
肺结石	碳酸钙或磷酸钙结石	淡黄或白色小石块，表面不规则	肺结核、异物进入肺内钙化
库氏曼螺旋体	小支气管分泌的黏液凝固	淡黄色、灰白色富有弹性的丝状物	支气管哮喘、喘息性支气管炎
寄生虫	肺吸虫卵、蛔虫蚴、阿米巴滋养体、卡氏肺孢子虫等		肺吸虫病、肺蛔虫病、阿米巴肺脓肿、卡氏肺孢子虫感染

第三节 痰液显微镜检验

【检测原理】

1. 直接涂片法 取痰液可疑部分（如带血丝或脓液等）直接涂片或加少量生理盐水混合后涂片，加盖玻片，轻压后显微镜检验。

2. 涂片染色法 主要用于细胞学检验和细菌学检验，常用 Papanicolaou 染色、H - E 染色检查痰液中的癌细胞，革兰染色或抗酸染色检查细菌，Wright 染色检查各种血细胞等。

【方法学评价】痰液显微镜检验的方法学评价见表 13 - 5。

表 13 - 5 痰液显微镜检验的方法学评价

方法	评价
直接涂片法	直接涂片法为常规方法，简便、快速，对临床诊断帮助较大
涂片染色法	可清晰地显示有形成分的结构，有利于细胞的识别和细菌鉴定，有较高的临床应用价值

【参考区间】①无红细胞。②少量中性粒细胞和少量上皮细胞。

【临床意义】病理性痰液可见较多的红细胞、白细胞及其他有形成分，其临床意义见表 13 - 6。

表 13 - 6 痰液中常见有形成分及临床意义

有形成分	临床意义
红细胞	支气管扩张、肺癌、肺结核
白细胞	中性粒细胞增多见于化脓性感染；嗜酸性粒细胞增多见于支气管哮喘、过敏性支气管炎、肺吸虫病；淋巴细胞增多见于肺结核
上皮细胞	可见鳞状上皮、柱状上皮细胞、肺上皮细胞，无临床意义。增多见于呼吸系统炎症

有形成分	临床意义
肺泡巨噬细胞	肺炎、肺淤血、肺梗死、肺出血
癌细胞	肺癌
寄生虫和虫卵	寄生虫病
结核分枝杆菌	肺结核
放线菌	放线菌病
夏科 – 莱登结晶	支气管哮喘、肺吸虫病
弹性纤维	肺脓肿、肺癌
胆固醇结晶	慢性肺脓肿、脓胸、慢性肺结核、肺肿瘤
胆红素结晶	肺脓肿

第四节　痰液检验的质量控制

痰液检验应严格遵循标本采集和处理、显微镜检验等环节的质量要求，以确保检验结果准确可靠。

一、标本采集与处理

痰液标本采集与处理的注意事项与评价见表 13 – 7。

表 13 – 7　痰液标本采集与处理的注意事项与评价

项目	注意事项与评价
采集方法	注意采用合适的痰液。采集气管深处的痰液，避免混入鼻咽分泌物；咳痰时最好有医护人员在现场，指导病人正确咳痰
标本容器	注意采用专用采集瓶或盒采集痰液
理学检验	①痰液理学检验以清晨第一口痰液标本最适宜 ②测定 24 小时痰量或观察其分层时，容器可加少量苯酚防腐
细胞学检查	以上午 9 ~ 10 时采集，深咳的痰液最好，因早晨的痰液在呼吸道停留时间过长，细胞可能发生自溶破坏或变性而不宜做细胞学检验
病原生物学检验	①做漂浮或浓集抗酸杆菌检验时，应采集 12 ~ 24 小时内的痰液 ②用于细菌培养的标本，必须无菌采集，并先用无菌水漱口，以避免口腔内正常菌群的污染，必要时，可选用一次性吸痰管法 ③厌氧培养时可用气管穿刺吸取法和经支气管镜抽取法留取标本
检验后的处理	为防止医源性感染和污染，用过的标本及容器应煮沸 30 ~ 40 分钟消毒，痰纸盒可烧毁，不能煮沸的容器可用 5% 苯酚消毒后再行处理

二、显微镜检验的质量控制

1. 检验人员　要强化责任意识，密切结合临床，熟练掌握痰液中正常和异常有形成分形态特点、数量变化，提高阳性检出率。

2. 标本涂片　应选择挑取标本中有脓液、血液等异常部分，标本量要适宜，涂片均匀，厚薄适中。但染色检验的涂片要薄。

3. 显微镜检验　①遵守操作规程，统一观察标准和报告方式，严格控制各种主观因素的影响。②先用低倍镜观察全片，再用高倍镜检验，至少观察 10 个以上高倍镜视野，全面细致的观察涂片的每一个视野，仔细记录观察结果。③对标本较少或有形成分较少的标本，应扩大观察视野，不能有遗漏。④对检验结果有疑问时应请上级检验技师（医师）验证，将检验结果进行双重复核。⑤湿片下发现较大的、形态异常的细胞应进行染色检验，或使用液基薄层细胞学检查技术可明显提高阳性率。

4. 审核报告 发出报告前应核对报告单、送检单及片号是否一致，诊断结果与病史、体征等实际情况是否一致，复核无误后，签名发出报告单。

本 章 小 结

痰液检验主要包括理学检验、显微镜检验，对肺结核、肺炎、肿瘤和寄生虫病有确诊价值，但标本采集及理学检查必须符合要求，显微镜检查必须严格遵守操作规程，统一观察标准和报告方式，严格控制各种主观因素的影响，加强双重审核制度，确保检验结果的准确性。

Sputum test includes mainly physical and microscopic examinations. It is of certain value to the diagnosis, effect observation and prognosis judgment of respiratory system diseases, such as pulmonary tuberculosis and pneumonia. The main points of this chapter are as follows.

■ Attention points for the sample collection.

■ Alteration of colors and traits and clinical value.

■ Morphological components under microscope and clinical value.

■ Quality control of sputum test.

扫码"练一练"

（傅琼瑶）

第四篇

体腔液检验

　　体腔液检验是指对某些疾病有较大筛选诊断价值的一般性检验，包括脑脊液、浆膜腔积液、关节腔积液、胃液与十二指肠引流液和羊水等检验。①脑脊液检验随着中枢神经系统疾病研究的不断深入而有了较大的发展。除了常规检验项目外，某些化学、免疫学等检验内容也纳入了脑脊液检验中，其检验结果不仅对中枢神经系统感染性疾病、脑血管病有诊断价值，而且对脱髓鞘病和脑肿瘤的诊断和辅助诊断也有一定的价值。②浆膜腔积液和关节腔积液的检验着重探讨渗出液和漏出液的鉴别。常规检验项目对鉴别渗出液和漏出液尚有一定的局限性，但许多新的检验指标的出现为各种积液的诊断和鉴别诊断提供了有价值的实验室依据。③胃液检验对于了解胃酸分泌功能，胃、十二指肠相关疾病诊断和鉴别诊断有较好的实用价值。十二指肠引流液检验对胆管疾病诊断的价值已越来越不明显，但在影像学诊断技术不能确诊的情况下，十二指肠引流液检查对诊断某些胆道疾病仍有一定的价值。④羊水检验是一种公认的安全、可靠的诊断方法。随着妊娠时间的增加，羊水的来源、容量和成分均发生了变化，羊膜腔穿刺检查不但可以诊断疾病，而且还可以用于治疗，但羊水检验必须有严格的适应证。其检验结果对判断胎儿成熟度、筛选先天性遗传病和诊断宫内感染等均有重要价值。体腔液检验所提供的信息，需要结合病史、体格检查及影像学检查结果，才能得到准确的诊断。

第十四章 脑脊液检验

教学目标与要求

1. **掌握** 脑脊液蛋白质、葡萄糖和氯化物检验的方法学评价，脑脊液细胞计数和分类计数的方法学评价与临床意义，脑脊液检验的质量控制。
2. **熟悉** 脑脊液颜色变化及脑脊液新鲜性出血与陈旧性出血的鉴别。
3. **了解** 常见脑和脑膜疾病脑脊液检验特点。

脑脊液检验是临床常用的诊断方法，对诊断中枢神经系统感染性疾病、脑血管疾病和脱髓鞘病有重要价值，对脑肿瘤也有辅助诊断价值。本章要点是：

● 脑脊液颜色变化及脑脊液新鲜性出血与陈旧性出血的鉴别。

● 脑脊液蛋白质、葡萄糖和氯化物检验的方法学评价及临床意义。

● 脑脊液细胞计数和分类计数的方法学评价与临床意义。

● 脑脊液检验的质量控制。

● 常见脑和脑膜疾病脑脊液检验特点。

脑脊液（cerebrospinal fluid，CSF）是存在于脑室和蛛网膜下隙（subarachnoid cavity）内的一种无色透明的液体，70%来自脑室脉络丛的主动分泌和超滤所形成的液体，30%由大脑和脊髓细胞间隙所产生。脑脊液经过第3脑室和第4脑室进入小脑延髓池，再分布于蛛网膜下隙。蛛网膜绒毛能吸收脑脊液，并将其返回静脉。生理情况下，人体每天分泌的脑脊液为400~500ml，并能在4~8小时更新1次。正常成人脑脊液总量为120~180ml，大约为体液总量的1.5%。

第一节 标本采集与处理

1. 标本采集 脑脊液标本采集需要进行腰椎穿刺或小脑延髓池穿刺、脑室穿刺。采集脑脊液标本需要一定的穿刺时机，以获得更满意的检验结果。诊断性穿刺时机的选择一般由有经验的临床医师来完成。不同疾病脑脊液标本采集时机见表14-1。

表14-1 不同疾病脑脊液标本采集时机

疾病	穿刺时机
化脓性脑膜炎	发病后1~2天
病毒性脑膜炎	发病后3~5天
结核性脑膜炎	发病后1~3周
疱疹性脑膜炎	流行性感冒症状期开始后5~7天
神经疏螺旋体病（Lyme病）	肌痛期开始后2~4周

穿刺成功后立即测定脑脊液压力，然后采集脑脊液标本于3个无菌试管中，每个试管

1~2ml。第一管用于病原生物学检验，第二管用于化学和免疫学检验，第三管用于理学和细胞学检验。

2. 标本处理 标本采集后应立即送检，并于 1 小时内检验完毕。因标本放置过久，可造成细胞破坏、葡萄糖等物质分解、细菌溶解等，影响检验结果。脑脊液标本应尽量避免凝固和混入血液。若混入血液应注明，在进行细胞计数时应做校正。

第二节 脑脊液理学检验

一、颜色与透明度

扫码"看一看"

肉眼观察脑脊液颜色变化，分别以无色、乳白色、红色、棕色或黑色、绿色等描述。肉眼观察脑脊液透明度变化，分别以"清晰透明""微浑""浑浊"等描述。

【参考区间】 无色，新生儿可呈黄色；清晰透明。

【临床意义】

1. 脑脊液颜色变化 当中枢神经系统有炎症、损伤、肿瘤或梗阻时，破坏了血-脑脊液屏障，使脑脊液成分发生改变，导致其颜色发生变化。脑脊液的颜色变化有红色、黄色、白色、绿色或黑色等，其常见的原因见表 14-2；脑脊液新鲜出血与陈旧性出血的鉴别见表 14-3；脑脊液呈黄色称为黄变症（xanthochromia），其原因及临床意义见表 14-4。

表 14-2 脑脊液常见的颜色变化及临床意义

颜色	原因	临床意义
无色		正常脑脊液、病毒性脑炎、轻型结核性脑膜炎、脊髓灰质炎、神经梅毒
红色	出血	穿刺损伤出血、蛛网膜下隙或脑室出血
黄色	黄变症	出血、黄疸、淤滞和梗阻等
白色	白细胞增高	脑膜炎球菌、肺炎球菌、溶血性链球菌引起的化脓性脑膜炎
绿色	脓性分泌物增多	铜绿假单胞菌性脑膜炎、急性肺炎双球菌性脑膜炎
褐色	色素增多	脑膜黑色素肉瘤、黑色素瘤

表 14-3 脑脊液新鲜性出血与陈旧性出血的鉴别

项目	新鲜性出血	陈旧性出血
外观	浑浊	清晰、透明
易凝性	易凝	不易凝
离心后上清液	无色、透明	红色、黄褐色或柠檬色
红细胞形态	无变化	皱缩
上清液隐血试验	多为阴性	阳性
白细胞	不增高	继发性或反应性增高

表 14-4 脑脊液黄变症的原因及临床意义

黄变症	原因	临床意义
出血性	红细胞破坏，胆红素增加	陈旧性蛛网膜下隙出血或脑出血
黄疸性	胆红素增高	急性肝炎、肝硬化、钩端螺旋体病、胆道梗阻、新生儿溶血症
淤滞性	红细胞渗出，胆红素增高	颅内静脉、脑脊液循环淤滞
梗阻性	蛋白质含量显著增高	髓外肿瘤等所致的椎管梗阻

2. 透明度变化 脑脊液透明度与其所含的细胞数量和细菌多少有关，当脑脊液白细胞超过 $300 \times 10^6/L$ 时，可呈浑浊；脑脊液中蛋白质明显增高或含有大量细菌、真菌时，也可使脑脊液浑浊。

结核性脑膜炎的脑脊液可呈毛玻璃样的浑浊，化脓性脑膜炎的脑脊液呈脓性或块样浑浊，穿刺损伤性脑脊液可呈轻微的红色浑浊。

二、薄膜与凝块

【参考区间】放置 12~24 小时后不会形成薄膜、凝块或沉淀（室温）。

【临床意义】脑脊液形成凝块或薄膜与其所含的蛋白质，特别是纤维蛋白原含量有关。当脑脊液蛋白质含量超过 10g/L 时，可出现薄膜、凝块或沉淀。①化脓性脑膜炎的脑脊液在 1~2 小时内呈块状凝固。②结核性脑膜炎的脑脊液在 12~24 小时内呈薄膜或纤细的凝块。③神经梅毒的脑脊液可有小絮状凝块。④蛛网膜下隙梗阻的脑脊液呈黄色胶样凝固。⑤脑脊液同时存在胶样凝固、黄变症和蛋白质 - 细胞分离（蛋白质明显增高，细胞正常或轻度增高），称为 Froin - Nonne 综合征，这是蛛网膜下隙梗阻的脑脊液特点。

三、比重

【参考区间】①腰椎穿刺：1.006~1.008。②脑室穿刺：1.002~1.004。③小脑延髓池穿刺：1.004~1.008。

【临床意义】凡是脑脊液的细胞数量和蛋白质含量增高的疾病，其比重均增高。常见于中枢神经系统感染、神经系统寄生虫病、脑血管病、脑肿瘤、脑出血、脑退行性变和神经梅毒等。

第三节 脑脊液化学与免疫学检验

一、蛋白质

【检测原理】脑脊液蛋白质含量较血浆低，大约为血浆的 0.5%。脑脊液蛋白质的检验有定性方法和定量方法，并可根据需要计算蛋白商（球蛋白/清蛋白）、脑脊液清蛋白与血清蛋白比率指数（R_{alb}）[脑脊液清蛋白（mg/L）/血清蛋白（g/L）]。

1. 定性法 脑脊液蛋白质定性检测原理见表 14-5。临床多采用 Pandy 试验定性检测脑脊液蛋白质。

表 14-5 脑脊液蛋白质定性检测原理

方法	检测原理
Pandy 试验	脑脊液的蛋白质与苯酚结合形成不溶性蛋白盐而出现白色浑浊或沉淀
硫酸铵试验	包括 Ross - Jone 试验和 Nonne - Apelt 试验
	①饱和硫酸铵能沉淀球蛋白，出现白色浑浊或沉淀
	②若球蛋白增多则 Ross - Jone 试验阳性，Nonne - Apelt 试验可检测球蛋白和清蛋白
Lee - Vinson 试验	磺基水杨酸和氯化高汞均能沉淀脑脊液蛋白质。根据沉淀物的比例不同，可鉴别化脓性和结核性脑膜炎

2. 定量法 利用比浊法、染料结合比色法（如双缩脲法）和免疫学方法检测脑脊液蛋白质含量。常用的方法为磺基水杨酸 – 硫酸钠比浊法，其检测原理是：磺基水杨酸为生物碱试剂，能沉淀蛋白质并产生一定的浊度（对清蛋白的沉淀能力比球蛋白强），将产生的浊度与标准浓度管进行比较，从而得到定量的蛋白浓度。

【方法学评价】脑脊液蛋白质检验方法较多，不同的方法由于所选用的试剂、条件不同，其灵敏度和特异性也不相同，其方法学评价见表 14 – 6。

表 14 – 6 脑脊液蛋白质检验的方法学评价

分类	方法	优点	缺点
定性法	Pandy 试验	操作简便、标本量少、易于观察，灵敏度高，检测球蛋白	假阳性率高
	Ross – Jone 试验	检测球蛋白，特异性高	灵敏度低
	Nonne – Apelt 试验	检测球蛋白和清蛋白，特异性高	操作繁琐
	Lee – Vinson 试验	检测球蛋白、清蛋白	操作繁琐、特异性低
定量法	比浊法	操作简便、快速，无须特殊仪器	标本用量大、重复性差、影响因素多
	染料结合比色法	操作快速、灵敏度高、标本用量少、重复性好	要求高、线性范围窄
	免疫学方法	标本用量少	对试剂要求高

【质量控制】

1. 标本采集 因穿刺出血，脑脊液混入血液蛋白质，可出现假阳性。

2. 器材要求 试验中所用试管和滴管必须十分洁净，否则易出现假阳性。

3. 理化因素 苯酚不纯可引起 Pandy 试验呈假阳性；室温低于10℃、苯酚饱和度降低可引起假阴性。

4. 设置对照 人工配制含有球蛋白的溶液作阳性对照，可在正常脑脊液或配制与正常脑脊液基本成分相似的基础液中加不同量的球蛋白。

【参考区间】①定性：阴性（或弱阳性）。②定量：腰椎穿刺：0.20～0.40g/L；小脑延髓池穿刺：0.10～0.25g/L；脑室穿刺：0.05～0.15g/L。③蛋白商：0.4～0.8。④R_{alb}：9。

【临床意义】脑脊液蛋白质含量增高是血 – 脑脊液屏障功能障碍的标志。由于脑脊液清蛋白只来自血清，因此 R_{alb} 更能反映血 – 脑脊液屏障完整性。脑脊液蛋白质含量增高可见于中枢神经系统的感染、梗阻和出血等多种疾病，其常见的原因见表 14 – 7。血 – 脑脊液屏障功能障碍的程度与可能的原因见表 14 – 8。

蛋白商反映了脑脊液球蛋白与清蛋白的比例变化。①蛋白商增高：提示脑脊液球蛋白含量增高，见于多发性硬化症、神经梅毒、脑脊髓膜炎、亚急性硬化性全脑炎等。②蛋白商减低：提示脑脊液清蛋白含量增高，见于化脓性脑膜炎急性期、脑肿瘤、脊髓压迫症等。

表 14 – 7 脑脊液蛋白质增高常见的原因

原因	临床意义
感染	以化脓性、结核性脑膜炎脑脊液蛋白质增高最明显，病毒性脑膜炎则轻度增高
神经根病变	常见于吉兰 – 巴雷综合征，有蛋白质 – 细胞分离的现象

原因	临床意义
梗阻	脊髓肿瘤、肉芽肿、硬膜外脓肿造成的椎管部分或完全梗阻，可有脑脊液自凝现象
出血	脑血管畸形、高血压病、脑动脉硬化症以及全身出血性疾病等
其他	肺炎、尿毒症等出现中枢神经系统症状时，脑脊液蛋白质含量也可增高

表 14-8　血-脑脊液屏障功能障碍的程度与可能的原因

屏障障碍的程度	可能的原因
轻度（R_{alb} 10~14）	多发性硬化、慢性 HIV 脑炎、带状疱疹神经节炎、乙醇性多发神经病、肌萎缩性侧索硬化
中度（R_{alb} 15~30）	病毒性脑炎、机会致病菌性脑膜脑炎、糖尿病性多发神经病、脑梗死、皮质萎缩
重度（R_{alb} >30）	吉兰-巴雷综合征、单纯性疱疹脑炎、结核性脑膜炎、化脓性脑膜炎

二、葡萄糖

【检测原理】脑脊液葡萄糖定量检测多采用葡萄糖氧化酶法或己糖激酶法。葡萄糖氧化酶法中一些还原性物质可竞争性抑制氧化反应，易造成检验结果偏低，从而影响检验的特异性。己糖激酶法不受溶血、高脂血、黄疸、尿酸、维生素 C 及药物的干扰，特异性和准确性均高于葡萄糖氧化酶法。

【参考区间】①腰椎穿刺：2.5~4.4mmol/L。②小脑延髓池穿刺：2.8~4.2mmol/L。③脑室穿刺：3.0~4.4mmol/L。

【临床意义】脑脊液葡萄糖含量为血糖的 50%~80%（平均 60%），其高低与血糖浓度、血-脑脊液屏障的通透性、葡萄糖的酵解程度有关。

1. 葡萄糖减低　主要见于：①细菌性脑膜炎和真菌性脑膜炎，以化脓性脑膜炎早期减低最明显。这是由于感染的病原体或被破坏的细胞均能释放出分解葡萄糖的酶，使葡萄糖被消耗，从而使脑脊液中的葡萄糖减低。其减低的程度与细菌或真菌的生物学特性、发病急缓、病程长短、治疗效果以及机体反应性有密切关系。②脑囊虫病、锥虫病、血吸虫病、肺吸虫病或弓形虫病等。③脑肿瘤影响血-脑脊液屏障功能，干扰葡萄糖的转运，以及肿瘤细胞分解葡萄糖或干扰糖代谢等，均可使脑脊液葡萄糖减低。④神经梅毒。⑤低血糖昏迷、胰岛素过量所致的低血糖状态。

2. 葡萄糖增高　①新生儿及早产儿。由于血-脑脊液屏障通透性较高，可使脑脊液葡萄糖增高。②糖尿病或静脉注射葡萄糖。③脑出血或蛛网膜下隙出血所致的血性脑脊液。④病毒性脑膜炎或脑炎。⑤急性颅脑外伤、中毒、缺氧、脑出血等所致丘脑下部损伤，由于肾上腺素分泌过多，促进糖原分解使血糖增高，而导致脑脊液葡萄糖增高。

三、氯化物

【检测原理】氯化物定量检验方法与血清氯化物检验方法相同，有硝酸汞滴定法、硫氰酸汞比色法、电量分析法和离子选择性电极法，临床常用离子选择性电极法。

【方法学评价】脑脊液氯化物检验的方法学评价见表 14-9。

表 14 – 9 脑脊液氯化物检验的方法学评价

方法	优点	缺点
硝酸汞滴定法	操作简便、应用广泛、不需要特殊仪器	影响因素多、准确性差、效率低，多被电极法和电量法取代
硫氰酸汞比色法	准确性、精密度良好	不适合体液标本检测
电量分析法	精密度和准确度高，为参考方法	
离子选择性电极法	准确度和精密度良好，为常规方法	专用仪器

【参考区间】①成人：120～130mmol/L。②婴儿：110～130mmol/L。

【临床意义】脑脊液氯化物含量常随着血清氯化物含量的改变而变化。由于脑脊液中蛋白质含量较少，为了维持脑脊液和血浆渗透压的平衡（Donnan 平衡），其氯化物含量较血浆高20%。

1. 氯化物减低 ①细菌或真菌感染，特别是化脓性、结核性和隐球菌性脑膜炎的急性期、慢性感染的急性发作期，氯化物减低与葡萄糖的减低同时出现，其中以结核性脑膜炎减低最明显。这是由于细菌或真菌分解葡萄糖产生乳酸，使脑脊液呈酸性，而导致氯化物含量减低，以及蛋白质增高而导致氯化物减少。②在细菌性脑膜炎的后期，由于脑膜有明显的炎症浸润或黏连，局部有氯化物附着，使脑脊液氯化物减低，并与蛋白质明显增高相伴随。③呕吐、肾上腺皮质功能减退时，由于血氯减低，脑脊液氯化物含量亦减低。

2. 氯化物增高 主要见于尿毒症、肾炎、心力衰竭、病毒性脑膜炎或脑炎。

四、免疫球蛋白

【检测原理】检验方法有免疫扩散法、免疫电泳法、免疫散射比浊法，其原理为：抗原和抗体在凝胶或特殊缓冲液中特异性结合，形成抗原抗体复合物，再通过检测凝胶中抗原抗体复合物沉淀环的直径，或特殊缓冲液中抗原抗体复合物的浊度，计算出免疫球蛋白的含量。其中免疫比浊法具有灵敏、快速且能自动化的优点，应用最为广泛。

【参考区间】①IgG：10～40mg/L。②IgM：0～13mg/L。③IgA：0～6mg/L。

【临床意义】正常脑脊液免疫球蛋白含量极少，主要为 IgG。脑脊液免疫球蛋白变化的临床意义见表 14 – 10。

表 14 – 10 脑脊液免疫球蛋白变化的临床意义

免疫球蛋白	临床意义
IgG 增高	多见于细菌性脑膜炎、亚急性硬化性全脑炎、多发性硬化、吉兰 - 巴雷综合征，且结核性脑膜炎 IgG 增高较化脓性明显
IgG 减低	癫痫、放射线损伤和服用类固醇药物等
IgM 增高	多见于化脓性脑膜炎，也可见于多发性硬化、肿瘤和血管通透性改变等。IgM 明显增高可排除病毒性感染
IgA 增高	多见于化脓性脑膜炎、结核性脑膜炎和病毒性脑膜炎等

五、蛋白电泳

【检测原理】临床上常用的检验方法为乙酸纤维薄膜电泳法和琼脂糖凝胶电泳法，电泳条件与清蛋白电泳相同。脑脊液蛋白质含量少，在电泳前必须将脑脊液标本在高分子聚乙二醇或者右旋糖酐透析液中进行浓缩。

【参考区间】①前清蛋白2%～6%。②清蛋白55%～65%。③α_1–球蛋白3%～8%。④α_2–球蛋白4%～9%。⑤β–球蛋白10%～18%。⑥γ–球蛋白4%～13%。

【临床意义】脑脊液蛋白质的特点为：①有较多的前清蛋白。②β–球蛋白较多，且高于血清，而γ–球蛋白仅为血清的50%。③清蛋白主要来自血清。脑脊液蛋白质电泳的变化及临床意义见表14–11。

表14–11 脑脊液蛋白质电泳的变化及临床意义

指标增高	原因	临床意义
前清蛋白	脑细胞退行性病变	脑萎缩、脑积水和中枢神经系统变性疾病等
清蛋白	脑组织供血不足或脑血管通透性增高	脑血管病变、椎管梗阻等
α–球蛋白	炎症损伤或占位性病变	急性化脓性脑膜炎、结核性脑膜炎、脑膜肿瘤浸润、脑肿瘤转移
β–球蛋白	脂肪代谢障碍或脑组织萎缩	动脉硬化、脑血栓、脑组织萎缩退行性变者
γ–球蛋白	免疫、占位性病变或暂时性脑功能失调	脱髓鞘病（多发性硬化症、视神经脊髓炎）、中枢神经系统的肿瘤和感染

六、髓鞘碱性蛋白

【检测原理】髓鞘碱性蛋白（myelin basic protein，MBP）是脑组织实质损伤的特异性标记，是反映神经细胞有无实质性损伤的灵敏指标，其高低与损伤范围和病情严重程度有关。临床常用的方法为比色法。

【参考区间】比色法<4μg/L。

【临床意义】脑脊液MBP现已广泛应用于多发性硬化的辅助诊断。90%以上的多发性硬化急性期表现为MBP明显增高，50%的慢性活动者MBP增高，非活动者MBP不增高。因此，MBP是多发性硬化病情活动的观察指标。MBP增高也可见于神经梅毒、脑血管病、颅脑外伤等。

七、酶学

（一）乳酸脱氢酶

【检测原理】常用的检验方法为酶速率法，与血清LDH检验方法相同。

【参考区间】8～32U。

【临床意义】脑脊液乳酸脱氢酶（lactate dehydrogenase，LDH）相当于血清的10%，随着年龄的增长，脑脊液LDH浓度越来越低。当中枢神经系统有病变时，脑脊液LDH浓度明显增高，对诊断或鉴别诊断某些中枢神经系统疾病有重要意义。

脑脊液LDH增高主要见于：①感染，特别是细菌性脑膜炎，而病毒性脑膜炎脑脊液LDH多正常或轻度增高，因此，LDH可作为鉴别细菌性和病毒性脑膜炎的重要指标。细菌性脑膜炎以LDH_4、LDH_5增高为主，而病毒性脑膜炎以LDH_1、LDH_2、LDH_3增高为主。②脑梗死、脑出血、蛛网膜下隙出血的急性期。③脑肿瘤的进展期LDH明显增高，缓解期或经过治疗后疗效较好者LDH明显减低，或恢复正常。④脱髓鞘病，特别是多发性硬化症的急性期或病情加重期。

（二）氨基转移酶

【检测原理】常用的检验方法为酶速率法，与血清AST和ALT检验方法相同。

【参考区间】①AST：5～20U。②ALT：5～15U。

【临床意义】氨基转移酶最主要的有天门冬氨酸氨基转移酶（aspartate aminotransferase，AST）和丙氨酸氨基转移酶（alanine aminotransferase，ALT）。由于血－脑脊液屏障的作用，脑脊液氨基转移酶与血清无相关关系。因此，脑脊液氨基转移酶的活性仅反映了中枢神经系统病变，且 AST 较 ALT 更具有诊断价值。

脑脊液氨基转移酶活性增高主要见于：①中枢神经系统器质性病变，尤其是脑出血或蛛网膜下隙出血等。增高的氨基转移酶以 AST 为主，且 AST 增高与脑组织损伤坏死的程度有关。②中枢神经系统感染，如细菌性脑膜炎、脑炎、脊髓灰质炎等，氨基转移酶增高与血－脑脊液屏障通透性增高有关。③中枢神经系统转移癌、缺氧性脑病和脑萎缩等。

（三）其他

脑脊液中除了 LDH、AST、ALT 外，还有肌酸磷酸激酶（CPK）、溶菌酶（Lys）、磷酸己糖异构酶（PHI）、胆碱酯酶（ChE）、神经元特异性烯醇化酶（NSE）、醛缩酶（aldolase）和腺苷脱氨酶（ADA），其检验结果也有一定的临床意义见表 14－12。

表 14－12 脑脊液其他酶学指标增高的临床意义

指标	参考区间	临床意义
CPK（U/L）	0.5～2.0	①中枢神经系统感染，以化脓性脑膜炎最明显。②脑出血、蛛网膜下隙出血。③进行性脑积水、脱髓鞘病、继发性癫痫
Lys（mg/L）	<0.2	①细菌性脑膜炎，以结核性脑膜炎增高最明显。②脑肿瘤
PHI（Bodansky U）	0～4.2	①脑部肿瘤，特别是恶性肿瘤。②中枢神经系统感染，以结核性脑膜炎 PHI 增高更明显。③急性脑梗死
ChE（U）	0.5～1.3	①多发性硬化。②重症肌无力、脑肿瘤和多发性神经根神经炎等。③脑部外伤时，假性胆碱酯酶（PChE）增高，而 AChE 活性减低。④脑膜炎、脊髓灰质炎 PChE 增高
NSE（U/L）	1.14±0.39	脑出血、脑梗死、癫痫持续状态
aldolase（U）	0～1	①家族性黑蒙性痴呆。②颅脑外伤伴有长期昏迷者。③急性脑膜炎、脑积水、神经梅毒、多发性硬化
ADA（U/L）	0～8	结核性脑膜炎（可作为诊断和鉴别诊断结核性脑膜炎的指标）

八、其他

脑脊液其他化学和免疫学指标增高的临床意义见表 14－13。

表 14－13 脑脊液其他化学和免疫学指标增高的临床意义

指标	参考区间	临床意义
谷氨酰胺（mmol/L）	0.41～0.96	肝硬化，特别是肝性脑病；败血症性脑病、中枢神经系统感染
色氨酸	阴性	中枢神经系统感染，特别是结核性脑膜炎
糖蛋白（mg/L）	4.95～13.20	急性化脓性脑膜炎和结核性脑膜炎的急性期
β_2－MG（mg/L）	成人：1.15±3.70 儿童：1.10±0.50	中枢神经系统感染、肿瘤、白血病、急性脑梗死
CRP	阴性	急性化脓性脑膜炎或结核性脑膜炎
乳酸（mmol/L）	<2.1	化脓性、结核性脑膜炎，脑血流量减少、脑积水、脑梗死、脑死亡等

第四节　脑脊液显微镜检验

一、细胞计数

【检测原理】①清亮或微浑的脑脊液标本，可以直接计数细胞总数，或稀释后再直接计数，将结果乘以稀释倍数。②采用直接计数法计数白细胞，或稀释后再直接计数，将结果乘以稀释倍数。③白细胞直接计数后，在高倍镜下根据白细胞形态特征进行分类计数。也可采用 Wright 染色后，在油镜下分类计数。

【方法学评价】脑脊液细胞计数的方法学评价见表 14 - 14。

表 14 - 14　脑脊液细胞计数的方法学评价

方法	评价
直接分类法	简单、快速，但准确性差，尤其是陈旧性标本，细胞变形，分类困难，误差较大
染色分类法	细胞分类详细，结果准确可靠，尤其是可以发现异常细胞如肿瘤细胞，故推荐使用此法。该法不足之处是操作较复杂、费时
血细胞分析仪法	①简单、快速。②病理性、陈旧性标本中的组织、细胞的碎片和残骸以及细胞变形等都可影响细胞分类和计数，故重复性、可靠性差。③蛋白质含量高，尤其有凝块的脑脊液标本容易使仪器发生堵孔现象，故不推荐使用

【质量控制】

1. 细胞计数　①采集标本后应在 1 小时内进行细胞计数。标本放置过久，细胞可能凝集成团或被破坏，影响计数结果。②标本必须混匀后方可进行检查，否则会影响计数结果。

2. 校正与鉴别

（1）因穿刺损伤血管，可引起血性脑脊液，白细胞计数结果必须校正，以消除因出血带来的影响。校正公式：

$$CSF - WBC（校正） = CSF - WBC（未校正） - \frac{CSF - RBC \times blood - WBC}{blood - RBC}$$

（2）细胞计数时，应注意红细胞、白细胞与新型隐球菌的鉴别。新型隐球菌不溶于乙酸，加优质墨汁后可见未染色的荚膜；白细胞也不溶于乙酸，加酸后细胞核和细胞质更加明显；红细胞加酸后溶解。

3. 检查方法　白细胞直接计数法的试管与吸管中的冰乙酸要尽量去尽，否则可使结果偏低。若标本陈旧、细胞变形时，白细胞直接分类法误差大，可采用涂片染色分类计数法。

4. 染色固定　涂片染色分类计数时，离心速度不能太快，否则会影响细胞形态，可采用玻片离心法、细胞室沉淀法收集细胞。涂片固定时间不能太长，更不能高温固定，以免使细胞皱缩，影响检验结果。

【参考区间】①无红细胞。②白细胞极少，成人：$(0 \sim 8) \times 10^6/L$，儿童：$(0 \sim 15) \times 10^6/L$，主要为单个核细胞，淋巴细胞与单核细胞之比为 7：3。

【临床意义】脑脊液白细胞 $(10 \sim 50) \times 10^6/L$ 为轻度增高，$(50 \sim 100) \times 10^6/L$ 为中度增高，大于 $200 \times 10^6/L$ 为显著增高。脑脊液细胞反应见图 14 - 1 ~ 图 14 - 4，脑脊液血细胞增高的程度及临床意义见表 14 - 15。

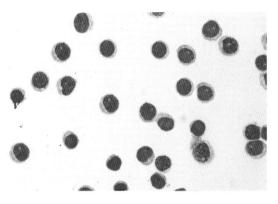

图 14 - 1　脑脊液淋巴细胞反应

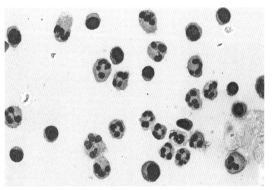

图 14 - 2　脑脊液中性粒细胞反应

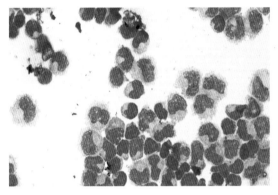

图 14 - 3　脑脊液单核细胞反应

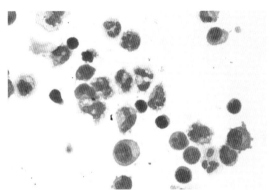

图 14 - 4　脑脊液混合细胞反应

表 14 - 15　脑脊液血细胞增高的临床意义

程度	细胞	临床意义
显著增高	中性粒细胞	化脓性脑膜炎
	红细胞	蛛网膜下隙出血或脑出血、穿刺损伤
轻度或中度增高	早期中性粒细胞、后期淋巴细胞	结核性脑膜炎，且有中性粒细胞、淋巴细胞、浆细胞同时存在的现象
	嗜酸性粒细胞	寄生虫感染
正常或轻度增高	淋巴细胞	浆液性脑膜炎、病毒性脑膜炎、脑水肿

二、细胞学检查

【检测原理】脑脊液细胞学也是显微镜检查的重要内容之一。近年来，常采用玻片离心沉淀法、细胞室沉淀法、微孔薄膜筛滤法、纤维蛋白网细胞捕获法等收集细胞，并进行染色。常用的染色方法有 May - Grunwald - Giemsa 染色法、PAS 染色法、过氧化酶染色法、脂类染色法、硝基四氮唑蓝（NBT）染色法和吖啶橙荧光染色法等，重点检查脑脊液腔壁细胞、肿瘤细胞和污染细胞图（图 14 - 5）。

【方法学评价】离心涂片法常影响细胞形态及分类。目前，玻片离心沉淀法和细胞室沉淀法已用于脑脊液细胞的浓缩和采集。其优点是采集的细胞形态完整（尤其是细胞室沉淀法），分类效果好。另外，玻片离心沉淀法阳性率高。

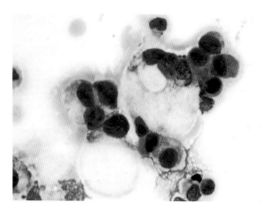

图 14 - 5　脑脊液转移癌细胞（胃癌）

【临床意义】脑脊液细胞学检验的临床意义见表 14 - 16。

表 14 - 16　脑脊液细胞学检验的意临床义

细胞	细胞类型	临床意义
腔壁细胞	脉络丛室管膜细胞	脑积水、脑室穿刺、脑室造影或椎管内给药
	蛛网膜细胞	气脑、脑室造影或腰椎穿刺后，多为蛛网膜机械性损伤所致
肿瘤细胞	恶性细胞	原发性肿瘤、转移性肿瘤、白血病和淋巴瘤
污染细胞	骨髓细胞	穿刺损伤将其带入脑脊液中所致
	红细胞	穿刺损伤脊膜血管所致

三、病原生物学检查

【检测原理】

1. 细菌学检查

（1）显微镜检查　采用脑脊液涂片革兰染色或碱性亚甲蓝染色检查致病菌。①革兰染色：用于检查肺炎链球菌、流感嗜血杆菌、葡萄球菌、铜绿假单胞菌、链球菌、大肠埃希菌等。②碱性亚甲蓝染色：用于检查脑膜炎球菌。显微镜检查对化脓性脑膜炎诊断的阳性率为 60% ~ 90%。如果怀疑为结核性脑膜炎，可采用抗酸染色，油镜下寻找抗酸杆菌。新型隐球菌（*Cryptococcus neoformans*）检查常采用印度墨汁染色法，若呈假阳性，可采用苯胺墨染色法。

（2）细菌培养　主要适用于脑膜炎奈瑟菌、链球菌、葡萄球菌、大肠埃希菌和流感嗜血杆菌等。同时，也要注意厌氧菌、真菌的培养。

（3）ELISA 检测结核分枝杆菌抗体　结核分枝杆菌感染时，可产生特异性的抗结核分枝杆菌抗体，可采用最简便、高灵敏度的 ELISA 检测此抗体。如果脑脊液抗结核抗体水平高于血清，这对结核性脑膜炎的诊断及鉴别诊断具有特殊价值。

2. 寄生虫检查

（1）脑脊液涂片显微镜检查　可发现血吸虫卵、肺吸虫卵、弓形虫、阿米巴滋养体等。

（2）脑囊虫检查　脑囊虫补体结合试验诊断脑囊虫的阳性率可达 88%；致敏乳胶颗粒玻片凝集试验诊断脑囊虫的符合率为 90%；ELISA 法对诊断脑囊虫病具有高度的特异性。

（3）梅毒螺旋体检查　神经梅毒的诊断首选灵敏度、特异性均很高的螺旋体荧光抗体吸收试验（fluorescent treponemal antibody – absorption test，FTA – ABS）；其次选用性病研究实验室玻片试验（venereal disease research laboratory test，VDRL），其灵敏度为50% ~ 60%，特异性为90%。

【参考区间】阴性。

【临床意义】脑脊液中查找到病原生物，可为临床诊断提供病因学依据，有确诊价值。如果有细菌，结合临床特征，可以诊断为细菌性脑膜炎；如有新型隐球菌，则诊断为新型隐球菌性脑膜炎；如发现寄生虫虫卵，可以诊断为脑寄生虫病。

第五节　脑脊液检验质量控制与临床应用

一、质量控制

1. 规范操作　操作方法和判断标准不统一，不仅为临床诊断、观察疗效和判断预后带来困难，也不利于开展脑脊液检验的室内评价。因此，脑脊液检验应统一操作规程，采用标准化的检验方法，并定期检查各种试剂的质量及仪器的性能。

目前，脑脊液细胞计数和分类计数的室内质量控制尚无理想的方法。为了提高检验质量，应该：①严格操作规程，控制各种影响因素。②白细胞分类采用染色分类计数法，采用玻片离心沉淀法或细胞室沉淀法采集细胞。

2. 设立阳性和阴性对照或质控物　①脑脊液化学和免疫学检验应选择灵敏度和特异性高、操作简便的方法。②对于定性检验，为了防止假阳性和假阴性，每次都应做阳性和阴性对照，以保证结果的准确性和可靠性。对于定量检验，可使用定值的质控物伴随常规检验做室内质量控制，以减少误差，提高检验结果的可靠性和可比性。

二、临床应用

1. 检验项目选择与诊断价值　脑脊液检验对中枢神经系统疾病的诊断和鉴别诊断、疗效观察和预后判断都具有重要意义。随着影像诊断学，特别是CT、磁共振成像技术的发展与应用，对颅内出血、梗阻和占位性病变的检出率越来越高，在许多情况下脑脊液检验并非首选项目。脑脊液检验项目可分为常规检验项目和特殊检验项目（表14 – 17）。但脑脊液检验对中枢神经系统感染性疾病的诊断仍具有重要价值（表14 – 18），一般常规检验往往不能满足临床需要，必须结合临床表现选择恰当的检验指标，才能对中枢神经系统疾病做出准确诊断。

表4 – 17　推荐的CSF实验室检验项目

分类	项目
常规检验	脑脊液压力、细胞计数（红细胞、白细胞）、细胞分类计数（染色涂片）、葡萄糖、总蛋白
特殊检验	①脑脊液培养（细菌、真菌、病毒、结核分枝杆菌）、革兰染色、抗酸染色、真菌和细菌抗原、PCR法检测结核分枝杆菌和病毒 ②酶学（LDH、ADA、CK – BB）、乳酸、蛋白电泳、蛋白测定（C – 反应蛋白、转铁蛋白等） ③细胞学检查、D – 二聚体、性病研究实验室梅毒试验

表 14 – 18　CSF 检验对疾病诊断的价值

分类	疾病
高灵敏度、高特异度	化脓性脑膜炎、结核性脑膜炎、真菌性脑膜炎
高敏感度、中度特异度	病毒性脑膜炎、蛛网膜下隙出血、多发性硬化、中枢神经系统梅毒、感染性多神经炎、椎旁脓肿
中度灵敏度、高特异度	脑膜恶性病变
中度灵敏度、中度特异度	颅内出血、病毒性脑炎、硬膜下血肿

2. 脑脊液检验的适应证和禁忌证　脑脊液标本采集有一定的创伤性，必须严格掌握其适应证和禁忌证，脑脊液检验的适应证和禁忌证见表 14 – 19。

表 14 – 19　脑脊液检验的适应证和禁忌证

适应证	禁忌证
有脑膜刺激征者	颅内高压者
可疑颅内出血者、脑膜白血病和肿瘤颅内转移者	颅后窝占位性病变者
原因不明的剧烈头痛、昏迷、抽搐或瘫痪者	处于休克、全身衰竭状态者
脱髓鞘疾病者	穿刺局部有化脓性感染者
中枢神经系统疾病椎管内给药治疗、麻醉和椎管造影者	

3. 神经系统疾病的脑脊液检验诊断意义

（1）诊断与鉴别诊断中枢神经系统感染性疾病　对于脑膜炎或脑炎的病人，通过检查脑脊液压力、颜色，并对脑脊液进行化学和免疫学、显微镜检查，不仅可以确立诊断，而且对鉴别诊断也有极大的帮助。另外，对细菌性和病毒性脑膜炎的鉴别诊断也可选用 LDH、ADA、溶菌酶等指标。

（2）诊断与鉴别诊断脑血管疾病　头痛、昏迷或偏瘫的病人，其脑脊液为血性。首先要鉴别是穿刺损伤出血还是脑出血、蛛网膜下隙出血。若脑脊液为均匀一致的红色，则可能为脑出血、蛛网膜下隙出血；若第 1 管脑脊液为红色，以后逐渐变清，则多为穿刺损伤出血；若头痛、昏迷或偏瘫病人的脑脊液为无色透明，则多为缺血性脑病。另外，还可选用 LDH、AST、CPK 等指标诊断或鉴别诊断脑血管病。

（3）辅助诊断脑肿瘤　大约 70% 恶性肿瘤可转移至中枢神经系统，此时脑脊液中单核细胞增多、蛋白质增高、葡萄糖减少或正常。因此，脑脊液细胞计数和蛋白质正常，可排除肿瘤的脑膜转移。若白血病病人脑脊液发现白血病细胞，则可诊断为脑膜白血病。若脑脊液涂片或免疫学检查发现肿瘤细胞，则有助于肿瘤的诊断。β_2 – M、LDH、PHI 和溶菌酶等指标也有助于肿瘤的诊断。

（4）诊断脱髓鞘病　脱髓鞘病是一类颅内免疫反应活性增高的疾病，多发性硬化症是其代表性疾病。除了脑脊液常规检查外，MBP、免疫球蛋白、AChE 等检查也有重要诊断价值。

常见脑或脑膜疾病的脑脊液检验结果见表 14 – 20。

表 14 - 20　常见脑或脑膜疾病的脑脊液检验结果

疾病	外观	凝固	蛋白质	葡萄糖	氯化物	细胞增高	细菌
化脓性脑膜炎	浑浊	凝块	↑↑	↓↓↓	↓	显著，多核细胞	化脓菌
结核性脑膜炎	浑浊	薄膜	↑	↓	↓↓	中性粒细胞，淋巴细胞	结核分枝杆菌
病毒性脑膜炎	透明或微浑	无	↑	正常	正常	淋巴细胞	无
隐球菌性脑膜炎	透明或微浑	可有	↑↑	↓	↓	淋巴细胞	隐球菌
流行性乙脑	透明或微浑	无	↑	正常或↑	正常	中性粒细胞，淋巴细胞	无
脑出血	血性	可有	↑↑	↑	正常	红细胞	无
蛛网膜下隙出血	血性	可有	↑↑	↑	正常	红细胞	无
脑肿瘤	透明	无	↑	正常	正常	淋巴细胞	无
脑脓肿	透明或微浑	有	↑	正常	正常	淋巴细胞	有或无
神经梅毒	透明	无	正常	正常	↑	淋巴细胞	无

本 章 小 结

　　脑脊液理学检查和常规化学检查项目包括蛋白质、葡萄糖、氯化物测定；显微镜检查包括细胞总数计数、白细胞计数、白细胞分类计数；病原体检查；对于中枢神经系统疾病的诊断和鉴别诊断具有重要价值。脑脊液酶学、免疫学等检查也有助于中枢神经系统疾病的诊断和鉴别诊断。

　　Cerebrospinal fluid test is a commonly used diagnostic method, with significance in the diagnosis of infectious diseases of central nervous system, cerebrovascular and demyelinating diseases. It is also helpful to aid the diagnosis of brain tumors. The main points of this chapter are as follows.

■ Change of color and differentiation of fresh and old bleeding.

■ Methodology assessment of protein, glucose and chloride measurement in the cerebrospinal fluid and clinical values.

■ Methodology assessment of cell counts and classified counts and clinical values.

■ Quality control of cerebrospinal fluid test.

■ Characteristics of cerebrospinal fluid in brain and meninges diseases.

扫码"练一练"

（王元松）

扫码"学一学"

第十五章 浆膜腔积液检验

浆膜腔积液检验主要用于鉴别浆膜腔积液的性质和明确积液的病因，为胸膜腔积液、腹膜腔积液和心包膜腔积液的临床诊断提供重要的实验室依据。本章要点是：

● 渗出液、漏出液形成的机制与原因。

● 浆膜腔积液的理学检验及报告形式。

● 浆膜腔积液常用化学、免疫学检验及临床意义。

● 浆膜腔积液细胞计数和有核细胞分类计数的方法和临床意义。

● 浆膜腔积液检验的质量控制。

● 各种类型浆膜腔积液的鉴别。

人体的胸膜腔、腹膜腔和心包膜腔统称为浆膜腔（serous cavity）。正常情况下，浆膜分泌少量液体起润滑作用，以减少脏器间的摩擦。正常成人胸膜腔液小于 20ml，腹膜腔液小于 50ml，心包膜腔液为 10～30ml。当浆膜出现炎症、恶性肿瘤浸润或低蛋白血症、循环障碍等病变时，浆膜腔内液体生成增多并积聚而形成浆膜腔积液（serous effusion），因其发生部位不同而分为胸膜腔积液（胸腔积液）、腹膜腔积液（腹腔积液）和心包膜腔积液（心包腔积液）。根据病因和性质，将浆膜腔积液分为漏出液（transudate）和渗出液（exudate）。

漏出液为非炎性积液，常为双侧性。渗出液多为炎性积液，多为单侧性。漏出液与渗出液产生机制和原因见表 15 - 1。

表 15 - 1 漏出液与渗出液产生机制和原因

积液	发生机制	常见原因
漏出液	毛细血管流体静压增高	静脉回流受阻、充血性心力衰竭和晚期肝硬化
	血浆胶体渗透压减低	血浆清蛋白浓度明显减低的各种疾病
	淋巴回流受阻	丝虫病、肿瘤压迫等所致的淋巴回流障碍
	钠水潴留	充血性心力衰竭、肝硬化和肾病综合征
渗出液	微生物的毒素、缺氧以及炎性介质	结核性、细菌性感染
	血管活性物质增高、癌细胞浸润	转移性肺癌、乳腺癌、淋巴瘤、卵巢癌
	外伤、化学物质刺激等	血液、胆汁、胰液和胃液等刺激，外伤

有些浆膜腔积液既有渗出液的特点，又有漏出液性质，这些积液称为"中间型积液"。其形成的原因可能是：①漏出液继发感染。②漏出液长期滞留在浆膜腔，致使积液浓缩。

③漏出液含有多量血液。因此，判断积液的性质除了依据实验室的检验结果外，还应结合临床其他检查结果，进行综合分析，才能准确诊断。

第一节　标本采集与处理

浆膜腔积液由临床医师进行胸膜腔穿刺术、腹膜腔穿刺术和心包膜腔穿刺术采集。采集中段液体于无菌容器送检。理学检验、细胞学检验和化学检验各采集 2ml，厌氧菌培养采集 1ml，结核分枝杆菌检验采集 10ml。理学检验和细胞学检验宜采用 EDTA – K_2 抗凝，化学检验不需抗凝。还要采集 1 份不加抗凝剂的标本，用于观察积液的凝固性。由于积液极易出现凝块、细胞变形、细菌破坏和自溶等，所以采集标本后应在 30 分钟内送检。

第二节　浆膜腔积液理学检验

一、量

正常胸膜腔、腹膜腔和心包膜腔内均有少量的液体。病理情况下液体量增多，其量的多少与病变部位和病情严重程度有关，可由数毫升至上千毫升不等。

二、颜色与透明度

扫码"看一看"

肉眼观察浆膜腔积液颜色，分别以淡黄色、黄色、红色、白色、绿色等描述。一般渗出液颜色随病情而改变，漏出液颜色较浅。肉眼观察透明度，以清晰透明、微浑、浑浊描述。

【参考区间】淡黄色，清晰透明。

【临床意义】

1. 颜色变化　浆膜腔积液是临床常见的体征，病因复杂，在病理情况下可出现不同的颜色变化见表 15 – 2。

表 15 – 2　浆膜腔积液颜色变化的临床意义

颜色	临床意义
红色	由于出血量和出血时间的不同，积液可呈淡红色、暗红色或鲜红色，常由穿刺损伤、结核、肿瘤、内脏损伤、出血性疾病等所致
白色	呈脓性或乳白色
	①脓性常见于化脓性感染时大量白细胞和细菌所致
	②乳白色见于胸导管阻塞或淋巴管阻塞时的真性乳糜积液，或积液含有大量脂肪变性细胞时的假性乳糜积液
	③有恶臭气味的脓性积液多为厌氧菌感染所致
绿色	由铜绿假单胞菌感染所致。如腹膜腔积液呈绿色可能因胆囊或肠道穿孔，胆汁混入积液所致
棕色	多由阿米巴脓肿破溃进入胸腔或腹腔所致
黑色	由曲霉菌感染引起
草黄色	多见于尿毒症引起的心包积液

2. 透明度变化　积液的透明度常与其所含的细胞、细菌的数量和蛋白质浓度等有关。渗出液因含有大量细菌、细胞而呈不同程度的浑浊，乳糜液因含有大量脂肪而浑浊。漏出

液因其所含细胞、蛋白质较少，且无细菌而透明或微浑。

三、凝固性

浆膜腔积液标本（采集时不加抗凝剂）静置数分钟后，肉眼观察有无凝块及程度。

【参考区间】无凝块。

【临床意义】漏出液一般不易凝固或无凝块。渗出液由于含有较多的纤维蛋白原和细菌，细胞破坏后释放凝血活酶，可自行凝固。但如果渗出液含有纤维蛋白溶解酶时，可溶解纤维蛋白，也可不出现凝块。

不同浆膜腔积液理学变化及其临床意义见表15－3、表15－4、表15－5。

表15－3　腹膜腔积液理学性状变化的临床意义

理学性状	临床意义
浑浊	阑尾炎、腹膜炎、肠绞窄或肠扭转的腹膜炎，原发性细菌感染
绿色、胆汁色	十二指肠溃疡穿孔、肠穿孔、胆囊炎、胆囊穿孔、急性胰腺炎
乳糜状	胸导管损伤或阻塞所致的乳糜性渗液，如淋巴瘤、结核、肝硬化所致。也可为假性乳糜性渗液
血性	腹外伤，恶性、结核性积液

表15－4　心包膜腔积液理学性状变化的临床意义

理学性状	临床意义
透明	心力衰竭、放疗后、肾衰竭
草黄色	尿毒症所致的心包积液
浑浊	感染性、恶性积液
血性	恶性积液（肺癌、乳癌等），感染性（病毒性心肌炎、细菌性心包炎、淋巴细胞性心包炎），心脏破裂、心肌梗死、出血性疾病等。恶性和结核性积液外观可有絮状物
乳糜性	淋巴管损伤（但大多数乳糜性积液外观不呈乳糜性）

表15－5　胸膜腔积液理学性状变化的临床意义

理学性状	临床意义
色淡、浆液性	非炎症性，漏出液（心脏或恶性充血所致），卵巢肿瘤胸腹腔积液综合征（Meig综合征），蛋白异常血症性积液（如肝硬化），肾疾病，尿胸（urothorax）
浑浊	炎症性渗出液（肺炎、结核性胸膜炎、梅毒性胸膜炎）
微红色	血性浆液（>1ml血液/500ml积液），见于医源性、肺梗死、出血性疾病
血性	肿瘤、肺梗死或胸部外伤
乳糜性	外伤性或自发性乳糜胸（50%以上的乳糜性积液外观不呈乳糜样），假性乳糜性积液
脓性	脓胸、结核性或非特异性细菌性脓胸
淡绿色	胆汁性胸腔积液，如肝脓肿穿孔后

四、比重

【检测原理】常用比重计法、折射仪法测定浆膜腔积液的比重。

【参考区间】漏出液 <1.015，渗出液 >1.018。

【临床意义】浆膜腔积液比重的高低与其所含溶质的多少有关。比重计法标本用量多，折射仪法标本用量少。漏出液因其含有的细胞、蛋白质等成分少，其比重常小于1.015，而渗出液由于含有较多的蛋白质、细胞等成分，其比重常大于1.018。

第三节 浆膜腔积液化学与免疫学检验

浆膜腔积液的化学与免疫学检验需将积液离心后取上清液进行，其检测方法与血清化学与免疫学检验方法相同，且常需要与血清中的某些成分同时检测，并对照观察。

一、蛋白质

【检测原理】

1. 黏蛋白定性检验 在炎症反应刺激下浆膜间皮细胞分泌黏蛋白增加。黏蛋白是一种酸性糖蛋白（其等电点为 pH 3～5），在稀乙酸溶液中产生白色雾状沉淀。黏蛋白定性试验又称李凡他试验（Rivalta test）。

2. 蛋白质定量检验 浆膜腔积液中蛋白质定量，采用与血清总蛋白质相同的双缩脲法检测。积液蛋白电泳可对积液的蛋白质成分进行分析。

【参考区间】①Rivalta 试验：漏出液为阴性；渗出液为阳性。②蛋白质定量：漏出液 < 25g/L，渗出液 >30g/L。

【方法学评价】Rivalta 试验是一种简易筛检试验，简便、快速，无需特殊仪器，但只能检测黏蛋白。积液蛋白质定量试验可检测清蛋白、球蛋白等的含量。蛋白电泳可对蛋白质成分进行分析，故蛋白质定量试验、蛋白电泳和清蛋白梯度（albumin graient，AG）有助于积液性质的判断。

【质量控制】浆膜腔积液蛋白质检测的质量控制见表 15－6。

表 15－6 浆膜腔积液蛋白质检测的质量控制

内容	质量控制
标本处理	血性浆膜腔积液应离心后取上清液进行蛋白质定性或定量试验
观察结果	进行 Rivalta 试验时，量筒中的蒸馏水加入冰乙酸后应充分混匀。加入标本后，应在黑色背景下观察结果，如浑浊不明显、中途消失为阴性
鉴别假阳性	若标本中球蛋白含量过高，Rivalta 试验可呈假阳性。鉴别方法：将标本滴入未加冰乙酸的蒸馏水中，可出现白色雾状沉淀（球蛋白不溶于水）
设置阳性对照	人工配制含黏蛋白的溶液做阳性对照，按漏出液成分配制基础液并加入不同量的黏蛋白

【临床意义】浆膜腔积液蛋白质的变化对鉴别渗出液和漏出液以及寻找浆膜腔积液的原因有重要意义。血清蛋白与积液清蛋白之差称为清蛋白梯度（AG），AG 鉴别渗出液与漏出液较总蛋白变化更有价值，且 AG 不受利尿剂和穿刺术的影响。

腹膜腔积液的清蛋白梯度（serum ascites albumin graient，SAAG）>11g/L，见于门静脉高压（如肝硬化），其灵敏度为 97%。SAAG <11g/L，与门静脉高压无关，可能与腹膜转移癌、无肝硬化的结核性腹膜炎有关。

胸膜腔积液的清蛋白梯度（serum pleurol fluid albumin graient，SPFAG）12g/L 为判断水平，大于 12g/L 为漏出液，小于 12g/L 为渗出液。SPFAG 对鉴别胸膜腔积液性质的灵敏度为 95%，特异度为 100%。

漏出液与渗出液蛋白质的变化及不同积液蛋白质含量变化见表 15－7、表 15－8。

表 15 – 7　漏出液与渗出液的蛋白质改变

项目	漏出液	渗出液
Rivalta 试验	阴性	阳性
蛋白质定量（g/L）	<25	>30
蛋白电泳	α、γ – 球蛋白低于血浆，清蛋白相对较高	与血浆相近
积液/血清蛋白	<0.5	>0.5
清蛋白梯度（g/L）	胸膜腔积液 >12；腹膜腔积液 >11	胸膜腔积液 <12；腹膜腔积液 <11

表 15 – 8　不同积液的蛋白质含量变化

积液	蛋白质定量（g/L）	Rivalta 试验
炎症性积液	>40	阳性
恶性肿瘤积液	20 ~ 40	阳性或阴性
肾病性积液	1 ~ 10	阴性
肝硬化腹膜腔积液	5 ~ 20	阴性
结核性积液	>30	阳性

二、葡萄糖

【检测原理】检测方法与血清葡萄糖定量方法相同，多采用葡萄糖氧化酶法或己糖激酶法。

【参考区间】3.6 ~ 5.5mmol/L。

【临床意义】积液葡萄糖定量检验对鉴别浆膜腔积液的性质有一定参考价值。炎性积液由于细菌和炎性细胞对葡萄糖的酵解作用增强，恶性积液因肿瘤细胞利用葡萄糖增多，或葡萄糖从血浆转移至浆膜腔减少等原因，导致浆膜腔积液葡萄糖含量减少。浆膜腔积液葡萄糖减低、积液与血清葡萄糖比值小于 0.5，主要见于：①化脓性积液（purulent effusion），其次是结核性积液（tuberculous effusion）。②类风湿性积液、恶性积液、非化脓性感染性积液、食管破裂性积液。③恶性浆膜腔积液中葡萄糖含量减低，提示肿瘤有广泛转移、浸润，预后不良。④心包腔积液中葡萄糖减低见于细菌性、结核性、风湿性或恶性积液等。

三、酶学

（一）乳酸脱氢酶

【检测原理】乳酸脱氢酶（lactate dehydrogenase，LDH）检测采用速率法。

【参考区间】漏出液：LDH <200U/L，积液 LDH/血清 LDH 比值 <0.6。渗出液：LDH >200U/L，积液 LDH/血清 LDH 比值 >0.6。

【临床意义】浆膜腔积液 LDH 活性检测主要用于鉴别浆膜腔积液的性质。

1. LDH 活性增高　见于化脓性积液、恶性积液、结核性积液等。化脓性积液 LDH 活性增高最明显，且 LDH 增高程度与感染程度呈正相关；其次为恶性积液；结核性积液 LDH 略高于正常血清。

2. LDH 比值变化　如果积液 LDH/血清 LDH 比值 >1.0，则为恶性积液，这是由于恶性肿瘤细胞分泌大量 LDH，致使积液 LD 活性增高。

（二）溶菌酶

【检测原理】　采用透射比浊法、ELISA 法检测溶菌酶（lysozyme，LZM）。

【参考区间】　0 ~ 5mg/L，积液与血清 LZM 比值 < 1.0。

【临床意义】　LZM 主要存在于单核细胞、吞噬细胞、中性粒细胞及类上皮细胞的溶酶体中，而淋巴细胞、肿瘤细胞不含有 LZM。因此，检测 LZM 对鉴别良性与恶性浆膜腔积液、结核性与其他性质浆膜腔积液有重要价值。

1. LZM 活性变化　①LZM 活性增高见于感染性积液，由于细胞释放 LZM 而使其含量增高。94% 的结核性浆膜腔积液的 LZM 含量大于 30mg/L，且积液与血清 LZM 比值大于 1.0，明显高于恶性浆膜腔积液、结缔组织病性浆膜腔积液。②恶性积液与血清 LZM 比值小于 1.0。

2. 与 LDH 结合鉴别胸膜腔积液的性质　结核性胸膜腔积液 LZM 和 LDH 均增高。心力衰竭所致积液中 LZM 和 LDH 均减低。恶性积液 LZM 减低而 LDH 增高，这种 LZM 与 LDH 的分离现象是恶性胸膜腔积液的特点。

（三）腺苷脱氨酶

【检测原理】　采用速率法和比色法检测腺苷脱氨酶（adenosine deaminase，ADA）。

【参考区间】　< 35U/L。

【临床意义】　ADA 是一种核苷酸氨基水解酶，为核酸代谢的重要酶类，广泛分布于人体各组织和细胞中，以红细胞和 T 淋巴细胞内含量最丰富。ADA 增高是 T 淋巴细胞对某些特殊病变局部刺激产生的一种反应，其与 T 淋巴细胞增殖、分化和数量有密切关系。因此，ADA 活性对结核性积液诊断和疗效观察有重要价值。

1. 鉴别结核性和恶性积液　ADA 活性增高主要见于结核性、风湿性积液，而恶性积液、狼疮性积液次之，漏出液最低。

2. 观察疗效　当经抗结核药物治疗有效时，ADA 活性随之减低。因此，ADA 活性可作为抗结核疗效观察的指标。

（四）其他

除了检测浆膜腔积液的 LDH、LZM、ADA 变化外，还可检测血管紧张素转换酶（angiotensin convertion enzyme，ACE）、淀粉酶（amylase，AMY）、碱性磷酸酶（alkaline phosphatase，ALP）、β - 葡萄糖苷酸酶（β - glucuronidase，β - G）、透明质酸酶（hyaluronic acid，HA）的变化，这些酶活性的检测对浆膜腔积液的性质的诊断具有一定的临床意义见表15 - 9。

表 15 - 9　浆膜腔积液其他酶学检测及其增高的临床意义

酶学指标	临床意义
ACE	结核性胸膜腔积液显著增高（ > 30U/L），恶性胸膜腔积液低于血清水平
AMY	胰源性腹膜腔积液显著增高，消化道穿孔所致腹膜腔积液或者食管穿孔所致胸膜腔积液也增高
ALP	恶性浆膜腔积液、小肠狭窄或穿孔所致腹膜腔积液明显增高，非肿瘤性积液低于血清水平
β - G	结核性积液显著增高
HA	胸膜间皮瘤时胸膜腔积液增高

四、肿瘤标志物

（一）癌胚抗原

【检测原理】癌胚抗原（carcinoembryonic antigen，CEA）检测常采用化学发光法、ELISA 或放射免疫法。

【参考区间】化学发光法：$0 \sim 5\mu g/L$，积液 CEA/血清 CEA < 1.0。

【临床意义】CEA 是一种酸性糖蛋白，存在于内胚层细胞分化而来的肿瘤细胞表面，是细胞膜的结构蛋白。在胚胎发育晚期及出生后，在血液中无法检出，恶性肿瘤时 CEA 明显升高，并释放入血液和积液中。恶性积液 CEA 明显增高，可能与癌基因活化有关。检测 CEA，并与血清 CEA 相对照，对恶性肿瘤诊断的符合率可达 80%。

（二）甲胎蛋白

【检测原理】甲胎蛋白（alpha - fetoprotein，AFP）检测常用化学发光法、ELISA 或放射免疫法。

【参考区间】化学发光法：$0 \sim 8.1U/ml$。

【临床意义】AFP 是胚胎时期肝脏、卵黄囊产生的一种糖蛋白，是胎儿性蛋白之一，成年后逐渐下降、消失。当细胞发生癌变时，恶性细胞转化时激活了成年后关闭的基因，这些基因被激活后有利于 AFP 的合成。

血清 AFP 对原发性肝癌和胚胎性肿瘤的诊断价值较大。浆膜腔积液中 AFP 含量与血清 AFP 浓度呈正相关，当腹膜腔积液 AFP > 300μg/L（249U/ml）时，对诊断原发性肝癌所致的腹膜腔积液有重要价值。

（三）糖类抗原

1. 糖类抗原 125（CA125） CA125 是一种广谱肿瘤标志物，在非妇科肿瘤中有不同程度的升高。无论良性与恶性积液 CA125 浓度均升高，故不适合作为鉴别良性与恶性积液的联检项目之一，但腹膜腔积液 CA125 浓度升高可作为卵巢癌腹腔转移的指标。

2. 糖类抗原 19 - 9（CA19 - 9） CA19 - 9 是一种黏多糖戊糖，对胰腺癌诊断有较高的特异度和灵敏度，阳性率达 80% ~ 90%。恶性腹膜腔积液 CA19 - 9 含量高于良性腹膜腔积液，CA19 - 9 对胰腺癌腹膜腔积液的诊断有较高的特异度和灵敏度。

（四）其他

浆膜腔积液中还有一些免疫学指标和肿瘤标志物，对诊断积液的性质具有一定临床意义见表 15 - 10。

表 15 - 10　浆膜腔积液其他免疫学和肿瘤标志物增高的临床意义

指标	临床意义
C - 反应蛋白（CRP）	恶性积液、感染性积液增高。结核和普通细菌引起的良性胸腔积液明显升高
铁蛋白（ferritin）	恶性积液、结核性积液增高
糖类抗原 50（CA50）	腹膜腔积液增高见于肝癌、胃癌、胰或胆管癌等肿瘤转移
组织多肽抗原（TPA）	恶性积液增高
肿瘤坏死因子（TNF）	结核性积液、风湿性积液增高，结核性积液增高更明显
γ - 干扰素（γ - IFN）	结核性积液增高，敏感性与特异性为 50%、83%，风湿性积液减低

第四节　浆膜腔积液显微镜检验

一、细胞计数

【检测原理】

1. 显微镜计数法

（1）细胞总数计数

1）直接计数法　清晰或微浑的浆膜腔积液标本可采用直接计数法。在低倍镜下计数 2 个计数室四角和中央共 10 个大方格内的细胞总数。

2）稀释计数法　浑浊的浆膜腔积液标本，需用生理盐水或红细胞稀释液稀释后计数。计数原理同直接计数法，结果乘以稀释倍数。

（2）白细胞计数

1）直接计数法　清晰或微浑的浆膜腔积液标本，用冰乙酸破坏红细胞后充池。计数 10 个大方格内的白细胞数量，再乘以 10^6，为白细胞计数结果。

2）稀释计数法　浑浊的浆膜腔积液标本，需用白细胞稀释液稀释后充池。计数原理同直接计数法，结果乘以稀释倍数。

2. 血细胞分析仪法　应用血细胞分析仪的体液细胞分析模式，计数原理同全血计数，分别计数红细胞和白细胞。因体液细胞数量少，体液细胞分析模式计数细胞是全血模式的 3 倍，与显微镜计数法有良好的相关性。

【方法学评价】浆膜腔积液细胞计数方法学评价见表 15 – 11。

表 15 – 11　浆膜腔积液细胞计数方法学评价

方法	评价
显微镜计数法	常用方法，不需特殊仪器，易受主观影响，准确性较差
血细胞分析仪法	操作简便、快速。细胞形态和细胞碎片影响结果准确性，不能识别异常细胞

【质量控制】

1. 检测时间　细胞计数应在采集标本后 1 小时内完成，标本放置过久细胞可破坏，影响计数结果。

2. 标本处理　①细胞计数前要混匀标本，否则因细胞分布不均影响细胞计数结果的准确性。标本有凝块时不适合细胞计数。②对浑浊的浆膜腔积液标本，应选用稀释法进行计数。

3. 细胞计数　准确计数细胞，计数细胞总数时应包括间皮细胞。

【参考区间】红细胞：无。白细胞：漏出液 $< 100 \times 10^6/L$，渗出液 $> 500 \times 10^6/L$。

【临床意义】

1. 红细胞　红细胞计数对鉴别漏出液和渗出液的意义不大，因为 1000ml 积液中加 1 滴血液即可使积液呈红色，如穿刺损伤等。大量红细胞提示为血性渗出液，常见于恶性肿瘤、结核性积液、肺栓塞。

2. 白细胞　白细胞数量的变化对诊断积液的性质有一定的帮助，白细胞主要为淋巴细胞、中性粒细胞。浆膜腔积液细胞数增高的临床意义见表 15 – 12。

表 15 – 12　浆膜腔积液细胞数增高的临床意义

细胞	数量（$\times 10^6$/L）	临床意义
红细胞	>100000	创伤、穿刺损伤、恶性肿瘤、肺栓塞，以恶性肿瘤最常见
淋巴细胞	>200	结核性、恶性浆膜腔积液
中性粒细胞	>1000	化脓性浆膜腔积液

二、细胞分类计数

【检测原理】

1. 直接分类法　计数白细胞后，在高倍镜下根据细胞形态和细胞核形态进行分类，计数 100 个白细胞，计算单个核细胞和多叶核细胞的百分比。

2. 染色分类法　直接分类难以区分细胞时，可以采用染色法进行分类。将浆膜腔积液以 1000r/min 离心 5 分钟，取沉淀物制备涂片，进行 Wright 染色后在油镜下进行有核细胞分类。必要时，可用玻片离心沉淀仪采集细胞，以提高细胞分类的准确性。

浆膜腔积液 Wright 染色涂片中可见淋巴细胞、中性粒细胞、嗜酸性粒细胞，其形态与外周血液涂片细胞形态相同。当浆膜受刺激或损伤时浆膜上皮脱落，浆膜腔积液涂片中还可见间皮细胞（图 15 – 1）。成熟的间皮细胞呈圆形、椭圆形或不规则形，直径 15 ~ 30μm，细胞核位于中心或偏位，染色质粗糙呈紫色，少见核仁。幼稚型间皮细胞核较大，有时可见 1 ~ 3 个核仁，染色质疏松，胞质丰富呈淡蓝色，有少量空泡。幼稚的间皮细胞与恶性细胞较难区别。

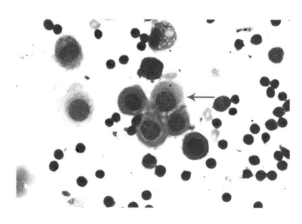

图 15 – 1　间皮细胞（100 × 10）

3. 血细胞分析仪法　血细胞分析仪体液模式下进行白细胞分类，原理同全血白细胞分类。将白细胞分为单个核细胞和多分叶核细胞 2 类，并可提供一些研究参数，如高荧光细胞比率及其散点图。

【方法学评价】

1. 直接分类法　简便、快速，但准确性差，如细胞变形则分类困难，适用于新鲜的清晰或微浑的浆膜腔积液标本。只能将细胞分为单个核和多叶核细胞，不能准确识别。

2. 染色分类法　细胞易于识别，可以准确识别各种细胞，能发现异常细胞，为推荐方法。但操作繁琐、费时。如发现异常细胞，应查找有无肿瘤细胞。

3. 血细胞分析仪法　操作自动化、快速，结果较为准确。对于细胞数较少的体液标本，血细胞分析仪检测对细胞计数和白细胞分类的误差较大，因此不能完全代替显微镜计数法。

研究参数能提供肿瘤细胞筛检信息。

【临床意义】漏出液中细胞较少，以淋巴细胞和间皮细胞为主，渗出液细胞种类较多。浆膜腔积液细胞分类计数的临床意义见表15-13。

表15-13　浆膜腔积液细胞分类计数增高的临床意义

细胞	临床意义
中性粒细胞	化脓性浆膜腔积液、早期结核性浆膜腔积液、肺梗死、膈下脓肿、腹膜炎所致浆膜腔积液
淋巴细胞	结核性浆膜腔积液、肿瘤、病毒、结缔组织疾病等所致浆膜腔积液
浆细胞	充血性心力衰竭、恶性肿瘤或多发性骨髓瘤浸润浆膜所致浆膜腔积液
嗜酸性粒细胞	胸膜腔积液见于血胸和气胸、肺梗死、真菌或寄生虫感染、间皮瘤，过敏综合征。腹膜腔积液见于腹膜透析、血管炎、淋巴瘤、充血性心力衰竭等
间皮细胞	主要见于漏出液，见于炎症、瘀血、肿瘤所致浆膜腔积液
恶性细胞	恶性肿瘤所致浆膜腔积液
其他细胞	组织细胞见于炎性浆膜腔积液；含铁血黄素细胞见于陈旧性血性浆膜腔积液

三、病原生物学检验

【检测原理】

1. 细菌学检验　根据病人病情，对疑似渗出液的标本需要涂片镜检和细菌培养。感染性积液常见的细菌有脆弱类杆菌、大肠埃希菌、粪肠球菌、铜绿假单胞菌、结核分枝杆菌等。

2. 寄生虫检验　积液离心沉淀后，在显微镜下观察有无寄生虫及虫卵。乳糜样积液中可查见微丝蚴，包虫病所致积液中可见棘球蚴的头节和小钩，阿米巴病的积液中可见阿米巴滋养体。

【参考区间】阴性。

【临床意义】浆膜腔积液查到病原生物，可提供病因学诊断依据，有确诊价值。

第五节　浆膜腔积液检验质量控制与临床应用

一、质量控制

浆膜腔积液检验特别是常规检验项目，目前尚无理想的质控方法，为了保证检验结果的准确性，必须严格遵守操作规程，加强室内质量控制措施。

1. 统一操作规程　操作规程不同将影响浆膜腔积液检验结果的可比性，为临床诊断、疗效观察、预后判断带来困难。因此浆膜腔积液检验应该统一操作规程，采用规范化的检验方法，统一报告方式。

2. 做好室内质量控制　①定性试验应做阴性、阳性对照，防止假阴性和假阳性，保证结果的准确性和可靠性。②定量试验应随常规工作做室内质量控制，以提高结果的准确性和可比性。③细胞计数和细胞分类计数质量控制可以参照血液白细胞计数和分类计数质量控制方法。

二、临床应用

胸膜腔积液、腹膜腔积液和心包膜腔积液（hydropericardium）是临床常见的体征，其病因比较复杂。腹膜腔积液主要病因有肝硬化、肿瘤和结核性腹膜炎等,约占90%以上。另外,还有心血管疾病、肾脏疾病、结缔组织病等。胸膜腔积液主要病因为结核性胸膜炎和恶性肿瘤,且有以恶性肿瘤为主的发展趋势。心包积液主要病因为结核性、非特异性和肿瘤性,结核性仍占首位,但呈逐年减低的趋势,而肿瘤性则呈逐年上升趋势。

(一)检验项目选择

浆膜腔积液检验对判断积液的性质、病因诊断具有重要价值。但常规检验项目鉴别积液性质符合率较低,随着检验技术的发展,各种化学、免疫学指标的应用,提高了浆膜腔积液诊断的符合率。在分析检验结果时,应结合临床综合分析,才能提高浆膜腔积液性质诊断的准确率。推荐的浆膜腔积液检验项目见表15-14、表15-15。

表15-14 胸膜腔积液检验项目的选择

分类	检验项目
常规检验	理学检验、积液与血清蛋白比值,积液与血清 LDH 比值,Romanowski 染色(检查恶性细胞和 LE 细胞)、细胞学、病原生物学检验(涂片显微镜检查和培养)
特殊检查	积液胆固醇、积液/血清胆固醇比值,清蛋白梯度(AG),pH,乳酸盐,酶学(ADA,AMY),γ-INF,CRP,脂质分析,肿瘤标志物,免疫学,结核硬脂酸,胸膜活检

表15-15 腹膜腔积液检验项目选择

分类	检验项目
常规检验	理学检查,细胞学、积液与血清蛋白比值,积液与血清 LDH 比值、病原生物学(涂片染色镜检),SAAG
特殊检查	胆红素,肌酐,尿素氮,酶学(ADA,ALP,AMY),乳酸盐,胆固醇、纤维连接蛋白(恶性腹水),肿瘤标志物(CEA,PSA,CA19-9,CA15-3,CA125),免疫学、流式细胞学检查,结核硬脂酸

(二)渗出液与漏出液的鉴别

漏出液与渗出液的鉴别项目有许多交叉,使积液既具有漏出液的性质,又有渗出液的特点,如"中间型积液"。因此,应结合临床其他检查结果,综合分析检验结果。漏出液与渗出液的鉴别见表15-16。

表15-16 漏出液与渗出液的鉴别

项目	漏出液	渗出液
病因	非炎症性	炎症性、外伤、肿瘤或理化刺激
颜色	淡黄色	黄色、红色、乳白色
透明度	清晰透明	浑浊
比重	<1.015	>1.018
凝固性	不易凝固	易凝固
Rivalta 试验	阴性	阳性
蛋白质定量(g/L)	<25	>30
积液蛋白/血清蛋白	<0.5	>0.5
AG(g/L)	胸膜腔积液 >12,腹膜腔积液 >11	胸膜腔积液 <12,腹膜腔积液 <11
葡萄糖(mmol/L)	接近血糖	<3.33
LDH(U/L)	<200	>200
积液 LDH/血清 LDH	<0.6	>0.6

续表

项目	漏出液	渗出液
细胞总数（$\times 10^6$/L）	<100	>500
有核细胞分类	淋巴细胞为主，可见间皮细胞	炎症以中性粒细胞为主，慢性炎症或恶性积液以淋巴细胞为主
细菌	无	有
肿瘤细胞	无	有

（三）常见渗出液的特点

1. 脓性渗出液 脓性渗出液（purulent exudate）呈黄色、浑浊，含有大量脓细胞和细菌。在显微镜下可见脂肪滴、胆固醇结晶。常见致病菌为葡萄球菌、大肠埃希菌、链球菌、放线菌、铜绿假单胞菌等，通过涂片或细菌培养可发现致病菌。放线菌性渗出液浓稠有恶臭，可发现特有的菌块；葡萄球菌性渗出液稠厚而呈黄色；链球菌性渗出液呈淡黄色，量多而稀薄；铜绿假单胞菌性渗出液可呈绿色。

2. 浆液性渗出液 浆液性渗出液（serous exudate）呈黄色、微浑半透明的黏稠液体，细胞数多在（200~500）$\times 10^6$/L，蛋白质为30~50g/L，无菌性积液中葡萄糖与血糖相近，常见于结核性积液、化脓性积液早期和浆膜转移癌。也可见于风湿性积液与结缔组织病所致浆膜腔积液。

3. 血性渗出液 血性渗出液（sanguineous exudate）可呈不同程度的红色、暗褐色或果酱色，常见于恶性肿瘤、创伤和结核性积液等。不同血性浆膜腔积液的特点见表15-17。

表15-17 不同血性浆膜腔积液的特点

积液	特点
恶性浆膜腔积液	凝固快，LDH、铁蛋白、FN增高，肿瘤标志物增高，ADA、LZM活性低，可查见肿瘤细胞
结核性浆膜腔积液	凝固慢，ADA、LZM明显增高，抗酸染色可查见结核分枝杆菌
阿米巴浆膜腔积液	果酱样，涂片可查见阿米巴滋养体
穿刺损伤	呈不均匀血性积液，离心后，上清液无色清亮

4. 乳糜性渗出液 乳糜性渗出液（chylous exudate）外观呈乳白色浑浊、浆液性或血性，以脂肪球为主，苏丹Ⅲ染色阳性。常见于丝虫感染、纵隔肿瘤、淋巴结结核所致的胸导管阻塞、破裂所致积液。假乳糜性渗出液是由于积液中中性粒细胞脂肪变性、破坏，外观常呈乳糜样。镜下可见脂肪滴和脂肪变性细胞，常见于慢性化脓性浆膜腔积液。

5. 胆固醇性渗出液 胆固醇性渗出液（cholesterol exudate）临床少见，积液呈黄褐色浑浊，可见有光泽的悬浮物。显微镜检验可发现胆固醇结晶。见于慢性炎症或积液长期潴留。

6. 胆汁性渗出液 胆汁性渗出液（biliary exudate）呈黄绿色，胆红素定性检验阳性。多见于胆汁性腹膜炎引起的腹膜腔积液。

（四）结核性与恶性胸膜腔积液、良性与恶性腹膜腔积液的鉴别

结核性与恶性胸膜腔积液、良性与恶性腹膜腔积液的鉴别见表15-18、表15-19。

表 15 – 18　结核性与恶性胸膜腔积液的鉴别

鉴别点	结核性	恶性
外观	黄色、血性	血性多见
ADA（U/L）	>35	<25
积液 ADA/血清 ADA	>1.0	<1.0
LZM（mg/L）	>27	<15
积液 LZM/血清 LZM	>1.0	<1.0
CEA（μg/L）	<5	>15
积液 CEA/血清 CEA	<1.0	>1.0
LDH（U/L）	>200	>500
细菌	结核分枝杆菌	无
细胞学检验	淋巴细胞	可见肿瘤细胞

表 15 – 19　良性与恶性腹膜腔积液的鉴别

鉴别点	良性	恶性
外观	少见血性	多为血性
总蛋白（g/L）	>40	20 ~ 40
LDH（U/L）	接近血清	>200
积液 LDH/血清 LDH	<0.6	>0.6
FN（mg/L）	<30	>30
铁蛋白（μg/L）	<160	>160
CEA（μg/L）	<2.2	>2.2
积液 CEA/血清 CEA	<1.0	>1.0
LZM（mg/L）	增高	降低
CA125	正常	增高
CA19 – 9	正常	增高
肿瘤细胞	阴性	阳性

本 章 小 结

　　浆膜腔积液检验主要用于鉴别浆膜腔积液的性质和明确积液的病因，为胸膜腔积液、腹膜腔积液和心包膜腔积液的临床诊断提供重要的实验室依据。浆膜腔积液不但需要鉴别漏出液和渗出液，还需要鉴别良性和恶性积液。因此，除了常规检查项目包括理学、化学和细胞学检查外，还发展了特异性化学、免疫学、肿瘤标志物等检测指标，提高了浆膜腔积液性质诊断的符合率。常规检验项目对鉴别渗出液和漏出液尚有一定的局限性，但许多新的检验指标为各种积液的诊断和鉴别诊断提供了有价值的实验室依据。

　　Seromembranous effusion test is mainly used to differentiate the nature and etiology of effusion. It provides important clues for the diagnosis of pleural effusion, abdominal effusion and pericardial effusion. The main points of this chapter are as follows.

■ Mechanism of transudate and exudates formation.

■ Physical examination and report pattern.

扫码"练一练"

■ Clinical values of commonly used chemical and immunologic examinations.

■ Methodology assessment and clinical values of cell count and nucleated cell differential count.

■ Quality control of seromembranous effusion test.

■ Differentiation of various seromembranous effusions.

（吴　红）

第十六章　关节腔积液检验

教学目标与要求

1. **熟悉**　关节腔积液理学、化学和显微镜检验的方法学评价、质量控制。
2. **了解**　关节腔积液理学检验、化学检验和显微镜检验的临床意义。

关节腔积液检验是关节疾病常用的诊断方法，对各种关节疾病的诊断和鉴别诊断具有重要意义。本章要点是：

● 关节腔积液理学检验、显微镜检验的临床意义。
● 关节腔积液检验的质量控制、临床应用。

关节腔是由关节面与滑膜围成的裂隙。滑膜（synovium，synovial membrane）内含有丰富的血管和毛细淋巴管，可分泌滑膜液（synovial fluid，SF；synovia）。正常情况下滑膜液的量很少，当关节有炎症、损伤等病变时，滑膜液增多，称为关节腔积液。

关节腔积液检验的目的是：①诊断关节疾病：如感染性关节炎、类风湿关节炎、骨关节炎和晶体性关节炎等。②鉴别诊断关节疾病：关节腔积液检验对各种关节病变提供鉴别诊断依据。

第一节　标本采集与处理

1. 标本采集　关节腔积液由临床医师行关节腔穿刺术（joint fluid aspiration，arthrocentesis）采集。关节腔穿刺后采集的标本分装在 3 支无菌试管内，第一管用于理学和微生物学检验，第二管加肝素抗凝（肝素钠 25U/ml）用于细胞学和化学检验，第三管用于积液的凝固性观察。

2. 标本处理　标本采集后及时送检，否则，应先分离细胞后再保存，以免因细胞内酶释放而改变积液成分。4℃下可保存 10 天，必要时 −20℃冷冻保存。积液抗凝时不宜选用影响积液结晶检验的抗凝剂，如草酸盐和 EDTA 粉剂。

第二节　关节腔积液理学检验

一、颜色与透明度

观察关节腔积液的颜色，可用无色、黄色、红色、淡黄色等描述。观察关节腔积液透明度，分别以清晰透明、微浑、浑浊等描述。

【参考区间】淡黄色或无色、清晰透明。

【临床意义】当关节有炎症、损伤等病理改变时，关节腔液增多并伴有颜色的改变。常见关节腔积液颜色变化及临床意义见表 16 – 1。

关节腔积液的浑浊主要与细胞成分、细菌、蛋白质增多有关，多见于炎性积液。炎性病变越严重，浑浊越明显，甚至呈脓性。关节腔积液内含有的结晶、纤维蛋白、类淀粉样物、脂肪滴和软组织碎屑等也可致其浑浊。

表 16 – 1　常见关节腔积液的颜色变化及临床意义

颜色	临床意义
淡黄色	正常，关节腔穿刺损伤时红细胞少量混入、轻微炎症
红色	穿刺损伤、创伤、出血性疾病、恶性肿瘤、关节置换术后、血小板减少症
乳白色	结核性、慢性类风湿关节炎，痛风、系统性红斑狼疮等，丝虫病或积液中有大量结晶
脓性黄色	细菌感染性关节炎
绿色	铜绿假单胞菌性关节炎
黑色	褐黄病
金黄色	胆固醇含量增高

二、黏稠度

【检测原理】一般采用拉丝试验来检查其黏稠度。正常关节腔液因含有丰富的透明质酸而富有高度的黏稠性（viscosity），拉丝长度可达 2.5 ~ 5.0cm，黏稠度的高低与透明质酸（hyaluronic acid）的浓度和质量呈正相关。

【参考区间】高度黏稠。

【临床意义】

1. 黏稠度减低　炎性积液时，由于积液的透明质酸被中性粒细胞释放的酶降解及其浓度被积液稀释，而使黏稠度减低。关节炎症越严重，积液的黏稠度越低。重度水肿、外伤引起的急性关节腔积液，因透明质酸被稀释，即使无炎症，黏稠度也减低。

2. 黏稠度增高　见于甲状腺功能减退症、SLE、腱鞘囊肿及骨关节炎引起的黏液囊肿等。

三、凝块形成

【参考区间】无凝块。

【临床意义】正常关节腔液由于不含纤维蛋白原及其他凝血因子，因此不发生凝固现象。当关节有炎症时，血浆凝血因子渗出增多，可形成凝块，且凝块形成的速度、大小与炎症的程度成正比。根据凝块占试管中积液体积的多少，将凝块形成（clot formation）分为 3 种类型，其临床意义见表 16 – 2。

表 16 – 2　关节腔积液凝块形成的程度及临床意义

凝块的程度	性质判断	临床意义
轻度凝块形成	凝块占试管内积液体积的 1/4	骨性关节炎、SLE、系统性硬化症及骨肿瘤等
中度凝块形成	凝块占试管内积液体积的 1/2	类风湿关节炎、晶体性关节炎
重度凝块形成	凝块占试管内积液体积的 2/3	结核性、化脓性、类风湿关节炎

第三节　关节腔积液化学与免疫学检验

因关节腔积液黏稠度较高，化学与免疫学检验前，通常需用透明质酸酶预处理，以降低关节腔积液的黏稠度。

一、黏蛋白凝块形成试验

【检测原理】 正常关节腔液含有大量的黏蛋白（mucoprotein，mucin），是透明质酸与蛋白质的复合物，呈黏稠状。在乙酸的作用下，形成坚实的黏蛋白凝块，有助于反映透明质酸的含量和聚合作用。

【参考区间】 阳性。

【临床意义】 关节腔液黏蛋白凝块形成不良与透明质酸–蛋白质复合物被稀释或破坏有关，多见于化脓性关节炎、结核性关节炎、类风湿关节炎及痛风。另外，黏蛋白凝块形成试验是检测关节腔液透明质酸最有效可行的方法。

二、蛋白质

【参考区间】 11～30g/L，清蛋白与球蛋白之比为4：1，无纤维蛋白原。

【临床意义】 关节腔积液蛋白质增高主要见于化脓性关节炎，其次是类风湿关节炎和创伤性关节炎。关节腔出现炎症改变时，滑膜渗出增多，使关节腔积液中的总蛋白、清蛋白、球蛋白和纤维蛋白原均增高，关节腔积液中蛋白质高低可反映关节感染的程度。

三、葡萄糖

正常关节腔液的葡萄糖较血糖稍低，两者相差小于0.5mmol/L。

【参考区间】 3.3～5.3mmol/L。

【临床意义】 关节腔积液葡萄糖减低见于化脓性关节炎、结核性关节炎、类风湿关节炎，以化脓性关节炎降低最明显。关节腔积液葡萄糖减低是由于炎症时白细胞增多将葡萄糖转化为乳酸，以及细菌对葡萄糖的消耗增多所致，血糖与关节腔积液葡萄糖的差值增大（超过2.2mmol/L）。

另外，关节腔积液葡萄糖定量检测时应注意：①关节腔积液葡萄糖检测最好与空腹血糖检测同时进行，特别是禁食或低血糖时。②采用含氟化物试管采集标本，并且采集后立即检测，避免葡萄糖转化为乳酸。

四、乳酸

乳酸检测的特异性较差，但可作为一种早期诊断关节感染的指标之一。

【参考区间】 1.0～1.8mmol/L。

【临床意义】 关节腔积液乳酸增高见于化脓性关节炎和类风湿关节炎。化脓性关节炎关节腔积液的细胞对葡萄糖的利用和需氧量增高，同时也因局部炎症使血供不足及低氧代谢等导致乳酸含量增高。类风湿关节炎的积液中乳酸含量可轻度增高，而淋病奈瑟菌感染的关节腔积液中乳酸含量可正常。

五、类风湿因子

【参考区间】 阴性。

【临床意义】 约有60%的类风湿关节炎病人血清类风湿因子（rheumatoid factor，RF）呈阳性，关节腔积液RF阳性率较血清高，但并非特异。许多感染性和非感染性关节疾病均可出现

RF 阳性。

六、抗核抗体

【参考区间】 阴性。

【临床意义】 抗核抗体（anti – nuclear antibody，ANA）除了存在于血清中，也可以存在于关节腔积液、胸膜腔积液和尿液中，70% SLE 和 20% 类风湿关节炎的关节腔积液中可检测出 ANA。

七、尿酸

【参考区间】 $178 \sim 416$ mmol/L。

【临床意义】 关节腔积液尿酸增高见于痛风，因尿酸可以通过滑膜，故关节腔积液的尿酸浓度与血液的浓度一致。

第四节　关节腔积液显微镜检验

显微镜检验是关节腔积液检验的重要内容之一，主要检验内容有细胞计数和分类计数、结晶、特殊细胞等。

一、细胞计数

【检测原理】 ①清晰或微浑的关节腔积液标本，可直接计数细胞总数和白细胞数。②浑浊的关节腔积液标本稀释后计数细胞总数和白细胞数量，结果乘以稀释倍数。

【参考区间】 无红细胞；白细胞：$(50 \sim 100) \times 10^6$/L。

【临床意义】 关节腔积液白细胞计数对诊断关节疾病是非特异的，但可筛检炎症性和非炎症性积液。化脓性关节炎的细胞总数往往超过 $50\,000 \times 10^6$/L；急性尿酸盐痛风、类风湿关节炎时细胞数可达 20000×10^6/L；淋病奈瑟菌感染的早期，关节腔积液细胞总数一般不增高。

二、细胞分类计数

【检测原理】 WBC $> 6000 \times 10^6$/L，可以直接涂片检查。如果细胞数少，需将积液离心后，取沉淀物涂片 Wright 染色后进行检查。

【参考区间】 ①单核 – 巨噬细胞：65%。②淋巴细胞：15%。③中性粒细胞：20%。④偶见软骨细胞和组织细胞。

【临床意义】 关节腔积液细胞分类计数的临床意义见表 16 – 3。

表 16 – 3　关节腔积液细胞分类计数的临床意义

细胞	临床意义
中性粒细胞	①炎症性积液中性粒细胞增高大于 80%
	②化脓性关节炎积液的中性粒细胞高达 95%
	③风湿性关节炎、痛风、类风湿关节炎的中性粒细胞大于 50%
	④非感染性疾病如创伤性关节炎、退变性关节炎、肿瘤等，中性粒细胞小于 30%

细胞	临床意义
淋巴细胞	增高主要见于类风湿关节炎早期、慢性感染、结缔组织病等
单核细胞	增高可见于病毒性关节炎、血清病、SLE 等
嗜酸性粒细胞	增高可见于风湿性关节炎、风湿热、寄生虫感染及关节造影术后等

三、结晶

结晶检验是关节腔积液显微镜检验的重要内容，尿酸钠和焦磷酸钙结晶检验分别是痛风和软骨钙质沉着症的确诊试验。

【检测原理】采用光学显微镜，最好采用偏振光显微镜（polarizing microscope）观察积液中结晶的类型。

【参考区间】阴性。

【临床意义】关节腔积液结晶检验主要用于鉴别痛风（gouty arthritis）和假性痛风。关节腔积液中常见结晶的特点和临床意义见表16-4。

表16-4　关节腔积液结晶的特点和临床意义

结晶	折光性	形状	大小（μm）	临床意义
尿酸钠	强	细针状或杆状	5～20	痛风
焦磷酸钙	弱	棒状	1～20	软骨钙质沉着症
羟磷灰石	无	单个六边形或成簇光亮钱币形	3～65	急性、慢性关节炎，骨性关节炎
胆固醇	弱	针状或菱形	5～40	类风湿性、结核性、骨性关节炎
草酸钙	弱	菱形或四方形	2～10	慢性肾衰竭、先天性草酸盐代谢障碍所致关节炎
类固醇	强	针状或菱形	1～40	注射类固醇
滑石粉	强	十字架	5～10	手术残留所致

四、细胞学检验

【检测原理】将积液制成涂片，经 Giemsa 或 Wright 染色后寻找肿瘤细胞及其他特殊细胞。

【参考区间】阴性。

【临床意义】关节腔积液常见的特殊细胞有类风湿细胞、狼疮细胞和赖特细胞，是关节腔积液的中性粒细胞、单核细胞变性所致。

1. 类风湿细胞　类风湿细胞（rheumatoid arthritis cell）又称包涵体细胞，是中性粒细胞吞噬了聚集的 IgG、IgM、类风湿因子、纤维蛋白、补体、免疫复合物及 DNA 颗粒等形成的。类风湿细胞主要见于类风湿关节炎，尤其是类风湿因子阳性者，且此种病人预后较差。类风湿细胞也可见于其他类型的炎性关节炎，甚至化脓性关节炎。

2. 赖特细胞　赖特细胞（Reiter cell）是已脱颗粒死亡的中性粒细胞完全分解后被单核细胞或吞噬细胞吞噬后形成的，1 个吞噬细胞可吞噬 3～5 个中性粒细胞，而 1 个单核细胞仅吞噬 1 个中性粒细胞。赖特细胞多见于 Reiter 综合征病人的关节腔积液中，但也可见于痛风、幼年类风湿关节炎等。

3. 狼疮细胞　白细胞破坏后脱落的细胞核与抗核抗体结合后被中性粒细胞吞噬，在补体的参与下,形成狼疮细胞(lupus erythematosus cell,LEC)。SLE、药物性狼疮关节炎的积液中可出现 LEC,但并非特异。类风湿关节炎的关节腔积液中有时也可有 LEC。

五、病原生物学检验

病原生物学检验是关节腔积液的常规检验项目之一。大约 75% 链球菌、50% 革兰阴性杆菌及 25% 淋病奈瑟菌感染的关节腔积液中可发现致病菌。如果怀疑结核性感染可行抗酸染色,寻找结核分枝杆菌,必要时行关节腔积液结核分枝杆菌培养或 PCR 检查,以提高阳性率。大约 30% 细菌性关节炎的关节腔积液中找不到细菌。因此,需氧菌培养阴性时,不能排除细菌性感染,还应考虑到厌氧菌和真菌的感染。

第五节　关节腔积液检验质量控制与临床应用

一、质量控制

关节腔积液检验已成为各种关节疾病的重要检验方法,其结果的准确性直接影响临床诊断,为了保证关节腔积液检验质量应做到:①严格无菌操作。②标本及时送检。③化学和免疫学检验标本需预先用透明质酸酶消化处理,以降低标本的黏稠度。④试验性关节穿刺为阳性时,可将穿刺针内的血液或组织成分做晶体检查、革兰染色及培养等;如疑关节感染而穿刺结果为阴性时,可取关节腔清洗液作细菌培养。⑤结晶检验最好采用偏振光显微镜。⑥采用生理盐水合理稀释积液,不能用草酸盐或乙酸稀释,以防黏蛋白凝块的形成。⑦细胞分类采用染色分类法。

二、临床应用

1. 检验项目选择　关节炎症或其他疾病可以改变关节腔积液的成分,不同疾病的关节腔积液的变化各不相同。关节腔积液的检验主要用于各种关节病变的诊断、治疗效果的观察及预后判断等。关节腔积液检验项目的选择见表 16 - 5。

表 16 - 5　关节腔积液检验项目的选择

分类	检验项目
常规检验	理学检查(颜色、透明度)、白细胞总数与分类计数、革兰染色与细菌培养(需氧和厌氧培养)、结晶检查(偏振光和补偿镜)
特殊检查	真菌、抗酸染色和细菌培养,PCR 检测细菌 DNA,蛋白质,血清/关节腔积液葡萄糖,乳酸和其他有机酸,补体,酶学,尿酸

2. 关节腔积液检验的适应证　关节腔积液检验的适应证有:①原因不明的关节腔积液伴肿痛。②关节炎伴过多的关节腔积液,影响关节功能。③关节镜检验、滑膜活检或切除以及病原生物学检验。④关节造影检验。⑤关节腔内注射药物进行治疗。

3. 关节腔积液检验的临床应用　临床上将关节腔积液分为 4 类。

(1) Ⅰ类(非炎症性积液)　常见于骨关节病和创伤性骨关节病。但早期类风湿关节炎、系统性红斑狼疮、结节性红斑伴发的关节炎和关节周围炎等,由于其炎症表现并不明显,故也可表现为Ⅰ类积液的特点。

（2）Ⅱ类（炎症性积液）　最常见于类风湿关节炎或其他结缔组织病、强直性脊柱炎、Reiter综合征、晶体性关节炎（痛风、假性痛风）、反应性关节炎等。

（3）Ⅲ类（化脓性积液）　最常见于化脓性关节炎和结核性关节炎。

（4）Ⅳ类（出血性积液）　可由出血性疾病或局部病变所致。常见于血友病、创伤、绒毛结节性滑膜炎、神经病变性关节病及抗凝治疗过度等。

常见关节腔积液检验的特征见表16-6。

表16-6　常见关节腔积液检验的特征

项目	非炎症性积液	炎症性积液	化脓性积液	出血性积液
病因	骨关节病、创伤性关节病	类风湿性、晶体性关节炎	化脓性、结核性关节炎	关节创伤、出血性疾病、过度的抗凝治疗
外观	淡黄色、清亮	黄色、微浑	黄或乳白色、浑浊	红色、浑浊
黏稠度	高	减低	低	低
白细胞	增高	中度增高	明显增高	增高
葡萄糖	正常	降低	中度降低	正常
蛋白质	正常	增高	明显增高	增高
细菌	阴性	阴性	阳性	阴性
结晶	阴性	阳性/阴性	阴性	阴性
乳酸	增高	中度增高	明显增高	正常
RF	阴性	阳性/阴性	阴性	阴性

本 章 小 结

关节腔积液检验是关节疾病常用的诊断方法之一，对各种关节疾病的诊断和鉴别诊断具有重要意义。关节腔积液理化检查如黏蛋白凝块形成试验、蛋白质、葡萄糖、乳酸、类风湿因子等检查、显微镜检查如结晶等，对于区别不同类型的关节炎具有实用价值。

Articular effusion test is usually used to diagnose articular diseases, and is of great value in the diagnosis and differentiation of various articular diseases. The main points of this chapter are as follows.

■ Clinical values of physical and microscopic examinations.

■ Quality control and clinical application of articular effusion test.

（梁小亮）

扫码"练一练"

第十七章　胃液与十二指肠引流液检验

扫码"学一学"

教学目标与要求

1. **熟悉**　胃液和十二指肠液检验的方法学评价。
2. **了解**　胃液和十二指肠液检验项目及临床意义。

胃液检验对于了解胃酸分泌功能，胃、十二指肠相关疾病诊断和鉴别诊断有较好的实用价值。十二指肠引流液检验对胆管疾病诊断的价值已越来越不明显，但在影像学诊断技术不能确诊的情况下，十二指肠引流液检验对诊断某些胆管疾病仍有一定的价值。本章要点是：

■胃液测定项目和临床意义。

■十二指肠引流液理学检验特点和临床意义。

扫码"看一看"

尽管临床医生已习惯于采用纤维内镜技术和血清胃泌素定量进行胃的相关疾病的诊断，胃液检验的价值逐渐降低。但胃液检验在胃分泌功能评估、恶性贫血与巨幼细胞贫血的鉴别诊断，以及肺结核的辅助诊断中仍有重要应用价值，故不能完全被其他检查方法取代。

随着影像学诊断技术的发展，十二指肠引流液检验对胆管疾病诊断的价值已越来越不明显，但在影像学诊断技术不能确诊的情况下，十二指肠引流液检验对诊断某些胆管疾病仍有一定的价值。

第一节　胃液检验

胃液主要由胃黏膜分泌细胞分泌的一种无色酸性液体，除了包含大量水外，主要还包括无机物如盐酸、HCO_3^-，Na^+，K^+ 及有机物如胃蛋白酶原、内因子等。

一、标本采集与处理

1. 病人准备

（1）标本采集前 1 天停用影响胃酸分泌的药物，如抗胆碱类药物或碱性药物。

（2）标本采集前晚 8：00 后禁食、禁饮、禁烟。胃排空延迟者需在标本采集前 1~2 天给予流质饮食。

2. 插管和测定　基础胃酸分泌量病人空腹坐位插管，抽取全部空腹胃液并弃去。保留胃管持续抽取 1 小时胃液送检，此为基础胃液。用以计量并测定其胃酸含量，这是基础胃液量及基础胃酸分泌量（basic acid output，BAO）。

3. 五肽胃泌素试验　皮下或肌肉注射五肽胃泌素（pentagastrin）6μg/kg 体重，将此后每 15 分钟引流出的胃液单独注入一个容器，持续引流 1 小时，分别测定 4 份标本的胃液量及胃酸量。

二、理学检验

在日常膳食状态下，成年人 24 小时胃液量为 2.5～3.0L，夜间分泌量为 0.4～0.5ml，空腹 8～12 小时残余胃液量约 50ml。胃液理学检验的特征及意义见表 17－1。

表 17－1　胃液理学特征及临床意义

指标	特征	临床意义
基础胃液量	正常：10～100ml	
	增多：>100ml	十二指肠溃疡、胃泌素瘤、幽门梗阻、胃蠕动功能减退、十二指肠液反流等
	减少：<10ml	萎缩性胃炎、胃蠕动功能亢进等
外观	正常：无色或略带乳白色、透明。放置不分层或隐约分为黏液/胃液 2 层	如胃癌、幽门梗阻时，胃液可分为 3 层，上层为黏液，中间为胃液，下层为食物残渣或坏死组织
	浑浊或灰白色	混有大量涎液或黏液所致。前者见于鼻咽部炎症，胃液充满气泡并上浮；后者见于胃炎尤其是慢性胃炎。大量黏液可影响胃液酸度
	鲜红血丝	胃黏膜机械性损伤
	棕褐色	轻微陈旧性胃出血，胃炎、胃溃疡、胃癌等
	咖啡渣样	大量陈旧性胃出血，胃癌、胃溃疡、糜烂性胃炎等
	黄色、黄绿色	混入胆汁所致。见于插管刺激引起恶心、呕吐、幽门闭锁不全、十二指肠狭窄等造成的胆汁反流
气味	正常	略带酸味，无其他特殊异味
	发酵味	消化不良、胃液潴留、有机酸（乳酸、氨基酸）增多；幽门梗阻，胃张力明显减退
	氨臭味	尿毒症
	恶臭味	晚期胃癌
	粪臭味	小肠低位梗阻、胃－大肠瘘等
食物残渣	正常	空腹 12 小时胃液中无食物残渣
	增多：放置后下层呈食糜样	胃扩张、胃下垂、幽门溃疡及梗阻、胃蠕动功能减退
组织碎片	正常：无	出现碎片，且胃液静置分层后位于最底层，见于胃癌、胃溃疡
酸度	正常：pH 0.9～1.8	
	减低：pH 3.5～7.0 为低酸；pH >7.0 为无酸	胃酸减少见于萎缩性胃炎、胃癌、胃溃疡、恶性贫血及继发性缺铁性贫血、十二指肠反流、胃扩张、甲状腺功能亢进症，某些肝、胆、胰腺疾病等

三、化学检验

主要是胃酸含量测定。胃液的盐酸以游离酸和结合酸的形式存在，两者的总和为总酸。胃酸检测项目为：①BAO。②最大胃酸分泌量（maximum acid output，MAO）：注射五肽胃泌素之后连续 4 份胃液标本的胃酸含量总和。③高峰胃酸分泌量（peak acid output，PAO）：即取 4 份胃液标本 2 次高值胃酸结果的总和乘以 2。

此外，正常胃液中还含有一定量的乳酸、酶类和尿素，病理状态下会出现胆汁、血液或大量黏液等。胃液主要化学检验项目、参考区间和临床意义见表17-2。

表 17-2　胃液化学检验项目、参考区间和临床意义

项目	参考区间	临床意义
胃酸（mmol/h）	BAO：3.90±1.98 MAO：3~23 PAO：20.60±8.37 BAO/MAO：0.2	增多：①十二指肠球部溃疡。BAO>5mmol/h、PAO>15mmol/h 有诊断意义；PAO>40mmol/h，高度提示十二指肠溃疡合并出血与穿孔；手术后 BAO、PAO 均明显下降，若 BAO 仍>5mmol/h，MAO>15mmol/h，提示可能复发。②胃泌素瘤：BAO>15mmol/h，MAO>30mmol/h，BAO/MAO>0.6。③幽门梗阻、慢性胆囊炎。 减少：见于萎缩性胃炎、胃癌、胃溃疡、恶性贫血及继发性缺铁性贫血、十二指肠反流、胃扩张、甲状腺功能亢进症，某些肝、胆、胰腺疾病等。对恶性贫血与巨幼细胞贫血鉴别诊断具有重要意义。前者为真性胃酸缺乏，维生素 B_{12} 治疗后贫血纠正，但五肽胃泌素刺激后仍无胃酸分泌
乳酸（g/L）	<50	>50g/L 为增多，常伴随胃酸减低。见于幽门梗阻、慢性胃扩张、胃癌等。乳酸量与胃癌发展及病灶大小呈正相关，可作为胃癌的筛检，但缺乏特异度，现已少用
尿素（mmol/L）	>1	减低：幽门螺杆菌（HP）感染。灵敏度90%~95%；特异性98%
胃蛋白酶活性（U）	3.6~10.6	十二指肠球部溃疡者明显增高；胃癌病人降低。典型的慢性萎缩性胃炎则胃酸和胃蛋白酶均降低
唾液酸（mmol/L）	0.053±0.042	胃溃疡、浅表性胃炎轻度升高；慢性萎缩性胃炎，特别是胃癌明显升高

四、显微镜检验

1. **细菌学**　胃液细菌学检验方法及临床意义见表17-3。
2. **细胞学**　胃液细胞学检验及临床意义见表17-4。

表 17-3　胃液细菌学检验方法及临床意义

细菌	方法	临床意义
幽门螺杆菌	沉淀物涂片 Gram 染色、石炭酸复红染色显微镜检查、胃液氨试验、血清单克隆抗体免疫胶体金法	慢性胃炎、消化性溃疡、十二指肠炎、非溃疡性消化不良、胃癌
八叠球菌	沉淀物涂片 Gram 染色显微镜检查	消化性溃疡伴幽门梗阻
博-奥杆菌和嗜乳酸杆菌	沉淀物涂片 Gram 染色显微镜检查	无酸症、幽门梗阻、胃潴留、晚期胃癌等
抗酸杆菌	浓缩标本涂片抗酸染色显微镜检查	肺结核，尤其是不会咳痰的患儿（将痰液咽下）
化脓性球菌及大肠埃希菌	沉淀物涂片 Gram 染色显微镜检查	增多见于胃黏膜、胆管化脓性感染，如伴有大肠埃希菌或其他肠内细菌，则对真性无酸性萎缩性胃炎的诊断具有参考价值
酵母菌	涂片染色显微镜检查	幽门梗阻、胃排空减慢

表 17-4　胃液细胞学检验及临床意义

细胞	参考区间	临床意义
红细胞	无，插管损伤时可少量出现	炎症、损伤、肿瘤、溃疡等
白细胞	(100~1000)×10^9/L，常因胃酸消化呈裸核状态	慢性胃炎、化脓性感染时增多，若混入鼻咽部分泌物及痰液，可见尘细胞
鳞状上皮细胞	偶见，来自口、咽及食管，裸核	胃酸缺乏可见完整的鳞状上皮细胞

细胞	参考区间	临床意义
柱状上皮细胞	罕见	胃炎时增加，圆柱状或不规则形，胞质色淡，核小、偏于一端，常伴脂肪变性及空泡
癌细胞	无	恶性肿瘤

第二节 十二指肠引流液检验

十二指肠引流液是用十二指肠引流管引流所取得的十二指肠液（D 液）、胆总管液（A 胆汁）、胆囊液（B 胆汁）和肝胆管液（C 胆汁）的总称。其检验的适应证有：①疑有肝胆系统感染而原因未明者。②严重胆管感染而不能耐受手术者，可用此法引流治疗。③疑有伤寒带菌者。④进行促胰酶素－促胰液素试验检验胰腺外分泌功能者。⑤疑有肿瘤行细胞学检验者。⑥低张十二指肠 X 线造影者。

一、标本采集与处理

十二指肠引流液标本以空腹 12 小时状态下插入十二指肠引流管的方法采集，尽量避免胃液的影响。插管成功后首先引流出 D 液，然后给予 330g/L 温硫酸镁刺激 Oddi 括约肌使之松弛，并依次引流出 A 胆汁、B 胆汁和 C 胆汁，采集后立即送检。

二、理学检验

正常人十二指肠引流液的理学性状见表 17－5。病理情况下，十二指肠引流液的性状发生不同的改变。

1. 胆汁排出异常 胆汁排出异常的临床意义见表 17－6。

表 17－5　正常人十二指肠引流液的理学性状

项目	D 液	A 胆汁	B 胆汁	C 胆汁
量（ml）	10～20	10～20	30～60	随引流时间而异
颜色	无色或淡黄色	金黄色	深褐色	柠檬黄色
透明度	透明或微混	透明	透明	透明
黏稠度	较黏稠	略黏稠	黏稠	略黏稠
pH	7.6	7.0	6.8	7.4
比重		1.009～1.013	1.026～1.032	1.007～1.010
团絮状物	少量	无	无	无

表 17－6　胆汁排出异常的临床意义

胆汁排出异常	临床意义
无任何胆汁排出	可因刺激强度不够所致，可从引流管中再次灌入 330g/L 硫酸镁 50ml，10 分钟后可有胆汁流出；如仍无胆汁流出，可见于结石、肿瘤所致的胆总管梗阻
无 B 胆汁流出	见于胆总管上段、胆囊管梗阻，或胆囊收缩不良、胆囊摘除术后
B 胆汁流出增多	特别是在未用刺激剂之前已有大量 B 胆汁流出，常因 Oddi 括约肌松弛、胆囊运动过强所致

2. 胆汁黏稠度异常　引流出异常黏稠胆汁，多见于胆石症所致的胆汁淤积。引流出稀薄胆汁，多因慢性胆囊炎而胆汁浓缩不良所致。

3. 胆汁透明度异常　胆汁中混入大量胃液时可使胆汁中的胆盐沉淀而致胆汁浑浊，加入 NaOH 后可使沉淀的胆盐溶解而变清。如加入 NaOH 后仍然浑浊并出现较多的团絮状物，可能因十二指肠炎、胆管炎、胆结石、消化性溃疡、胰头癌等使胆汁含有较多的白细胞、上皮细胞及血液所致。

4. 颗粒沉淀物和胆砂　引流液中出现颗粒状沉淀物或胆砂（暗褐色砂粒状物，有黏土样感觉）见于胆石症。可做胆石化学分析，以判断胆石性质。我国以胆红素结石为主，主要见于 B 胆汁。若 C 胆汁出现颗粒状沉淀或胆砂提示肝内胆管结石。

5. 颜色异常　十二指肠引流液颜色变化的临床意义见表 17－7。

表 17－7　十二指肠引流液颜色变化的临床意义

颜色	临床意义
血丝	多因插管损伤所致
血性	急性十二指肠炎症、消化性溃疡、胆囊癌、肝内出血或全身出血性疾病等
污秽陈旧血块	污秽陈旧血块同时伴有浑浊者，见于胆囊癌
白色	因胆囊水肿、胆汁酸显著减少、黏液增多所致
脓性	化脓性胆囊炎
绿色或黑褐色	胆管扩张伴感染，或胆石症所致的胆汁淤积

三、化学检验

化学检验主要是评价胰腺外分泌功能，即促胰酶素 - 促胰液素试验（pancreozymin - secretin test）。

【**参考区间**】①胰液流出量：70～230ml/h。②最高碳酸氢盐浓度 70～125mmol/L。

【**临床意义**】促胰酶素 - 促胰液素试验主要用于筛检胰腺囊性纤维病变。

四、显微镜检验

1. 细胞　十二指肠引流液的细胞分类与临床意义见表 17－8。

2. 其他　有形成分有黏液丝、结晶、寄生虫及虫卵和细菌等，多提示病理性改变见表17－9。

表 17－8　十二指肠引流液的细胞分类与临床意义

细胞	参考区间	临床意义
红细胞	无，插管损伤时可少量出现	大量出现见于胃、十二指肠、肝、胆、胰等病变
白细胞	偶见 <20 个/HPF。中性粒细胞为主。无色、无折光性	大量增加见于十二指肠炎、胆道感染。病毒感染时以淋巴细胞为主
柱状上皮细胞	偶见。来自十二指肠者为卵圆形单个核细胞，淡黄色。来自胆管者高矮不一、柱状、栅栏状排列，核偏于基底部，淡黄色	增多见于：①十二指肠炎：玻璃样及淀粉样变性，细胞肿胀、折光性强。②胆道感染：成堆出现于灰白色絮状物中，伴大量白细胞
癌细胞	无	癌细胞见于恶性肿瘤

表 17 - 9　十二指肠引流液其他有形成分的临床意义

成分	临床意义
黏液丝	大量出现见于胆道感染、十二指肠卡他性炎症，平行排列并附着白细胞；若为螺旋状则为胆囊颈部炎症
胆固醇结晶	无色、缺角、矩形，胆酸缺乏时可析出并形成结石
胆红素与胆红素钙结晶	琥珀色、金黄色非晶型颗粒。易形成胆红素结石或混合性结石
胆盐结晶	灰黑色、细颗粒状无定形结晶。可与其他结晶一起形成混合性结石
寄生虫及虫卵	蓝氏贾第鞭毛虫滋养体、华支睾吸虫卵、钩虫卵、蛔虫卵、粪圆线虫卵、阿米巴滋养体及包囊等。肝吸虫卵检出率高于粪便
细菌	葡萄球菌、链球菌、枯草芽孢杆菌、大肠埃希菌、沙门菌等。如培养检出同一种细菌，尤其是沙门菌将具有诊断意义

本 章 小 结

　　胃酸检查是胃液化学检查中最重要的内容，胃酸增高见于十二指肠球部溃疡，胃泌素瘤等；胃酸减低可见于胃癌、胃溃疡、萎缩性胃炎、恶性贫血等。十二指肠引流液理学检查有助于区分不同引流部位的疾病状态。

　　The examination of gastric juice could set pratical values on knowing thegastricacid secretion, as well as the the diagnosis and differential diagnosis of the diseases associated with gaster and duodenum. The value of duodenal juice analysis on the bile duct diseases is getting unobvious, but if the diagnostic technique of imageology can not confirm the diagnosis, duodenal juice analysis is still valuable for diagnosing the bile duct diseases. The main points of this chapter are as follows.

■The items and clinical significance ofgastric juice determination.

■Thephysical examination and clinical significance of duodenal juice.

（梁松鹤）

扫码"练一练"

第十八章　羊水检验

扫码"学一学"

> ☞ **教学目标与要求**
>
> 1. **掌握**　羊水泡沫试验的方法学评价与质量控制，胎儿成熟度的评价指标及意义，羊水检验的质量控制。
> 2. **熟悉**　TORCH 感染的检查指标。
> 3. **了解**　羊水颜色和透明度的变化与意义，胎儿发育异常的评价指标及意义。

羊水检验是一种较为安全、可靠的诊断方法，对产前诊断、评估胎儿成熟度、筛选先天性遗传病和检查宫内感染等有重要价值。本章要点是：

● 羊水颜色和透明度的变化与意义。

● 羊水泡沫试验的方法学评价与质量控制。

● 胎儿成熟度的评价指标及意义。

● TORCH 感染的检查指标。

● 胎儿发育异常的评价指标及意义。

扫码"看一看"

妊娠期羊膜腔内的液体称为羊水（amniotic fluid），其主要功能是保护母体和胎儿。羊水中 98% ~ 99% 是水分，1% ~ 2% 是溶质，50% 溶质是有机物，另外 50% 为无机盐，此外，还有极少量的细胞成分。

目前，羊水检验被公认为一种安全、可靠的诊断方法，在妊娠不同时期进行羊水检验，对产前诊断染色体异常、先天性代谢障碍、神经管缺陷等先天性或遗传性疾病、协助诊断与治疗母婴血型不合、检查胎儿成熟度及宫内感染等具有重要意义，对降低围产儿死亡率和减少患有遗传性疾病胎儿的出生也具有重要作用。

第一节　标本采集与处理

1. 标本采集　羊水标本由临床医师通过羊膜腔穿刺获得。标本量一般为 20 ~ 30ml，采集后立即送检。若不能及时送检，置于 4℃ 保存，但保存时间不能超过 24 小时。供胆红素检查的标本应采集于棕色容器，并避光保存。

羊水检验结果的准确与否与标本采集的准确与否有密切关系，因此，标本采集时应注意采集的时机和并发症等见表 18 - 1。

表 18 - 1　羊水标本采集的注意事项及评价

注意事项	评价
确定进针的位置	采集标本前应对孕妇进行腹部超声检查确定胎儿的位置，以明确穿刺时进针的位置
羊水采集的时机	在妊娠 16 ~ 20 周，此时胎儿小、羊水多（170 ~ 500ml），不易损及胎儿，且采集标本量仅为 20ml，不会引起宫腔骤小而造成流产
诊断遗传性疾病	妊娠 16 ~ 20 周穿刺

注意事项	评价
诊断 Rh 溶血症	妊娠 26~36 周穿刺
评估胎儿成熟度	妊娠 35~42 周穿刺
羊膜腔穿刺并发症	羊膜炎、胎盘早剥、流产和穿刺损伤等

2. 标本处理 将采集的羊水标本存放于无菌的刻度离心管内，在无菌条件下，离心分离上清液和细胞层（保留 0.5ml 羊水 – 细胞层）。上清液可供化学和免疫学检验，细胞可供细胞培养、染色体核型分析、脂肪细胞及其他有形成分检查。

第二节　羊水理学检验

一、量

正常妊娠时，随着妊娠时间增加，羊水量逐渐增加，以达到保护胎儿的目的。羊水量的检测方法有 3 种，其评价见表 18 – 2。

表 18 – 2　羊水量的检测方法与评价

方法	评价
直接测量法	破膜后直接采集羊水并测定其量，但此法对某些疾病不能做出早期诊断
超声诊断法	以测定最大羊水暗区垂直深度（amniotic fluid volume，AFV）和羊水指数法（amniotic fluid index，AFI）表示羊水量，此法临床常用
标记法	将已知剂量的对氨基马尿酸钠等标志物注入羊膜腔内，根据标志物的稀释度间接换算出羊水量

【参考区间】①妊娠 8 周：5ml。②妊娠 10 周：30ml。③妊娠 20 周：400ml。④妊娠 38 周：1000ml。⑤足月妊娠：800ml。⑥过期妊娠：＜300ml。

【临床意义】妊娠的任何时期羊水量大于 2000ml 者称为羊水过多（polyhydramnios），妊娠足月时羊水量小于 300ml 称为羊水过少（oligohydramnios）。

1. 羊水过多 羊水过多的确切原因尚不十分清楚，常见于胎儿畸形、多胎妊娠、孕妇和胎儿疾病以及胎盘和脐带病变等。羊水过多常见的原因及临床意义见表 18 – 3。

表 18 – 3　羊水过多常见的原因及临床意义

原因	临床意义
特发性	原因不明，发生率约为 30%
胎儿畸形	18%~40% 合并胎儿畸形。神经管缺陷性疾病（以无脑儿、脑膨出与脊柱裂胎儿居多）约占 50%；消化道畸形（以食管或小肠闭锁多见）约占 25%
多胎妊娠	多胎妊娠并发羊水过多为单胎妊娠的 10 倍，尤以单卵双胎居多
孕妇和胎儿疾病	糖尿病、ABO 或 Rh 血型不合、重度胎儿水肿、妊娠高血压综合征、急性肝炎等
胎盘脐带病变	胎盘绒毛膜血管病、脐带帆状附着等

2. 羊水过少 ①胎儿畸形：如胎儿先天性肾缺如、肾发育不全、输尿管或尿道狭窄等，肺发育不全、短颈或巨颌畸形也可引起羊水过少。②过期妊娠。③胎儿宫内发育迟缓（intrauterine growth retardation，IUGR）：羊水过少是胎儿宫内发育迟缓的特征之一。④羊膜病变。

二、颜色与透明度

在妊娠早期，羊水量相对较少，羊水可为无色或淡黄色、清晰、透明。妊娠晚期，由于羊水中混入上皮细胞、胎脂等，羊水可呈乳白色、清晰或稍浑浊。

【参考区间】①妊娠早期：无色或淡黄色、清晰、透明。②妊娠晚期：乳白色、清晰或稍浑浊。

【临床意义】病理情况下，羊水颜色与透明度变化及临床意义见表 18 - 4。

表 18 - 4　病理性羊水颜色变化及临床意义

颜色	原因	临床意义
深黄色	胆红素增多	胎儿出血症或遗传性红细胞异常、胎儿溶血病、无脑儿、十二指肠闭锁等
绿色	羊水被胎粪污染（羊水粪染）	胎儿宫内窘迫
红色	出血	穿刺损伤、胎儿出血或胎盘早剥
棕色或褐色	宫内有陈旧性出血	宫内死胎
脓性浑浊	细菌、白细胞增多	宫腔内化脓性感染
黏稠黄色	羊水过少、妊娠时间长	过期妊娠或胎盘功能减退

三、羊水泡沫试验

【检测原理】羊水泡沫试验（foam test），也称振荡试验（shake test），是间接评估羊水中磷脂的方法。羊水中的肺泡表面活性物质（pulmonary surfactant）饱和磷脂是既亲水又亲脂的两性界面物质，其在乙醇中振荡后形成的泡沫可维持数小时，并可在气液界面出现环绕试管边缘的稳定泡沫层。羊水中的蛋白质、胆盐、游离脂肪酸及不饱和磷脂也能形成泡沫，但乙醇能消除这些物质所形成的泡沫。羊水泡沫试验主要用于判断胎儿肺成熟程度（fetal lung maturity）。磷脂酰胆碱（lecithin，L）与鞘磷脂（sphingomyelin，S）是肺表面活性物质的主要成分，是观察胎儿肺成熟的重要指标。

【方法学评价】胎儿肺成熟度的检测方法有 L/S 比值、羊水泡沫试验、羊水吸光度（A_{650}）、叩击试验、羊水磷脂酰甘油（phosphatidyl glycerol，PG）和泡沫稳定指数（foam stability index，FSI）等。几种胎儿肺成熟度检测的方法学评价见表 18 - 5。

表 18 - 5　胎儿肺成熟度检测的方法学评价

方法	判断值	优点	缺点
L/S 比值	≥2.0	准确、假阳性极少、不受羊水量影响	需特殊设备、血液污染时可出现假阳性
泡沫试验	阳性	准确、简便快速、假阳性少	灵敏度差，阳性率低、假阴性率高
吸光度	≥0.075	简便	易受磷脂以外成分浊度的影响
叩击试验	阳性	操作简便、易行	阳性率最低、对肺未成熟的预测值最低
PG	阳性	最为可靠的方法、不受血液污染的影响	需特殊的设备和条件，操作复杂、费时
FSI	≥0.47	降低泡沫试验的假阴性率	乙醇浓度和用量影响结果

【质量控制】

1. 检验时机　羊水泡沫试验在妊娠晚期进行。

2. 标本处理　①羊水标本采集后应立即进行检验，否则需冷藏保存于 0 ~ 4℃，以免磷脂被羊水中的酶水解，造成假阴性。②既可以用混匀的标本，也可离心后使用上清液，但不宜长时间离心，以免沉淀表面活性物质造成假阴性。③试管要清洁干燥、规格一致。

3. 检验条件 以 20 ~ 30℃为宜，如温度过高，泡沫消失快；反之，泡沫消失慢，均影响结果判断。

4. 操作要求 羊水量和试剂用量、浓度要准确。为便于阳性观察，可设置阳性对照管。

【参考区间】阳性（稀释度为 1∶1 和 1∶2 的 2 管液面均出现泡沫环）。

【临床意义】临床上只进行稀释度为 1∶1 和 1∶2 的泡沫试验。在 2 支试管中加入羊水与 95% 乙醇，第 1 支按 1∶1 比例、第 2 支按 1∶2 比例加入羊水与 95% 乙醇，经过振荡后 20 秒后静置 15 分钟再观察，若 2 管液面均出现泡沫环为阳性，则提示 L/S 比值 ≥2.0，表示胎儿肺成熟；若仅第 1 管液面出现泡沫环，为临界值，L/S 比值在 1.5 ~ 2.0 之间；若 2 管液面均未出现泡沫环为阴性，L/S 比值 ≤1.49，提示胎儿肺未成熟。羊水泡沫试验判断胎儿肺成熟程度的准确率可达 98.5% ~ 99.3%，但其假阴性率可达 27.0%。

第三节 羊水化学与免疫学检验

一、甲胎蛋白

【检测原理】甲胎蛋白（alpha – fetoprotein，AFP）常用的检测方法为化学发光法。

【参考区间】①妊娠 15 周：40mg/L。②妊娠 32 周以后：25mg/L。

【临床意义】AFP 是胎儿的一种特异性球蛋白，具有产前诊断的临床意义，并作为一种肿瘤标志物用于监测原发性肝细胞癌和滋养细胞恶性肿瘤。羊水 AFP 检测主要用于产前诊断神经管和腹壁缺陷、早期监测其他围生期并发症，也可作为 Down 综合征的指征。

1. AFP 增高 ①开放性神经管缺陷的胎儿，如无脑儿、脊柱裂等胎儿血液中的 AFP 可从暴露的神经组织和脉络丛渗入羊水，使 AFP 高于正常羊水 10 倍以上。AFP 是诊断胎儿神经管缺陷的灵敏指标，但并非特异性指标，其阳性检出率为 90% ~ 100%。②脐膨出、消化道畸形胎儿，因 AFP 直接漏出，羊水中 AFP 可增高。③先天性肾病、先天性食管闭锁、胰腺纤维囊性变、双胎、宫内死胎等均可使 AFP 增高。④染色体异常（45，XO）、糖尿病、先兆子痫、母婴 Rh 血型不合等 AFP 也可增高。⑤羊膜穿刺所致的胎血污染也可致 AFP 增高。

2. AFP 减低 AFP 减低主要见于葡萄胎、Down 综合征。

二、胆碱酯酶

【检测原理】胆碱酯酶（ChE）检测采用丙酰硫代胆碱或乙酰胆碱作为底物，2 – 硝基苯甲酸为显色剂的速率法或终点法。乙酰胆碱酯酶（AChE）检测采用聚丙烯酰胺凝胶电泳分析法。

【参考区间】AChE < 10.43U/L。

【临床意义】根据 ChE 对乙酰胆碱亲和力的不同分为拟胆碱酯酶（PChE）和 AChE。AChE 主要来自胎儿的嗜铬细胞、神经节细胞、中枢神经细胞及肌细胞，其含量反映了神经系统的成熟度。当胎儿神经末梢未成熟时，从胎儿脑脊液和血液渗出到羊水中的 ChE 较成熟时为多，故检测羊水 ChE 有助于开放性神经管缺陷的诊断。

羊水 AChE 活性增高与胎儿开放性神经管畸形有高度的相关性。如开放性脊柱裂、开放性腹膜缺损时，羊水 AChE 明显增高，如同时检测羊水 PChE 活性，并计算 AChE/PChE 比值，对诊断更有价值。开放性神经管畸形胎儿以 AChE 升高为主，脐疝胎儿、流产时羊水 AChE 也可增高。另外，AChE 活性检测也可纠正羊水 AFP 的假阳性。

三、磷脂酰胆碱与鞘磷脂

【检测原理】磷脂酰胆碱（lecithin，L）和鞘磷脂（sphingomyelin，S）是胎儿肺泡表面脂类物质的主要成分，L/S 检测常采用薄层层析色谱法（TLC）。

【参考区间】L/S 比值≥2.0。

【临床意义】由于磷脂酰胆碱（L）和鞘磷脂（S）是维持肺泡稳定性的重要物质，是肺发育是否成熟的指标，所以检测 L/S 对诊断特发性呼吸窘迫综合征（idiopathic respiratory distress syndrome，IRDS）具有重要价值。L/S 预测 IRDS 的灵敏度为 84%，非 IRDS 的特异性为 87%。

L/S≤1.49，表示肺脏不成熟，IRDS 严重；L/S 为 1.50~1.99，表示肺脏发育不够成熟，有 IRDS 可能；L/S 为 2.0~3.4，表示肺脏已成熟；L/S 为 3.5~3.9，表示肺脏肯定成熟；L/S>4.0，表示过熟儿。

四、肌酐

【检测原理】在肌酐酶的作用下肌酐生成肌酸，在肌酸酶的作用下肌酸生成肌氨酸，在肌氨酸氧化酶作用下肌氨酸生成过氧化氢，后者在过氧化氢酶作用下可氧化 N，N-双（4-丁磺酸钠基）-3-甲苯生成红色醌色素（波长 548nm）。

【质量控制】胆红素和维生素 C 干扰本试验的偶联反应，可加入亚铁氰化钾和抗坏血酸氧化酶予以消除。羊水肌酐浓度接近血液（是尿液的 2~3 倍），在采集标本时应注意鉴别，避免采集到胎儿尿（羊水有蛋白和葡萄糖，尿液则无）。

【参考区间】妊娠 37 周：>176.8μmol/L。

【临床意义】羊水肌酐水平变化可以判断胎儿肾脏成熟度，其准确率达 90%。由于影响羊水肌酐水平的因素较多，所以羊水肌酐范围较宽，多为 159.1~353.6μmol/L。妊娠 37 周时，羊水肌酐大于 176.8μmol/L 提示胎儿肾脏成熟；肌酐为 132.6~176.7μmol/L 为临界值；肌酐小于 132.5μmol/L 提示胎儿肾脏未成熟。

五、葡萄糖

【检测原理】AFG 检测主要采用葡萄糖氧化酶法。

【参考区间】<0.56mmol/L。

【临床意义】羊水葡萄糖（amniotic fluid glucose，AFG）主要来自母体，也可来自胎儿尿液。妊娠 23 周以前，AFG 随着妊娠时间增加而逐渐升高。至 24 周时 AFG 达高峰。妊娠 24 周以后，由于胎儿肾脏发育成熟，肾小管对葡萄糖重吸收作用增强，胎儿尿液排出葡萄糖减少，以及胎盘通透性随着妊娠时间增加而降低，AFG 逐渐减少，至妊娠晚期，AFG 可降至 0.40mmol/L 以下。

AFG 主要用于判断胎儿肾脏成熟程度。AFG 小于 0.56mmol/L，提示胎儿肾脏发育成熟。AFG 大于 0.80mmol/L，提示胎儿肾脏不成熟。虽然，AFG 随着妊娠时间的增加而降低，但存在着较大的个体差异。因此，AFG 判断肾脏成熟程度的精确度不如羊水肌酐。

六、睾酮

【检测原理】 羊水睾酮检测主要采用化学发光免疫法（CLIA）。

【参考区间】 ①男性胎儿：（224±11）μg/L。②女性胎儿：（39±2）μg/L。

【临床意义】 睾酮主要由睾丸、肾上腺和卵巢分泌，其主要功能是维持和促进第二性征发育。在妊娠12~16周时，男性胎儿羊水中的睾酮达250μg/L，妊娠末期达80μg/L。在妊娠期间女性胎儿羊水中睾酮水平大多维持不变，多为26~34μg/L；在妊娠12~18周时，男性与女性胎儿羊水中睾酮有显著性差别，此时男性胎儿羊水中睾酮达最高水平。

由于羊水睾酮水平有性别差异，因此，羊水睾酮水平检测可用于预测胎儿性别。但妊娠合并糖尿病、母婴Rh血型不合、无脑儿羊水睾酮水平可降低。如果检测羊水睾酮水平用于诊断胎儿性疾病，需要结合染色体检查。

七、雌三醇

【检测原理】 羊水雌三醇检测主要采用化学发光免疫法（CLIA）。

【参考区间】 妊娠末期：0.8~1.2mg/L。

【临床意义】 妊娠期羊水雌三醇主要来自胎儿和胎盘，且随着妊娠进展，雌三醇水平逐渐增高，至妊娠36周后迅速增高。羊水雌三醇水平与母体尿液中雌三醇水平呈良好相关性，且更能准确地反映胎儿情况及胎盘功能状态，但由于羊水动态转换较快，激素的波动也较大，常影响诊断的准确性。

羊水雌三醇水平可直接反映胎儿-胎盘功能，能间接反映胎儿在宫内发育的情况，羊水雌三醇低于1.0mg/L，提示胎儿预后不良；如果雌三醇水平突然下降，可能为先兆流产。

羊水中雌三醇减低，多见于母婴Rh血型不合、妊娠合并糖尿病、重度妊娠高血压综合征时的宫内死胎。羊水中雌三醇持续性处于低值者，还可见于胎盘性硫酸酯酶缺乏症等。

八、胆红素

【检测原理】 在25℃、波长450nm条件下，将新鲜无浑浊羊水标本在波长700nm与340nm之间测定，求得羊水本底吸光值，读取450nm的吸光值，计算出450nm与本底吸光值的差（ΔA_{450}），ΔA_{450}与胆红素含量成正比关系。

【质量控制】 ①标本采集后立即离心取上清液检测或保存。②使用棕色容器采集标本，以防标本受光氧化。③在波长412~540nm处HbO_2和胎粪也有吸收峰值，故羊水标本应避免混有血液和胎粪。④应定期校准分光光度计的波长。

【参考区间】 <1.71μmol/L（ΔA_{450}<0.02）。

【临床意义】 羊水胆红素检测主要用于判断胎儿安危、观察胎儿肝脏成熟程度和监测胎儿溶血情况，以决定分娩时机。

1. 判断胎儿安危、观察胎儿肝脏成熟程度 判断胎儿安危、观察胎儿肝脏成熟程度的胆红素水平及临床意义见表18-6。

2. 监测胎儿溶血程度 妊娠27周ΔA_{450}可疑范围为0.066~0.280（小于下限为阴性，大于上限为阳性）；妊娠37周ΔA_{450}为0.023~0.100，妊娠42周ΔA_{450}为0.017~0.070。若连续检测ΔA_{450}值均在阴性或可疑范围内，则胎儿安全；如果ΔA_{450}值在阳性范围或逐渐升高，表明胎儿已有溶血，可根据妊娠时间选择分娩时机。

表18-6　判断胎儿安危、观察胎儿肝脏成熟程度的胆红素水平及临床意义

目的	水平	临床意义
判断胎儿安危	$1.71\sim4.61\mu mol/L$	临界值，胎儿可能有异常
	$>4.61\mu mol/L$	胎儿安全受到影响
	$>8.03\mu mol/L$	多有胎儿窘迫
	$>16.20\mu mol/L$	胎儿多难以存活，应终止妊娠
判断肝脏成熟度	$\Delta A_{450}<0.02$	肝脏成熟
	$\Delta A_{450}=0.02\sim0.04$	临界值
	$\Delta A_{450}>0.04$	肝脏不成熟

九、淀粉酶

【检测原理】采用 Somogyi 法检测羊水中的淀粉酶（amylase，AMY）。

【参考区间】Somogyi 法：300 U/L。

【临床意义】羊水中 AMY 活性高低主要用于判断胎儿唾液腺成熟程度。AMY 大于 300 U/L，提示胎儿唾液腺成熟；200～300 U/L 为临界值；小于 200 U/L 为胎儿唾液腺不成熟。

第四节　羊水显微镜检验

一、羊水脂肪细胞计数

【检测原理】将羊水涂片用硫酸尼罗蓝溶液染色后，显微镜下观察并计数 200～500 个细胞，计算脂肪细胞阳性率。

【参考区间】妊娠 34 周前羊水脂肪细胞≤1%，34～38 周为 1%～10%，38～40 周为 10%～15%，40 周以后大于 50%。

【临床意义】羊水脂肪细胞是胎儿皮脂腺及汗腺脱落的细胞，羊水脂肪细胞计数是反映胎儿皮肤成熟程度的指标。随着妊娠进展，胎儿皮脂腺逐渐成熟，羊水中脂肪细胞也逐渐增多。羊水脂肪细胞大于 20% 为胎儿皮肤成熟的指标，10%～20% 为临界值，小于 10% 为皮肤不成熟，大于 50% 为皮肤过熟。

二、羊水快速贴壁细胞检验

【检测原理】正常羊水细胞需要经过 4～5 天才能贴壁生长。胎儿畸形，如神经管缺陷及脐疝时，羊水细胞仅需 20 小时即可贴壁生长，此种细胞称为快速贴壁细胞（rapid adhering cell，RAC），RAC 之所以能快速生长是由于神经管缺陷，暴露于羊水中的细胞为神经组织中的吞噬细胞，具有贴壁生长快、活细胞贴壁率高的特点。通过计算活细胞贴壁率，来判断有无畸形。

【参考区间】<4%。

【临床意义】RAC 主要用于胎儿畸形的诊断。脐疝畸形的 RAC 为 9%～12%，无脑儿的 RAC 为 100%。

三、染色体核型分析检验

【检测原理】将新鲜羊水离心得到羊水中的细胞，经培养后以秋水仙素处理，使细胞均停止在 M 期，获得分裂相细胞，将细胞经低渗、固定、制片处理后，进行 Giemsa 染色或显带染色，然后进行核型分析。

【参考区间】46，XX 或 46，XY。

【临床意义】核型分析主要用于检查染色体结构异常而造成的遗传性疾病，由于其准确率高（可高达 99%）、操作简便及并发症少，已成为检测染色体异常的经典的方法之一，在产前诊断机构中常规开展。

第五节　羊水病原生物学检验

一、病毒

至今已知有 10 多种病毒或寄生虫能通过胎盘危害胎儿，并引起胎儿畸形、智力发育障碍、发育迟缓、早产或死胎。在引起胎儿畸形的病毒中，以巨细胞病毒（cytomeglovirus）和风疹病毒（rubella virus）的危害最大。

（一）风疹病毒

【检测原理】风疹病毒的检测方法有病毒分离培养法、血凝抑制试验、风疹病毒特异性 IgM 和基因检测等。聚合酶链反应（PCR）的灵敏度高，特异性强，具有早期快速诊断的价值。

【临床意义】风疹病毒是引起胎儿畸形的病毒之一，不同妊娠期风疹病毒感染率不同。妊娠早期的感染率明显高于妊娠晚期，这与妊娠的不同时期胎盘屏障的变化有关。妊娠 1 ~ 2 周感染风疹病毒者，胎儿严重畸形发生率为 30% ~ 80%；妊娠 12 ~ 18 周感染风疹病毒者，10% ~ 20% 胎儿可有智力障碍和听力缺陷；妊娠 18 周以后感染风疹病毒的危害性很低。

（二）巨细胞病毒

【检测原理】检测方法有细胞学方法、血清学方法、病毒分离法及 PCR 法。

【临床意义】巨细胞病毒能通过胎盘屏障感染胎儿，在感染的潜伏期和活动期均可危及胎儿，故 WHO 已将其列为引起新生儿出生缺陷的主要病原体。以 PCR 检查羊水巨细胞病毒，可在感染后 6 小时做出诊断，因此，具有早期诊断价值。

二、弓形虫

【检测原理】检查弓形虫方法有组织学和血清学方法。组织学方法可直接寻找弓形虫的滋养体、包囊或卵囊等，但应与其他寄生虫、微生物相区别。血清学方法有 Sabin - Feldman 染色试验、补体结合试验、间接荧光抗体试验或间接血凝试验等。目前，PCR 技术检测弓形虫 DNA 已用于临床，该方法具有灵敏度高、特异性强、简便和快速等优点，可作为早期诊断弓形虫感染的方法。

【临床意义】弓形虫（*Toxoplasma gondii*）感染人、畜引起的传染病称为弓形虫病

（toxoplasmosis），此病为人畜共患疾病。先天性感染是妊娠早期感染弓形虫后，经血液传播使胎儿受到感染。后天获得性感染是进食未充分加热而含有弓形虫的肉类食品，密切接触猫、狗等，或受污染材料、输血、器官移植等感染。孕妇感染弓形虫后，除了通过胎盘感染胎儿外，还可经过羊水进入消化道而使胎儿感染。孕妇感染弓形虫后，可造成流产、早产、胎儿小头畸形、脑积水、视力障碍、智力发育缺陷等。

第六节 羊水检验质量控制与临床应用

一、质量控制

由于羊水检验的内容较多，采用较理想的检测方法和处理标本方法，对提高检验结果的准确性是十分重要的。①羊水 AFP 检测对诊断神经管缺陷阳性率可达 90%～100%。产前诊断时，检测母体血清 AFP 可作为常规筛检试验，但由于影响母体血清 AFP 的因素较多，因此，母体血清 AFP 检测连续 2 次阳性时，再考虑是否进行羊水 AFP 检查。另外，如果检测 AFP 用于诊断神经管缺陷，最好再检验 1 项指标，如羊水胆碱酯酶等，以提高准确性。②羊水胆红素检测的标本，必须在标本采集后立即置入棕色瓶或以黑纸包裹的试管中，并避光保存，以防胆红素受紫外线照射而降解。③羊水泡沫试验应在采集标本后立即进行，否则，应将标本置于 4℃冷藏。操作时需用力振荡，因肺泡表面活性物越多，泡沫越多，其阳性程度也越高。

二、临床应用

（一）羊水检验的适应证与禁忌证

虽然羊水检验是一种安全、可靠的诊断方法，但也有一定的危险性，因此，必须掌握其检验的适应证和禁忌证。

羊水检验的适应证有两类：①诊断性：遗传病、高危妊娠、Rh 同种免疫、评价胎儿成熟度、评估胎儿、羊膜腔造影术。②治疗性：羊水过多症、羊膜腔内注射治疗性流产。

羊水检验的禁忌证：妊娠小于 16 周或大于 42 周、先兆流产、稽留流产、宫内感染和盆腔感染者。

（二）产前诊断

产前诊断（prenatal diagnosis）是指采用影像诊断学、细胞遗传学及分子生物学技术，观察胎儿外形轮廓，分析胎儿染色体核型、检测胎儿细胞的遗传基因等，产前诊断是优生学的重要组成部分，其目的是预防先天性异常或遗传性疾病胎儿的出生，以及降低遗传性疾病的发生率。产前诊断的指征见表 18-7。羊水检验可以诊断的遗传性疾病有以下几种。

表 18-7 产前诊断的指征

危险因素	指征
一般性危险因素	分娩时母亲年龄≥35 岁
	孕妇血清 AFP 浓度升高或降低
	血清 AFP、hCG、非结合型雌三醇（UE$_3$）异常

续表

危险因素	指征
特殊的危险因素	曾生育过残疾或染色体异常的孩子
	既往死胎或新生儿死亡史
	母亲或父亲先天性残疾
	母亲或父亲的染色体有一种平衡易位现象
	有先天性遗传疾病家族史（囊性纤维化病、代谢性疾病、X-连锁隐性遗传）
	母亲患有疾病（糖尿病、苯丙酮尿症）
	致胎儿畸形物接触史（放射线、抗惊厥药、锂、乙醇等）
	感染（巨细胞病毒、风疹病毒、弓形虫）
种族性危险因素	珠蛋白生成障碍性贫血（地中海人、亚洲人、南美人）
	镰状细胞性贫血（非洲黑人、阿拉伯人、印第安人、巴基斯坦人、地中海人）
	Tay-Sachs病（法籍加拿大人、Ashkenazi 犹太人）

1. 神经管缺陷性疾病　神经管缺陷性疾病（neural tube defect，NTD）的发生率为 0.1%~0.2%。①母体血清和羊水 AFP 增高对诊断 NTD 有一定价值，而羊水 AFP 明显增高是诊断 NTD 的主要依据。②羊水 AFP 增高除了见于 NTD 以外，还可见于死胎、先天性食管闭锁及某些染色体病等。因此，必须结合羊水 AChE 水平的变化，以弥补单纯性 AFP 变化对诊断 NTD 的不足，减少诊断 NTD 的假阴性和假阳性。③RAC 对诊断 NTD 具有高度的特异性和灵敏度，无脑儿的 RAC 贴壁率为 100%，脐疝畸形 RAC 贴壁率为 9%~12%。

2. 遗传性代谢病　遗传性代谢病是仅有 1 对基因发生突变或变异引起的疾病，绝大多数表现为酶的缺陷，称为先天性代谢病。其中 50% 为常染色体显性遗传，40% 为常染色体隐性遗传，10% 为性连锁遗传。羊水酶学、限制性片段长度多态性（restriction fragment length polymorphism，RFLP）连续分析以及羊水 PCR 检查确诊后，给予适当的治疗或终止妊娠，以减少遗传性疾病的发生率。

3. 染色体病　由于染色体数目和结构异常引起的染色体病，可通过羊水细胞检查而做出诊断，其目的在于通过遗传咨询对高危人群进行筛检，一旦明确诊断，即可终止妊娠。

传统的染色体病产前诊断方法主要有：羊膜腔穿刺羊水细胞培养用于妊娠中期产前诊断，和抽取绒毛用于妊娠早期绒毛细胞产前诊断。其优点是费用低，且可了解除相应探针以外的其他染色体情况，缺点是有创检查、需要标本量多、对细胞培养要求严格、诊断耗时长，对一些复杂核型难于明确诊断。

染色体微阵列分析（chromosome microarray analysis，CMA）是一种准确、快速的染色体分析技术，利用特异性核酸探针对染色体基因组进行高通量高分辨率检测，同一时间可以完成大量基因的定量分析，可检出染色体层面不平衡的拷贝数变异，对于染色体微缺失、微重复的检测较传统核型分析具有明显优势。

荧光原位杂交技术（fluorescence in situ hybridization，FISH）是一项快速染色体异常检测技术，其主要优点表现为需要标本量少、快速、安全、灵敏度高及特异性强，缺点是费用昂贵，仅能了解相应探针所对应的染色体情况。FISH 技术在染色体病产前诊断方面主要用于诊断 Down 综合征，以及 13、18、X、Y 染色体异常疾病。

4. 性连锁遗传病　对于无法直接确诊的性连锁遗传病，可通过检查羊水细胞的性染色质来预测胎儿的性别，估计其发病率以便取舍胎儿。常见的性连锁遗传病有血友病、原发性低丙种球蛋白血症、肌营养不良、黏多糖沉积病Ⅱ型、糖原代谢病Ⅱ型、红绿色盲、自毁面容综合征等。

产前检查诊断遗传性疾病的方法见表18-8。

表18-8 产前检查诊断遗传性疾病的方法

危险性	诊断方法
神经管缺陷	母体或羊水AFP，RAC，必要时配合AChE
遗传性代谢病	酶学或分子生物学检查
染色体病	羊膜细胞培养或孕9~12周的绒毛标本培养
性连锁遗传病	羊水细胞性染色体、单链构象多态性（SSCP）、Southern印迹法

（三）评估胎儿成熟度

胎儿成熟程度是决定高危妊娠选择合理的分娩时间和处理措施的重要依据。产前评估胎儿成熟程度的方法有超声诊断法、X线检查法、羊水穿刺检查法等，其中以羊水检验最安全可靠。通过检查羊水中某些指标的变化，来判断胎儿的肺脏、肝脏、肾脏和皮肤的成熟程度，以观察胎儿的生存能力。在判断胎儿成熟度的指标中，肺成熟度最能反映胎儿出生后的生存能力，故常以肺成熟度来反映胎儿成熟度。

1. 肺成熟度　新生儿呼吸窘迫综合征是新生儿死亡的主要原因之一。一般情况下，在妊娠35周时胎儿肺成熟，但某些产前因素可延缓或加速肺成熟过程。肺成熟的延缓与糖尿病、严重胎儿红细胞增多症或孕妇服用苯巴比妥有关；胎盘功能不全、羊水感染等引起的慢性胎儿窘迫可加速肺的成熟。

肺成熟度检测方法有羊水L/S比值、羊水泡沫试验，还有羊水吸光度（A_{650}）检测、叩击试验（tap test）及羊水PG检测等。

2. 肾成熟度　常用的检测指标为羊水肌酐和AFG浓度。

3. 肝成熟度　常用的指标为羊水胆红素浓度。

4. 唾液腺成熟度　常用的指标为羊水淀粉酶浓度。

5. 皮肤成熟度　常用的指标为羊水脂肪细胞计数。

羊水检验判断胎儿成熟度的指标及评价见表18-9。

表18-9 羊水检验判断胎儿成熟度的指标及评价

成熟度	指标	成熟	临界	不成熟
肺成熟度	L/S比值	≥2.00	1.50~1.99	≤1.49
	泡沫试验	2管均有泡沫环	第1管有泡沫环	2管均无泡沫环
	羊水吸光度（A_{650}）	≥0.075	0.049~0.074	≤0.050
肝成熟度	胆红素（μmol/L）	<1.71	1.71~4.61	>4.61
	胆红素（$\triangle A_{450}$）	<0.02	0.02~0.04	>0.04
肾成熟度	肌酐（μmol/L）	>176.8	132.6~176.7	<132.5
	AFG（μmol/L）	<0.56	0.56~0.80	>0.80
唾液腺成熟度	AMY（Somogyi U/L）	>300	200~300	<200
皮肤成熟度	脂肪细胞（%）	>20	10~20	<10

（四）诊断TORCH感染

TORCH是一组病原生物的英文名称缩写，即弓形虫（*Toxoplasma gondii*）、其他病原微生物（others）、风疹病毒（rubella virus）、巨细胞病毒（cytomegalovirus）、单纯疱疹病毒（herpes simplex virus）第一个英文字母的组合。这组病原生物常可通过胎盘传给胎儿，引起围产期感染，导致流产、死胎、早产、先天畸形和智力障碍等各种异常。因此，TORCH 感染的检验已成为许多地区孕期检验的常规项目。通过 ELISA 法等检测羊水弓形虫、风疹病毒、巨细胞病毒和单纯疱疹病毒的抗体，可以了解 TORCH 感染情况，对预防胎儿畸形、早产和胎儿发育迟缓等有积极意义。

但是，ELISA 方法有间接 ELISA 法和捕获 ELISA 法，间接 ELISA 法易受类风湿因子、抗核抗体的干扰，产生假阳性和假阴性结果。捕获 ELISA 法使用纯化病毒抗原和特异性单克隆抗体检测血清 IgM，有效地提高了反应的特异性，可避免类风湿因子、抗核抗体的干扰，临床检测效果明显提高，是目前实验室诊断 TORCH 近期感染的常用方法。

本 章 小 结

羊水检验是一种较为安全、可靠的诊断方法，对产前诊断、评估胎儿成熟度、筛检先天性遗传病和检查宫内感染等有重要价值。羊水检查主要用于判断胎儿肺、肾脏、肝脏、皮脂腺成熟度，预防先天性异常或遗传性疾病胎儿的出生，降低遗传性疾病的发生率。

Amniotic fluid test is safe and reliable, which is of great significance in antenatal diagnosis, fetal maturity evaluation, screening of congenital genetic diseases and inspection of intrauterine infection. The main points of this chapter are as follows.

■ Alterations of color and clarity and the significance.

■ Methodology assessment and quality control of foam stability test.

■ Evaluation indexes of fetal maturity and the significance.

■ Examination indexes of toxoplasma gondii, others, rubella virus, cytomegalovirus and herpes simplex virus（TORCH）infection.

■ Evaluative indexes of fetal dysplasia and the significance.

（朱琳琳）

扫码"练一练"

第五篇

脱落细胞学基本检验

脱落细胞学（exfoliative cytology）是针对人体各部位、尤其是管腔器官表面的脱落细胞，或对肿物及病变组织通过细针吸取的方法获得细胞，经染色后于显微镜下观察其形态，进而作出诊断的一门学科，又称诊断细胞学（diagnostic cytology）、细胞病理学（cytopathology）或临床细胞学（clinical cytology）。

脱落细胞学检验已有100余年的历史。早在1928年，Papanicolaou采用阴道分泌物涂片诊断子宫颈癌，并创建了Papanicolaou染色法。20世纪40年代以后我国逐渐推广应用这门学科。20世纪70年代开展了细针吸取细胞学，使早期诊断恶性肿瘤成为现实，并提高了临床的治愈率，这也使得细胞学成为诊断肿瘤，特别是恶性肿瘤的重要手段，现已发展成为应用范围广泛的一门学科。近年来，各种新技术的应用，如聚合酶链反应（polymerase chain reaction，PCR）技术、免疫细胞化学（immunological cytochemistry）技术、DNA分析（analysis of deoxyribonucleic acid）技术、超微结构（ultrastructure）分析技术等，使脱落细胞学诊断达到了分子水平。

第十九章　脱落细胞学基本知识和检验技术

脱落细胞学检验是临床常用的一种诊断方法，对诊断肿瘤特别是恶性肿瘤有重要价值。细胞学诊断的准确性取决于对正常、炎症及肿瘤细胞的正确认识及细胞学基本检验技术的准确掌握。脱落细胞学检验安全简便、快速准确、检查范围广泛，但亦存在一定局限性。只有严格遵循脱落细胞学检查的质量控制，才能提高脱落细胞学诊断的准确性。本章要点是：

- 正常鳞状上皮细胞和柱状上皮细胞的形态特点。
- 炎症增生的脱落细胞形态特点。
- 肿瘤脱落细胞形态特点。
- 细胞学标本采集方法、涂片制备方法及常用染色方法。
- 脱落细胞学诊断方法及检验原则。
- 脱落细胞学检验质量控制。
- 脱落细胞学检验应用评价。

脱落细胞学检验多基于普通光学显微镜的观察，其诊断的正确与否取决于标本的质量与对脱落细胞的认识。所采集的细胞标本能否代表病变靶组织或器官的细胞群体，以及对脱落细胞学基本知识的掌握程度，是脱落细胞学诊断结果准确性和可靠性的前提。因此，熟练掌握脱落细胞学基本知识，规范的标本采集与固定、涂片制备和染色等基本技术，对脱落细胞学检验尤为重要。

第一节　脱落细胞学基本知识

一、正常脱落细胞形态

（一）正常脱落上皮细胞

正常脱落的上皮细胞主要包括复层鳞状上皮细胞（扁平上皮）和柱状上皮细胞。

1. 复层鳞状上皮细胞　复层鳞状上皮细胞（stratified squamous epithelium）一般有10多层细胞。被覆于口腔、喉部、鼻咽的一部分、食管、阴道和子宫颈外口以及全身皮肤。

扫码"学一学"

从底层至表面可分为基底层、中层和表层 3 部分。

（1）基底层细胞（cell of basal layer）　可分为内底层细胞（cell of internal basal layer）和外底层细胞（cell of exernal basal layer）。其形态特点见表 19 - 1，图 19 - 1 和图 19 - 2。

表 19 - 1　基底层细胞的形态特点

类型	内容	形态特点
内底层	大小形状	单层立方或低柱状细胞，直径 12~15μm，呈圆形。属幼稚细胞，很少脱落
	胞核	直径 8~10μm，呈圆形或椭圆形，居中位或略偏位；核染色质呈均匀细颗粒状，H－E 染色呈蓝色
	胞质	Papanicolaou 染色呈灰蓝、深蓝或暗绿色，H－E 染色呈暗红色
	细胞核质比	1：（0.5~1）
外底层	大小形状	直径 15~30μm，位于内底层之上，有 2~3 层。在黏膜萎缩、糜烂、溃疡等病变时常见
	胞核	胞核和内底层细胞相似，染色质略疏松
	胞质	Papanicolaou 染色呈灰色或淡绿色，H－E 染色呈暗红色
	细胞核质比	1：（1~2）

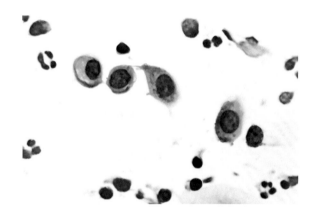

图 19 - 1　正常鳞状上皮内底层细胞

（Papanicolaou 染色，×400）

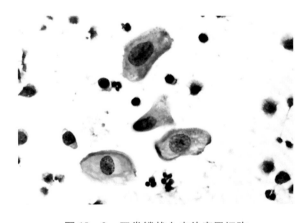

图 19 - 2　正常鳞状上皮外底层细胞

（Papanicolaou 染色，×400）

（2）中层细胞（middle - level cell）　位于鳞状上皮中部，细胞直径 30~40μm，呈圆形、菱形或多边形；细胞核相对较小；细胞核质比为 1：（2~3）。Papanicolaou 染色胞质呈灰蓝色或淡绿色，H－E 染色胞质呈淡红色（图 19 - 3）。

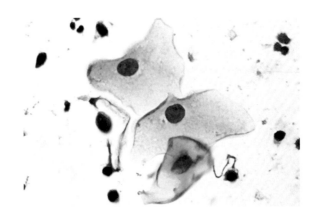

图 19 - 3　正常鳞状上皮中层细胞

（Papanicolaou 染色，×400）

（3）表层细胞（superficial cell）　位于上皮的表层，此层细胞扁平。细胞直径 40 ~ 60μm，呈多角形，有时倾向圆形；胞质透明，边缘卷褶，细胞核小而深染（图 19 - 4）。表层细胞可分为角化前细胞（prekeratinocyte）、不全角化细胞和完全角化细胞，其细胞特点见表 19 - 2。

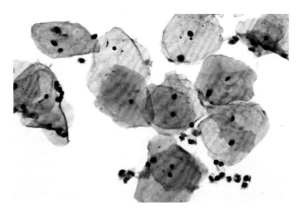

图 19 - 4　正常鳞状上皮表层细胞

（Papanicolaou 染色，×400）

表 19 - 2　表层细胞亚型的细胞特点

细胞	胞核	细胞核质比	胞质
角化前细胞	直径为 6 ~ 8μm，染色较深，染色质均匀细致	1 : (3 ~ 5)	Papanicolaou 染色呈淡绿色或浅蓝色，H - E 染色呈浅红色
不全角化细胞	直径约为 4μm，核深染，呈固缩状圆形，核周可见白晕	1 : 5	Papanicolaou 染色呈粉红色，H - E 染色呈浅红色
完全角化细胞	消失		极薄，有皱褶。Papanicolaou 染色呈橘黄色，H - E 染色呈浅红色

2. 柱状上皮细胞　柱状上皮细胞（columnar epithelium）分为单层柱状上皮细胞、假复层纤毛柱状上皮细胞和复层柱状上皮细胞。主要覆盖于子宫颈管、子宫内膜、输卵管、鼻腔、鼻咽、支气管树、胃及肠道等部位。

（1）纤毛柱状上皮细胞（ciliated columnar epithelium cell）　①细胞呈圆锥形，顶端宽平，表面有密集的纤毛，染成淡红色；细胞底部细尖像豆芽根。②胞核直径 8 ~ 12μm，呈椭圆形顺细胞长轴排列，居细胞中下部；核边清晰，两侧常与细胞边界重合；染色质颗粒细而均匀，染色较淡，有时可见 1～2 个核仁。③胞质近核的上端有一浅染区，相当于电镜下的高尔基体（图 19-5）。

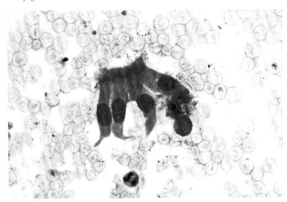

图 19-5　正常纤毛柱状上皮细胞

（Wright - Giemsa 染色，×1000）

（2）黏液柱状上皮细胞（mucus columnar epithelium cell）　①细胞肥大，呈卵圆形、圆柱形或锥形。②胞核呈卵圆形，位于底部，其大小、染色与纤毛柱状上皮细胞相似。③胞质丰富，内含大量黏液，染色浅淡而透明。有时可见胞质内有巨大黏液空泡，胞核被挤压至底部，呈月牙形（图 19-6）。

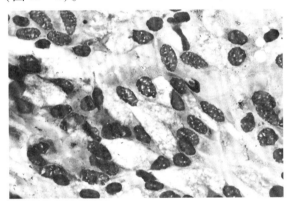

图 19-6　正常黏液柱状上皮细胞

（Wright - Giemsa 染色，×1000）

（3）储备细胞（reserve cell）　是具有增生能力的幼稚细胞（未分化），在假复层柱状上皮的基底部。①细胞体积小，呈多角形、圆形或卵圆形。②核染色质呈均匀细颗粒状，核边清楚，常见核仁。③胞质少，略呈嗜碱性。

涂片中尚可见中间细胞，属于未充分分化的细胞，形态为较短小的梭形，常夹在成排的柱状上皮细胞中。

3. 上皮细胞成团脱落时的形态特点　上皮细胞成团脱落时的形态特点见表 19-3。

表 19-3　上皮细胞成团脱落时的形态特点

细胞	形态特点
鳞状上皮细胞	基底层细胞呈多角形，大小一致；胞核一致，距离相等，呈镶嵌状
纤毛柱状上皮细胞	细胞常聚合成堆，细胞间界限不清，呈融合体样，可见细胞核互相堆叠，形成核团。核团的周围是胞质融合形成的"胞质带"。细胞团的边缘有时可见纤毛
黏液柱状上皮细胞	细胞呈蜂窝状结构，胞质内含有大量黏液，细胞体积较大

（二）脱落上皮细胞的退化变性

细胞脱落后，因缺氧及膜表面酶的作用，短时间内发生变性直至坏死称退化变性，简称退变（degeneration）。脱落细胞退变可以分为肿胀性退变和固缩性退变。

1. 肿胀性退变 肿胀性退变（swelling degeneration）表现为：①胞体肿胀，体积增大2~3倍，细胞界限不清。②胞质内出现液化空泡，较大的空泡可将细胞核挤压至一边，有时空泡不断增多致使胞质呈泡沫状。③细胞核肿胀，染色质颗粒模糊不清，出现液化空泡，进一步发展为核边界不清楚；染色质呈淡蓝色云雾状，核体积增大变形。最后细胞膜破裂，胞质完全溶解消失，只剩下肿胀的淡蓝色裸核，直至细胞核逐渐溶解或消失。肿胀性退变可能与细胞膜能量不足，致使细胞内水、钠潴留和酸度增加有关。

2. 固缩性退变 固缩性退变（pyknotic degeneration）可能与细胞器和染色质脱水有关，表现为：①细胞变小而固缩变形。②胞质染色呈深红色。③细胞核染色质致密染成深蓝色，核边皱缩变形而呈致密无结构的团块；细胞核与细胞质之间出现空隙，称为核周晕（perinuclear halo）。最后细胞核破裂成碎片或溶解成淡染的核阴影，称为影细胞（ghost cell）。

表层鳞状上皮细胞退变常表现为固缩性退变，有的胞质内可见细菌或异常颗粒；底层和中层细胞退变常表现为肿胀性退变。柱状上皮细胞比鳞状上皮细胞更容易发生退变，表现为纤毛消失或细胞质横断分离。

（三）脱落的非上皮细胞成分

除上皮细胞外，脱落的非上皮细胞成分称为背景成分（constituent of background）。包括血细胞、异物、坏死物、黏液、细菌和真菌等。常见的非上皮细胞成分及意义见表19-4。

表19-4 常见的非上皮细胞成分及意义

成分	意义
红细胞	数量不等，其多少与病变性质或取材时局部损伤有关
中性粒细胞	常可以见到大量的中性粒细胞，容易退变，胞质溶解而常呈裸核。常见于组织炎症，以及癌组织坏死后继发感染
嗜酸性粒细胞	与炎症、过敏反应或寄生虫感染有关
淋巴细胞	在慢性炎症时较多见。因大小较恒定，常作为测定其他细胞大小的"标尺"
浆细胞	慢性炎症时较多见
吞噬细胞	具有很强的吞噬作用，相当于血液中的单核细胞，一般少见
组织细胞	比吞噬细胞略小，核呈圆形，居于中位或偏位，染色较深。炎症时多见
多核巨细胞	细胞体积较大，可有数十个细胞核。多见于慢性炎症
坏死物	应首先考虑恶性肿瘤，在癌性坏死物中或其周边部常可以见到残存固缩的癌细胞核；其次考虑结核，因其坏死彻底，周边部可以出现多核巨细胞或上皮样细胞

二、炎症增生脱落细胞形态

（一）炎症时脱落细胞一般形态特征

1. 上皮细胞一般形态变化 上皮细胞在不同的炎症反应时变化也不同。急性炎症时，上皮细胞主要表现为退化变性和坏死；慢性炎症时主要表现为增生、再生和化生，且可有不同程度的退化变性。

（1）鳞状上皮细胞　炎症时底层和中层细胞的改变明显，主要是细胞核的改变，有时细胞形态也可以有一定程度的改变。

1）细胞核　表现为核肥大（swelling of nucleus）、核异型（nuclear atypia）、核固缩（karyopyknosis）和核碎裂（karyorrhexis）等。①核肥大和核异型是炎症所致的细胞增生、生长活跃的表现。细胞核体积增大，比正常细胞核大 1 倍左右，但细胞体积不变，故有轻度细胞核质比失常。核仍为圆形或卵圆形，染色质颗粒均匀细致，与癌细胞不同。当细胞生长活跃时，细胞核可呈轻度异型，有不规则皱褶，染色质略多，染色比正常略深。②核固缩和核碎裂是细胞退变及坏死的表现。

2）细胞形态　鳞状上皮细胞偶尔发生明显异型，如呈梭形（fusiform - shaped）、蝌蚪形（tadpole - shaped）、星形（star - shaped）或不规则形（irregular - shaped），而细胞核改变不明显或轻度增大、深染和畸形，此种细胞称为"异型细胞"（heterotypic cell），可能是柱状上皮细胞的鳞状化生。常可见增生的底层细胞和中层细胞团，其大多数细胞核的大小、形态和染色均属于正常范围，少数细胞核可有轻度畸形，染色略深于正常细胞。

（2）柱状上皮细胞　以纤毛柱状上皮细胞改变较为明显，常可成片或成排脱落，细胞以固缩退变为主。

1）细胞核　发生固缩性退变，可见细胞核体积缩小，有的为正常细胞核的一半大小。核形轻度不规则，染色变深。有时纤毛柱状上皮细胞含有 2 个以上的胞核，且核呈固缩重叠状。

2）细胞形态　细胞体积缩小，呈小锥形，胞质染成深红色。

（3）病毒感染所致的上皮细胞形态改变　与脱落细胞学检查有关的病毒感染性疾病主要在阴道、泌尿道和呼吸道等部位。

1）单纯疱疹病毒感染　单纯疱疹病毒感染的好发部位是子宫颈和阴道上部，主要累及鳞状上皮，与子宫颈癌的发生有关。在疾病早期的鳞状细胞的胞核可出现中度至重度肿大，呈现弱嗜碱性、不透明毛玻璃样外观，偶见细胞核呈空泡样。有时可见多核巨细胞形成，细胞核中央可见大的嗜酸性包涵体，包涵体周围有亮晕，核边清楚。最终细胞发生变性。细胞核内的包涵体是由单纯疱疹病毒颗粒构成，胞质内也可见到包涵体。

2）巨细胞病毒感染　主要感染婴幼儿。全身各重要器官均可受累，常见的器官是唾液腺、肠、肾、膀胱、肝、肺、脑和肾上腺等。

巨细胞病毒感染时细胞学检查可以见到脱落的上皮细胞胞体增大，直径可达 20～40μm，胞核与胞质内出现嗜酸性包涵体。胞质内有 1 个或数个体积较小的包涵体，且包涵体周围有亮晕。胞核内包涵体体积巨大，直径 8～10μm，包涵体周围也有亮晕。电镜证实包涵体是由巨细胞病毒颗粒组成。

2. 上皮细胞增生、再生、化生时的脱落细胞形态

（1）增生（hyperplasia）　一般指非肿瘤性增生，上皮细胞分裂增强，数量增多，且常伴有细胞体积增大。多由其他理化因素刺激或慢性炎症所致。其形态特点是：①胞核增大，增生活跃时胞核可有轻度至中度异型，可见核仁。②少数染色质形成小结，但仍为细颗粒状。③核分裂活跃，可出现双核或多核细胞。④胞质相对减少，呈嗜碱性，细胞核质比略大。

（2）再生（regeneration） 当组织损伤后，由邻近正常组织的生发层细胞分裂增生修复称再生。由于再生上皮细胞未完全成熟，容易脱落，故在涂片中可见再生上皮细胞及增生活跃的基底层细胞。再生细胞的形态与增生的上皮细胞相似，还常可见数量不等的炎症细胞。

（3）化生（metaplasia） 已经分化成熟的组织，在其他理化因素或慢性炎症作用下，其形态和功能均转变为另一种成熟组织的过程称为化生。如柱状上皮的储备细胞增生，并逐渐向呈多边形胞质丰富的鳞状上皮细胞分化，称为鳞状化生（squamous metaplasia）。常见于子宫颈管、子宫内膜、鼻腔、鼻咽及支气管等部位。鳞状化生是由基底层开始，并逐渐向表层推进的，故有时表面还残存部分原来的成熟柱状上皮细胞。

不成熟的鳞状化生上皮细胞的形态和基底层细胞与棘层细胞间的过渡细胞很相似，排列紧密、胞质少、染成红色、无细胞间桥。完全成熟的鳞状化生上皮细胞和正常鳞状上皮细胞很难区别。

鳞状化生细胞的特点见表19-5，有时在鳞状化生细胞团边缘附有少量的柱状上皮细胞，且可有少量的纤毛（化生不彻底）。化生部位常伴有慢性炎症，可见各类炎症细胞。

表19-5 鳞状化生细胞的特点

内容	特点
大小与形状	鳞状化生细胞大小与外底层细胞相似，呈圆形、卵圆形或多边形
细胞排列	常成团或成排脱落，细胞排列紧密，边界清楚，有时细胞间可有空隙，有间桥样突起
胞核	呈圆形或卵圆形，居中，常见染色质结块，有时可见核仁
胞质	胞质量中等，染成红色
细胞核质比	1：（1~2）

如鳞状化生细胞核体积增大，形态、大小异常，染色质增粗，染色深，表明在化生的基础上发生了核异质，称为异型化生（allotypical metaplasia）或不典型化生（atypical metaplasia）。

3. 各种类型炎症的脱落细胞特征 炎症（inflammation）可分为急性、亚急性、慢性和肉芽肿性炎症（granulomatous inflammation）4种类型。前3种是按炎症疾病的病程来分类，后者是由特殊病原体引起，其局部主要由吞噬细胞组成，常为慢性经过。

（1）急性炎症 上皮细胞常有明显退变，有较多中性粒细胞、坏死细胞碎屑、吞噬细胞及纤维素。吞噬细胞胞质内常吞噬有坏死细胞碎屑。纤维素呈团块或网状，且红染无结构。

（2）亚急性炎症 有退变上皮细胞、坏死细胞碎屑和增生的上皮细胞，同时有各种白细胞并存。

（3）慢性炎症 有大量成团的增生上皮细胞，炎症细胞以淋巴细胞或浆细胞为主，变性坏死的细胞成分较少。

（4）肉芽肿性炎症 细胞学诊断肉芽肿需要找到特殊病原体。结核病是最常见的肉芽肿性炎症，以形成结核结节为特征。在组织学上，结核结节由类上皮细胞（epithelioid cell）、朗罕巨细胞（langhan giant cells）和淋巴细胞组成，中央常发生干酪样坏死（caseation），其特征见表19-6。

表 19 - 6　肉芽肿性炎症组成的特征

组成	特征
类上皮细胞	组织细胞吞噬结核分枝杆菌后变形而成。直径 15 ~ 25μm，呈梭形或多边形，核大小不一，为圆形、卵圆形、或狭长，两端纯圆，呈黄瓜状或鞋底状，其核边薄，染色质疏松呈细颗粒状，有 1 ~ 2 个核仁。胞质丰富染淡红色，细胞边界不清
朗罕巨细胞	多个类上皮细胞融合而成，直径达 200 ~ 300μm，呈不规则圆形。有数十个核，核常排列在细胞的周边部，呈环形或马蹄形
干酪样坏死	红染无结构颗粒状物，难以找到细胞核碎片。若其附近有类上皮细胞，支持结核诊断
其他细胞	结核肉芽肿还可见大量的单核细胞和淋巴细胞

（二）核异质和角化不良的脱落细胞形态

1. 核异质　核异质（dyskaryosis）是指脱落细胞核的异常，表现为胞核大小、形态和染色质分布异常，核边界不整齐，核边增厚等，但胞质分化正常。核异质细胞的形态介于良性和恶性细胞之间，又称为增生不良细胞（dysplastic cell）或不典型细胞（atypical cell）。根据核异质细胞形态变化的程度，分为轻度核异质和重度核异质见表 19 - 7。

表 19 - 7　核异质细胞的特征

特征	轻度核异质	重度核异质
核大小	较正常大 0.5 倍左右	较正常大 1 ~ 2 倍
染色质	粗糙、深染	粗网状、粗颗粒状、分布不均，偶见块状
核形	轻度 ~ 中度畸形	中度以上畸形
核边	不增厚	轻度增厚
细胞核质比	正常	增大
核仁	无增大、增多	偶见增大、增多

（1）轻度核异质（low - grade dyskaryosis）　是由慢性炎症等刺激所致，又称为炎性核异质（inflammatory dyskaryosis）或成熟核异质（mature dyskaryosis）。多数在外因去除后可恢复正常，少数可能发展为重度核异质。

（2）重度核异质（severe dyskaryosis）　可因慢性炎症引起，部分可发展为癌细胞，故又称为癌前核异质（precancerous dyskaryosis）。重度核异质又称为不成熟核异质（immature dyskaryosis），见于癌前期病变（precancerosis）、原位癌及浸润癌（carcinomatous infiltration）的癌旁细胞。

2. 角化不良　角化不良（dyskeratosis）是指鳞状上皮非角化层即表层角化前、中层和（或）底层细胞出现一些个别散在的胞质内角化。角化不良又被称为不成熟角化（immature keratinization）、异常角化或细胞内角化（intracellular keratinization）。

角化不良的细胞呈不规则形或圆形，核深染。胞质呈深红色，Papanicolaou 染色呈橘黄色。出现于中层和底层细胞时可能是癌前病变的表现，故又称为癌前角化（precancerous keratinization），也被称为早熟角化细胞（premature keratinization cell）。在更年期和老年期妇女阴道分泌物涂片中发现角化不良细胞时，应定期复查，以防癌变。

三、肿瘤脱落细胞形态

（一）恶性肿瘤细胞的一般形态特征

1. 恶性肿瘤细胞核和细胞质的异型性　肿瘤细胞的特征性变化主要表现在细胞核和细

胞质的异型性，其特征性变化见表 19 – 8。

表 19 – 8　恶性肿瘤细胞核和细胞质的异型性

细胞核异型性	细胞质异型性
核增大，且大小不等	分化越低，胞质越少
核染色质粗糙、深染	高分化时胞质内出现特征性分化物质
核畸形、癌性裸核、核分裂增多及病理性核分裂	高分化鳞癌细胞形态畸形
细胞核质比增大	呈嗜碱性，染成红中带蓝，深染
核仁增大、增多	出现吞噬异物，形成鸟眼细胞或封入细胞
瘤巨细胞和多核瘤巨细胞	

2. 癌细胞团　上皮组织发生的恶性肿瘤称为癌，有上皮组织的特点和成巢倾向。除了可见单个散在癌细胞外，还可见成团脱落的癌细胞。癌细胞团中的细胞大小、形态不等，排列紊乱、失去极性。因癌细胞增殖快，互相挤压，可呈堆叠状或镶嵌状。此外，针吸取材的恶性肿瘤细胞亦常成堆出现。间叶组织发生的恶性肿瘤称为肉瘤（sarcoma）。肉瘤细胞的大小相对一致，散在分布，无成巢倾向，如淋巴瘤等。

3. 背景成分　涂片中常见大量红细胞和坏死组织，因恶性肿瘤易发生出血坏死，故在背景中可找到肿瘤细胞，此背景称为"阳性背景"（positive background）。如继发感染，还可见多少不等的中性粒细胞。

恶性肿瘤细胞与核异质细胞的鉴别见表 19 – 9。

表 19 – 9　恶性肿瘤细胞与核异质细胞的鉴别

鉴别点	恶性肿瘤细胞	核异质细胞
核大小不一、畸形	显著	轻至中度
染色质结构	不规则块状或粗颗粒状，其间有透明间隙，有时呈墨水滴状	多呈颗粒状，少数染色质结块，无墨水滴状改变
核仁	可多个，有时巨大，可达 4μm 以上	1～2 个，轻度增大
核边	明显增厚且薄厚不均	轻度增厚
病理性核分裂	有	无
胞质	多少不一，常较多，呈嗜碱性染色	质和量尚正常
细胞核质比	显著增大	轻度至中度增大

（二）常见癌细胞的形态特征

癌是最常见的恶性肿瘤，细胞学上分为鳞状细胞癌（鳞癌）、腺细胞癌（腺癌）及未分化癌 3 个主要类型。

1. 鳞状细胞癌　鳞状细胞癌（squamous carcinoma）来源于鳞状（复层扁平）上皮或柱状上皮鳞状化生后的癌变。

（1）高分化鳞癌细胞　以表层细胞癌变为主。①胞体较大，常单个散在或数个成团。成团脱落的癌细胞边界较清楚，互相嵌合。②多数癌细胞形态呈多形性如方形（quadrate）、梭形、多角形（polygonal）、纤维形等。③胞质丰富，有角化，染成鲜红色。④胞核染色质粗糙、深染，核畸形明显，核仁不明显（图 19 – 7）。

高分化鳞癌的特征性细胞有纤维形癌细胞（图 19 – 8）、蝌蚪形癌细胞（图 19 – 9）、癌珠（图 19 – 10），其特点见表 19 – 10。

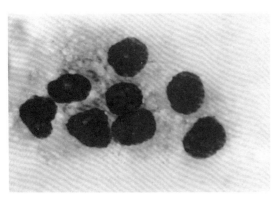

图 19 - 7 高分化鳞癌细胞

（Wright - Giemsa 染色，×1000）

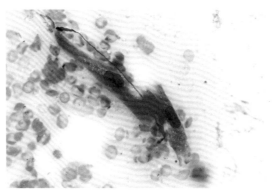

图 19 - 8 纤维形鳞癌细胞

（Wright - Giemsa 染色，×1000）

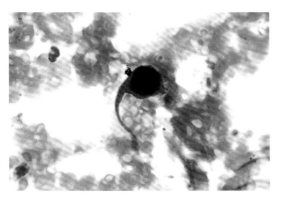

图 19 - 9 蝌蚪形鳞癌细胞

（Wright - Giemsa 染色，×1000）

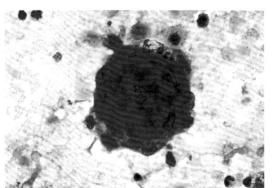

图 19 - 10 癌性角化珠细胞

（Wright - Giemsa 染色，×1000）

表 19 - 10 高分化鳞癌特征性细胞的特点

癌细胞	特点
纤维形癌细胞	胞体细长似纤维，核亦细长，居中深染
蝌蚪形癌细胞	胞体一端膨大，一端细长，形似蝌蚪，膨大部有 1 个或多个深染畸形的胞核，胞质常有角化，染色呈鲜红色
癌珠	又称为癌性角化珠（cancer pearl）。其中心有 1 个圆形的癌细胞，周围由长梭形癌细胞层层包绕呈洋葱皮样，胞核浓染畸形，胞质角化染成鲜红色。这是高分化鳞癌的标志

（2）低分化鳞癌细胞 以底层或中层的癌细胞为主，多呈圆形或不规则形，散在或成团分布。成团脱落的癌细胞可堆叠，胞质较少，呈嗜碱性，胞核居中畸形，染色质呈粗颗粒状，且分布不均，有时可见核仁（图 19 - 11）。

2. 腺癌 来源于柱状上皮或腺上皮的癌变。根据腺癌（adenocarcinoma）细胞的大小、排列形式和细胞内黏液的多少可分为高分化和低分化 2 种亚型。

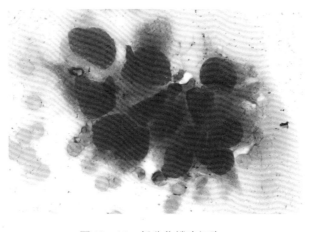

图 19 - 11 低分化鳞癌细胞

（Wright - Giemsa 染色，×1000）

（1）高分化腺癌细胞（图19-12）　①癌细胞较大，常呈圆形或卵圆形，单个或成团、成排脱落。成排脱落时可呈不规则柱状，有些成团或成排脱落的癌细胞围成腺腔样结构。②癌细胞核呈圆形或卵圆形，常偏位，染色质丰富，略深染，呈粗网状或粗块状，略畸形，核边不规则增厚，常见1~2个增大核仁，直径可达3~5μm。③胞质丰富，略呈嗜碱性。胞质内可见透明黏液空泡。有时空泡大，胞核被挤压于一边呈半月状，称印戒样细胞（signet-ring cell）。偶在胞质内出现圆形嗜酸性凝固小体，经过碘酸雪夫（PAS）染色呈阳性，可能是分泌物浓缩而形成。

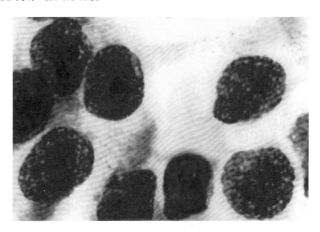

图19-12　高分化腺癌细胞

（Wright-Giemsa 染色，×1000）

（2）低分化腺癌细胞　①癌细胞较小，可单个散在，常成团脱落，细胞界限不清，细胞核位于细胞团边缘，使边缘细胞隆起，致整个细胞团呈桑葚状。②胞核较小，呈圆形或不规则形，畸形较明显，偏位；染色质明显增多，呈粗块状或粗网状，分布不均，核边增厚，有明显核仁。③胞质很少，呈嗜碱性，少数癌细胞胞质内可见细小的透明黏液空泡（图19-13）。

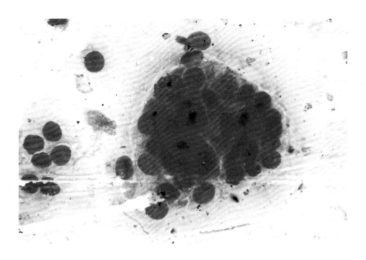

图19-13　低分化腺癌细胞

（Wright-Giemsa 染色，×1000）

3. 未分化癌　未分化癌（undifferentiated carcinoma）为各种上皮组织发生的分化极差、恶性程度较高的癌，从形态上很难确定其组织来源，分为大细胞未分化癌（macrocytic undifferentiated carcinoma）和小细胞未分化癌（small cell undifferentiated carcinoma），其细胞学特点（表 19 - 11，图 19 - 14）。

表 19 - 11　未分化癌细胞形态特点

类别	内容	形态特点
大细胞未分化癌	大小形状	体积较大，呈不规则圆形、卵圆形
	胞核	较大，呈不规则圆形，大小不等，核畸形明显，染色质增多，呈粗颗粒或粗网状，深染。有时可见较大核仁
	胞质	中等，呈嗜碱性
小细胞未分化癌	大小形状	体积小，呈不规则圆形或卵圆形
	胞核	核小，仅比正常淋巴细胞大 0.5 ~ 1 倍，呈不规则圆形、燕麦形或瓜子形，核畸形明显，染色极深呈墨水滴样
	胞质	少，似裸核，呈弱嗜碱性，细胞核质比大

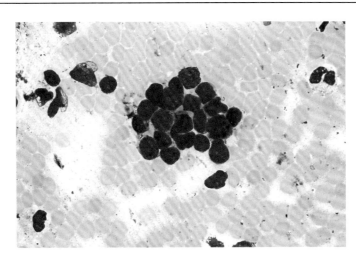

图 19 - 14　小细胞未分化癌细胞
（Wright - Giemsa 染色，×1000）

（三）放射治疗后细胞形态变化

放射治疗（radiotherapy）是治疗肿瘤的重要方法之一，治疗后受照射部位的癌细胞及其周围正常细胞均可以发生形态改变，主要表现为分裂间期杀伤、丝状分裂期抑制或延迟、基因改变和染色体畸变等 4 个方面，可见细胞核增大、空泡变性、核碎裂和核溶解；细胞质内的细胞器空泡变性，溶酶体破裂释放出蛋白水解酶，导致细胞自溶。

1. 良性上皮细胞的放射性改变

（1）急性放射性改变

1）细胞增大　由于细胞内蛋白质变性、胶体渗透压改变，进而吸收水分，使细胞内水分增多，以及各种细胞器退化而形成大小不等、边界清楚的空泡所致。胞核因空泡挤压呈肾形、偏位，细胞变形呈不规则形或蝌蚪形，胞体可增大 1 倍以上，但细胞核质比变化不大。

2）核边增厚，核空泡变　染色质同质化，淡染，出现空泡，染色质被推向核边，使核边增厚、核碎裂溶解。

3）由于放射作用可影响细胞的有丝分裂，形成多核或核分叶等畸形。

（2）上皮细胞持续性放射改变　由于放射治疗后上皮细胞改变持续时间长，可见核异质细胞。胞核增大，染色质呈粗颗粒状、深染，有时可见核内空泡；胞质呈嗜多色性；有时细胞呈蝌蚪形或纤维形。

2. 癌细胞放射治疗后的改变 放射治疗后癌细胞主要为持续性改变。表现为胞核和胞质内出现空泡，核仁增大，也可有空泡变性。严重时可出现胞核同质化、核碎裂和核溶解等。

3. 放射灵敏度、放射治疗反应和灵敏反应

（1）放射灵敏度（radiosensitivity） 放射治疗对不同组织细胞的损伤程度不同，损伤大的灵敏度高。分化愈差，癌细胞的放射灵敏度愈高。骨肉瘤、恶性黑色素瘤及纤维肉瘤等灵敏度最低；各种腺癌为低度灵敏；鳞癌为中度灵敏；淋巴瘤、甲状腺癌、精原细胞瘤和基底细胞癌等为高度灵敏。

（2）放射治疗反应（radiotherapy response，RR） 放射治疗后，若发生改变的细胞达到75%以上，属于放射治疗反应良好，预后较好；若发生改变的细胞在65%以下，则属于放射治疗反应差，预后较差。

（3）灵敏反应（sensitive response，SR） 放射治疗后，如果出现胞质致密、嗜天青染色、较多空泡及其周围有极细小红染颗粒的特殊形态外底层鳞状细胞，则表明宿主细胞对放射灵敏。这种特殊形态的细胞占外底层细胞10%以上为"灵敏反应好"。

第二节　标本采集与涂片制备

一、标本采集与处理

1. 标本来源 脱落细胞学检查的标本来源可有以下3个方面。

（1）自然排出物 人体的体腔、各组织器官的表面及人体的体表脱落的细胞。如输尿管、膀胱脱落的移行上皮（尿）、乳腺导管上皮（乳头溢液）及气管黏膜脱落上皮（痰），食管和胃黏膜、口腔黏膜及鼻咽部黏膜标本等。

（2）体腔抽出液 浆膜腔（如胸膜腔、腹膜腔、心包腔等）积液及脑脊髓膜腔积液等。

（3）细针穿刺吸取液 用细针穿刺病变器官或肿物，吸取的少量组织细胞等。

2. 标本采集方法 正确采集标本是细胞学诊断的基础和关键。标本采集时应注意：①准确选择采集部位，多在病变区直接采取。②标本采集后应尽快制片、固定，以免细胞自溶。③应尽量避免黏液、血液等干扰物混入标本。④采集方法应简便，操作应轻柔，以减少病人痛苦，防止严重并发症的发生和肿瘤扩散。常用的标本采集方法与评价见表19-12。

表19-12　常用的脱落细胞标本采集方法评价

方法	评价
直视采集法	在肉眼观察下直接采集的方法。①对口腔、鼻咽部、皮肤、阴道、阴道穹隆、子宫颈、肛管等部位可直接采用吸管吸取、刮片刮取、刷洗的方法采取标本。②胃、直肠、气管、肺支气管和食管可用纤维内镜在病灶处直接刷取细胞涂片
自然分泌液采集法	对痰液、尿液及乳头溢液等自然分泌液可直接采集
摩擦法	使用摩擦工具在病变处摩擦，将擦取物直接涂片。常用的摩擦工具有海绵球摩擦器、气囊、线网套等。可对食管、胃及鼻咽部等处病灶取材涂片

扫码"学一学"

续表

方法	评价
灌洗法	向腹腔、盆腔（剖腹探查时）或空腔器官灌注一定量生理盐水进行冲洗，促使其细胞成分脱落于液体中，收集灌洗液离心制片，进行细胞学检查
针穿抽吸法	对浆膜腔积液、浅表及深部组织器官，如乳腺、淋巴结、肝及软组织等可用细针穿刺抽吸积液及部分病变细胞进行细胞学检查

二、涂片制备

（一）涂片制备方法

1. 涂片要求　脱落细胞学检查的涂片要求与评价见表 19 – 13。

表 19 – 13　脱落细胞学检查的涂片要求与评价

要求	评价
标本要新鲜	取材后需尽快制片
玻片要清洁、无油渍	新玻片先用 1mol/L HCl 浸泡 24 小时，再用清水冲洗，干燥
涂片要牢固	含有蛋白质的标本可以直接涂片；如缺乏蛋白质的标本，涂片前在玻片上涂一薄层黏附剂。常用的黏附剂有甘油和生鸡蛋蛋清等量混合制成蛋白甘油。也可在沉淀的标本中加 1 滴血清，以增加黏附性
涂片均匀、薄厚适度	操作要轻柔，以防挤压损伤细胞。太薄细胞过少，太厚细胞重叠，均影响检出率
涂片的数量	每位病人的标本至少要制 2 张涂片，以防漏诊。涂片后立即在玻片一端标上编号

2. 涂片制备方法

（1）传统涂片制备方法

1）推片法（method of smear）　将标本离心或自然沉淀后，取 1 小滴沉淀物推片。

2）涂抹法（smear technique）　用竹签或针头在玻片上将标本涂开，由玻片中心以顺时针方向向外转圈涂抹或从玻片一端开始平行涂抹，涂抹一定要均匀，不要重复。

3）压拉涂片法　将标本夹在交叉的 2 张玻片之间，然后移动 2 张玻片，使之重叠，边压边拉，一次即可获得 2 张涂片。

4）吸管推片法（smear technique of pipette）　先用吸管将标本滴在玻片的一端，后将滴管前端平行放在标本上，向另一端平行匀速移动滴管，即可推出均匀的薄膜。

5）喷射法（spurting technique）　用配有细针头的注射器将标本均匀地喷射在玻片上。

6）印片法（printing slide technique）　用手术刀切开病变组织块，立即将新鲜切面平放在玻片上，或将玻片平放在新鲜切面上，轻轻按印即可。

脱落细胞学涂片制备方法的适用范围见表 19 – 14。

表 19 – 14　脱落细胞学涂片制备方法的适用范围

方法	适用范围
推片法	较稀薄的标本，如浆膜腔积液、血液及尿液等
涂抹法	稍黏稠的标本，如鼻咽部、子宫颈黏膜等处标本
压拉涂片法	较黏稠的标本，如痰液标本
吸管推片法	浆膜腔积液标本
喷射法	各种细针吸取的标本
印片法	为活体组织检查的辅助方法

（2）液基制片方法

1）液基细胞学检测（liquid – based cytologic test，LBC，LCT）技术：是一种全自动或半自动标本处理技术，用带有特殊刷子的采集器取材，直接加入有细胞保养液的容器内，经涡旋振荡后，采集的细胞落入容器中，再进行梯度离心，除去非诊断性的黏液、过多的红细胞和中性粒细胞。细胞可以自然沉降和黏附在载玻片上，形成 1 个直径 13 mm 的单一细胞薄层，并由人工或计算机自动控制进行 Papanicolaou 染色。

2）液基细胞学检测的特点：①变性脱落细胞相对集中，有利于标准化。②制片全过程标本不干燥，被诊断的细胞背景清晰，制片质量高，重新采样率低，工作效率高。③标本液基化还可以进行免疫染色、原位杂交、遗传基因检查。LBC 技术是对传统涂片制备方法的有效补充，但对某些非妇科标本，由于 LBC 涂片缺乏背景成分，可影响细胞学的诊断。

（二）涂片的固定

固定（fixation）的目的是要保持细胞的自然形态，避免细胞自溶和细菌所致的腐败。固定能凝固和沉淀细胞内的蛋白质且能破坏细胞内的溶酶体酶，使细胞结构清晰，并易于着色。故固定愈快，标本愈新鲜，细胞结构愈清晰，染色效果愈好。

1. 固定液　脱落细胞学检查常用的固定液（fixation fluid）有以下 3 种，其评价见表19 – 15。

表 19 – 15　脱落细胞学检查常用的固定液与评价

固定液	评价
乙醚乙醇	渗透性较强，固定效果好。适用于一般细胞学常规染色
氯仿乙醇	与乙醚乙醇固定液相同
95% 乙醇	制备简便，但渗透能力稍差。适用于大规模防癌普查

2. 固定方法

（1）带湿固定（wet preparation）　涂片尚未干燥即行固定的方法。适用于 Papanicolaou 染色或 H – E 染色的阴道分泌物涂片等。此法固定细胞染色鲜艳，结构清楚。

（2）干燥固定（dry preparation）　涂片待其自然干燥后，再进行固定。适用于 Wright 和 Giemsa 染色的较稀薄的标本如浆膜腔积液、尿液等。

3. 固定时间　因标本性质和固定液不同而异，通常为 15 ~ 30 分钟。不含黏液的浆膜腔积液及尿液等涂片的固定时间可缩短；而痰液及阴道分泌物含黏液较多，涂片固定时间需适当延长。

第三节　脱落细胞学检验常用的染色方法

一、染色目的与原理

1. 染色目的　染色目的是使组织和细胞分别染成不同的颜色，充分显示细胞的内部结构，以便做出正确的诊断。

2. 染色原理　组织细胞染色原理至今尚不十分清楚，可能是既有物理的吸附作用，又有化学的亲和作用。

（1）染色的物理作用　是通过毛细管，渗透、吸附和吸收作用，使染料的色素颗粒进

扫码"学一学"

入组织细胞，牢固地使细胞着色。

（2）染色的化学作用　是渗入细胞中的染料和细胞相应物质起化学反应，形成有色的化合物。

二、常用染色方法

临床日常工作中较常用的染色方法有 Papanicolaou 染色法、H – E 染色法和 Wright – Giemsa 染色法，其特点见表 19 – 16。

表 19 – 16　常用染色方法与特点

方法	特点
Papanicolaou 染色法	细胞具有多色性的染色效果，色彩鲜艳多样。涂片染色的透明性较好，胞核结构清晰，胞质颗粒分明。适用于上皮细胞染色或观察女性激素水平对上皮细胞的影响。缺点是染色程序较复杂
H – E 染色法	染色透明度好，胞核与胞质对比鲜明，染色效果稳定。胞核着紫蓝色，胞质着淡玫瑰红色，红细胞着朱红色。染色步骤较 Papanicolaou 染色法简便。适用于痰液涂片
Wright – Giemsa 染色法	操作简便，多适用于血液、骨髓细胞学检查。胞核染色质结构和胞质内颗粒较清晰

第四节　脱落细胞学检验质量控制与应用评价

扫码"学一学"

一、脱落细胞学诊断方法与检验原则

（一）诊断方法

1. 直接法　根据细胞学检验，对有特异性细胞学特征的、较易确诊的疾病可直接做出诊断。

2. 分级法　分级法（gradational method）为常用的报告方式，用分级方式来表示细胞学检查发现的变化，可真实客观地反映细胞学所见。

目前，妇科细胞学分类主要采用改良 Papanicolaou 五级分类法及子宫颈上皮内肿瘤性增生（cervical intraepithelial neoplasia hyperplasia，CIN）分类法。1989 年美国提出新的 Bethesda 系统（the Bethesda system，TBS）分类法，而非妇科细胞学分类主要采用改良 Papanicolaou 五级分类法和描述性诊断方法，针对细针穿刺细胞学标本应采用描述性诊断法。改良 Papanicolaou 五级分类法见表 19 – 17。

细胞学诊断和建议，除了包括显微镜所见，如有无炎症感染、核异质和恶性细胞外，还应当包括建议如何进一步检查，并提供参考意见。

表 19 – 17　改良 Papanicolaou 五级分类法

分级	细胞特征
Ⅰ级	涂片中未见异常细胞（基本正常）
Ⅱ级	涂片中可见异常细胞但均为良性
Ⅱa	轻度核异质细胞及变形细胞等
Ⅱb	中至重度核异质细胞，属癌前期病变，需要定期复查
Ⅲ级	有可疑癌（恶性）细胞，形态显著异常，难以肯定良、恶性，需复查
Ⅳ级	有癌细胞，但不够典型或数量极少，需要进一步证实
Ⅴ级	有癌细胞，形态典型且数量较多，如有可能应区分组织学类型

（二）检验原则

1. 阅片前 应该严格核对涂片和送检单，并仔细阅读病人的资料，尤其是有症状的病人，应仔细了解其基本情况，并结合细胞形态特征，做出正确客观的诊断。

2. 阅片时

（1）加强责任心 要求认真、细致、耐心，严格按规定程序进行观察及判断。

（2）初筛涂片 初筛以低倍视野为主，首先浏览涂片中各种细胞成分，发现异常细胞时，再结合高倍镜、油镜仔细观察，做出准确诊断。要求镜下视野有一定的重叠。

（3）全面观察 初筛涂片时，应当使用推进器从左向右、从上向下，按顺序观察涂片中的每一个视野。最后将涂片边缘也做仔细检查，以防漏诊。

（4）有效标记 对具有诊断意义的异常细胞，应当用标记笔在其左右上下方做出标记，以利于复查、教学和研究。标记方法应统一。

二、脱落细胞学检查质量控制

1. 标本采集 只有标本合格检查结果才具可靠性。各类标本中应该出现有效的细胞成分才能称为满意的标本。痰液涂片应看到吞噬细胞，如尘细胞等。这是细胞学检查质量控制的先决条件。

2. 制片过程 脱落细胞学检查对制片过程的质量控制见表 19 - 18。

表 19 - 18 脱落细胞学检查对制片过程的质量控制

方法	质量控制
制备涂片	质量良好的涂片是细胞学诊断的基础，良好的涂片应厚薄适当、均匀分布
涂片固定	制备后应立即固定，以保持细胞离体前原有的形态
染色	苏木素染液每天需进行过滤，否则其沉渣会影响诊断

3. 检验与诊断 每一张涂片都要根据检验原则仔细认真阅片，诊断时要加强与临床及病理学的联系。常规染色法对癌细胞分型诊断较困难时，应运用免疫细胞化学、原位杂交、电镜及其他生物学技术进行检验。

4. 加强学习 细胞学检查人员应当熟练地掌握细胞学理论知识，并广泛地开展继续教育和培训，掌握新技术、新理论，进而提高细胞学诊断水平。

5. 复查与会诊 对涂片进行复查与会诊是细胞学诊断质量控制的一个重要措施。复查一般是请上一级医（技）师检查，如无上级医生，则多请检验人员一起观察涂片，必要时请专家会诊。

6. 定期随访 对细胞学诊断阳性或发现异常细胞的病人，均应进行定期随访观察，以达到早期诊断、及时治疗的目的。

三、脱落细胞学检查应用评价

脱落细胞学检查的突出优点是简单易行、安全可靠、痛苦小、价格低、诊断迅速和可反复取材等。但其也存在一些缺点。脱落细胞学检查的应用评价见表 19 - 19、表 19 - 20。

表 19 – 19　脱落细胞学检查的优点与评价

优点	评价
安全简便	这是最突出的优点。病人痛苦少，无不良反应，可以反复多次取材。对设备要求亦不高，费用低廉，操作简便易行
快速准确	诊断迅速，准确性和检出率均较高
应用广泛	细胞学诊断可以扩大到全身所有组织和器官及全身所有肿瘤的检查，还可诊断非肿瘤性疾病。也可用于观察癌前病变、癌变过程以及用药阻断或干预实验的随访观察

表 19 – 20　脱落细胞学检查的局限性与评价

局限性	评价
有一定误诊率	有一定的假阴性和极少的假阳性
部位难以确定	细胞学诊断通常不能确定肿瘤的具体部位，有时需结合活组织检查或 X 线等检查来确定
肿瘤分型困难	因低分化肿瘤细胞的胞质特异性功能分化不明显，对恶性肿瘤，尤其是对一些低分化肿瘤的分型诊断准确性较低
非肿瘤性疾病研究少	细胞学诊断对非肿瘤性疾病的研究少

本 章 小 结

在光学显微镜下，大多数正常细胞能按组织类型和来源进行分类。根据细胞学涂片特点分为上皮细胞、非上皮细胞等。但细胞病理学诊断是一个复杂的过程，千万不能过分强调最终结论的重要性，且迄今为止还没有一项细胞形态学特征或一套规范的细胞形态学标准就能准确可靠地鉴别良性与恶性细胞。

脱落细胞学检查基本技术包括标本采集、涂片制备、标本固定、染色、显微镜筛检原则、结果报告、质量保证等。

Exfoliative cytologic examination is a commonly used diagnostic method in clinic，and is of significance in the diagnosis of tumors，especially malignant tumors. The accuracy depends on the proper identification of normal，infectious or neoplastic cells and on the basic test technique of cytology. Exfoliative cytologic examination is safe，simple，quick，accurate and widely used，but has certain misdiagnosis rate. The accuracy may be improved by strict quality control. The main points of this chapter are as follows.

■ Morphological characteristics of normal stratified squamous epithelium and columnar epithelium.

■ Morphological characteristics of inflamed hyperplasia exfoliative cells.

■ Morphological characteristics of inflamed neoplastic exfoliative cells.

■ Sample collection，and smear preparation and staining.

■ The diagnostic methods and examination principles.

■ Quality control of exfoliative cytologic examination.

■ Application assessment of exfoliative cytologic examination.

（张纪云）

扫码"练一练"

第二十章　各系统脱落细胞学

脱落细胞学检查的范围极为广泛，包括全身所有组织器官疾病及肿瘤（包括转移性肿瘤及内脏器官肿瘤）的检查，如对阴道、肺部、浆膜腔、食管、尿道、淋巴结及乳腺的肿瘤和非肿瘤性疾病的诊断。本章要点是：

- 各系统脱落细胞的形态学特点。
- 乳腺、淋巴结针吸细胞的形态学特点。

不同部位脱落细胞学检查对该部位的恶性肿瘤的早期诊断具有重要意义，如肺部脱落细胞学检查对肺癌的早期诊断及治疗意义最大，可结合肺癌肿瘤标志物作为观察病情的依据。针吸细胞学的适应证很广泛，最适用于肿瘤的早期诊断，或切取活检有困难而又必须取得病理学诊断的疾病。

第一节　阴道脱落细胞学

扫码"学一学"

一、标本采集与处理

阴道脱落细胞学标本通常由妇科医师采集，其具体方法与评价见表 20 - 1。

表 20 - 1　阴道脱落细胞学采集方法与评价

方法	评价
子宫颈刮片法	将刮板放入子宫颈外口，顺时针旋转 1 周获得刮取物，立即涂片，常用于检查子宫颈癌
阴道后穹窿吸取法	用吸管吸取后穹窿部的分泌物作涂片。此处聚集的细胞来源广泛，脱落时间未定，细胞严重退化，有较多炎症细胞
阴道上段侧壁刮片法	在阴道上段左右侧壁刮取，此法主要用于雌激素水平的观察
子宫颈管吸取法	用吸管插入子宫颈管内口，吸取标本并制片。用于检查子宫颈管内膜肿瘤
宫腔吸取法	扩阴后严格消毒，先用子宫探针探测子宫腔位置，后将吸管放入子宫腔底部，边退边吸，吸取分泌液进行涂片。用于检查子宫内膜疾病

二、阴道脱落细胞学与子宫颈癌

（一）正常阴道脱落细胞

1. 鳞状上皮细胞　从外阴向内直至子宫颈外口的黏膜均由鳞状上皮覆盖。其脱落细胞包括底层、中层和表层细胞。阴道内上皮细胞的形态与卵巢激素水平有关。

（1）底层细胞　分为内底层细胞和外底层细胞。阴道分泌物涂片一般很少见内底层细胞，仅在哺乳期、闭经后、阴道糜烂、创伤或高度萎缩时才可见。根据其来源和生理状态不同，外底层细胞可分为 3 型：①子宫颈型外底层细胞：从子宫颈外部上皮脱落，显示上皮细胞的增生状态。②产后型外底层细胞：常见于产妇和晚期流产者。③萎缩型外底层细胞：常见于原发性无月经或绝经期妇女。其形态特点见表 20 - 2。

表 20 - 2　阴道脱落的外底层细胞的形态特点

类别	内容	形态特点
子宫颈型	大小形态	细胞大小不一，成群脱落
	胞核	较大，染色质致密
	胞质	丰富，呈嗜碱性，内有空泡，环绕于核周形成透明环，有时有深蓝色颗粒
产后型	大小形态	细胞形态大小不一，常成群，可见紧密排列的小细胞，显示外底层细胞增生的状态，部分细胞体积较大
	胞核	增大，染色质致密，常被胞质内空泡挤压至边缘，呈扁长形或形态大小不一，皱褶凹陷呈瓢形，瓢形核是产后细胞的特征
	胞质	呈嗜酸性，有深染颗粒
萎缩型	大小形态	细胞呈圆形或卵圆形，形态较一致，常散在
	胞核	呈圆形或卵圆形，大小较一致，染色质疏松。细胞核质比为 1 : (1～2)
	胞质	无或有时含有小空泡

（2）中层细胞　分为 2 种。①非孕期中层细胞：见于月经期、排卵前期和排卵后期。②妊娠期中层细胞：见于闭经期及妊娠期。其形态特点见表 20 - 3。

（3）表层细胞　月经周期中阴道上皮的变化主要表现在角化细胞和表层角化前细胞所占比例的变化，此层细胞随着卵巢雌激素水平的变化而增生或脱落，因此最能反映雌激素的水平。

表 20 - 3　阴道脱落的中层细胞的形态特点

类别	内容	形态特点
非孕期	大小形态	体积较外底层细胞大，呈菱形、船形等
	胞核	居中，染色质疏松
	胞质	丰富，半透明，内含糖原。细胞核质比为 1 : (2～3)
妊娠期	大小形态	受黄体孕激素的影响，细胞生长旺盛，常成片脱落，被称为妊娠细胞（pregnant cell）
	胞核	大且偏位
	胞质	丰富，含有大量糖原，胞膜增厚

2. 柱状上皮细胞

（1）子宫颈内膜细胞　根据其形态和功能分为：①分泌型柱状细胞：又称为黏液细胞，常见于排卵期分泌旺盛时。②纤毛柱状细胞：多见于绝经后，有时还可见多核纤毛柱状细胞，因其易破坏，在阴道涂片中一般不易见到。其形态特点见表 20 - 4。

表 20 - 4　子宫颈内膜细胞的形态特点

类别	内容	形态特点
分泌型	大小形态	细胞肥胖，呈圆形或高柱状，保存完好的细胞形似杯状
	胞核	呈圆形或月牙形，位于细胞底部，染色质呈细颗粒状，分布均匀，有时可见小核仁
	胞质	内有空泡
纤毛柱状	大小形态	细胞呈立方形或低柱状，常成群或呈蜂窝状排列，很少重叠。一端可见纤毛，细胞膜厚
	胞核	呈圆形或椭圆形，染色质呈颗粒状，可见核仁
	胞质	易退变而被破坏

（2）子宫内膜细胞　子宫内膜脱落的细胞包括黏液细胞和纤毛柱状细胞。其形态、大小一致，常成群脱落，互相重叠。根据其雌激素水平可分为周期型和萎缩型。

1）周期型（periodic type）　①增殖期脱落的细胞呈扁平状、低柱状或高柱状，呈卵圆形，胞核大小、形态规则一致，与细胞纵轴一致，位于底部；染色质致密均匀，可见1~2个核仁；胞质边界清楚，呈嗜碱性。②分泌期脱落细胞的胞核较小，呈圆形，淡染透亮，偏中位，核仁大；胞质丰富，透明，有空泡。

2）萎缩型（atrophic type）　细胞数量少，松散排列，胞核形态规则，大小一致，胞质呈嗜碱性、淡染。

3. 非上皮细胞成分　除了上皮细胞外，还可见血细胞、吞噬细胞、阴道杆菌、滴虫、真菌、精子和黏液等。

（二）阴道上皮细胞与卵巢功能的关系

阴道上皮细胞受卵巢内分泌激素的直接影响，其成熟程度和体内雌激素水平呈正相关，因此根据涂片内上皮细胞的变化可评价卵巢功能。

1. 雌激素水平与阴道脱落细胞形态　根据各层鳞状上皮细胞所占的比例，将雌激素水平分为8个等级见表20-5。

表20-5　雌激素水平对阴道脱落细胞形态的影响

雌激素水平	脱落细胞形态	意义
极度低落	以内底层细胞为主，可有少数中层细胞，胞核深染	见于老年妇女和卵巢切除者
高度低落	以外底层细胞为主，占40%以上，可混有少量中层和表层细胞，黏液较多	见于年轻妇女长期卵巢功能缺如者、绝经后和围绝经期症状明显者
中度低落	以中层细胞为主。细胞拥挤，夹杂比正常细胞小的表层细胞、少量外底层细胞及少量黏液	见于年轻人有闭经者、围绝经期症状轻者和年龄大而未绝经者
轻度低落	以钝角的角化前细胞为主，染色较淡。混有少量中层细胞	
极度影响	角化细胞持续达60%~70%或角化细胞占90%以上	见于卵巢颗粒细胞瘤、卵泡膜细胞瘤、子宫内膜囊性增生、子宫内膜腺癌和子宫肌瘤等病人
高度影响	角化细胞占60%左右，几乎无白细胞，背景清晰，红蓝相间的角化细胞和角化前细胞显得非常艳丽	见于排卵期或接受大剂量雌激素治疗者
中度影响	以角化前细胞为主，并有30%~40%角化细胞	见于卵泡迅速发育、排卵前期或接受中等剂量雌激素治疗者
轻度影响	均为表层细胞，以多边形角化前细胞为主（多占20%以上），并夹杂少量角化细胞	见于行经后或接受小剂量雌激素治疗者

2. 女性各阶段阴道脱落细胞表现　随着卵巢功能的建立、旺盛及衰退，女性一生被分成几个阶段，而每一个阶段阴道上皮细胞皆有不同的改变。

（1）青春期（puberty）　女性在12~17岁，卵泡发育逐渐成熟。因青春期内分泌系统尚不稳定，故阴道上皮细胞无明显的周期性改变。

（2）性成熟期（sexual maturation period）　青春期以后，随着卵巢发育逐渐成熟，阴道上皮细胞随卵巢激素水平的改变而呈周期性变化。女性性成熟期阴道脱落细胞形态特点见表20-6。

表 20 - 6　女性性成熟期阴道脱落细胞形态特点

时期	月经周期阶段	脱落细胞形态
月经期	一般持续 3 ~ 7 天	可见大量黏液、红细胞和中性粒细胞，行经第 2 天可见成群的子宫内膜细胞，行经后期表层细胞逐渐增多
行经后期	第 5 ~ 11 天	以角化前细胞为主，角化细胞也开始逐渐增多
排卵前期	第 12 ~ 13 天	角化细胞占 30% ~ 50%，黏液及阴道杆菌增多，中性粒细胞减少
排卵期	第 14 ~ 16 天	表层细胞为主，角化细胞占 60% 以上，排列分散，见大量阴道杆菌、黏液、白细胞较少、背景清洁
排卵后期	第 16 ~ 24 天	角化细胞减少且成堆聚集，边缘折卷，阴道杆菌减少，白细胞增多
行经前期	第 25 ~ 28 天	细胞成堆，胞质皱褶，边缘折卷，细胞边界不清。中性粒细胞与黏液增多，可见细胞坏死碎屑、裸核和阴道杆菌崩解碎屑

（3）围绝经期（perimenopausal period）　绝经前的雌激素水平不低落，有时可能升高，但无周期性改变。绝经后的卵巢功能逐渐衰退，雌激素水平降低，常伴有炎症。涂片中细胞多为内底层和外底层细胞，胞核深染。可见较多吞噬细胞、中性粒细胞及红细胞等。因炎症刺激，也可见增生和退变的表层、中层细胞和鳞状化生细胞。

（三）阴道炎症脱落细胞

1. 慢性子宫颈炎　为妇女最为常见的妇科疾病。表现为白带增多、宫颈肥大、糜烂或出现息肉。有较多的黏液、吞噬细胞、白细胞及细胞碎片，涂片背景"污浊"，上皮细胞的胞核深染、轻度增大，胞质出现空泡，底层细胞增多，严重者可见核异质细胞。

2. 老年性阴道炎　见于绝经后的老年女性。以萎缩型的基底层细胞为主，细胞较小且大小不一，核固缩、深染及碎裂，胞质变薄，伴有多少不等的各种炎症细胞。

3. 滴虫性阴道炎　鳞状上皮的各层细胞均可脱落。青年女性常可见较多的底层细胞；老年妇女可见大量的表层细胞。细胞常发生退化变性，细胞膜模糊不清。根据感染程度不同可见数量不等的炎症细胞和滴虫。

4. 真菌性阴道炎　以白假丝酵母菌感染最常见。可见大量孢子和菌丝，上皮细胞可有核周晕，胞质内可见空泡。

5. 淋病　淋病奈瑟菌是寄生在细胞内的革兰阴性双球菌，主要存在于子宫颈鳞状上皮的中层和外底层细胞及子宫颈管鳞状化生细胞内；脓细胞内也可见群集的 G⁻ 双球菌。子宫颈涂片亚甲蓝染色或革兰染色油镜观察可找到 G⁻ 双球菌。

6. 尖锐湿疣　由人乳头瘤病毒（HPV）感染所致。涂片中可见角化不良细胞、挖空细胞及湿疣外底层细胞，其特点见表 20 - 7。

此外，尚有其他病毒、结核分枝杆菌、阿米巴原虫感染和肠寄生虫虫卵沉积等病变。

表 20 - 7　人乳头瘤病毒感染时阴道分泌物涂片中细胞特点

细胞	特点
角化不良细胞	细胞呈卵圆形或梭形，似小型角化细胞。胞核染色质固缩、深染，胞质有角化现象，Papanicolaou 染色呈橘黄色
挖空细胞（核周空穴细胞）	中层和表层鳞状上皮细胞的胞核周有大空泡，有 1 ~ 2 个核，核染色质致密、深染；靠近细胞膜处胞质致密，呈嗜双色性
湿疣外底层细胞	化生型外底层细胞。有 1 ~ 2 个核，染色质致密、深染；胞质呈嗜双色性

（四）子宫颈癌脱落细胞

女性生殖器官的各个部位均可发生恶性肿瘤，以子宫颈癌最为多见。子宫颈癌中鳞癌最多见，占子宫颈癌的95%，其次是腺癌，未分化癌极少见。

1. 子宫颈鳞状细胞癌（鳞癌）

（1）角化型子宫颈鳞癌　①癌细胞多单个散在。体积大，多形性明显，可呈圆形、纤维形、蝌蚪形、梭形或不规则形。②胞核大而畸形，形态不规则，染色质粗颗粒状、块状或固缩结构不清，染色极深。③胞质丰富、有角化，红染（图20－1）。圆形癌细胞常见于早期子宫颈鳞癌（病理切片证实多数为原位癌），注意与正常内底层细胞形态相似的癌细胞鉴别。

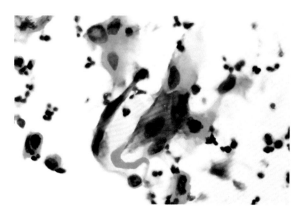

图 20 － 1　子宫颈鳞癌细胞（高分化）

（Papanicolaou 染色，×400）

（2）非角化型子宫颈鳞癌　①癌细胞多成群分布，异型性大。癌细胞呈圆形或卵圆形，相当于外底层或中层细胞，很少角化。②胞核为圆形、卵圆形或不规则形，有明显大小和形状的不同，染色质粗糙深染，分布不均，可见单个或多个核仁。③胞质多少不一，嗜碱性。④核质比明显增大（图20－2）。

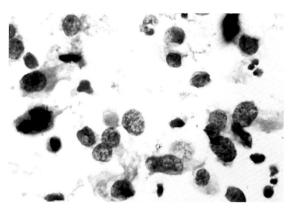

图 20 － 2　子宫颈鳞癌细胞（低分化）

（Papanicolaou 染色，×400）

（3）小细胞型子宫颈鳞癌　①癌细胞体积小，与中性粒细胞相似。呈圆形、卵圆形或不规则形。常单个散在分布或排列为松散细胞团。②胞核明显畸形，染色质颗粒粗深染，核仁不明显。③胞质极少，呈裸核状，嗜碱性。④部分癌细胞呈小梭形或小蝌蚪形，胞质内有角化，呈鲜红色。小细胞型子宫颈鳞癌较少见。

2. 子宫颈腺癌　可能来自于子宫颈、子宫内膜或输卵管，细胞学无法区分其来源，仅占阳性涂片总数的 5% 左右。以高分化腺癌为主，其形态特点见表 20 - 8。

表 20 - 8 子宫颈腺癌细胞的形态学特点

类别	形态特点
大小形状	癌细胞中等大小，且大小不等，呈圆形、卵圆形或不规则形；可散在，也可成团脱落；成团脱落的癌细胞核大小不一，畸形明显，极性紊乱，呈腺腔样、管状及乳头状排列等
胞核	圆形或不规则形，大小不一，常大于正常细胞核的 2 倍左右，染色质呈粗网状或粗颗粒状，染色较深，常见巨大核仁
胞质	丰富，呈嗜酸性，当含有黏液空泡时，染色淡，有时呈透明状
细胞核质比	明显增大

3. 子宫颈未分化癌 极为少见，少于阳性涂片总数的 1%。由于癌细胞分化极低，恶性程度又高，故常发生坏死、出血和炎症反应。其特点为：①癌细胞体积小，呈不规则圆形或卵圆形。②胞核小而畸形，似裸核，呈不规则圆形或燕麦形、瓜子形，染色质颗粒粗大而分布不均。③胞质少，呈嗜碱性。④细胞核质比增大。⑤背景中可见大量坏死碎片、黏液、红细胞及中性粒细胞等。

三、阴道细胞学检查报告方式

（一）目前国内常用方式

多采用改良 Papanicolaou 五级分类法、Bethesda 系统（the Bethesda system，TBS）诊断分类法。包括涂片满意度的标准及诊断名称的定义，有利于实际应用。此外，尚可用描述性诊断以克服细胞学诊断的不足，避免漏诊和误诊。

（二）子宫颈/阴道细胞学诊断报告方式

采用全国性"子宫颈/阴道细胞学诊断报告方式"研讨会新的子宫颈/阴道细胞学诊断报告方式建议。

1. 诊断报告主要内容

（1）基本信息 病人姓名、年龄、末次月经、简单病史、细胞学检查号和病案号等。

（2）标本质量 ①"满意"：指对诊断提供足够有效的细胞成分。②"基本满意"：指对诊断提供有效的细胞成分。③"不满意"：指对诊断缺乏足够有效的细胞成分，建议重新取材。

（3）描述有关发现，做出准确诊断，签名及报告日期。

2. 描述方式 描述对诊断能提供依据的细胞成分及其形态特征。

3. 描述内容

（1）感染 ①原虫：滴虫性或阿米巴原虫性阴道炎。②细菌：球菌、杆菌占优势，发现"线索细胞"可提示阴道加德纳菌感染；杆菌形态可提示放线菌感染；衣原体形态可提示有衣原体感染。③真菌：除标本污染外，可提示假丝酵母菌或纤毛菌（真菌样菌）感染。④病毒：可提示 HPV 感染（包括鳞状上皮轻度不典型增生）、巨细胞病毒及疱疹病毒感染等。⑤其他。

（2）反应性细胞改变 细胞对损伤、炎症、放射治疗和化学治疗的反应性改变。

（3）鳞状上皮细胞、腺上皮细胞异常见表 20 - 9。

（4）癌细胞 不能分类。

（5）非上皮源性恶性肿瘤细胞。

（6）激素水平评估（阴道分泌物涂片）。

表 20－9　鳞状上皮细胞、腺上皮细胞异常

鳞状上皮细胞异常	腺上皮细胞异常
诊断意义未明确的不典型鳞状上皮细胞（ASCUS）	子宫内膜细胞团－基质球
鳞状上皮细胞轻度不典型增生（或异型增生）；子宫颈上皮内瘤变Ⅰ（CINⅠ）	子宫内膜的基质细胞
鳞状上皮细胞中度及重度不典型增生（或异型增生），CINⅡ、Ⅲ，原位癌	诊断意义未明确的不典型子宫颈管柱状上皮细胞
可疑鳞癌细胞	子宫颈管柱状上皮细胞轻度不典型增生（或异型增生）
肯定鳞癌细胞	子宫颈管柱状上皮重度不典型增生（或异型增生）
	可疑腺癌细胞
	腺癌细胞（高分化腺癌、低分化腺癌）

扫码"学一学"

第二节　肺部脱落细胞学

一、标本采集与处理

（一）标本采集

肺部脱落细胞学检查的方法有痰液细胞学检查、支气管灌洗液细胞学检查、经皮肺部细针吸取检查，其标本采集与评价见表 20－10。

表 20－10　肺部脱落细胞学检查的标本采集方法与评价

方法	评价
痰液细胞学检查	是 X 线可疑的肺癌病人必做的检查
①自然咳痰法	让病人反复漱口，将口内的唾液全部吐尽，深呼吸后再用力咳痰，反复 4～5 次，咳出肺深部的痰液。连续送检 3 天，可提高检查的阳性率
②雾化吸入咳痰法	嘱病人尽量排尽鼻腔、口腔和咽喉部的分泌物，雾化吸入 10～15 分钟，随时将痰液咳于干净的玻璃器皿内。痰液较稠的病人不能自然咳出时，通过雾化吸入可以获得很好的痰液标本
支气管灌洗液细胞学检查	在纤维支气管镜下直接吸取支气管灌洗液，或对可疑部位刷取标本
经皮肺部细针吸取检查	在 X 线或 CT 引导下作穿刺获得的标本。主要用于经痰液、支气管灌洗细胞学检查为阴性的病人或无痰液病人及肺转移病灶病人。对肺周围型病变或转移性肿瘤是首选方法，对肺癌诊断率多为 80%～95%

（二）涂片制备与染色

用竹签或镊子挑取有诊断价值的痰液约 0.2ml，置于干净的载玻片上，使之慢慢铺开，厚度约 1～2mm，一般涂片 4 张。对于泡沫痰或较难涂匀的黏痰，可采取压片法，即将痰液标本夹于横竖交叉的 2 张玻片之间，将上下玻片边压边拉，然后将 2 张玻片平行，拉出 2 张涂片。若一次压完标本较厚，可用同样方法重复操作，直到标本变薄、适于检查为止。

涂片自然干燥后行 Wright－Giemsa 染色，或涂片带湿固定 20 分钟，采用 Papanicolaou 染色法、H－E 染色法进行染色。

（三）质量控制

1. 留痰时间　早晨排痰后，留取上午 8 ~ 9 时的新鲜痰液。

2. 送检痰液量　一般为 2 ~ 3ml 为宜（两三口痰液）。要求选送带血丝及血丝旁的痰液、灰白色痰丝，特别是含有乳白色颗粒状物呈螺旋卷曲状的痰丝，可以提高阳性检出率。

3. 痰液细胞浓集法　若痰液较稀薄，可用此法。将痰液直接咳入盛有 40 ~ 60ml 50% 的乙醇瓶中，固定 30 分钟后，用电磁搅拌器搅拌并打碎，再离心沉淀，取沉淀物涂片。也可用胰蛋白酶消化法。

二、肺部脱落细胞学与肺癌

（一）炎症病变的脱落上皮细胞

支气管炎、肺炎及肺结核等急性或慢性炎症均可引起上皮细胞形态的变化。

1. 多核纤毛柱状细胞　细胞体积大，呈多边形或不规则形，含有 2 ~ 30 个或更多密集成团、大小一致、固缩深染的胞核，很少见核仁。胞质丰富，呈嗜酸性，一端有纤毛。多见于支气管灌洗液或刷检涂片，痰液涂片中较少见。

2. 纤毛柱状上皮细胞退变　纤毛脱落，胞体某处呈环状缩窄，细胞和纤毛呈横向断裂，形成无核纤毛丛和各种形态无纤毛的核、胞质残体 2 个部分，有核部分可出现核固缩、核碎裂，有时胞质残体内可见 1 个或多个嗜酸性包涵体（图 20 - 3）。多见于肿瘤，病毒或细菌感染时。

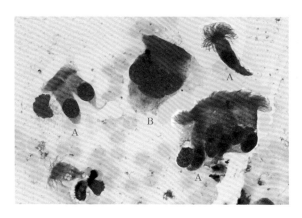

图 20 - 3　痰液涂片正常与退变的纤毛柱状上皮细胞

（Wright - Giemsa 染色，×1000）

A. 正常纤毛上皮细胞；B. 退变纤毛上皮细胞

3. 纤毛柱状上皮细胞增生　腺瘤样增生的乳头状中心可见互相重叠排列紧密的细胞，核大小一致，呈小圆形。细胞群内细胞较小，无胞质；细胞群边缘细胞较大，有明显的胞质，细胞团表面可见纤毛。

4. 储备细胞增生　①细胞较小，呈立方形或圆形，常成群存在。②核圆形或卵圆形，偏位，深染，染色质分布较均匀，可见染色质小体。③胞质少，呈嗜碱性。④常成团脱落，在细胞群的边缘常见分化成熟的纤毛柱状上皮细胞。

5. 鳞状化生细胞　①细胞呈多边形或立方形。②胞核大小一致，呈卵圆形，染色质呈细颗粒状，有些胞核固缩、深染。③胞质很少，呈嗜酸性。④在鳞状化生细胞团周边有时可见纤毛柱状细胞。

6. 纤毛柱状细胞内包涵体 在纤毛柱状细胞核及胞质内可见嗜酸性或嗜碱性包涵体，纤毛柱状上皮细胞增大，胞核亦增大。①腺病毒感染时，胞核染色质模糊不清，呈毛玻璃样结构，且常出现双核或多核。②呼吸道合胞病毒感染时，可见巨大的合体细胞。③巨细胞病毒所致包涵体周围有明亮空晕。

7. 增生的肺泡上皮和细支气管细胞 细胞成团脱落，呈乳头状或腺泡状排列，胞质较少。胞核呈圆形或卵圆形，较小，但形态大小一致，染色质呈细颗粒状，分布均匀。

8. Papanicolaou 细胞 Papanicolaou 细胞可能是鳞状化生细胞或喉部鳞状上皮细胞因炎症变性所致。其特点为：①体积小，呈圆形、卵圆形或梭形。②胞核小，呈圆形，染色质致密、深染，有轻度核异质。③胞质呈强嗜酸性，染成深红色。

（二）非上皮细胞及其他物质

1. 炎症细胞

（1）肺泡吞噬细胞 来源于单核细胞、脱落的肺泡间隔细胞或Ⅱ型肺泡上皮细胞。其特点为：①细胞体积大，大小不一。②胞核为圆形、卵圆形或肾形，略偏位，染色质细致均匀，偶见核仁。③胞质丰富。

吞噬细胞提示痰液来自下呼吸道。①巨噬细胞吞噬灰尘称为尘细胞，胞质中见黑色或棕色颗粒。②肺淤血时吞噬血红蛋白，胞质中可有大量粗大的棕色含铁血黄素颗粒，称为心衰细胞。③吞噬脂质，胞质呈泡沫状，称为泡沫细胞。

（2）其他炎症细胞 主要是中性粒细胞和淋巴细胞。中性粒细胞常发生退变而成裸核，高度退变的细胞核可被牵拉成蓝染不规则的细丝，称为核丝（linin）。大量嗜酸性粒细胞和夏科－莱登结晶见于哮喘或寄生虫感染等。

2. 黏液管型 黏液管型（cast of mucus）又称库什曼螺旋体。由慢性炎症时细支气管分泌的黏液浓缩形成，呈毛虫状蜷曲，中轴蓝染，边缘淡红色。

3. 其他 植物细胞、钙化凝结物及非致病菌等。

（三）肺部恶性肿瘤脱落细胞

肺部恶性肿瘤以原发性肺癌为主，其次为转移癌，肉瘤则少见。

1. 原发性肺癌脱落细胞

（1）鳞癌 最常见的是发生在大支气管，即段支气管以上的支气管黏膜鳞状化生上皮。细胞学形态主要取决于表面的癌细胞分化程度，而深部的癌细胞脱落很少，故根据细胞学确定癌的分化程度相对困难。鳞癌细胞特点见表 20-11，图 20-4。

表 20-11 鳞癌细胞的形态特点

类别	形态特点
大小和形状	癌细胞形状和大小变异很大，可为圆形或奇形怪状细胞，如蛇形癌细胞等，可单个或三五成群，细胞呈单层，很少有立体状结构或重叠
胞核	大小不一、形状多变，可呈圆形或不规则形。染色深，胞核内结构不清，成团块状或墨水滴样
胞质	丰富，结构致密，边界较清楚。角化癌细胞胞质为嗜酸性染色，未发生角化癌细胞胞质略为嗜碱性着色，有时癌细胞完全角化，成为无核的影细胞，是角化性鳞癌的重要依据
细胞吞噬细胞	1 个大的癌细胞的胞质内出现 1 个小的癌细胞，大癌细胞核被挤压成半月形，偏位，2 个癌细胞间常出现半月形空晕

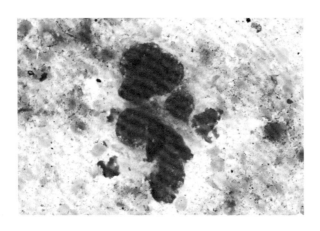

图 20 - 4　痰液涂片鳞癌细胞

（Wright - Giemsa 染色，×1000）

（2）腺癌　常来源于小支气管，以周围型肺癌多见，容易累及脏胸膜。

1）支气管腺癌　大多来源于小支气管上皮细胞，也可来自黏液腺。①高分化腺癌细胞以成群脱落为主，细胞群大，且细胞互相重叠呈立体结构；低分化腺癌单个癌细胞增多，细胞群较小，结构松散，排列成腺腔样。②单个癌细胞一般为圆形、卵圆形或不规则形。胞核为圆形或卵圆形，明显偏位，染色质呈颗粒状，核膜常折叠或呈锯齿状，常见双核或多核细胞，有 1 个或几个较明显的核仁。胞质内常有许多小空泡，偶见大空泡（图 20 - 5）。

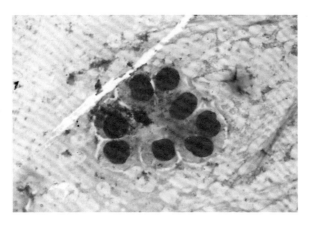

图 20 - 5　痰液涂片腺癌细胞

（Wright - Giemsa 染色，×1000）

2）支气管肺泡细胞癌　来源于Ⅱ型肺泡上皮或细支气管上皮。①多成群出现，细胞数量不多，一般在 20 个以内，极少多于 50 个细胞，细胞群界线清楚。细胞大小较一致，常为圆形或卵圆形，异型性不明显。②核为圆形，有 1~2 个小核仁。③胞质较少，染色较浅。④癌细胞常与大量肺泡吞噬细胞并存。

（3）未分化癌

1）小细胞未分化癌　是较为常见的恶性程度较高的一类肺癌。多为中央型，较早发生转移。但也有的癌细胞体积稍大，胞质较多；但核固缩的细胞较少见。小细胞未分化癌的形态特点见表 20 - 12，图 20 - 6。

表 20 – 12　小细胞未分化癌的形态特点

类别	形态特点
细胞排列	细胞可单个脱落，但多拥挤重叠成堆，也可呈结构松散的细胞群，细胞边界不明显，癌细胞排列方向不一，但常随黏液丝排列
大小形状	癌细胞体积小，直径 8～10μm，似淋巴细胞；呈圆形、卵圆形、三角形或一端钝圆另一端尖细的燕麦形
胞核	外形不规则，畸形明显，染色质呈颗粒状，退变癌细胞核结构不清，染色很深，呈墨水滴样，无核仁
胞质	很少，略呈嗜碱性
核质比	明显增大

2）大细胞未分化癌　癌细胞体积大，核大且不规则，核仁明显，胞质较多，呈嗜酸性。多为单个存在，亦可成群出现，成群细胞大小不一，很少重叠。既无鳞癌、亦无腺癌的特征。大细胞未分化癌恶性特征明显，定型诊断并不难。但如定型诊断困难时，需在排除腺癌或鳞癌细胞后，才能做出诊断。

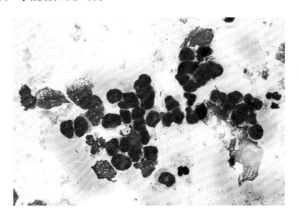

图 20 – 6　痰液涂片小细胞未分化型癌细胞

（Wright – Giemsa 染色，×1000）

（4）腺鳞癌　光镜下的腺鳞癌（adenosquamous carcinoma）并不多见。在肺癌中，电镜下的腺鳞癌非常多见，这是一种既有腺癌又有鳞癌特点的混合性癌，但细胞学检查无特殊发现。

2. 肺部转移性恶性肿瘤脱落细胞　人体大多数恶性肿瘤皆可经过血液转移至肺，且多为晚期。肺转移性癌需要破坏肺支气管才能出现在痰液涂片中，其阳性检出率较低。如肺转移癌病人有咯血现象，则是支气管被侵犯的指征，此时作痰液细胞学检查的阳性率较高。转移癌多为鳞癌、腺癌及未分化癌等。仅根据肿瘤细胞形态不能确定是原发性还是转移性肺癌，要结合临床才能确定。

第三节　浆膜腔积液脱落细胞学

一、标本采集与处理

浆膜腔积液通常由临床医生采集，送检标本量以 100～200ml 为宜。标本采集后立即离心，并以沉淀物制备涂片。若不能及时涂片检查，可在标本中加标本总量 1/20～1/10 的 40% 甲醛溶液，以保护细胞。积液中若含有较多纤维蛋白原或血液时，可加标本总量 1/10

的 0.109 mol/L 枸橼酸钠溶液，混匀、离心，以防凝固。

二、浆膜腔积液脱落细胞学与恶性间皮瘤

（一）良性病变脱落细胞

1. 间皮细胞形态

（1）脱落间皮细胞一般形态　①间皮细胞常成团脱落，呈单层扁平铺鹅卵石样疏松排列。细胞间可见空隙。②体积增大，直径约 10~20μm，呈圆形或卵圆形，细胞边界清楚。③胞核增大，呈圆形或卵圆形，居中，染色质纤细，分布均匀，可出现几个染色质小体，有 1~2 个核仁。④胞质嗜酸性或弱嗜碱性（图 20-7）。

（2）退化变性的间皮细胞　积液中的间皮细胞常发生肿胀退变，易与癌细胞混淆。其变化见表 20-13。

扫码"看一看"

表 20-13　退化变性的间皮细胞特点

退变	胞质	胞核
轻度肿胀退变	出现 1 个或多个大小不等的液化空泡，导致细胞体积增大	大小、形态仍正常，因被液化空泡挤压而略偏于一侧
中度肿胀退变	液化空泡不断扩大，使得细胞体积明显增大，可达正常间皮细胞 1 倍以上。	肿胀，核染色变淡或出现液化空泡，核边界开始模糊不清，有时呈长卵圆形
高度退化变性	液化空泡继续扩大，致使细胞呈气球状	肿大，核边模糊不清，染色质呈淡蓝色云雾状，颗粒状结构消失

（3）异型间皮细胞（abnormal mesothelial cell）　又称为反应性不典型间皮细胞（reactive atypical mesothelial cell），由慢性炎症、肿瘤或放射线作用等刺激间皮细胞发生形态变化所致。其特点：①细胞体积增大，直径可达 30~60μm，呈圆形或卵圆形，细胞边界清楚，单个或成群出现。②胞核增大，呈圆形或卵圆形，居中或偏位，染色质略增多，颗粒略变粗，染色略深，分布均匀，核边光滑规则，部分出现轻度不规则切迹。有时可见双核、多核及核分裂象。③胞质丰富浓稠，分布均匀。细胞核质比正常（图 20-7）。

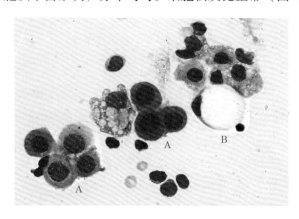

图 20-7　正常与异常间皮细胞

（Wright-Giemsa 染色，×1000）

A. 正常间皮细胞；B. 异常间皮细胞

2. 非上皮细胞成分　可见较多的非上皮细胞，如中性粒细胞、吞噬细胞、嗜酸性粒细

胞、浆细胞及红细胞等。以淋巴细胞最常见，且以小淋巴细胞为主。因淋巴细胞大小较一致，胞核染色清晰，故常用其作为同一涂片中测量其他细胞大小的"标尺"。

（二）恶性病变脱落细胞

1. 浆膜腔积液中肿瘤细胞的来源　98%以上是转移性癌细胞，原发性恶性间皮瘤较少见。只有当肿瘤穿破器官的浆膜，直接暴露于浆膜腔且广泛种植时，积液内才会出现大量癌细胞。

恶性胸腔积液多见于原发性周围型肺癌，其次为乳腺癌和原发性恶性间皮瘤等。恶性腹腔积液以卵巢癌、胃癌及大肠癌多见，其次为胆囊癌、胆管癌及肝癌；原发性恶性间皮瘤、肝转移癌及腹腔淋巴结淋巴瘤等较少见。恶性心包积液主要见于原发性中央型肺癌，原发于心包的恶性间皮瘤极罕见。

2. 积液内各类型癌细胞

（1）腺癌　多见，占转移癌80%以上。根据细胞的大小可分为大、中、小3种类型，大小相差悬殊，最多达数十倍；按排列形式分为单个散在为主和成团细胞为主2型。①单个散在的癌细胞：胞核呈圆形或椭圆形，偏位，染色深，边缘不规则，核仁多且大；胞质中常含有空泡，常见异常分裂象。②成团的癌细胞：有的细胞排列紧密，拥挤重叠；有的细胞排列疏松。胞质中见大小不等的空泡。腺癌细胞有多种排列形式，并形成各种图案，如腺腔样、乳头状、桑葚状、梅花状、菊花团状等（见图20－8）。

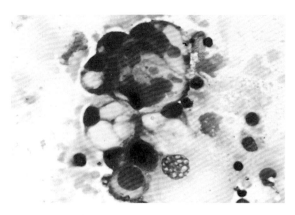

图20－8　浆膜腔积液腺癌细胞
（Wright－Giemsa 染色，×1000）

（2）鳞癌　少见，仅占2%~3%。分3种形态：①高分化鳞癌的癌细胞奇形怪状，胞质有角化，此类所占比例最少。②癌细胞单个散在，细胞为圆形；胞核居中，核染色质深染；胞质厚实且界限清楚。③癌细胞成团或成堆出现，立体感不明显，胞核呈圆形，有核仁，容易误认为腺癌细胞（图20－9）。

（3）小细胞型未分化癌　较鳞癌多见，为3%~5%。其细胞形态特点与其他小细胞型未分化癌相同（图20－10）。

3. 恶性间皮瘤的脱落细胞　间皮瘤（mesothelioma）是被覆于浆膜表面间皮细胞发生癌变的原发性肿瘤，常发生于胸膜和腹膜，心包膜极罕见。间皮瘤分良性和恶性。良性间皮瘤生长局限，包膜完整，很少产生积液。恶性间皮瘤生长弥漫，可累及胸膜、腹膜而引起积液。恶性间皮瘤的脱落细胞可有分化型和未分化型、上皮型间皮瘤和间皮肉瘤，以上皮型多见。

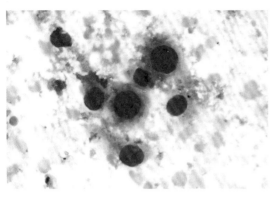

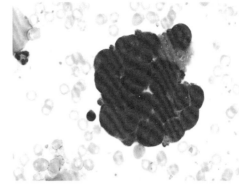

图 20 - 9　浆膜腔积液鳞癌细胞 　　　　　　　图 20 - 10　浆膜腔积液未分化癌细胞
（Wright - Giemsa 染色，×1000）　　　　　　　（Wright - Giemsa 染色，×1000）

（1）分化型间皮瘤　①细胞多散在，亦可见成片排列。有间皮细胞的特征，细胞边界清楚。②胞核增大，染色质常分布于核的一侧。病理性核分裂象多见，多核瘤细胞增多。③成团脱落的细胞，体积小，排列紧密，细胞间不镶嵌，胞核较小。④可见梭形细胞。

（2）未分化型间皮瘤　细胞成片，亦可成团，胞质界限不清晰，常融合成片。

（3）上皮型间皮瘤（癌性间皮瘤）　涂片中瘤细胞体积大，呈圆形或不规则形；胞核较大，居中或偏位，花瓣核、双核或多核均可见，染色质粗网状，深染，核仁大而明显；胞质较多，部分呈瘤状突起，有时可见液化空泡。细胞常排列成乳头状结构或腺样结构。

（4）间皮肉瘤（纤维型间皮肉瘤）　细胞常散在、呈长梭形，胞核呈梭形或奇形怪状，胞质淡染呈交错或漩涡状排列，细胞界限不清。

4. 其他　可见淋巴瘤、各种白血病、恶性黑色素瘤、多发性骨髓瘤、神经母细胞瘤、肾母细胞瘤及平滑肌肉瘤的肿瘤细胞等。

第四节　食管脱落细胞学

一、标本采集与处理

食管脱落细胞的标本采集主要有食管镜刷片法和食管镜活检组织印片法。食管纤维内镜能在直视下直接刷取病变部位的标本，亦可钳取病变组织进行活检。标本采集后直接涂片或印片 2～3 张，自然干燥后行 Wright - Giemsa 染色，或用乙醇乙醚固定液带湿固定 15～30 分钟，然后用 Papanicolaou 染色法、H - E 染色法染色检查。

二、食管脱落细胞学与食管癌

（一）正常食管脱落细胞

主要是鳞状上皮，偶见少量柱状上皮，炎症细胞较少见。

1. 鳞状上皮细胞　来源于口腔、咽、喉、食管等处。食管上皮为非角化鳞状上皮细胞，以表层角化前细胞为主，中层细胞少见，无底层细胞。

扫码"学一学"

2. 柱状上皮细胞 食管腺分布在黏膜下，不容易脱落。若混有痰液可见纤毛柱状上皮细胞。

3. 其他非上皮成分 痰液内的吞噬细胞、植物细胞、真菌和细菌等。

（二）食管良性病变脱落细胞

1. 食管炎症 除可见表层和中层细胞外，还可见基底层细胞。①细胞较小，胞核相对较大，呈圆形或卵圆形。成团脱落的底层细胞的大小、形态较为一致。②背景可见大量中性粒细胞、淋巴细胞、组织细胞及浆细胞等。

2. 食管上皮增生 食管上皮增生的细胞学分级标准见表 20 – 14。

表 20 – 14 食管上皮增生的细胞学分级标准

分级	特征	评价
1 级	正常	主要是鳞状上皮的中层细胞，分化较成熟，占绝大多数；表层细胞仅占涂片细胞的 10% ~15%；底层细胞很少脱落。中层细胞核为圆形或卵圆形（直径 8μm），居中，染色质呈细颗粒状、疏松均匀，结构清晰无退变
2 级	轻度增生	增生的中层细胞核大于正常同层细胞核 2~3 倍，染色质略增加。涂片中多散在分布或有时成群、成片
3 级	重度增生	中层细胞核增大，比正常大 3~5 倍。染色质明显增多，颗粒变粗，但大小均一，分布均匀，核膜略增厚但规则。若仅发现一个结构典型的重度增生细胞，即可做出重度增生的诊断
	重度增生 1 级	增生的中层细胞核大于正常同层细胞核 3~4 倍
	重度增生 2 级	增生的中层细胞核大于正常同层细胞核 4~5 倍
4 级	近癌	处于底层细胞癌变，上层或在原位癌组织近旁的细胞还未癌变，但是较重度增生 2 级更为严重的鳞状上皮细胞
5 级	早期癌	不属于增生范畴。因食管细胞学普查时所见到的癌多是无症状或临床表现轻微，多为此级。可见少数典型的癌细胞，较多的重度增生、近癌细胞

3. 贲门黏膜上皮细胞核异质 偶见腺上皮细胞，有时可见胞核略大，染色质增多，染色加深，核仁略大，但核质比正常。

（三）食管癌的脱落细胞

1. 鳞癌 食管鳞癌主要来自于食管黏膜鳞状细胞。根据晚期食管鳞癌涂片中癌细胞的分化程度可分为 4 类，其特点见表 20 – 15。

表 20 – 15 食管鳞癌细胞分化程度的特点

分化程度	特点
高分化	可见角化变形的癌细胞，如蝌蚪形或奇形怪状癌细胞。核增大，染色质增多，深染具有恶性特征。胞质较多，嗜酸性（图 20 – 11）
中分化	多见于早期鳞癌，以无角化鳞癌及角化癌中无角化部分的癌组织中多见。相当于外底层癌细胞。常为多角形，胞质稍多，嗜碱性
低分化	常为圆形、卵圆形或梭形，胞质很少，有的癌细胞成裸核状。但仍可见少数外底层癌细胞
未分化	极少见，仅为 0.1% ~0.2%。癌细胞似淋巴细胞样，但大小不一。胞质极少，癌细胞呈裸核状

2. 腺癌 主要发生在胃贲门部。也见于食管腺的腺上皮恶变（即食管原发性腺癌）。根据癌细胞的分化程度可分为高分化腺癌和低分化腺癌。

（1）分化较好的腺癌 癌细胞多呈不规则圆形或椭圆形，少数畸形，成堆呈腺腔样、乳头状排列。胞核增大，多呈圆形或椭圆形，染色质浓染不均，核仁大而明显，核边清楚。

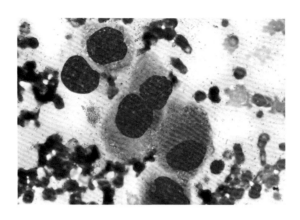

图 20 - 11　食管鳞癌细胞（高分化）

（Wright - Giemsa 染色，×1000）

胞质丰富，有空泡。

（2）分化差的腺癌　细胞体积中等大小，多呈圆形或多边形，成堆、成群分布，界限不清，相互重叠，排列呈菊花团样、乳头状等，较少出现典型的腺腔样结构。胞核大，呈圆形或椭圆形，染色质浓染不均，核仁大而明显，核膜增厚。胞质少，有小空泡。

3. 未分化癌　食管和贲门部均为罕见。

4. 类型不明　若癌细胞无典型鳞癌、腺癌或未分化癌的特征时，均列入此类。此类癌细胞是上述各型癌细胞极不典型的形态。

5. 早期食管癌的脱落细胞　因发展阶段不同其形态也有所不同。上皮底层细胞癌变时，癌细胞在上皮层基底部分，多为表面异常增生和近癌细胞。癌变发展至上皮表层时，称为原位癌。其特点为癌细胞核增大，染色质颗粒增粗，大小不一且深染，核边增厚，分布不均匀；胞质较少，但边缘清楚；背景中可见大量的异常增生细胞。

第五节　尿液脱落细胞学

一、标本采集与处理

（一）标本采集要求

1. 尿液标本要新鲜　泌尿系统脱落的上皮细胞在尿液中容易退变或自溶。故尿液排出后在 1 小时内完成制片、固定。如不能及时制片，可按标本的 1/10 量加入 95% 乙醇或甲醛，以保护上皮细胞。

2. 防止各种污染　除了要求盛尿容器清洁外，还要防止前列腺液、阴道分泌物对尿液的干扰，以及尿液被外源物质（如润滑剂）污染。故女性可采取导尿，或清洁外阴后采集中段尿。

3. 尿液量要充足　一般不少于 50ml。

（二）标本采集方法

尿液脱落细胞学标本采集方法有自然排尿法、导尿管导尿法、膀胱冲洗法和细胞刷片法。其评价见表 20 - 16。

扫码"学一学"

表 20 - 16 尿液脱落细胞学标本采集方法评价

方法	评价
自然排尿法	采集中段晨尿，也可采集日间新鲜尿，通常连续采集 3 天。若怀疑有泌尿系统肿瘤时，可采集初始尿，尿量多于 50ml。也可作膀胱按摩以增加细胞脱落
导尿管导尿法	此法细胞成分较多，可见形态保存较完整的大量细胞，且能提示肿瘤发病部位。适用于肾盂、输尿管部位肿瘤的细胞学检查
膀胱冲洗法	用 Ringer 液或 50 ~ 100ml 生理盐水由尿道作膀胱冲洗，注入和抽取数次，获得膀胱冲洗液。对获得鳞癌、原位癌、膀胱憩室内癌标本效果较好，且能保存细胞
细胞刷片法	在内镜直视下，可对膀胱、输尿管及肾盂等可疑部位刷取细胞成分，直接涂片。准确率高，细胞成分多

（三）涂片制备方法

1. 离心沉淀法 尿液细胞成分少时，可采用 2 次离心浓集法，处理效果较好。

（1）将全部尿液标本混匀后，倒入 4 ~ 6 支离心管内，先以 2000r/min 离心 10 分钟。

（2）取出试管，倾出上清液，将每个试管底部的沉淀物摇匀后集中于 1 支试管内，再以同样的条件离心 5 ~ 10 分钟。

（3）倾去上清液，将沉淀物混匀。若细胞成分多，可制成薄涂片，若细胞成分少则取沉淀 2 ~ 3 滴，制成厚涂片，厚度以略能流动为准。每份标本一般制备 3 ~ 4 张涂片。涂片自然干燥后行 Wright - Giemsa 染色。

因尿液蛋白成分较少，故细胞不容易黏附在玻片上。为了防止细胞脱落，可以在沉淀物内滴加 1 滴血清，或在玻片上涂抹少量的甘油蛋白，然后再涂片。

尿液中含有大量盐类结晶或胶冻样物质时，会引起背景污浊不清，且不易固定，从而影响检验结果。可用 0.5mol/L NaOH 或 0.5mol/L HCl 调节尿液 pH 为 6.0，使盐类结晶溶解，离心沉淀弃上清液，沉渣内加适量蒸馏水，轻轻振摇试管，使胶冻样物质溶解，再离心弃去上清液，将沉淀物混匀制片。

2. 自然沉淀法 用毛细吸管吸出尿液底部的沉淀物加入沉降筒中，细胞成分会自然下沉，尿液中的水分被滤纸不断吸干，沉降时间通常是 30 分钟，待其干燥后染色。此法所获得的细胞形态较好，但由于所取的尿液标本较少，故检出肿瘤的阳性率不高。

二、尿液脱落细胞学与移行细胞癌

（一）尿液正常脱落细胞

1. 移行上皮细胞 主要被覆于肾盂、肾盏、输尿管、膀胱及部分尿道，正常尿液中多见。因尿液渗透压的变化，脱落的移行上皮细胞常会有不同程度的形态改变。

（1）表层细胞 体积较大，相当于鳞状上皮表层细胞，又称伞细胞或盖细胞，呈多边形或扁圆形。胞核为圆形或卵圆形，染色质为细颗粒状，分布均匀，核仁不明显，可见双核或多核。

（2）底层细胞 圆形或多边形，核居中，染色质致密。

（3）中层细胞 介于前两者之间，呈卵圆形、多边形、梨形或梭形。

2. 鳞状上皮细胞 正常尿液中少见。多见于女性尿液，由阴道脱落细胞污染造成，或膀胱三角区上皮鳞状化生受激素的影响脱落形成。

3. 柱状上皮细胞 主要分布于尿道中段，故尿液中极少见，只有在尿道炎症时才可见。

4. 非上皮细胞　可见少量中性粒细胞、淋巴细胞、组织细胞、浆细胞和红细胞等。

（二）泌尿系统良性病变脱落细胞

1. 炎症性疾病

（1）上皮细胞、炎症细胞　细胞数量明显增多，包括上皮细胞和炎症细胞，细胞常变性，体积增大，核固缩，胞质内可有液化空泡。①慢性肾盂肾炎：常见大量多核移行上皮细胞。②慢性膀胱炎：常见较多移行上皮细胞和鳞状上皮细胞。③尿道炎：常见鳞状上皮细胞增多。

（2）病原体引起的特殊病变

1）真菌感染　常见有白假丝酵母菌感染，可见孢子，偶见假菌丝。见于某些免疫抑制剂治疗的病人和肾移植病人等。

2）病毒感染　常见有巨细胞包涵体病（cytomegalic inclusion disease）、人多瘤病毒（polyoma virus of human）、人乳头瘤病毒（HPV）感染等，其特点见表20-17。

表 20-17　病毒感染所致的泌尿系统脱落细胞学特点

病毒感染	形态特点
巨细胞包涵体病	为婴幼儿致命性疾病。可见脱落肿大的肾小管上皮细胞，胞核内见1个大的强嗜碱性包涵体，有时胞质内有多个小的嗜碱性包涵体
人多瘤病毒感染	见于某些免疫抑制和肾移植病人。上皮细胞体积明显增大，有单个嗜碱或非嗜碱、致密、不透明的核内包涵体，几乎充满核，其周围有1个狭窄的晕环。窄的光晕和单个包涵体是与巨细胞病毒包涵体不同之处。晚期无包涵体
HPV 感染	下尿道人乳头瘤病毒感染较多见，其特点是在尿沉渣中可见到挖空细胞

2. 尿结石症　涂片内见上皮细胞呈轻度核异质改变，核染色质增多、深染，核形不规则。结石存在于肾盂和输尿管者涂片内可见大量体积较大、含多个核的表层细胞。

3. 膀胱黏膜白斑　膀胱或肾盂黏膜在慢性炎症、结石或埃及血吸虫病等刺激下，发生鳞状化生，可以见到完全角化的鳞状上皮，使黏膜呈白色，称为膀胱黏膜白斑。

4. 治疗对膀胱上皮细胞影响

（1）放射治疗的影响　上皮细胞的胞质和胞核均出现空泡、核固缩或核碎裂。细胞有时有异型性，易被误认为癌细胞。

（2）化学治疗的影响　环磷酰胺治疗时，病人尿沉渣上皮细胞增大，空泡变性。胞核亦增大，染色质呈粗颗粒状，核固缩、碎裂，可有明显核仁。膀胱上皮明显增生，见于出血性膀胱炎。其他抗癌药物可引起尿路上皮细胞退变，与放射治疗反应相似。

5. 肾移植术后尿液细胞学改变　肾移植排斥反应的尿细胞学改变有：出现大量淋巴细胞、肾小管上皮细胞、红细胞、管型、背景坏死物、上皮细胞和白细胞形成的混合细胞团块及核退变等。排斥反应至少具备以上5项指征，2项恒定指征为出现大量淋巴细胞和肾小管上皮细胞，可预示有排斥反应。若无排斥反应，可见尿沉渣细胞成分较少，背景干净。若排斥反应得到控制，尿沉渣中细胞学改变则消失。

（三）泌尿系统恶性肿瘤脱落细胞

泌尿系统恶性肿瘤大约95%以上来自于上皮组织，发生于肾盂、肾盏、输尿管及膀胱的移行细胞癌最常见，鳞癌和腺癌少见。非上皮性肿瘤如胚胎性横纹肌肉瘤、平滑肌肉瘤、脂肪肉瘤则罕见。

1. 乳头状瘤及乳头状移行细胞癌Ⅰ级 肿瘤细胞大小、形态与正常移行上皮细胞相似，或有轻度异型性。如出现长形细胞团，细胞大小形态一致，排列紧密，胞核染色略深，细胞团围绕一细长的结缔组织轴心，或轴心周围可见排列紧密的多层细胞，呈乳头状（图20-12）。移行细胞癌Ⅰ级涂片内可见上皮细胞呈轻度或中度异型性，可有坏死灶，细胞核质比轻度异常。

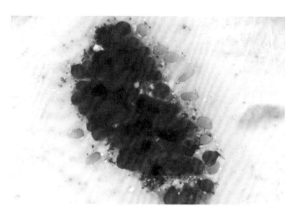

图20-12 尿液沉渣膀胱乳头状瘤脱落细胞

（Wright-Giemsa染色，×1000）

2. 移行细胞癌Ⅱ级和Ⅲ级 异型细胞明显增多，细胞可单个或成团块状排列，细胞团块可呈乳头状排列。肿瘤分化越差，分散的单个细胞越多。涂片背景有大量炎症细胞和坏死碎屑（图20-13）。其特点为：①癌细胞大小不等、形态异常。②胞核大且高度畸形，核边不规则，周边有小突起，核染色质增多、粗大致密或颗粒重叠，不透明浓染，核仁较明显。③胞质嗜碱性，细胞核质比明显增大。

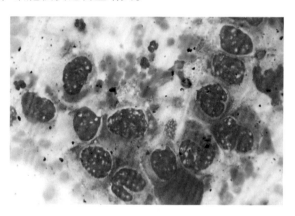

图20-13 尿液沉渣膀胱移行细胞癌细胞

（Wright-Giemsa染色，×1000）

3. 鳞癌 较少见，以高分化鳞癌多见。肿瘤细胞的形态与子宫颈鳞癌细胞相似。

4. 腺癌 少见，多来自于肾小管。细胞形态与其他部位腺癌细胞相似。

第六节 细针吸取细胞学

细针吸取细胞学（fine needle aspiration cytology，FNAC）又称细针吸取活检（fine nee-

扫码"学一学"

dle aspiration biopsy）、针吸细胞病理学（fine needle aspiration cytopathology）或细针吸取（fine needle aspiration）等，是运用细针穿刺病灶，吸取出少量的细胞成分用于观察肿瘤或非肿瘤性组织细胞形态改变的诊断细胞学。目前已成为一种重要的诊断手段，其评价见表20 – 18。

针吸细胞学的适应证很广泛，最适用于肿瘤的早期诊断，或切取活检有困难而又必须取得病理学诊断的疾病。

表 20 – 18　细针吸取细胞学的评价

特点	评价
优点	①操作简便易行，无须特殊设备（除深部脏器外）；局部不需要麻醉，不需要缝合，不留瘢痕
	②操作安全，副作用少，不易发生意外
	③取样、制片及诊断，通常只需 0.5 ~ 1 小时，可应用于术中的快速诊断
	④诊断准确率高，可达 80% ~ 90%。对良性和恶性病变的诊断准确性几乎接近组织病理学诊断。假阳性率仅为 0.1% ~ 1%
	⑤应用范围广泛，特别适用于其他方法难以获取标本的部位
	⑥吸取物是活组织，可用其作细胞培养及分子生物学等检测，有助于诊断
缺点	①针吸物提供的细胞数量较少，且无组织结构，仍有一定的假阴性
	②细胞涂片制备要求较严格。涂片制备不良，如涂片过厚或染色不当，会降低诊断准确率
	③可以鉴别肿瘤的良性和恶性，但是对肿瘤的分类和分型仍然不够准确
	④对某些病变和肿瘤，如交界性肿瘤或淋巴瘤、内分泌器官的肿瘤或病变的诊断有一定困难

一、淋巴结细针吸取细胞学

（一）标本采集与处理

充分暴露淋巴结，常规局部消毒。选择 5 ~ 20ml 注射器，7 ~ 9 号针头，术者以左手拇指与示指固定肿大的淋巴结及其邻近皮肤，右手持针，视肿大淋巴结的部位采取与体表垂直或成 45°夹角，先刺入皮肤，然后再刺入淋巴结内。左手固定针头及针筒，右手将注射器针芯向后牵拉，使成 5 ~ 10ml 负压，保持负压向肿大淋巴结不同方向抽吸数次，见针内有吸取物后，消除负压迅速退针。取下针头，将针芯拉至 5 ~ 10ml 处，再按上针头，将针内吸取物快速注于载玻片上，用穿刺针头或推片将标本制片。涂片自然干燥后行 Wright – Giemsa 染色。

（二）淋巴结细针吸取细胞学与淋巴结病变

1. 正常淋巴结细胞　主要是淋巴细胞，约占 95% 以上，以成熟小淋巴细胞为主，幼稚淋巴细胞很少，原始淋巴细胞、网状细胞和浆细胞等少见；核分裂象不常见。

2. 淋巴结炎症针吸细胞

（1）急性淋巴结炎　早期病变可见大量小淋巴细胞及少量转化的淋巴细胞和散在的组织细胞。急性化脓性炎症时可见大量中性粒细胞及脓细胞，有时见退变组织细胞。

（2）淋巴结结核　具有诊断意义的细胞或结构有上皮样细胞、郎罕巨细胞（即结核巨细胞）（图 20 – 14）、干酪样坏死等。其特点见表 20 – 19。

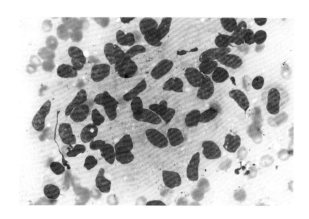

图 20 – 14　朗罕巨细胞（淋巴结针吸物涂片，淋巴结核）

（Wright – Giemsa 染色，×1000）

表 20 – 19　淋巴结结核的细胞或结构特点

细胞或结构	特点
上皮样细胞	①又称为类上皮细胞，系由组织细胞增生并吞噬结核分枝杆菌后变形而成
	②胞体直径 20 ~ 30μm，长形或卵圆形
	③胞核大小不等，椭圆形或肾形、哑铃形、棒状，细长略弯似鞋底样者多见，染色质疏松、细致呈网状，有 1 ~ 2 个小核仁
	④胞质丰富，染蓝色或灰红色，细胞界限不明显，多呈数量不一的聚集状，单个散在者较少见
郎罕巨细胞	为结核病较为特异的细胞，具有较高的细胞学诊断价值
	①细胞大，直径可达 60 ~ 90μm
	②胞核可达数十个，圆形或卵圆形，形似上皮样细胞的核，通常排列于胞质的周边，呈花环状或马蹄铁状
	③胞质丰富，染灰蓝色或灰红色，边界不清
干酪样坏死	为灰蓝色或紫蓝色粉末状的结构均匀样物质，肉眼观察如豆腐渣样
其他	常有淋巴细胞。对于出现干酪样坏死物的标本，抗酸染色可以找到抗酸阳性杆菌

　　根据细胞形态可分 3 种类型：①无坏死上皮样肉芽肿，有小巢和散在的类上皮细胞、反应性淋巴细胞，少见郎罕巨细胞。②坏死上皮样肉芽肿，具有数量不定的淡染无定型物质背景。③坏死非上皮样肉芽肿，此型在坏死碎片中可见散在的组织细胞和大量中性粒细胞。

　　（3）慢性淋巴结炎　较常见，多由邻近组织局部慢性感染引起。可见大量小淋巴细胞、少量转化淋巴细胞和组织细胞（有吞噬现象）。增生活跃时，则易见多量窦细胞或生发中心细胞（图 20 – 15）。

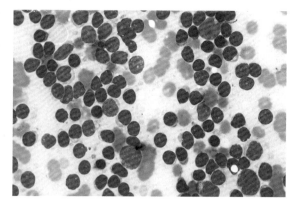

图 20 – 15　慢性淋巴结炎细胞

（Wright – Giemsa 染色，×1000）

3. 淋巴结恶性肿瘤针吸细胞

（1）淋巴瘤

1）霍奇金淋巴瘤　又称霍奇金病。根据病理组织学变化，霍奇金病分为淋巴细胞为主型、结节硬化型、混合细胞型和淋巴细胞消减型等 4 型。霍奇金病肿瘤组织中细胞成分较复杂，各型细胞成分见表 20 – 20。其中最重要的细胞成分是 reed – sternberg 细胞（R – S 细胞），又称霍奇金细胞。该细胞具有诊断价值，其形态特征见表 20 – 21。R – S 细胞可分为单核、双核、巨核和多核 4 种类型，双核对称者称为"镜影核"（图 20 – 16）。

表 20 – 20　各型霍奇金病的细胞成分

类型	R – S 细胞	嗜酸性粒细胞	组织细胞	浆细胞	淋巴细胞
淋巴细胞为主型	+	–	+ ~ + + +	–	+ + +
结节硬化型	+ +	+	+ ~ + + +	+	+ ~ + + +
混合细胞型	+ +	+ +	+ +	+	+ +
淋巴细胞消减型	+ + +	+ ~ + +	– ~ +	+	– ~ +

表 20 – 21　R – S 细胞的形态特点

类别	形态特点
大小形状	胞体大，直径 30 ~ 50μm，可达或超过 100μm，大小不等，呈不规则圆形
胞核	巨大，染色质疏松，呈网状或水肿状，核边厚且深染
核仁	巨大，超过 5μm，染蓝色或淡紫色，周边整齐，核仁周围透亮，在核仁和核边之间有纤细的染色质丝连接
胞质	较为丰富，染蓝色或淡紫色，有不规则的胞质突起，无或有少量嗜天青颗粒，甲基绿 – 派洛宁染色呈阳性

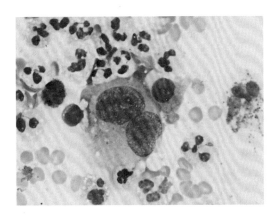

图 20 – 16　霍奇金病 R – S 细胞

（Wright – Giemsa 染色，×1000）

R – S 细胞有 2 种变异：①腔隙型：胞核周围出现苍白的腔隙，胞核分叶，核仁较小，仅见少量胞质。腔隙的形成与不同固定液和染色有关。②多形型：细胞核奇形怪状，核的大小和核的分叶也不一致，核仁巨大。有些核巨大，分叶不明显或重叠扭曲，核仁小或不明显，胞质淡染。

2）非霍奇金淋巴瘤：是一组细胞形态、免疫表型、生物学规律、发展速度和治疗反应各不相同的多种类型的淋巴瘤。其涂片细胞学共同特点为：瘤细胞成分单一、弥散，多以一种细胞成分为主（图 20 – 17）。

（2）淋巴结转移性恶性肿瘤针吸细胞　淋巴结针吸细胞学对转移癌的诊断价值较大。淋巴结转移癌的癌细胞排列成团、互相堆叠，同时也有少量散在的癌细胞（图 20 – 18）。淋巴细胞减少甚至消失，但形态正常，常出现变性坏死的中性粒细胞及坏死物。

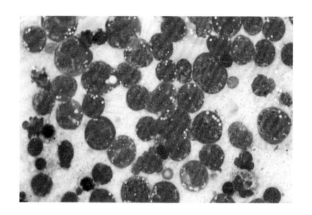

图 20-17 淋巴结非霍奇金淋巴瘤细胞

(Wright-Giemsa 染色，×1000)

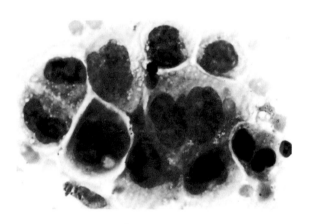

图 20-18 肺腺癌淋巴结转移癌细胞

(Wright-Giemsa 染色，×1000)

二、乳腺细针吸取细胞学

（一）标本采集与处理

1. 细针吸取法 对可触及肿块而无乳头溢液的病人可用此法。常规消毒后，操作者用左手固定肿块，右手持 5~20ml 无菌注射器，迅速刺入肿块内，保持一定的负压，向肿块不同方向抽取数次，见到有少量吸取物后，快速退针，将抽取液制片。

2. 乳头溢液直接涂片法 先检查乳房有无可触及的肿块，清洁乳头，用手指腹侧由患处沿着乳腺导管向乳头方向轻轻按摩乳房，后挤压乳晕，将乳头溢液滴在玻片上，制备 2~4 张涂片。若分泌物过多，富含血液，可将其收集于试管中，离心沉淀后再制片。

3. 刮取法 用于乳房皮肤有溃疡或乳晕周围有糜烂者。

（二）乳腺细针吸取细胞学与乳腺病变

1. 正常乳腺细胞

（1）乳腺导管上皮细胞 细胞呈圆形或类圆形，多成团、成片状，或蜂窝状排列，异型性不明显。核常较小或中等大，大小较一致，呈圆形或卵圆形，形态规则，染色质呈均匀细颗粒状，核居中或偏位，不易见核仁。胞质中等量，染色偏蓝，可见空泡。一般情况下，乳腺处于静止期，不易见到乳腺导管上皮细胞。

产后 2 个月或妊娠后期，因受内分泌影响，导管上皮细胞可呈乳头状瘤样增生。细胞核大、深染且偏位，有双核或多核，核仁明显；胞质丰富，呈空泡状或泡沫状。应与癌细胞相鉴别。

（2）泡沫细胞（foam cell） 细胞体积较大，直径 15～100μm，散在或成团。胞核小、偏位，形状不固定。胞质丰富，含有大量类脂细小空泡，呈泡沫状，PAS 染色见阳性内含物，胞质内有时可见吞噬的其他细胞碎片或红细胞。其来源可能为吞噬细胞或导管上皮细胞。

（3）大汗腺样细胞（large sweat gland cell） 细胞体积大；胞核大且规则，核仁明显；胞质丰富，含有嗜酸性颗粒，细胞边缘清楚。

（4）吞噬细胞 胞核为圆形、卵圆形或豆形，多偏位，染色质为细颗粒状。胞质呈泡沫状，可有大空泡及吞噬物。妊娠期或乳腺炎症时吞噬细胞增多。

（5）鳞状上皮细胞 来自于乳头或大的输乳管口上皮。涂片内可见多少不等的鳞状细胞或无核角化细胞。

（6）其他细胞 正常涂片可见少数白细胞，无红细胞。白细胞增多且有淋巴细胞时，见于急性、慢性乳腺炎或分娩前后。

2. 乳腺良性病变针吸细胞

（1）乳腺炎 涂片中主要见较多的炎症细胞和少量成堆的导管上皮细胞。

（2）纤维囊性乳腺病 属乳腺导管异常增生症。涂片内可见少数分化良好腺上皮细胞（导管上皮细胞）构成的小细胞团，细胞大小一致，形态规则。胞核呈圆形或椭圆形，染色质致密颗粒状。可见少数泡沫细胞。由于激素的影响，腺上皮细胞有时体积变大，核染色质颗粒增粗或出现大汗腺上皮细胞化生等（图 20 - 19）。乳腺增生症后期可伴不典型增生，极少数可发生恶变。

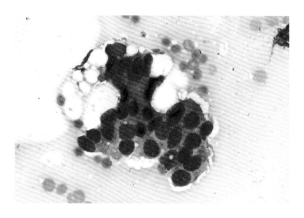

图 20 - 19 乳腺纤维囊性乳腺病针吸物涂片细胞

（Wright - Giemsa 染色，×1000）

（3）乳腺导管内乳头状瘤 分为大导管内及多发性导管内乳头状瘤。涂片中以上皮细胞为主，瘤细胞与正常乳腺导管上皮细胞很相似，但体积较大，且大小不等，成片分布，分支状或乳头状排列，紧密，互相挤压；胞核呈圆形或卵圆形，形态一致，染色质细颗粒状，轻度畸形；胞质丰富，呈嗜酸性，边缘不整齐，可有空泡形成。常出现半月形细胞包围另一细胞，呈镶嵌现象。可有大汗腺细胞。

（4）乳腺纤维腺瘤 无乳头溢液。针吸细胞学涂片检查可见：①黏液：淡蓝、淡红云雾状结构。②成纤维细胞：红染呈梭形。核卵圆形或梭形，染色较淡，有时可见小核仁。③导管上皮细胞：细胞常成团，核大而圆，核仁明显。细胞间夹有来源于肌上皮细胞或小叶内间质细胞的双核裸核细胞（图20－20）。

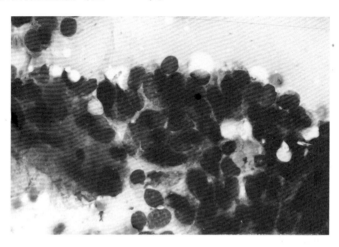

图20－20　乳腺纤维腺瘤针吸物涂片细胞

（Wright – Giemsa 染色，×1000）

3. 乳腺恶性病变针吸细胞学　乳腺癌的组织学类型很多，分为非浸润型和浸润型。

（1）佩吉特（paget）病　乳头病变，表面糜烂，可做印片或抹片。涂片中见佩吉特细胞，其形态特点为：①胞体大，类圆形。②胞核大深染，染色质集结呈块状，畸形明显。③胞质丰富，呈嗜酸淡染、透明，常呈空泡状。背景为纤维素、浆液、中性粒细胞、组织细胞及其他炎症细胞。可见多量鳞状上皮，有时见鳞癌细胞或导管细胞。

（2）乳腺癌　细胞学形态变化较多，很难凭涂片分类。几种常见特殊类型的乳腺癌为：

1）乳腺单纯癌（carcinoma simplex of breast）：为最常见的类型。细胞大小不一，排列紊乱，有典型癌细胞形态。癌细胞巨大，细胞大小、形态、染色均不一致，裸核多见，核仁巨大且多，畸形，染成深蓝色（图20－21）。

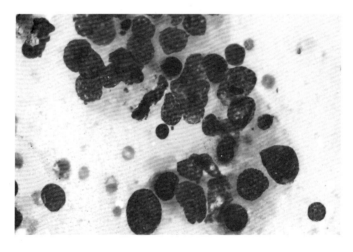

图20－21　乳腺单纯癌细胞

（Wright – Giemsa 染色，×1000）

2）乳腺黏液腺癌（mucinous carcinoma of breast）（胶样癌）　癌细胞成团分布，核异形性不明显，胞质内见大小不等黏液，将胞核挤压至细胞边缘呈印戒样细胞，背景为蓝灰色黏液。

3）乳腺髓样癌（medullary carcinoma of breast）　细胞成分极其丰富。癌细胞呈团或大片散在，排列紊乱，中等大小；胞核粗糙，有明显的核仁，胞质内见紫红色颗粒。可见多少不等的淋巴细胞（图 20 - 22）。

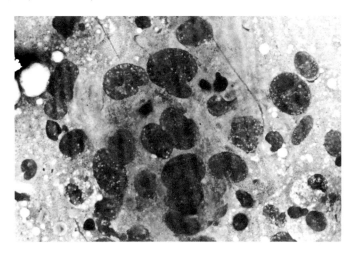

图 20 - 22　乳腺髓样癌细胞

（Wright - Giemsa 染色，×1000）

4）乳腺腺癌（adenocarcinoma of breast）　癌细胞呈典型的腺腔样排列。细胞呈锥形，畸形改变；胞核位于底部，染色质增多，粗颗粒状，分布不均，核仁形态不规则且多；胞质丰富，呈略嗜碱性；胞质及胞核内可见多量弥散小空泡。

本 章 小 结

目前，女性生殖道细胞病理学检查结果多采用 TBS 报告方式，便于与临床医师交流，将结果分为未见上皮内病变或恶性病变、鳞状上皮异常、腺上皮异常和其他恶性肿瘤等类别。女性生殖道恶性肿瘤以子宫颈癌多见，子宫颈癌以鳞癌多见，其次为腺癌，未分化癌极少见。大多数原发性肺癌源自支气管和细支气管上皮，部分源自肺泡上皮，以支气管鳞癌为主，还可见大细胞未分化癌、腺癌和燕麦细胞癌。肺部转移性肿瘤很常见，约占50%。漏出液中的细胞很少，仅少量间皮细胞和白细胞，而渗出液不透明或浑浊，常为原发性、转移性肿瘤或良性病变所致。积液中原发性肿瘤为恶性间皮瘤，转移性肿瘤以腺癌最常见。

肿大淋巴结的细针吸取细胞学检查常作为淋巴结病变的诊断方法。良性病变如慢性淋巴结炎常表现为滤泡性和副皮质性淋巴结增生、肉芽肿性淋巴结增生和窦性淋巴结增生。肿瘤性病变包括淋巴瘤和转移性肿瘤。B 或 T 细胞淋巴瘤以小、中或大淋巴样瘤细胞组成的单一性图像为特征。霍奇金淋巴瘤常见典型的 Reed - Sternberg 细胞、霍奇金细胞或 L - H 细胞。转移性肿瘤以鳞癌、腺癌、小细胞癌和恶性黑色素瘤较常见。

Exfoliative cytologic examination can be widely used in the examination of all the tissues, organs and tumors (including metastatic tumors and visceral organ tumors), such as neoplastic and

扫码"练一练"

non – neoplstic diagnosis of vagina, lung, seromembranous effusion, esophagus, urine, lymph nodes and breasts. The main points of this chapter are as follows.

■ Morphological characteristics of various systems.

■Morphological characteristics of fine – needle – aspirated cells of breasts and lymph nodes.

（张纪云）

英 文 索 引

(按英文字母顺序排序)

N

O

P

R

S

T

U

V

W

X

中 文 索 引

（按汉语拼音顺序排序）

参考文献

［1］刘成玉，罗春丽．临床检验基础．5 版．北京：人民卫生出版社，2012.

［2］胡晓波．临床检验基础．北京：高等教育出版社，2012.

［3］中华人民共和国卫生部医政司．全国临床检验操作规程．南京：东南大学出版社，2006.

［4］吴晓蔓．临床检验基础实验指导．4 版．北京：人民卫生出版社，2012.

［5］WHO. WHO laboratory manual for examination and processing of human semen. 5th ed. Geneva：World Health Organization，2010.

［6］McPherson RA，Pincus MR. Henry's Clinical diagnosis and Management by laboratory methods. 22th ed. Philadelphia：Saunders，2011.

［7］CLSI. Procedures for the collection of diagnostic blood specimens by venipuncture. H3 – A6. pennsylvania：CLSI，2007.

［8］CLSI. Analysis of body fluids in clinical chemistry. C49 – A. Pennsylvania：CLSI，2007.

［9］CLSI. Procedures and devices for the collection of diagnostic capillary blood specimens by venipuncture. H04 – A6. Pennsylvania：CLSI，2008.

［10］CLSI. Urinalysis. GP16 – A3. Wayna：CLSI，2009.

［11］CLSI. Physician and nonphysician provider – performed microscopy testing approved guideline. POCT 10 – 2 . Wayna：CLSI，2011.

［12］CLSI. Validation，verification and quality assurance of automated hematology analyzers. 2nd ed. H26 – A2. Wayna：CLSI，2010.

［13］Bibbo M，Wilbur D. Comprehensive cytopathology. 3rd ed. Philadelphia：Saunders Elsevier，2009.